高等学校"十四五"创新教材

供中西医结合类、中医学类、临床医学类等专业用

中医临床经典

教育部高等学校中西医结合类专业教学指导委员会　组织编写

主　编　范永升　钟相根

副主编　（以姓氏笔画为序）

马　健　李赛美　曹灵勇

编　委　（以姓氏笔画为序）

马　健（南京中医药大学）　　吴中平（上海中医药大学）

牛　锐（陕西中医药大学）　　吴文军（成都中医药大学）

付玉娟（长春中医药大学）　　陈　萌（北京中医药大学）

司鹏飞（浙江中医药大学）　　范永升（浙江中医药大学）

曲　夷（山东中医药大学）　　林树元（浙江中医药大学）

伍建光（江西中医药大学）　　郑旭锐（陕西中医药大学）

刘　叶（广州中医药大学）　　赵　婷（浙江中医药大学）

刘　林（湖北中医药大学）　　钟相根（北京中医药大学）

刘　果（北京中医药大学）　　钱占红（内蒙古医科大学）

刘树林（广州中医药大学）　　徐笋晶（广州中医药大学）

江　泳（成都中医药大学）　　曹灵勇（浙江中医药大学）

李小茜（上海中医药大学）　　鲁法庭（成都中医药大学）

李赛美（广州中医药大学）

人民卫生出版社

·北　京·

图书在版编目（CIP）数据

中医临床经典 / 范永升，钟相根主编. -- 北京：
人民卫生出版社，2024.9. -- ISBN 978-7-117-36821-6

Ⅰ. R24

中国国家版本馆 CIP 数据核字第 20248MD367 号

人卫智网	**www.ipmph.com**	医学教育、学术、考试、健康，购书智慧智能综合服务平台
人卫官网	**www.pmph.com**	人卫官方资讯发布平台

中医临床经典

Zhongyi Linchuang Jingdian

主　　编： 范永升　钟相根
出版发行： 人民卫生出版社（中继线 010-59780011）
地　　址： 北京市朝阳区潘家园南里 19 号
邮　　编： 100021
E - mail： pmph @ pmph.com
购书热线： 010-59787592　010-59787584　010-65264830
印　　刷： 北京铭成印刷有限公司
经　　销： 新华书店
开　　本： 787×1092　1/16　　**印张：** 23
字　　数： 560 千字
版　　次： 2024 年 9 月第 1 版
印　　次： 2024 年 9 月第 1 次印刷
标准书号： ISBN 978-7-117-36821-6
定　　价： 78.00 元

打击盗版举报电话：010-59787491　E-mail：WQ @ pmph.com
质量问题联系电话：010-59787234　E-mail：zhiliang @ pmph.com
数字融合服务电话：4001118166　　E-mail：zengzhi @ pmph.com

序

党的十八大以来，以习近平同志为核心的党中央把中医药工作摆在更加突出的位置，中医药教育发展取得显著成绩。党的二十大报告又进一步提出"促进中医药传承创新发展"。同时也应看到，中医药人才总体规模仍然不够，中医药人才培养结构亟需优化、培养质量亟待提升，具有中医药特色的人才培养模式仍需完善，迫切需要加快推进中医药教育改革创新，更好地发挥中医药教育在服务中医药传承创新发展和健康中国建设中的独特优势。

课程教材改革是中医药教育改革的核心，同时也是改革的难点。在现行的高等中医药本科教育课程体系中，中医药基础理论涵盖中医基础理论、中医诊断学、中药学、方剂学、内经、伤寒论、金匮要略、温病学等课程，采用学科式课程教学模式。在此教学模式下，各学科知识虽然具有较强的系统性和完整性，但学科内容之间存在过多交叉重复、知识逻辑推理欠缺等问题，学生在校学习时间的有限性与知识的无限性之间的矛盾也越来越突显。有鉴于此，教育部高等学校中西医结合类专业教学指导委员会提出构建中医药基础知识课程整合模式，组织编撰系列创新教材《中医基础学》《中医方药学》和《中医临床经典》。

本系列教材在整体观念的指导下，遵循中医药发展规律，坚持传承和创新相结合，注重科学性、系统性和实用性相统一，一方面对中医学基础理论知识的认知进行合理重组与构建，避免不必要的重复；另一方面适度融入中医理论最新研究进展，从现代科学视角诠释中医生命观，形成一种独特的知识架构，有利于构建中医知识推理逻辑，进而促进中医临床思维的形成。

我们希望本系列教材不仅可以激发临床医学类专业学生对中医药的学习兴趣，同时也可以帮助中西医结合类、中医学类和临床医学类专业本科生系统掌握中医药基础理论核心内容和牢固树立中医临床思维。希望本系列教材的出版，能够为教育部推广的"推进中医药课程教材体系改革""整合中医药课程内容"教学改革提供重要参考。

本系列教材建设凝聚了全国范围内各高等中医药院校和西医院校专家的心血和智慧，在此谨向有关单位和专家、同仁致以衷心的感谢！本教材属于创新教材，在编写过程中进行了重大改革，尽管所有组织者和参编者精益求精、臻于至善，但难免有不足之处，仍有一定的提升空间，敬请同道专家和广大师生提出宝贵意见和建议，以便今后进一步修订和提高。

教育部高等学校中西医结合类专业教学指导委员会 主任委员
北京中医药大学 校长
二〇二二年十一月一日

前　言

　　中医临床经典由伤寒论、金匮要略、温病学组成，是中西医结合、中医学专业的主干课程。该课程是中医学基础课程与临床课程之间的桥梁课。伤寒论、金匮要略、温病学三者之间关系密切，为更完整地反映三者之间的有机联系，更有效指导临床实践，受教育部高等学校中西医结合类专业教学指导委员会委托，我们组织有关院校专家联合编写了《中医临床经典》教材，供中西医结合类、中医学类、临床医学类等专业使用。

　　本教材共有五章。第一章为绪论，该章主要论述中医临床经典课程的性质、基本内容、发展历程、学术成就以及学习方法等。第二章为《伤寒论》精选，该章以1991年人民卫生出版社出版、刘渡舟教授主编的《伤寒论校注》为蓝本，共选取六经病脉证治重要原文148条。第三章为《金匮要略》精选，该章以1990年人民卫生出版社出版、何任教授主编的《金匮要略校注》为蓝本，从原著前22篇中选取原文138条。第四章为温病学精选。该章分别从叶天士《温热论》、薛生白《湿热病篇》、吴鞠通《温病条辨》中选取原文80条。其中《温热论》精选原文16条、《湿热病篇》精选原文22条，均以2005年人民卫生出版社《温热经纬》为蓝本，《温病条辨》精选原文42条，以1963年人民卫生出版社出版的《温病条辨》为蓝本。条文在原著中的顺序，以（1）（2）……形式标于条文之后。第二章至第四章为《中医临床经典》的主体。各章之首有概说，章下按内容分节。节内每条或每段原文下均有【释义】，并根据需要设【校勘】【注释】【辨治思维与要领】【临床应用】【医案举例】。其中【辨治思维与要领】旨在帮助学生更好地理解和掌握中医临床经典诊治疾病的思路、方法、规律及其要领。【临床应用】介绍临床经典的治法与方药目前在临床上的应用。【医案举例】列举古今医家应用临床经典治法方药的典型医案。这三个栏目都是为了帮助学生更好地理解《中医临床经典》原文而设。每节之后均有小结和【复习思考题】。第五章是临床经典辨治法的特点、关系及应用。该章将伤寒论、金匮要略、温病学综合起来，阐述六经辨证论治、脏腑经络辨证论治、卫气营血辨证论治、三焦辨证论治的特点、相互关系以及在临床上的合理使用。旨在深入理解以上四种辨治方法的特点，从而更好地指导临床实践。书末附有按笔画顺序编排的方剂索引，《伤寒杂病论》度量衡换算表和伤寒、温病有关条文索引。

　　本教材第一章由范永升教授、司鹏飞副教授、赵婷副教授编写。

　　第二章由李赛美教授、鲁法庭教授、徐笋晶副教授、刘树林副教授、付玉娟副教授、陈萌教授、吴中平教授、曲夷教授编写。

　　第三章由曹灵勇教授、钟相根教授、伍建光教授、钱占红教授、牛锐副教授、江泳教授编写。

第四章由马健教授、郑旭锐教授、刘叶副教授、李小茜副教授、吴文军副教授、刘林教授、刘果副教授编写。

第五章由钟相根教授、范永升教授、林树元副教授、司鹏飞副教授编写。

初稿完成后几经修改，最后由范永升教授等进行统稿。该教材编写过程中得到北京中医药大学、人民卫生出版社等单位领导和专家的关心与支持，尤其是上海中医药大学张再良教授在百忙中提出了许多宝贵的建议，还有浙江中医药大学中医临床经典教研室胡正刚、沈祥峰、瞿溢谦、黄慧雯等多位教师一同参与书稿校对工作，在此一并表示衷心的感谢。

读经典、做临床、跟名师是培养中医药人才的基本途径。将伤寒论、金匮要略、温病学合在一起编成《中医临床经典》教材是一项很有意义，有创新性但又十分艰巨的工作。该书阐述了中医临床经典著作中辨证施治理论体系的构成和六经、卫气营血、三焦辨治法的特点、相互关系、临床应用。这既是本教材的特色，也是难点所在。为此我们尽了最大的努力，但限于水平与时间，教材中仍存在许多值得完善的地方，敬请兄弟院校师生在使用过程中提出批评与建议，以便今后修订提高。

编委会

2023 年 10 月 12 日

目　录

第一章 绪 论

中医临床经典主要指伤寒论、金匮要略与温病学(包括《温热论》《温病条辨》等)。伤寒论、金匮要略与温病学蕴含了丰富的中医临床思维与理法方药,对中医学理论体系的构建与临床各科的发展都具有极其重要的作用,也为临床各科提供了辨证论治的基本原则与方法,因而一直以来都是中医学专业的主干课程。1997年6月,国务院学位委员会对中医学科目录进行了修订,将伤寒论、金匮要略、温病学三门课程组成中医临床基础学科。该学科是以《伤寒论》《金匮要略》《温病条辨》《温热论》等经典原著为基础,结合历代医家与现代的研究成果,研究中医病证发生发展规律、辨证论治原则与方法的学科。

中医临床经典课程,是一门联系基础与临床的桥梁课程。该课程既有基础学科的特点,又具有临床学科的属性。一方面,这一课程蕴含指导临床的基础理论。六经辨证、脏腑经络辨证、卫气营血及三焦辨证的方法以及对疾病发生发展规律的认识等是其主要内容。它们不仅是辨证论治外感热病、内伤杂病的主要方法,而且也是临床各科的重要基础。另一方面,该课程中的理法方药长期以来一直有效地指导外感热病和内伤杂病及其他各科的临床实践,并取得了良好的效果,因而在临床上具有广泛的实用价值,故又有临床学科的属性。中医临床经典课程既可在中医基础学科和临床学科之间起到承上启下的桥梁作用,又可作为深入理解掌握辨证论治思路和方法指导各科临床实践。

《伤寒论》《金匮要略》《温热论》等中医临床经典问世后,受到后世医学家的高度重视,成为学习中医的必读著作和必修课程。元代王安道说:"读仲景之书……苟得其所以立法之意,则知其书足以为万世法,而后人莫能加、莫能外矣。"又如朱丹溪说:"仲景诸方,实万世医门之规矩准绳也,后之欲为方圆平直者,必于是而取则焉。"因此,通过中医临床经典课程学习,既能深化基础理论,加强辨证论治基本功训练,同时又能提高临床辨证论治的能力。该课程在中医学专业课程体系中具有不可替代的重要地位。

第一节 中医临床经典的背景、基本内容及编写体例

一、《伤寒论》

《伤寒论》为《伤寒杂病论》的伤寒部分,系张仲景所著。张仲景,名机,字仲景,东汉南阳郡涅阳人,约生活于公元150—219年。关于张仲景的生平,宋代林亿在《伤寒论·序》中记载:"张仲景《汉书》无传,见《名医录》云:南阳人,名机,仲景乃其字也。举孝廉,官至长沙太守,始受术于同郡张伯祖,时人言,识用精微过其师。"据此可知,仲景少时随张伯祖学

医，经过多年勤求博采，最终成为一位医名远扬的医学家。东汉末年，封建割据，战争频繁，灾疫连年，以致民不聊生，贫病交加。曹植在《说疫气》中形容当时的惨状为"家家有僵尸之痛，室室有号泣之哀，或阖门而殪，或覆族而丧"。在大疫流行之际，张仲景家族亦未能幸免，正如《伤寒杂病论》自序中所说："余宗族素多，向余二百，建安纪年以来，犹未十稔，其死亡者三分有二，伤寒十居其七。"民众的苦难，亲人的伤痛，激发了张仲景精研医术及著书救世的责任感，于是，他"勤求古训，博采众方，撰用《素问》《九卷》《八十一难》《阴阳大论》《胎胪药录》并平脉辨证，为《伤寒杂病论》，合十六卷"。

《伤寒杂病论》成书之后，由于战乱等原因，很快散佚不全。后经西晋太医令王叔和搜集原书伤寒部分内容，并进行撰次整理，名为《伤寒论》。此书才得以保存。此外，在其《脉经》中，也收录了大量《伤寒杂病论》的内容，伤寒部分主要见于卷七。自王叔和整理后，该书时隐时现，一直在民间流传。至唐代，名医孙思邈晚年撰写《千金翼方》时，于该书第九、十卷收录《伤寒论》，今又称此为"唐本"。时至北宋，林亿等人奉朝廷之命，以高继冲所献《伤寒论》为底本，"校定张仲景《伤寒论》十卷，总二十二篇，证外合三百九十七法，除复重定有一百一十二方"。本书颁行于宋治平二年（1065），习称"宋本"《伤寒论》。然而宋本原本今亦不存，所传者为明代赵开美于1599年的复刻本，因其系照宋本复刻，所以完整地保存了宋本的面目，又称"赵本"。赵本《伤寒论》是目前应用最为广泛的一个版本。在北宋政府颁行宋本《伤寒论》后不久，南宋绍兴十四年（1144），成无己著《注解伤寒论》。该书流传甚广，影响很大，又称"成注本"。

在基本内容与编写体例上，宋本《伤寒论》十卷二十二篇可以分为三部分。第一部分共四篇，分别为《辨脉法》《平脉法》《伤寒例》《辨痉湿暍脉证》。该部分可以看作《伤寒论》的总论，重点论述仲景脉法与外感病的发病规律。第二部分计十篇，包括《辨太阳病脉证并治》上中下三篇，《辨阳明病脉证并治》《辨少阳病脉证并治》《辨太阴病脉证并治》《辨少阴病脉证并治》《辨厥阴病脉证并治》《辨霍乱病脉证并治》《辨阴阳易差后劳复病脉证并治》。这十篇内容以六经病为核心，揭示了外感病的传变规律，并详细论述了六经病的本证、兼证、变证的治疗原则与方药，是《伤寒论》的核心，也是传统所谓398条原文，112首经方的具体内容。第三部分有八篇，分别为《辨不可发汗病脉证并治》《辨可发汗病脉证并治》《辨发汗后病脉证并治》《辨不可吐》《辨可吐》《辨不可下病脉证并治》《辨可下病脉证并治》《辨发汗吐下后病脉证并治》。这部分内容是从治法角度，对《伤寒论》条文进行的重新编次，一些条文与第二部分相似。在叙述方式上，《伤寒论》以条文形式撰写，每一条文都有独立内涵，阐述一个或多个问题。主要分为两类：一类是有方有证，多为记述脉症与治法方药，重在阐述辨证论治思路与方药运用；一类是有论无方，重在阐述病证鉴别、病因病机、邪气传变、预后判断等内容。《伤寒论》条文排列也极有风格：或先概论、后分析；或先病因病机、后脉症方药；或先重点论述主证、主治、主方、主药，后分述此方证之某一具体问题；或先论本证，后述兼证、变证、类似证。在条文排列上，虚实相举，前后互应，详略参勘，全篇会通。总之，第二部分十篇398条原文编排有序，反映了由表入里或表里相兼，由实转虚或虚实夹杂，由轻至重，由寒化热或由热转寒或寒热错杂，由阳转阴，或由阴出阳的疾病发生、发展、转化规律以及相应的诊治原则、方药，从而构成中医外感伤寒类疾病的辨证论治体系，也是学习《伤寒论》的主要内容。

二、《金匮要略》

《金匮要略》为张仲景《伤寒杂病论》的杂病部分。《伤寒杂病论》共十六卷，其中十卷论伤寒，六卷论杂病。西晋太医令王叔和将部分杂病内容编入《脉经》第八、九卷中。公元1057年，北宋翰林学士王洙在馆阁蠹简中，发现了一部《伤寒杂病论》的节略本，名曰《金匮玉函要略方》，共3卷，上卷辨伤寒，中卷论杂病，下卷载方药及妇科。迨北宋治平三年（1066）时，校正医书局林亿等对此节略本进行校订，因伤寒已有校订本，所以将上卷删去，只保留中、下二卷的杂病和方药，为阅读方便，又将下卷方剂分别列于各类证候之下，仍编为上、中、下三卷。此外，还采各家方书中收载的仲景治疗杂病的方药以及后世一些医家的良方，附于每篇之末，凡25篇。书名改为《金匮要略方论》，后人简称为《金匮要略》或《金匮》。

《金匮要略》是我国现存最早的一部关于杂病辨证论治的专书。该书详细总结了东汉及以前中医诊治杂病的宝贵经验，论述了辨证论治及方药配伍的基本原则，记载了实用有效的经方。因其理法方药俱备，具有较高的临床实用价值，对临床医学的建立与发展发挥了重要作用，而被誉为中医的四大经典之一，杂病辨治之典范。

《金匮要略》首篇《脏腑经络先后病脉证》属于总论性质，对疾病的病因、病机、诊断、治疗、预防等方面都以举例的形式作了原则性的提示，故在全书中具有纲领性意义。第二篇至第十七篇论述内科病的证治。第十八篇论述外科病的证治。第十九篇论述跌蹶等5种不便归类疾病的证治。第二十篇至第二十二篇专论妇产科病的证治。最后3篇为杂疗方和食物禁忌。原著前22篇，计原文398条，若单以篇名而论，包括了40多种疾病，如痉、湿、暍、百合、狐惑、阴阳毒、疟病、中风、历节、血痹、虚劳、肺痿、肺痈、咳嗽、上气、奔豚气、胸痹、心痛、短气、腹满、寒疝、宿食、五脏风寒、积聚、痰饮、消渴、小便不利、淋病、水气、黄疸、惊悸、吐衄、下血、胸满、瘀血、呕吐、哕、下利、疮痈、肠痈、浸淫疮、跌蹶、手指臂肿、转筋、狐疝、蛔虫，以及妇人妊娠病、产后病和杂病等。共载方剂205首（其中4首只列方名未载药物），用药155味。在治疗手段方面，除使用药物治疗外，还采用了针灸疗法和食物疗法，并重视临床护理。在剂型方面，既有汤、丸、散、酒的内服药剂，又有熏、洗、坐、敷等外治药剂10余种。有的对煎药和服药方法及药后反应都有详细的记载。在写作方式上，《金匮要略》与《伤寒论》一样，也是以条文方式叙述。它是一部以内科学为主，包括妇科学、外科学及预防医学、护理学、营养学等方面内容的古代临床医学著作。

三、《温热论》《湿热病篇》《温病条辨》

温病学是明清医家在历代前贤不断探索的基础上，逐渐形成的一门关于外感温病治疗的学科。温病学的形成，非一时一人之力，温病学的名著颇多。其中，《温热论》《湿热病篇》《温病条辨》最具代表。

《温热论》为清代医家叶桂所著。叶桂（1667—1746），字天士，号香岩。其祖、父皆精通医术。叶氏少时，白天至私塾读书，晚上听其父讲授岐黄之术。叶氏聪颖勤奋，经常寻师访友，据传18岁时已求教过17位老师。叶氏博采众长，医术精湛，不仅擅长内科，而且精于幼科、妇科，而最擅长者，莫过于温病时疫痧痘等证。叶氏认为伤寒与温病虽同属外感，但病机不一，治法亦异，因而创立了温病卫气营血辨证论治方法。《温热论》为温病学理论体系的奠基之作。据唐大烈《吴医汇讲》记载，《温热论》为"先生游于洞庭山，门人顾景文随之舟中，以当时所语信笔录记"而成。该书最早的版本载于华岫云所编的《临证指南医案》内，名为《温热论》，刊于1766年，称为"华本"，又称"种福堂本"。其次为收入唐大烈《吴医汇讲》中的《温热证治》，约刊于1792年，称为"唐本"。在《温热论》中，叶氏阐明了温病发生、发展规律及其与伤寒的区别，在此基础上，创立了卫气营血学说，将卫气营血作为温病病变阶段、浅深、轻重的层次，以此作为对温病辨证的纲领，并根据病程发展的过程，确立了温病卫气营血各阶段的治疗原则。同时，叶氏丰富和发展了有关温病诊断方法，如辨舌、验齿、辨斑疹、白㾦等。《温热论》一书虽然只有37条原文，但文辞简要，论述精辟，系统阐述了温热类温病的病机传变、诊治体系、用药思路，尤其是构建了卫气营血的辨治模式，使温病形成了一套不同于伤寒六经的独特辨治体系，被后世奉为圭臬。

《湿热病篇》是第一部论述湿热病的专著，为清代医家薛雪所著。薛雪（1681—1770），字生白，号一瓢。薛雪出身于书香门第，家学渊源，自幼刻苦读书。成年后博学多才，工于诗画，擅长拳勇，尤其精通医学。该书仿成无己《注解伤寒论》的体例，以条文体形式，分条列论，又于各条之下加以薛氏自注。对条文内容详加辨析，系统论述了湿热类温病的发生规律、临床表现和主要证治。书中明确提出伤寒、温病、湿热三者有异，提出湿热病邪从表伤者十之一二，由口鼻而入者十之八九。认为湿热病的发生是太阴内伤，湿饮停聚，客邪再至，内外相引所致。精辟地概括湿热病邪"蒙上、流下""上闭、下壅"以及闭阻三焦的致病特点，提出湿热病的治疗当立足于分解湿热，分利三焦。使湿热病证的证治在温病学中自成体系，丰富充实了温病学说的内容。《湿热病篇》一书的问世，使温病学中的温热类、湿热类两大类温病证治内容趋于完整，所以后世医家都认为本篇是学习温病学的必读之作。当代医学家任应秋说："湿热之变固多端，能得其治疗之要者，此作之外，殊不多觏，万宜习之而不可废。"

《温病条辨》成书于1798年，为吴瑭所著，是温病学理论体系最终形成的标志性著作。吴瑭（1758—1836），字佩珩，号鞠通，江苏淮阴人。吴氏少习儒学，后因父、侄病亡而慨然弃举子业，发愤习医，专事方术。该书汇集历代医家精华，尤其是张仲景和叶天士的学说，并结合吴氏自己的临床经验而成。全书共6卷，并卷首1卷，计265条，附方208首。该书以三焦病位为纲，病名为目，贯穿卫气营血内容。分别论述了风温、温热、温疫、温毒、冬温、暑温、伏暑、湿温、秋燥，以及寒湿、疟、痢、疸、痹等病证之证治。书中并附医论若干则，以对三焦分证加以补充。在编写体例上，采用"自条自辨"的写作方法，逐条叙证，简明扼要，易记易诵，并在每一条后自加注释以阐述其未尽之义。在《温病条辨》中，吴氏依据《黄帝内经》（简称《内经》）对三焦部位的论述，并结合前人经验和他自己对温病实践的体会，用三焦阐述温邪在病变过程中由上及下、由浅及深所引起各种病证的发展变化规律，并用以说明病邪所犯脏腑的病理变化及其证候特点，提出了心肺属上焦，脾胃属中焦，肝肾属下焦，而温病的发展过程则是始于上焦，传入中焦，终于下焦，以此作为指导温病临床辨证论治的依据。吴氏还在总结叶天士《临证指南医案》中有关温、暑、湿等病的立法用药的基础上，整理补充了许多温病的治法方剂，大大方便了温病临床证治的应用。《温病条辨》三焦辨治纲领的提出，完善了温病的辨治体系，与卫气营血辨证理论相辅而行，使温病学形成了以卫气营血、三焦辨治纲领为核心的辨证论治体系。《温病条辨》于1813年由问心堂初刻付梓刊行，后流传甚广。一直被奉为学习温病学必读之书，备受后世医家推崇，被誉为"治温之津梁"。

第二节　中医临床经典的发展历程

一、战国至晋唐——《伤寒杂病论》奠定了辨证论治的基础

《内经》是我国现存最早而且系统的一部中医学经典著作，《内经》比较全面地论述了中医学的思维方法、理论原则和学术思想，构建了中医学理论体系的基本框架，为中医学的发展奠定了基础。同时，《内经》也对外感热病的病因、发病、传变以及治疗的一般规律作了阐述，并提出了两感于寒、伏寒化温、六经分证等观点，揭示了外感热病由表入里的发展规律。

首先，从病因上，《内经》认为外感风寒、暑湿等邪气均可导致外感热病的发生，尤其强调风、寒邪气在外感热病发病中的重要性。如在《内经》中，有专篇《素问•风论》论述风邪所致各类疾病，诸如寒热、热中、寒中、疠风、偏枯等，其中"寒热"即是风邪所致的外感热病。《素问•热论》指出"今夫热病者，皆伤寒之类也"，"凡病伤寒而成温者，先夏至日者为病温，后夏至日者为病暑"，论述了伤寒与热病、温病、暑病的发病关系及其区别。

其次，在外感热病的发病与传变方面，《内经》提出了六经传变的理论，揭示了外感热病由表入里的发展规律。《素问•热论》说："伤寒一日，巨阳受之，故头项痛腰脊强。二日阳明受之，阳明主肉，其脉侠鼻络于目，故身热目疼而鼻干，不得卧也。三日少阳受之，少阳主胆，其脉循胁络于耳，故胸胁痛而耳聋。三阳经络皆受其病，而未入于脏者，故可汗而已。四日太阴受之，太阴脉布胃中络于嗌，故腹满而嗌干。五日少阴受之，少阴脉贯肾络于肺，系舌本，故口燥舌干而渴。六日厥阴受之，厥阴脉循阴器而络于肝，故烦满而囊缩。三阴三阳，五脏六腑皆受病，荣卫不行，五脏不通，则死矣。"这段经文虽然过于机械地强调日传一经，但是无疑对《伤寒论》六经辨证体系的提出，产生了深远的影响。与此同时，《素问•生气通天论》"冬伤于寒，春必温病"的论述，也成为后世伏邪温病的理论渊薮。

最后，在治疗上，《素问•热论》提出"治之各通其脏脉"，强调对外感热病的治疗，当以疏通脏腑经脉的气机，以祛邪为主；并进一步提出"其未满三日者，可汗而已；其满三日者，可泄而已"的治疗大法，强调邪在三阳之表的，当用汗法以宣散表邪，邪热壅聚在三阴之里者，当用泄热之法，以泄越在里之热。为张仲景《伤寒论》开创性地提出了许多新的治疗方法提供了启迪。

东汉末年，一方面，由于频繁的战乱导致瘟疫肆虐，生灵涂炭，同时，一些医生不钻研医学理论，而是囿于家传验方，对待病患，也缺乏医生的责任感，"相对斯须，便处汤药"，使医学的发展陷入困境。另一方面，这一时期，中医学的理论体系已渐趋完善，复方也广泛应用于临床。如《内经》的阴阳五行、脏腑经络、病因病机、诊法治则、辨证论治、方剂配伍、药性理论等已基本完备。《难经》的脉法诊断、针刺腧穴和脏腑病传理论在《内经》的基础上又有所发展。专门论述药物产地、功用、主治的《神农本草经》及专门论述药物合和、汤液治病的《汤液经》亦已问世。另据史料记载，东汉以前中医学的临床诊治已达到了较高的水平，如战国时的名医扁鹊、西汉的仓公淳于意、东汉的太医丞郭玉等，均属理论上有高深造诣、临床上具相当水平的医学家。这些无疑为张仲景撰写《伤寒杂病论》奠定了坚实的基础。晋代皇甫谧在《针灸甲乙经》序中说："伊尹以亚圣之才，撰用《神农本草》，以为《汤液》。""仲景论广伊尹《汤液》为十数卷，用之多验。"

从《伤寒杂病论》的自序、条文并结合有关文献分析,《伤寒论》的学术渊源主要包括以下几方面:

一是在理论上,全面继承总结了东汉及以前中医药理论和知识。如《素问》《九卷》《八十一难》《胎胪药录》和《阴阳大论》等,并在其基础上,构建了外感病六经辨治的诊疗体系。二是在诊法上,既继承了《内经》《难经》的脉诊方法,又将《内经》的三部九候法简化为上中下三部(人迎、寸口、趺阳)诊法,并将其与《难经》的独取寸口法有机结合。三是药学理论系全面继承了《神农本草经》及《胎胪药录》的成果,并在临床实践中予以发挥。四是方剂主要来源于上古的《汤液经》,并在此基础上"博采众方"而成。值得注意的是,其辨外感热病之六经分证论治方法,虽脱胎于《内经》,但又有显著的区别。《素问·热论》只论述了部分热证、实证,未及虚证、寒证,其变化仅有两感,治法只限于汗、下二法。而《伤寒论》则全面论述了外感热病的发生发展过程规律和证候诊治方法,寒热虚实,阴阳消长,脏腑经络,气血津液,论述详尽;治疗上八法赅备,针药并施,既是辨证之纲领,亦是论治之准则。

与此同时,以论述杂病辨治为主的《金匮要略》,仲景在《内经》四时五脏阴阳整体观念基础上,创立了脏腑经络辨证论治体系。

整体观念是中医学的基本理论特点,在《金匮要略》中体现尤为突出。如首篇"人禀五常,因风气而生长,风气虽能生万物,亦能害万物"及"更能无犯王法、禽兽灾伤;房室勿令竭乏,服食节其冷热苦酸辛甘……"这是强调人与周围环境的统一性,即天人整体观。就人体本身而言,五脏六腑与官窍、四肢、百骸及体表各部组织也是一个有机整体,在这个整体中,五脏居于核心地位,故《金匮要略》强调"若五脏元真通畅,人即安和"。脏腑经络是人体生理活动的中心,人体机能活动的异常也必然以脏腑经络为基础,因而也是病理变化的根本。《金匮要略》首篇以《脏腑经络先后病脉证》名篇,意在强调杂病当以脏腑经络辨证作为基本辨证纲领,这是《金匮要略》的主要学术思想之一。脏腑和经络是紧密相关的两个不同系统,在生理上,脏腑主持着人体的基本生理功能,尤以五脏系统为核心。经络则主要是运行气血,并把脏腑和皮、肉、筋、骨等各部组织沟通为一个整体。因而在病理上,又相互影响。在杂病诊治中,《金匮要略》广泛运用脏腑经络辨证论治方法,指导临床治疗。

值得重视的是《金匮要略》针对内伤杂病建立的脏腑经络辨治理论体系,得到后世医家的不断补充和发展。《金匮要略》之后,《中藏经》提出了五脏六腑虚实寒热生死逆顺脉证之法。晋唐时期,巢元方《诸病源候论》专列"五脏六腑病诸候"。孙思邈《备急千金要方》治内科疾病,主张以"五脏六腑为纲,寒热虚实为目",开创了脏腑分类方剂的先河。这些均充实了脏腑经络辨治理论。

二、宋金元——伤寒学的发展与温病学的萌芽

从宋代开始,随着医学实践经验的大量积累,医学理论的不断发展丰富,关于《伤寒论》的研究日渐繁荣,同时,有关温病的理论与治法也有了新的进展。

北宋政府刊行《伤寒论》,使得仲景学说得到了快速的发展,逐渐形成了伤寒学派。宋以来伤寒学家的诸多学术见解,不仅总结和发展了宋以前的伤寒学,而且孕育了元以后的温病学,在中医外感热病学发展史上发挥了承先启后的重要作用。

这一时期,对《伤寒论》的研究大体可以分为三类:第一类,以整理为主的研究。即对《伤寒论》的条文次序进行重新编次,使其更趋系统,便于学习,以朱肱的《类证活人书》、庞

安时的《伤寒总病论》等为代表。第二类,以补充为主的研究。一是对《伤寒论》的某些证候,补充治疗方剂;二是相关温病证治的补充;三是关于妇人和小儿伤寒的补充。以郭雍的《伤寒补亡论》、韩祗和的《伤寒微旨论》为代表。第三类,以注解为主的研究。所谓注解,并不是单纯的字句解释,其重点是对每种证候的病机、治疗加以理论性的阐述。以成无己的《注解伤寒论》、许叔微的《伤寒发微论》为代表。

随着临床医学的发展,以及对《伤寒论》研究的深入,越来越多的医家发现,《伤寒论》与伤寒方并不能解决临床所有外感病的问题。他们在深入研究《伤寒论》的基础上,或补充羽翼,或另辟新说,从病因病机、证候传变、治法方药等方面不断探索。如北宋韩祗和在《伤寒微旨论》中批评当时部分医家对仲景方竟"不能更张毫厘"的做法,提出治疗热病可"别立方药而不从仲景方"的主张。同时他对热病的病机,也有了新的认识,提出"夫伤寒之病,医者多不审察病之本源,但只云病伤寒,即不知其始阳气内郁结而后成热病矣",又说"寒毒薄于肌肤,阳气不得散发而内怫结,故伤寒者,反为热病也",因而在治疗上,提出辛凉解表的治法,自拟多张辛凉解表方药,各方之中多有柴胡、薄荷、葛根、桔梗、防风、前胡、石膏、知母等偏于辛凉清解之品。北宋朱肱在《类证活人书》中也提出运用《伤寒论》麻黄汤、桂枝汤等辛温发表剂治疗外感热病不能一成不变,须因时、因地、因人灵活加入寒凉清热等药,他说:"桂枝汤自西北二方居人四时行之,无不应验。江淮间唯冬及春可行之,自春末及夏至以前,桂枝证可加黄芩一分,谓之阳旦汤;夏至后有桂枝证,可加知母半两,石膏二两,或加升麻一分。若病人素虚寒者,正用古方,不在加减也。"这对突破当时医家墨守经方、拘泥不变的局面,产生了一定的影响。

对于温病的病因,宋代有医家逐渐突破了《内经》《伤寒论》所谓"冬伤于寒,春必病温"的伏邪温病理论,如郭雍一方面继承伏寒化热的伏邪温病说,另一方面,又将春时新感风寒温气和春季的时行疫气引起的病证命名为温病,从而将温病分为三种不同病因。他在《伤寒补亡论》指出:"冬伤于寒,至春发者,谓之温病;冬不伤寒,而春自感风寒温气而病者,亦谓之温。"这一理论,实开后世"新感温病"学说之先河,对于温病病因的认识,有开创性的意义。

金元时期中医学领域出现了"百家争鸣"的活跃局面,对温病学的发展起到了推动作用,特别是金元四大家之一的刘完素,在热病治疗方面大胆地创新论、立新法、订新方。他提出伤寒"六经传受,自浅至深,皆是热证,非有阴寒之病",主张六气皆从火热而化,因此在治疗上强调热病初起不可纯投辛温,创制了双解散、天水散、防风通圣散等表里双解之剂,将解表药和寒凉清热药配合运用。为了克服热性病初起滥用麻、桂辛温之弊,他主张治疗应以寒凉为主,故被后世称为"寒凉派"。刘氏的这些见解为后世建立以寒凉清热药为中心的温病治疗学奠定了基础。同时,刘完素还从多方面论述了外感疾病的三焦病机变化,他将三焦病变作为外感热病的分期,即上焦为初期,中焦为中期,下焦为后期,如在《素问病机气宜保命集》中称斑疹"首尾不可下者,首曰上焦,尾曰下焦",这一创见可以视为后世温病学三焦辨证的肇端。刘完素的相关学术思想是温病学发展史上的一个重大转折,故有"伤寒宗仲景,热病崇河间"之说。与其同时代的张子和还第一次明确指出,寒凉清解之药亦可致汗解表,他说:"世俗止知惟温热者为汗药,岂知寒凉亦能汗也。"寒凉能清解郁热,使阴阳和利,故能汗出而愈。可以说,外感热病理论经过宋代的蓬勃发展,到了金代,经刘完素、张子和等医家的探索,不仅补充了大量辛凉解表方药,甚至已经基本形成了辛凉解表这一治法。

元代医家对温热病的传变及证治作了规律性的探索。如罗天益在《卫生宝鉴》中按邪热在上、中、下三焦及"气分""血分"不同部位分别制方用药,如上焦热用凉膈散、龙脑鸡苏丸、洗心散;中焦热用调胃承气汤、泻脾散、贯众散;下焦热用大承气汤、三才封髓丹、滋肾丸;气分热用柴胡饮子、白虎汤;血分热用桃仁承气汤、清凉四顺饮子。通治三焦甚热之气可选三黄丸、黄连解毒汤。这些对温病学卫气营血与三焦辨治体系的形成均有一定的影响。

元末医家王履在《医经溯洄集》中更进一步从概念、发病机制和治疗原则上对温病和伤寒予以明确区别。他强调"温病不得混称伤寒",认为伤寒和温病的发病机制迥然不同,"伤寒即发于天令寒冷之时,而寒邪在表闭其腠理,故非辛甘温之剂不足以散之,此仲景桂枝、麻黄等汤之所以必用也;温病、热病后发于天令暄热之时,怫热自内而达于外,郁其腠理,无寒在表,故非辛凉或苦寒或酸苦之剂,不足以解之。"指出温病属里热外发,即使有表证亦多为里热郁表所致,因而主张对温病的治疗应当以清里热为主,解表兼之。王氏此论虽然立足于"冬伤于寒,春必病温"的伏邪温病理论,忽略了温病亦有新感温热邪气,感而即发的证候,但是他从理论上系统论述了伤寒与温病的不同,并论证了温病治疗当以寒凉药物为主,因此,清代温病学家吴鞠通称其"始能脱却伤寒,辨证温病"。

总之,这一时期的特点在于深入研究《伤寒论》的同时,更加关注温病与伤寒的区别,逐步从理论、治法、方药等方面进行变革,创立新说,使温病渐渐从《伤寒论》体系中分化出来,为以后温病学的自成体系奠定了基础。因此,这一时期是温病学的成长阶段。

此外,这一时期,脏腑经络辨证论治理论体系进一步得到了补充和发展。北宋钱乙在张仲景理论基础上,结合临床实际,首次将脏腑辨证的方法引入儿科疾病的治疗。在《小儿药证直诀》中,针对五脏虚实,立补泻主治诸方,如心有热,宜导赤散;肺有热,宜泻白散;肝有热,宜泻青丸等。同时,当五脏出现相胜情况时,钱氏善于运用五脏生克乘侮的理论来治疗小儿疾病,他还指出,如"一脏虚一脏实",则治当遵"补母而泻本脏"的原则,丰富了《金匮要略》"见肝之病,知肝传脾,当先实脾"的治疗思想。金元时期,张元素进一步发展了脏腑经络辨证论治理论,他根据《内经》要旨,以脏腑的性质、功能、经络以及气化为基础,结合脏腑的病理特点、经络循行部位以及寒热虚实进行辨证。在治疗上,他从补虚、泻实、散寒、清热等方面提出代表性药物和方剂,并将其辨证与用药的思路,写成《脏腑标本虚实寒热用药式》。以泻火为例,提出黄连泻心火、黄芩泻肺火、白芍泻肝火、知母泻肾火等,阐发了脏腑辨证的用药规律。金元四大家的刘完素重视胃阴理论。李东垣则强调"内伤脾胃,百病由生",撰写了名著《脾胃论》。朱丹溪则倡导"阳有余阴不足"论,创建了大补阴丸等名方。这些又进一步完善了脏腑经络辨证论治的理论。

三、明清——温病理论体系的形成及脏腑经络辨证论治理论的完善

明、清时期,江南地区曾经发生过多次疫病流行,诸多医家在诊治的过程中,发现这些疫病在证候与传变上,是与伤寒不同的疾病。于是他们在继承、总结前人有关温病理论和经验的基础上,结合各自的实践与江南特殊的气候、地理环境,对温病的认识更加深入,理论日益完善,治法不断丰富,创造性地建立起一套适应温热病的辨证论治方法,从而使温病学形成一门独立的学科。

明代医家吴又可编著了我国医学发展史上第一部温疫病专著《温疫论》,对温疫的病因、发病、传变与治疗等提出了独特的见解。在病因方面,他认为"温疫之为病,非风、非寒、非

暑、非湿,乃天地间别有一种异气所感",其中致病暴戾的名之"疠气",又称为"疫气"。同时,他指出,此类"异气"具有以下特点:其一为"偏中"性,即所谓牛病羊不病,鸡病鸭不病,人病而禽兽不病等,即杂气对不同种属动物的感染有选择性。其二,不同杂气引起不同疫病,即各随其气而为诸病焉。其三,杂气具有专入某脏腑经络,专发为某病的特性。这是对温病致病因素的一大创见。在流行特点方面,提出了温疫具有强烈的传染性,"无论老少强弱,触之者即病"。在发病上,吴氏强调,温疫的感染途径与伤寒不同,伤寒自皮毛而入,温疫则是由口鼻而入,进而客于膜原,并进一步指出膜原邪气溃散有九种传变,其途径大凡不出表里之间,出表者为顺,内陷者为逆。在治疗方面,强调以祛邪为第一要义,并创疏利透达之法,用于治疗温疫初起邪在膜原之证,能直达膜原,捣其窝巢之害。这些认识在当时历史条件下是重大的创新,与传统"六淫"病因学说不同,它更接近于现代的病原微生物学说。吴氏的温疫学说,为温病学派首树一帜,影响深远。其后,清代戴天章《广瘟疫论》、杨栗山《伤寒瘟疫条辨》、余师愚《疫疹一得》等,均在吴又可《温疫论》基础上,对温疫的病因、病机、诊法和辨治方面作了补充与发展,并创制了许多行之有效的方剂,形成了温病学中的温疫学派。

清初医家喻昌,提出瘟疫三焦病位及三焦分治原则。他在《尚论篇》中提出:"然从鼻从口所入之邪,必先注中焦,以次分布上下……此三焦定位之邪也。"又提出以逐秽解毒为主的三焦分治原则,指出"上焦如雾,升而逐之,兼以解毒;中焦如沤,疏而逐之,兼以解毒;下焦如渎,决而逐之,兼以解毒"。此外,喻氏对秋季燥邪为病之病机和治疗作了较深入的阐述,在其《医门法律》中,列《秋燥论》专篇,认为《内经》有春伤于风,夏伤于暑,秋伤于湿,冬伤于寒,独未论及燥气,故作了"秋伤于燥"的修订,详细论述了燥邪为病的证候、病机、传变及治疗,并拟定清燥救肺汤治疗秋燥伤肺证,对后世产生了深刻影响。

清代,温病学形成了以卫气营血、三焦辨证为核心的理论体系,在清代众多的温病学家中,叶天士、薛生白、吴鞠通、王孟英为其代表,被称为"温病四大家"。

叶天士是清代众多温病学家中的杰出代表。他在临床实践的基础上,系统阐明了温病的发生、发展规律,确立了温病卫气营血辨证论治基本理论体系,发展和充实了温病的诊断方法,制定了温病各阶段的治疗大法等。叶氏门人所辑《临证指南医案》《三时伏气外感篇》为后世留下了宝贵的临床验案。该医案夹叙夹议,保留了叶氏对温病的有关论述,虽然言辞简练,但论述精辟,其辨证、立法、处方为后世治疗温病提供了范例。

与叶天士同时代的医家薛生白,以湿热病为专论,其《湿热病篇》对湿热病病因、病机、辨证及治疗均作了全面、系统的论述,进一步充实和丰富了温病学内容。薛氏认为,湿热邪气侵袭人体,其发病与传变与伤寒、温热病均不相同,因而,他将湿热病分为湿热之邪在卫表、上焦、中焦和下焦诸证进行治疗,并阐释了湿热变证、后期化热伤阴、余邪留滞的各种证治,强调湿热病的病机中心是中焦脾胃和阳明太阴二经,主张三焦分治,实为湿热病三焦辨证体系形成的基础。应注意的是,薛氏的三焦辨证与吴鞠通《温病条辨》中的三焦辨证所指内容并不完全相同。

其后,吴鞠通又继承叶天士的理论,上溯《内经》《难经》《伤寒论》等经典著作及刘完素、王履、喻昌、吴又可诸家,并结合自己的实践,编著了温病学专著——《温病条辨》。吴鞠通早年受吴又可《温疫论》影响较深,认为其"议论宏阔,实有发前人所未发",但在进一步研究之后,又感到"其法亦不免支离驳杂"。叶天士在温病学方面有极深的造诣,对当时医学界的影响也很大，但吴氏认为，叶氏有关温病学的理论和治疗经验多散见于医案之中，所以学习掌握较为困难。因而吴鞠通系统整理了前人有关温病学的理论和治疗方法，著成《温病条辨》，创立三焦辨证的诊疗体系。以三焦所属脏腑的病变，分析温病的病理变化，揭示证候传变规律，制定治法与方药。曾有人评价吴鞠通："昔人谓仲景为轩岐之功臣，鞠通亦仲景之功臣也。"

晚出于叶、薛、吴三氏之后的清代医家王孟英"以轩岐仲景之文为经，叶薛诸家之辩为纬"，编纂了《温热经纬》一书。该书汇编了叶天士《外感温热篇》和《三时伏气外感篇》、薛生白《湿热病篇》、陈平伯《外感温病篇》、余霖《疫病篇》等，对温病学的理论和证治作了较全面的整理，并对这些著作作了批注，提出了许多精辟的见解。如对叶天士提出的"暑必夹湿"说，王氏明确提出"论暑者，须知为天上烈日之炎威，不可误以湿热二气并作一气始为暑也"，"暑令湿盛，必多兼感，故曰夹"，因而只可说暑多夹湿而不可说暑必夹湿。《温热经纬》可视为当时集温病学大成之作。该书一出，起到了温病学教科书的作用。此外，王氏对温病霍乱诊治具有突出贡献，1838年，王氏感于江浙霍乱流行，撰写《霍乱论》一书系统阐释霍乱一病的治疗，并拟定连朴饮、蚕矢汤等行之有效的方药。《王氏医案》中收录了大量温病医案，反映了王氏诊治温病，特别是温病急重证的丰富经验。因而，至叶、薛、吴、王四大医家，温病学已进入成熟阶段，形成了较为完整的临床诊疗体系。

除此之外，明清还有不少温病学家也对温病学的创立与发展做出了诸多贡献。代表医家及著作如张凤逵的《伤暑全书》、陈平伯的《外感温病篇》、柳宝诒的《温热逢源》、雷少逸的《时病论》、何廉臣的《重订广温热论》等，他们从不同侧面充实和发展了温病学的内容。

清代以来，随着温病学派的崛起，温病学派与伤寒学派就外感病的发病、传变与诊治，以及《伤寒论》能不能治疗温病，展开了激烈的学术讨论，这就是中医学术史上有名的"寒温之争"。温病学派主张：温病与伤寒是外感热病的两大类别，其病因、病机与传变截然不同，概念上不容混淆，治疗上必须严格区别。温病是由温邪引起，初起病变部位在手太阴肺，其逆传心包可见严重神志异常，在卫气营血病机演变过程中，容易耗伤阴津。《伤寒论》与温病学说论述对象各不相同，《伤寒论》主要论述感寒即病的伤寒，而温病学说则是论述由温邪引起的温病。《伤寒论》内容详于寒，而略于温，其阳明病证治内容，虽可用于温病治疗，但不能包括所有温病证治内容，因此主张温病必须脱离伤寒范围，创立独立的学说，以羽翼伤寒。伤寒学派则主张：伤寒是一切外感热病的总称，温病包括其中，温病不应另立门户、自成体系。这一派的代表人物是陆九芝，推崇者包括民国时期的恽铁樵、陆渊雷等。关于温病概念，他们认为，伤寒阳明病就是温病，如陆九芝在《世补斋医书•温热病说》说："质而言之，温病者，阳明也。"又说："病之始自阳明者为温，即始自太阳而已入阳明者亦为温。"他们主张用《伤寒论》六经辨证指导温病辨证论治，用《伤寒论》方治疗温病。如陆九芝在《世补斋医书•论刘河间治温全用仲景伤寒方》说："置六经于不问，不知《伤寒论》六经提纲，本不独为伤寒而设，废《伤寒论》，则六经失传，废六经，则百病失传。莫谓《指南》（指叶桂《临证指南医案》）所言，无关大局也。"恽铁樵在《药盦医学丛书•热病学》亦指出："伤寒以《伤寒论》为准，温病亦当以《伤寒论》为准，凡《伤寒论》中祖方，用辛凉不参以温药者，皆是治温病之方。"同时，他们否认逆传心包之说，认为温病神昏实质就是阳明腑实证，如陆九芝在《世补斋医书》中指出："夫人病之热，惟胃为甚，胃热之甚，神为之昏，从来神昏之病，悉属胃家。"又云："余谓神昏之病原于胃，胃清神乃清。夫藏神者心，摄神者气。胃气一有不清,即不能摄神归舍。是神之昏不昏,专在乎胃之清与不清。"故他们力主攻下泄热,使胃清而神亦清,反对清心开窍的牛黄丸、至宝丹、紫雪丹等方药。寒温之争反映出当时医学界内部革新与保守的冲突。应该看到,温病学说是在《伤寒论》基础上发展起来的,寒温学术之争,客观上也促进了外感热病学的发展。

此外,明清时期,随着社会的发展,脏腑经络辨治理论体系也得以不断充实。明代医家薛己在《内科摘要》中强调诸病皆以脾胃、脾肾亏损,命门火衰为要,治疗重在顾护脾胃,补益肝肾。明代张景岳受李东垣学术思想影响,提出"阳非有余、阴常不足"及"人体虚多实少"的理论,重视命门水火,主张补真阴元阳,创立左归、右归等名方。与张景岳同时代的赵献可著有《医贯》一书,善用崔氏八味丸和六味地黄丸补真火、真水。李中梓则在《医宗必读》明确提出"肾为先天本、脾为后天本"。清代四明医家高鼓峰重视脏腑功能失调,尤其着眼于真阴真阳的偏盛偏衰,针对肝阴不足、肝气犯胃的脘胁作痛,提出用滋水清肝饮治疗。清代江苏名医王旭高对肝病多有研究,著有《西溪书屋夜话录》,提出"治肝三十法",影响深远。这些都促进了脏腑经络辨证论治理论的不断完善。

四、近现代——中医临床经典的现代研究与发展

晚清民国时期,由于政治上的腐败,民国政府对中医的打压以及西医学的冲击,中医学在曲折中缓慢发展。但是这一时期依然涌现出了一大批卓有成就的医家,从不同角度深入研究中医临床经典。一方面,受"西学东渐"的影响,如唐容川、恽铁樵、陆渊雷、曹颖甫、张锡纯等医家,以中医为本,汇通西医理论,对《伤寒论》《金匮要略》、温病学等进行中西汇通的探索,开创了中医学研究的新领域。另一方面,由于传染病发生与流行猖獗,当时的医家借助《伤寒论》、温病学等的理法方药进行防治,取得了一定成绩,也积累了大量临床经验,并在理论上有所发展。例如绍兴名医俞根初撰写了《通俗伤寒论》一书,经何秀山、何廉臣父子先后整理、补充,更名为《增订通俗伤寒论》,该书在内容上综合了东汉张仲景直至近代各家伤寒、温病学说(其中也包括重要内伤杂症),理论详明,方法适用。其书所载之101方,大多为俞氏经验良方,平稳清灵,切合实用,广为后世医家所沿用,该书被医界称为继刘河间、吴又可之后的"四时感证之诊疗全书"。近人徐荣斋自1944年始,将此书精心整理,并加以校勘、考订、增补,共历时十余载,撰成《重订通俗伤寒论》,于1955年出版,得到广泛流传。该书虽名《通俗伤寒论》,然其所论,则是四时外感病的治疗,包括了诸多温病的治法,实为寒温统一的著作。

新中国成立以后,中医临床经典学科得到了长足的发展,随着国家对中医药的重视及各地中医院校、中医药科研机构和中医医院的建立,中医临床经典的研究进入快速发展阶段,在临床研究、文献和理论研究、实验研究等多方面都取得了显著成绩。

其一,在防治包括急性传染病在内的各类感染性疾病的实践中,广泛地运用《伤寒论》、温病学的理论和经验,取得了新的成就,显示了中医学在治疗急性热病方面的优势。1954年,石家庄地区运用温病学理论和方法治疗流行性乙型脑炎,取得了显著的疗效,展示了中医治疗急性传染性疾病的效果,引起了医学界的重视。此后,在流行性脑脊髓膜炎、流行性乙型脑炎、麻疹、白喉、细菌性痢疾、钩端螺旋体病、肾综合征出血热、肺炎、急性胆道及尿道感染、艾滋病等急性传染性和感染性疾病的防治中,中医药治疗也都取得了较好的效果。在2003年严重急性呼吸综合征(SARS)、2009年甲型H1N1流感的防治中,中医药都发挥

了积极的作用,尤其是 2020 年年初以来新型冠状病毒感染在全球肆虐,我国人民在党中央的正确领导下,充分发挥自身的体制优势,率先控制了疫情。在这场持续约 3 年的疫情防控、救治过程中,中西医结合,中西药并用是其特点,《伤寒论》《金匮要略》、温病学等中医临床经典更是功不可没。清肺排毒汤、化湿败毒方、宣肺败毒方抗疫"三方"就是以《伤寒杂病论》经方为主化裁而成的。国家卫生健康委员会办公厅、国家中医药管理局办公室印发《新型冠状病毒肺炎诊疗方案》(试行第三版至第九版)、《新型冠状病毒感染诊疗方案》(试行第十版)中有关中医药诊治的方剂也基本上都源于《伤寒杂病论》的经方和温病学的时方。

其二,《金匮要略》脏腑经络辨证施治的理论及其方药,也在临床上广泛用于内伤杂病,尤其是治疗难治性疾病,引人注目。如用甘草泻心汤治疗白塞综合征,升麻鳖甲汤治疗系统性红斑狼疮,鳖甲煎丸治疗肝纤维化,乌头汤治疗类风湿关节炎,大黄附子汤治疗尿毒症,桂枝茯苓丸治疗子宫肌瘤等。

其三,在文献理论研究方面,20 世纪 80 年代卫生部组织专业人员对《伤寒论》《金匮要略》《温热论》等古籍进行了大规模的校勘整理,对临床经典传承起到了重要作用。通过系统理论研究,中医临床经典的理论体系更加系统。特别是全国中医药高等院校规划教材的编写,对中医临床经典学科的规范与深入,功不可没。例如《中医诊断学》专门列"脏腑辨证""经络辨证",进一步完善了脏腑经络辨证论治体系。中医学界相继对一些重要概念和理论展开了深入的研究和讨论,如六经病机、卫气营血和三焦病机实质的研究、"寒温之争"及统一外感热病辨证体系的研究、温病治疗中的"截断疗法"等,都大大促进了中医学理论体系的发展。

其四,利用现代科学技术研究中医临床经典,也是提高中医学学术水平、提高临床疗效、揭示中医科学内涵的重要途径。近几十年来,中医学利用现代科研方法探索包括各种急性传染病在内的常见病疑难病的辨证分型、治疗规律;阐释经典名方治疗常见病、疑难病的机制,分析经典名方配伍规律,并借助系统生物学、信息技术等现代科学方法阐释六经、卫气营血的科学内涵等,都取得了显著的成就。

道传千载更光辉,中医临床经典所创建的疾病诊治体系和方药,无论是在古代,还是在现代社会,都在我国的健康卫生事业中发挥着极其重要的作用,中医临床经典也因此成为学习中医的必读经典。

第三节　中医临床经典的学术成就及贡献

一、创建了以六经为纲的外感病辨证论治体系,为外感病诊治提供新模式

《伤寒论》创建了以六经为纲的外感病辨证论治理论体系,为外感病的诊治提供了崭新模式,大大提高了外感病的临床疗效,对后世外感热病学的发展产生了深远的影响。

其一,《伤寒论》创立了六经辨证的辨治体系。仲景在《素问·热论》构建的外感热病六经传变体系的基础上,全面分析外感病的发生发展过程,结合患者体质状态、感邪性质、正气强弱、有无邪气兼夹,以及具体病位等多种因素,将外感热病发展过程,分为太阳病、阳明病、少阳病、太阴病、少阴病、厥阴病六个病程阶段,并以此作为辨证纲领。同时,六经病证彼此之间存在有机联系,并能相互传变。在传变上,仲景改变了《素问·热论》日传一经的机

械模式,提出疾病的传变与否,取决于感邪轻重、正气虚实与治疗的正误,或传或不传,或循经传,或越经传,或直中,或合病,或并病。与《素问·热论》相比,更符合临床实际。仲景六经辨证的传变体系,揭示了外感病由表入里,由浅入深,由轻到重,由实转虚的变化规律,创立了外感病治疗的基本模式。同时,也为后世温病学派的形成与发展奠定了理论基础。因此,清代名医吴谦盛赞《伤寒论》"启万世之法程,诚医门之圣书"。

其二,《伤寒论》六经辨治体系体现了辨病与辨证相结合。所谓"病"是指有特定病因、发病形式、病机、发展规律和转归的过程。所谓"证"是指疾病某一阶段病因、病位、病性和邪正关系的病理概括。若单是辨病则对疾病各个阶段治疗的针对性不强;反之,仅仅是辨证则对疾病整个发展规律认识不深。因此,张仲景《伤寒杂病论》开病证结合论治之先河。他在很多篇章都是以"辨某某病脉证并治"名篇,以"某某病"在先,"脉证并治"在后。在《伤寒论》六经病部分,每一篇的提纲证条,均以"某某之为病"冠其首以提起下文,强调每一类疾病有其形成、发展、传变的自身规律。在疾病各自发展的过程中又可以出现各种不同的证候,如太阳病可以出现中风、伤寒的经证与蓄水、蓄血的腑证,以及众多的兼证、变证。因而在临床上,仲景强调应该辨病与辨证相结合,在其基础上,对病因、病性、病位、邪正关系与趋势作具体分析,进一步确立治则、治法,既反映了对疾病发展规律的把握,又体现了诊治疾病中的灵活性与针对性。

其三,《伤寒论》创制和保留了大量功效卓著的经典方剂,如桂枝汤、麻黄汤、小柴胡汤等,被誉为"方书之祖"。通过这些方剂,仲景首次全面系统地运用了汗、吐、下、和、温、清、消、补等治法,为后世医家提供了范例;此外,还记载了除汤剂外的多种剂型,如丸剂、散剂、含咽剂、肛门栓剂等多种剂型,以适应临床需要,并为中药制剂学奠定了基础。

二、创建了脏腑经络为核心的杂病辨证论治体系,为杂病诊治提供新方法

《金匮要略》构建了以脏腑经络为核心的杂病辨证论治体系,对指导杂病的临床诊治发挥了重要作用。

《金匮要略》是以整体观念为指导思想、脏腑经络为理论依据来论述疾病的发生、发展变化以及诊断、预防和治疗的。因此,重视整体,注重脏腑经络变化,把脏腑经络作为辨证的核心是其基本特点。它的主要精神充分地体现在《脏腑经络先后病脉证》篇。例如,在病因上,以脏腑经络分内外,提出"千般疢难,不越三条"的病因分类方法;在病理传变上,根据人体内部各脏腑间的相互关系,提出"见肝之病,知肝传脾"等病理传变的理论;在诊断上,通过四诊举例,结合八纲,把疾病的各种临床表现具体地落实到脏腑经络的病变上。《金匮要略》同样也体现了仲景辨病与辨证相结合,随证治之的辨治思想,例如"湿病",仲景首先指明风湿病基本症状是"一身尽疼",正确的汗法是"微微似欲出汗者,风湿俱去也"。接着分别论述湿病表实证用麻黄加术汤,风湿表虚证用防己黄芪汤,风湿化热证用麻黄杏仁薏苡甘草汤,阳虚风湿在表证用桂枝附子汤、白术附子汤,风湿并重表里阳虚证用甘草附子汤,使辨病与辨证论治有机地结合起来。

《金匮要略》创立的杂病辨治体系具有以下特点:①重视脉诊。仲景高度重视脉诊在临床中的应用,认为脉象可以反映脏腑经络的病理变化以及疾病的吉凶顺逆。在《金匮要略》中,论述脉象的原文有145条,占全书条文1/3以上,脉诊被广泛用来诊断疾病、推测病因、确定病位、阐述病机、指导治疗、判断预后等。如《血痹虚劳病脉证并治》篇"夫男子平人,

脉大为劳，极虚亦为劳"，以脉诊断虚劳病。②扶正祛邪，重视正气。因脾胃为后天之本，气血生化之源，肾是先天之本，性命之根，内伤病至后期，往往出现脾肾虚损证候，进而累及其他脏腑，促使病情恶化。故调补脾肾，是治疗内伤疾患的根本方法。如仲景治疗虚劳病，常以小建中汤、肾气丸为主。对于虚实错杂，正虚邪实的病证，则在注重扶正的同时，也不忽视祛邪，如薯蓣丸、大黄䗪虫丸等方。③因势利导，祛邪外出。对于邪实为患的病证，一方面注重"因势利导"的治法，即按病邪所在的部位，因其势而就近引导，使之排出体外。如《腹满寒疝宿食病脉证治》篇："脉数而滑者，实也，此有宿食，下之愈，宜大承气汤。""宿食在上脘，当吐之，宜瓜蒂散。"另一方面，还强调"随其所得而攻之"的治法，即通过清除体内的痰饮、水湿、瘀血、宿食等病理产物，使邪无依附，疾病得愈。④强调标本缓急。急者治其标，缓者治其本，是中医治病的基本原则。仲景对一些复杂疾病的辨治充分体现了这一原则。如《脏腑经络先后病脉证》篇痼疾加卒病，先治卒病，后治痼疾，为新旧同病时的一般治则；在里有下利清谷不止，在表有身体疼痛时，则主张先救其里，后治其表，为急者先治。⑤重视治未病。《素问·玉机真脏论》说："五脏相通，移皆有次，五脏有病，则各传其所胜。"仲景在此基础上，提出了"见肝之病，知肝传脾，当先实脾"的治未病策略，强调临床医生应根据疾病传变规律，预先采取措施，防止疾病的传变；同时，倡导早治防变的治疗思想，即要求医生在疾病的初期阶段就及时治疗，防止疾病的深入传变。

《金匮要略》建立的脏腑经络辨证施治理论，为内伤杂病的诊治提供了行之有效的方法，并对后世内伤杂病学发展产生重要的影响。

三、创建了温病卫气营血、三焦辨证论治体系，为温热病诊治开辟新途径

温病学派医家如叶天士、薛生白、吴鞠通、王孟英等，鉴于温病与伤寒，在病因、病机、传变及治法等方面都存在差异，因而在仲景六经辨证体系基础上，又构建了卫气营血与三焦两类辨证论治体系，用于指导温病的辨证论治，开辟了温热病诊疗的新途径。

卫气营血辨证是清代温病学家叶天士创立的。叶氏依据温病病机演变的规律性及病程发展的阶段性特点，结合《内经》及历代医家有关营卫气血的论述和自己的实践体会，将营卫气血理论引申发挥，形成了卫气营血辨证理论，以阐明温病病变的浅深层次、病变过程的先后阶段，确定证候类型及指导温病的治疗。

然而，卫气营血辨证体系也存在局限性。其一，卫气营血辨证虽然很好地概括了温热病传变由表及里，由浅入深的四个阶段，但是，它难以明确疾病的具体病位，例如病在气分，有邪热壅肺、阳明热盛、阳明腑实、热郁少阳等病位的不同，病位不具体，治法与方药也大相径庭，此时，单纯使用卫气营血辨证，临床就很难准确地遣方用药；其二，卫气营血辨证更侧重于邪气侵袭人体的一面，对正虚有所忽视。其三，卫气营血辨证也不能完全适用于湿热类温病的辨治，湿性黏腻，湿性趋下，湿热侵袭人体的传变模式，往往不能单纯以卫气营血的传变模式概括。为此，薛生白在其《湿热病篇》中，引入三焦病位的概念，强调根据湿热邪气在三焦的不同病位，进行辨证治疗，形成了三焦辨证的雏形。吴鞠通则在总结前人有关三焦的理论，结合自己对温病的实践体会，赋予三焦新的病理概念，创立了三焦辨证理论，作为温病的辨证纲领。他在所著的《温病条辨》中，分列上焦、中焦、下焦篇，系统论述了三焦所属脏腑的病机及其相互传变的规律，总结出了相应的治疗方药，使三焦辨证理论体系臻于完善。在《温病条辨》中，吴鞠通以卫气营血为经，三焦为纬，构建了经纬交织的温

病学辨证论治体系。这一体系补充了叶天士卫气营血辨证的不足，从而使卫气营血辨证与三焦辨证共同形成了温病学独特的辨证论治体系。被后世医家广泛应用于包括湿热病在内的温病的临床诊治，开创了温热病诊治的崭新局面。

第四节 中医临床经典的学习目的与方法

一、学习目的

1. 提高认识疾病传变规律的能力 不同疾病都有各自的发展、传变规律，掌握了疾病的传变规律，往往能够在诊断与治疗中掌握主动权并取得事半功倍之效。一方面，能够把握疾病发展的不同阶段，从而制定有效的治疗方法。例如外感伤寒从表入里可分为太阳、少阳、阳明、太阴、少阴、厥阴六个阶段，温热病由浅入深可分为卫分、气分、营分、血分四个层次，湿热病可由上至下分为上焦、中焦、下焦三个层次。搞清病变的位置，是疾病治疗关键所在。另一方面，能够根据疾病本身的传变规律，先安未受邪之地，既病防变。如《金匮要略》"见肝之病，知肝传脾，当先实脾"。《伤寒论》根据伤寒病由表及里渐次损伤人体阳气的传变规律，注重散寒温阳。《温热论》则根据温热邪气以耗损人体阴血为主，重视清热养阴。中医临床经典对疾病的论述，从整体着眼，既强调每一个阶段的治疗，更重视疾病整体的动态传变，这就有助于提高整体把握疾病传变规律的能力。如《温病条辨》论述湿热类温病时，强调从湿重热轻、湿热并重、热重湿轻的不同病机辨证论治，同时指出，湿热病虽然初起为温病，但是由于个体体质差异以及治疗用药的影响，也可能从阴化寒转为寒湿或湿胜阳微之证，从而需要使用温中燥湿，甚至温阳化湿的方法治疗。

2. 提高疾病的辨证论治思维能力 中医临床经典不仅提供了具体疾病的治疗方药，也蕴含着丰富而深刻的辨证论治思维，掌握这些辨治思维，对于提高临床诊治疑难疾病的能力大有裨益。例如《伤寒论》构建了六经辨证体系，强调辨证与辨病相结合的临床思维，被后世医家广泛用于治疗各科疾病，所谓"六经钤百病"，能够应对复杂疾病的辨证施治。《温热论》"在卫汗之可也，到气才可清气，入营犹可透热转气""入血就恐耗血动血，直须凉血散血"，以及《温病条辨》"治上焦如羽（非轻不举）；治中焦如衡（非平不安）；治下焦如权（非重不沉）"，这些论述既体现了《内经》"谨守病机，各司其属""定其中外，各守其乡"的临床诊治思维，也反映了温热病、湿热病的诊治原则与特点，对于启发临床思维，提升对疾病的辨证与诊疗能力，均十分重要。

3. 提高把握疾病全过程诊治能力 在《伤寒论》等中医经典原著中，不仅论述疾病的辨证论治，处方用药，而且重视易被医家忽略的、影响疾病诊疗效果的各个环节，例如药物的炮制、煎煮和服药方法以及药后反应等，并对此作了较为详细的说明。如半夏泻心汤、小柴胡汤等方后强调"煮取六升，去滓，再煎取三升"的煎药法；栝楼瞿麦丸方后"饮服三丸，日三服，不知，增至七八丸，以小便利，腹中温为知"的服药法；麻杏苡甘汤后"温服。有微汗，避风"的药后调护；外感表证服桂枝汤后"禁生冷、粘滑、肉面、五辛、酒酪、臭恶等物"的饮食禁忌等。这些环节看起来与临床辨治疾病不直接相关，其实对于提高临床疗效，具有重要的意义。

4. 提高阅读古医籍的能力 "读经典，做临床"是中医学行业公认的中医成才之路。然而，中医经典尤其是《伤寒论》《金匮要略》成书于汉代，初学者欲窥其堂奥实非易事。学习中医临床经典课程以经典条文学习为主线，能够同时学习古汉语的句法、文法规律，掌握常见的古汉语固定结构、实词的临时性语法功能以及古代语序等，进而提高阅读理解古典医籍的能力。

5. 培养大医精诚的人文情怀 在《伤寒论》《金匮要略》《温热论》等中医经典中，不仅有丰富的关于疾病辨治的知识，而且也蕴含着浓厚的人文思想。如《伤寒卒病论集》，仲景"感往昔之沦丧，伤横夭之莫救"，转而发愤学医，"勤求古训，博采众方"。他坚定的学习意志，广博的济世情怀，都是医学生当有的职业素养。面对病患，仲景批判当时医生"省疾问病，务在口给；相对斯须，便处汤药；按寸不及尺，握手不及足"，强调对病人的诊察要细致入微，处方之后还详细交代药物煎服方法与药后注意事项，这些无不体现着大医精诚的仁爱之心。学习这些内容，有助于培养大医精诚的理想与信念。

二、学习方法

由于中医临床经典著作大多成书较早，文简而意深，因而学习中医临床经典，掌握其学术内涵，需注意以下几点。

1. 夯实基础，注意文法 中医临床经典，尤其是《伤寒论》《金匮要略》，文辞古奥，言简意赅，且时有错简、脱漏等，如果不具备一定的古文基础，很难读通，更谈不上深入理解。因此，首先应通过学习《医古文》《古代汉语》等，提高自己的古文阅读能力。其次，要注意原著的文法特点，原著中有许多省文、倒装、夹注等语法句法，必须分清，才能正确理解条文内容。

所谓省文笔法，即条文中的某些语词省略，必须从下文中发现上文内容。例如，《伤寒论》篇 195 条"阳明病，脉迟，食难用饱，饱则微烦头眩，必小便难，此欲作谷疸。虽下之，腹满如故，所以然者，脉迟故也"，"食难用饱"句下，当有"腹满"的症状，不然就不会有"虽下之，腹满如故"的记载。

所谓倒装文法，是条文中某些语句倒装排列。如《金匮要略·水气病脉证并治》篇云："里水者，一身面目黄肿，其脉沉，小便不利，故令病水。假如小便自利，此亡津液，故令渴也。越婢加术汤主之。"这里的"越婢加术汤主之"，应接在"故令病水"句下。如小便自利而渴，为亡津液的征象，不宜用此方，所以对这种文法应特别注意。

所谓夹注文法，指条文中某些语句是其他语句的注释。如《伤寒论》124 条："太阳病六七日，表证仍在，脉微而沉，反不结胸，其人发狂者，以热在下焦，少腹当硬满，小便自利者，下血乃愈。所以然者，以太阳随经，瘀热在里故也。抵当汤主之。"这里，"所以然者……故也"一句就是夹注，是对前文所述各种症状病机的解释。

2. 熟读精思，加深理解 熟读原文，深入理解，是学好中医临床经典的基础，也是掌握其理论体系的关键环节。《内经》就提出了学习中医经典的基本方法。《素问·著至教论》篇说："子知医之道乎？……诵而未能解，解而未能别，别而未能明，明而未能彰。"将习医之道分为诵、解、别、明、彰五个阶段。其中，"诵"是最基础的阶段。所谓书读百遍，其义自见。中医经典中的大量临床思维，前贤名家的学术思想都蕴含在这些经典原文里。只有熟读背诵相关原文、方药，甚至重要的方后注，才能加深对原文的理解，真正掌握其精神实质，进而在临证运用时，胸有成竹，得心应手。此外，学习《伤寒论》《金匮要略》《温热论》《湿热病篇》

《温病条辨》等中医临床经典，还要与《内经》《难经》《神农本草经》《临证指南医案》《温热经纬》等著作参合理解，避免望文生义，更不要曲解原意。

3. 关注传变，方证互测　传变是疾病的性质、病位等发生的变化。传，是指病情循着一定的趋向发展；变，是指病情在某些特殊条件下不循一般规律而发生性质的改变。不论是《伤寒论》《金匮要略》，还是《湿热病篇》《温病条辨》，都是系统地阐释疾病动态传变与辨治规律的，因此，这些中医临床经典本身就是逻辑严密的辨证论治体系，而绝非一条条割裂的条文。这就要求我们在学习时，要用动态的眼光全面把握疾病传变的基本规律及其方药变化的规律。唯有如此，才能掌握中医临床经典著作中所蕴含的辨证思维与诊疗方法，才能更加深入和全面地掌握经典名方的病机及应用。

由于《伤寒论》《金匮要略》等经典在论述时，或详于证而略于方，或详于方而略于证，这就需要我们采取方证互测的方法进行学习与研究。方证互测包括以方测证和以证测方。以方测证，即从方药推测证候、症状。原著中很多条文叙述的证候不详，但从所用的方药中可以推测其证候，这叫作"寓证于方"。例如，《金匮要略·痰饮咳嗽病脉证并治》篇说："病溢饮者，当发其汗，大青龙汤主之；小青龙汤亦主之。"同样都是溢饮病，用方却又不同，这就必须从方药中分析两类证候的不同。大青龙汤证之溢饮为外感风寒，内有郁热之溢饮，当兼有无汗而喘、烦躁、脉浮紧等症；小青龙汤证之溢饮则为外感风寒，内有水饮之证，当兼有咳喘、痰稀量多、脉弦紧或弦滑等症。以证测方，即从病证推断其治疗方药。原著中有很多叙述病证较详细而未出方治的，这就必须从病证推测其方治。方治包括在病证之中，这叫作"寓方于证"。如《金匮要略·惊悸吐衄下血胸满瘀血病脉证治》篇说："病者如热状，烦满，口干燥而渴，其脉反无热，此为阴伏，是瘀血也，当下之。"条文虽未处方，但据其脉证，当用下瘀血汤之类治疗。

4. 注意联系，融会贯通　《伤寒论》首创六经辨证论治方法，《金匮要略》建立了脏腑经络辨证论治方法，《温热论》《湿热病篇》《温病条辨》分别提出了卫气营血辨证论治方法和三焦辨证论治方法。这些辨证论治方法系统构成了中医诊治疾病的辨证论治理论体系。一般来说，六经辨证论治方法用于外感伤寒，卫气营血辨证论治方法用于温热病，三焦辨证论治方法用于湿热病，脏腑经络辨证论治方法用于内伤杂病。然而对于一些复杂的疾病往往需要几种辨证论治方法联合使用。这就要求学习时，既要注意它们相互之间的区别，又要重视它们之间的密切联系，从而能够融会贯通。这样才能在临床上准确使用，从而提高临床诊治疾病的疗效。

5. 中西互参，结合临床　学习中医临床经典的目的在于指导中医临床。在现代中西医两套诊疗体系并存的医疗环境下，学习中医临床经典时，中西互参，衷中参西，非常必要。

首先，有助于更深刻地理解中医临床经典。中医临床经典大多历史久远，一方面，其对疾病的描述与西医学有较大的差别；另一方面，其背后的一些理论也与西医学理论体系存在差异。这些差异往往会影响我们对中医临床经典的学习。这时，参考西医的相关知识有时就能够促进和深化我们对中医临床经典论述的理解。例如，《金匮要略》中薏苡附子败酱散与大黄牡丹汤，均为临床治疗肠痈的常用方，但是其症状描述较为简单，如果结合西医学的认识，参考急性阑尾炎与慢性阑尾炎或盆腔感染的临床症状，往往能够更好地理解这两个方证及条文。

其次，有助于拓宽经典的应用。在把握方剂主证与病机的基础上，结合西医学对相关疾病的认识，往往能够拓展经典名方的临床应用范围。例如《伤寒论》的真武汤，传统用于治疗少阴阳虚水饮泛溢的证候，但是结合西医学临床可将其拓展用于治疗慢性心力衰竭属阳虚水泛证。再如《温病条辨》的杏仁薏苡汤，原方用于治疗"风暑寒湿，杂感混淆，气不主宣，咳嗽头胀，不饥舌白，肢体若废"之证，根据其证候描述，结合西医学的认识，又可将其用于治疗运动神经元病证属湿热阻滞经络者。

再者，有助于开展中西医结合的临床与科研工作。在学习中医临床经典的基础上，结合西医学对人体生理、病理、疾病的相关认识，往往能够对传统中医临床经典进行现代科学诠释，进而更好地指导中西医的临床工作，促进中西医结合，尤其是中医现代化的科学研究。

需要注意的是，《伤寒论》《金匮要略》《温热论》等著作都是临床经典，学习时应从临床实际出发，领会其精神实质，而不必拘泥于字眼。如《金匮要略·惊悸吐衄下血胸满瘀血病脉证治》篇说："从春至夏，衄者太阳，从秋至冬，衄者阳明。"按文字表面意思，似乎说春夏衄血，皆在太阳；秋冬衄血，皆在阳明。但临床并非如此，应该理解为该条文主要说明衄血是由于血热上腾的道理，若患阳明里热证，则更容易衄血。此外，为帮助理解原著的精神及其方剂在临床上的应用，可适当选择若干种原著的注释本，作为学习时的参考，如清代柯韵伯的《伤寒来苏集》，尤在泾的《金匮要略心典》，王孟英的《温热经纬》等，以开拓视野，加深理解。

第二章 《伤寒论》精选

伤寒卒病论序

論曰：余每覽越人入虢之診，望齊侯之色，未嘗不慨然嘆其才秀也。怪當今居世之士，曾不留神醫藥，精究方術，上以療君親之疾，下以救貧賤之厄，中以保身長全，以養其生。但競逐榮勢，企踵權豪，孜孜汲汲，惟名利是務；崇飾其末，忽棄其本，華其外而悴其內。皮之不存，毛將安附焉？卒然遭邪風之氣，嬰非常之疾，患及禍至，而方震慄，降志屈節，欽望巫祝，告窮歸天，束手受敗。賫百年之壽命，持至貴之重器，委付凡醫，恣其所措，咄嗟嗚呼！厥身已斃，神明消滅，變爲异物，幽潛重泉，徒爲啼泣。痛夫！舉世昏迷，莫能覺悟，不惜其命，若是輕生，彼何榮勢之云哉！而進不能愛人知人，退不能愛身知己，遇災值禍，身居厄地，蒙蒙昧昧，蠢若遊魂。哀乎！趨世之士，馳競浮華，不固根本，忘軀徇物，危若冰谷，至於是也。

余宗族素多，向餘二百，建安紀年以來，猶未十稔，其死亡者三分有二，傷寒十居其七。感往昔之淪喪，傷橫夭之莫救，乃勤求古訓，博采眾方，撰用《素問》《九卷》《八十一難》《陰陽大論》《胎臚藥錄》并《平脉辨證》，爲《傷寒雜病論》，合十六卷。雖未能盡愈諸病，庶可以見病知源。若能尋余所集，思過半矣。

夫天布五行，以運萬類；人稟五常，以有五藏；經絡府俞，陰陽會通；玄冥幽微，變化難極。自非才高識妙，豈能探其理致哉！上古有神農、黃帝、岐伯、伯高、雷公、少俞、少師、仲文，中世有長桑、扁鵲，漢有公乘陽慶及倉公，下此以往，未之聞也。觀今之醫，不念思求經旨，以演其所知，各承家技，終始順舊，省疾問病，務在口給，相對斯須，便處湯藥。按寸不及尺，握手不及足；人迎趺陽，三部不參；動數發息，不滿五十。短期未知決診，九候曾無髣髴；明堂闕庭，盡不見察，所謂窺管而已。夫欲視死別生，實爲難矣。

孔子云：生而知之者上，學則亞之。多聞博識，知之次也。余宿尚方術，請事斯語。

本章选取《伤寒论》六经病脉证辨治重要原文共148条，其中太阳病篇71条、阳明病篇24条、少阳病篇13条、太阴病篇5条、少阴病篇24条、厥阴病篇11条。

第一节　辨太阳病脉证并治

太阳包括足太阳膀胱与手太阳小肠二经及其所属的膀胱、小肠二腑。与足少阴肾、手少阴心互为表里。足太阳膀胱经，起于目内眦，上额，交巅，络脑，下项，挟脊抵腰，络肾属膀胱；手太阳小肠经，起于小指外侧，循至肩，从缺盆下行络心，属小肠。膀胱主藏津液，职司气化；小肠主受盛化物，泌别清浊而渗入膀胱。值得指出的是，由于肺合皮毛又主气属卫，故太阳与手太阴肺经关系也十分密切。

太阳居六经之首，主一身之表，外邪侵袭，太阳首当其冲，故有"六经藩篱"之说。太阳又称"巨阳"，按照阴阳气多少来说，太阳阳气最多，故太阳阳气旺盛、抵抗力强。《素问·热论》云："巨阳者，诸阳之属也。其脉连于风府，故为诸阳主气也。"由于太阳经络散布于人体之表，循行范围最广，特别是足太阳膀胱经与督脉并行于身后，更因背为阳府，督脉又为阳经总督，故为阳经之长，为诸阳主气，其阳气充盛而能卫护体表。太阳之气，行于体表的隶属于卫气，卫气者，有温分肉，肥腠理，司开合，卫外固表，抵御外邪之功。太阳统摄体表营卫二气，具有防止外邪入侵的重要作用，所以《灵枢·营卫生会》篇说："太阳主外。"又因小肠主分清别浊，膀胱为州都之府，通过气化贮、排尿液，二府通和，气化如常，则尿液得以顺利排出，反之每致小便异常。此外，太阳与少阴互为表里，二者经气互通，功能互依，太阳主表有赖于少阴里实，而少阴主里，又有赖于太阳表固。故《灵枢·本脏》篇说："肾合三焦膀胱，三焦膀胱者，腠理毫毛其应。"说明了二者的关系。因此，太阳卫外失司，则邪易传少阴；少阴里虚，亦可导致太阳虚馁，易受外邪。

太阳病，是机体感受外邪，正邪交争于太阳经表或表邪不解、随经入腑所导致的病证。太阳受邪，营卫失和，卫外失职，正邪相争，则有发热、恶寒、头痛、脉浮等症，此属太阳表证。由于正气有强弱，腠理有疏密，外邪有轻重，故有以下三种证型：其一，风寒袭表，腠理疏松，营卫不和，症见发热、汗出、恶风寒、头痛、脉浮缓等，为太阳中风证；治宜解肌祛风，调和营卫。其二，风寒外束，腠理致密，卫阳被遏，营阴郁滞，症见发热、恶风寒、无汗、头项强痛、身体骨节疼痛、脉浮紧等，为太阳伤寒证；治宜辛温发汗，祛风散寒。其三，太阳病日久邪微，汗出不彻，表证羁留不解，症见发热恶寒、热多寒少、如疟状、头痛、脉浮等，为表郁轻证；治宜小汗微汗。此外，太阳中风证可兼喘、项背强几几、漏汗不止、脉促胸闷、身疼痛等，太阳伤寒证可兼下利或呕、烦躁、咳喘等，治宜据证加减。

太阳表证不解，外邪由表循经入里，结于膀胱，气化不利，可形成以口渴、小便不利为主症的蓄水证；治宜通阳化气行水，兼以解表。若外邪化热，由表循经入里，与血结于下焦，又可形成以如狂或发狂，少腹急结或硬满为主症的蓄血证；治宜活血化瘀，通下瘀热。

太阳病篇除表证、里证外，尚有变证、类似证等。太阳变证多因误治失治而发生，其证候已脱离太阳，而出现了新的证候。如热扰胸膈证、心阳虚证、脾虚证、肾阳虚证、结胸证、痞证等。因其证候复杂，治法各异，故应"观其脉证，知犯何逆，随证治之"。太阳类似证本属杂病，风湿证、痰阻胸膈证、悬饮证，因其部分症状与太阳病相似，故亦列入本篇，以资鉴别。

太阳病的转归，大要有三种。一是痊愈：为大多数太阳病之转归，汗之得法，多表解而愈。二则传经：表邪不解，或传阳明，或传少阳，也可传入三阴。传三阴者，以少阴病多见。前贤有"实则太阳，虚则少阴"之论。三为变证：由于失治误治，或因体质盛衰等因素，以致证候发生变化，形成了不具六经病性质之新证候。

一、太阳病纲要

（一）太阳病脉证提纲
【原文】
太陽之爲病，脉浮，頭項强痛[1]而惡寒[2]。（1）

【注释】

[1] 强痛：强（jiàng，音降），拘紧不柔和。头项强痛，指头项部疼痛拘急，转动不柔顺貌。

[2] 恶寒：恶（wù，音悟），厌恶，引申为畏惧。恶寒，俗称怕冷。

【释义】

本条论太阳病提纲。太阳主一身之表，统摄营卫，固护于外，为六经之藩篱，受邪首当其冲。外邪侵袭，由表而入，正邪交争于表，使太阳的卫外功能失常，发为太阳病。正气抗邪于表，卫气浮盛，脉中气血充盈，故脉浮。太阳为病，太阳经气不利，运行受阻，故头项强痛，活动不能自如。营卫受邪而伤，卫气不能正常发挥温煦的功能则表现为恶寒。

"脉浮，头项强痛而恶寒"是太阳病脉证的规律性总结，不仅概括了太阳病脉证的共同特点，而且还包含了太阳病"邪袭太阳，正气奋起抗邪，正邪交争于表，经气不利，营卫失和"的基本病机特征，故作为太阳病提纲，对临床辨识太阳病具有重要指导意义。

（二）太阳病分类

【原文】

太陽病，發熱，汗出，惡風[1]，脉缓[2]者，名爲中風[3]。（2）

【注释】

[1] 恶风：即怕冷，恶寒之轻者。

[2] 脉缓：脉象松弛、宽缓，与"脉紧"相对，非怠慢迟缓之意。

[3] 中风：病证名，指外感风寒之邪所引起的一种太阳表证，以发热、汗出、恶风、脉浮缓为主要临床表现。与内伤杂病突然倒仆，口眼㖞斜之中风病不同。

【释义】

本条论太阳中风证的脉证特点。太阳中风证是太阳病表证的基本证型之一。冠以"太阳病"，故应符合太阳病的基本病机与主要脉证特点。在太阳病脉证的基础上，凡兼见发热、汗出、恶风、脉缓者，可诊为太阳中风证。太阳主表，风寒邪气袭表，以风邪为主，正气抗邪于表，卫气浮盛于外，与邪相争，故见发热。风为阳邪，其性开泄，腠理疏松之人，卫不外固，营不内守，以致营阴外泄，而见汗出。卫失温煦，且汗出玄府开张，不耐风袭，故见恶风。正气趋表欲抗邪外出，故脉应之而浮，但因营阴外泄，致使营阴不足，故呈缓象。"汗出"是太阳中风证的主要特征性症状，因其既可反映太阳中风证卫不外固，营阴外泄的病理机制，又能区别于太阳伤寒证的无汗，是太阳中风证的辨证要点之一。

太阳中风证往往又被称为太阳表虚证。所谓表虚，是指素体肌腠疏松，这种表虚体质的人感受风寒后呈现的证候反应往往表现为太阳中风证。丹波元坚云"虚者，疏泄之义，非虚乏之虚"，确切地释明了"虚"字的含义，与"精气夺则虚"的"虚"之概念不同。

【原文】

太陽病，或已發熱，或未發熱，必惡寒，體痛，嘔逆，脉陰陽俱緊[1]者，名爲傷寒。（3）

【注释】

[1] 脉阴阳俱紧：即寸关尺三部脉皆见浮紧象。阴阳指脉的部位，以尺寸言，即寸关尺三部。本条之"紧"与上条之"缓"相对，指脉象绷急，紧张有力。

【释义】

本条论太阳伤寒证的脉证特点。太阳伤寒证是太阳病表证的又一证型，故仍用"太阳病"冠首。风寒之邪感人，但以寒邪为主。寒为阴邪，其性收引、凝滞，因太阳伤寒的患者多为腠理致密之人，故多见卫闭营郁的证候。其发热则随感邪轻重、患者的体质强弱和卫气反应等的不同而有迟有早。若感邪较轻，卫阳闭郁不甚，卫气能及时伸展与邪相争，故起病即见发热。反之，若感邪较重，卫阳郁闭较甚，一时不能与邪抗争于表，则发热较迟。正如柯琴所说："然即发热之迟速，则其人所禀阳气之多寡，所伤寒邪之浅深，因可知矣。"然卫气终究要达表与邪相争，故发热为常见之症。"必恶寒"强调了恶寒之症出现的必然性。寒邪最易伤人阳气，比风邪伤人为重为深，卫阳被遏，肌表失其温煦，故恶寒必见，且程度较重。寒邪外束，不但卫阳被遏，致使太阳经气运行不畅，而且营阴亦因之郁滞，营卫气血涩滞不利，故见身体疼痛，且与"头项强痛"相比，程度更重，范围更广。寒邪凝滞气机，胃气失于和降，则表现为呕逆。"脉阴阳俱紧"，即寸关尺三部脉均见紧象，结合第1条太阳病提纲证之脉象，本条应为浮紧脉，浮为正邪相搏于表，紧为寒凝经脉，卫阳闭遏，营阴郁滞。太阳伤寒证的病机为"风寒袭表，卫阳被遏，营阴郁滞"。

【原文】

太陽病，發熱而渴，不惡寒者爲温病 [1]。若發汗已，身灼熱者，名風温 [2]。風温爲病，脉陰陽俱浮 [3]，自汗出，身重，多眠睡，鼻息必鼾，語言難出。若被下者，小便不利，直視 [4] 失溲 [5]。若被火 [6] 者，微發黃色，劇則如驚癇，時瘈瘲 [7]，若火熏之 [8]。一逆 [9] 尚引日，再逆促命期。（6）

【注释】

[1] 温病：外感病中由温热之邪所致的属于温热性质的一种病证，属广义伤寒的范畴。

[2] 风温：病证名，指温病误用辛温发汗剂后的一种变证，与后世温病学之风温病不同。

[3] 脉阴阳俱浮：阴阳，指尺寸。即寸关尺三部脉浮盛有力。

[4] 直视：双目前视，眼球不能转动。

[5] 失溲：大小便失禁。

[6] 被火：火，指灸、熏、熨、温针等治法。被火，指误用火法治疗。

[7] 时瘈瘲：瘈（chì，音赤），指收缩。瘲（zòng，音纵），指松弛。时瘈瘲，指阵发性手足抽搐。

[8] 若火熏之：像烟火熏过一样，描述患者肤色晦黯。

[9] 一逆：逆，此处指误治，一逆指一次误治。

【释义】

本条论太阳温病的脉证特点及误治后的变证。太阳温病乃温热邪气所致，以发热而渴、不恶寒为主要脉证，突出了热盛津伤的病机特点。太阳温病属广义伤寒范畴，这是仲景时代及其以前对温病的认识，其证治与太阳中风、伤寒有较大差异。温病初起，治当辛凉解表以清透热邪，而忌辛温发汗，以热助热，否则就会重伤津液，变证丛生。条文中以举例的方式论述了误汗、误下、误火之后的三个不同变证，同时也指出了太阳温病的治禁。

太阳温病误用辛温发汗，加剧温热之邪致病，损伤津液，形成风温。风温病热盛津伤，汗后热势不降，全身高热灼手；热邪充斥内外，鼓动气血，故见寸关尺三部分脉俱浮盛有力；阳热过盛，逼迫阴津外泄，故汗出；热伤津气而壅于肌肉，故身重；热甚神昏，扰乱神明，故困顿嗜睡。邪热上扰，清窍不利则鼻鼾、语言不利。风温病治当辛寒清热，益气生津。若误行攻下，则夺其津液，虚其里气，会使邪热更加内陷，随着津液被夺，三焦气化不行，故见小便不利。热盛阴伤则肝肾阴精不能上注于目，热盛动风，故见目睛直视。热极神昏，大、小便失于制约，故见失溲。

风温病若误用温针、熏熨等火攻劫汗，两阳相熏，轻则皮肤发黄，重则火邪内攻，内陷心包，心神失守，发如惊痫之状，并进一步热极动风，横窜筋脉，时见四肢抽搐。若误火之后，又以火熏法取汗，更是一误再误。一误尚有图治之机，可迁延时日，再误则必然会使病情更加恶化，危及生命。

（三）辨病发于阳发于阴

【原文】

病[1]有發熱惡寒者，發於陽也；無熱惡寒者，發於陰也。發於陽，七日愈。發於陰，六日愈。以陽數七、陰數六故也。（7）

【注释】

[1]病：此处是指病人及其所患病证。

【释义】

本条论外感病初起分辨阴阳的要点及对不同愈期的预测。原文以最明显的发热与恶寒现象作为标志，运用对比手法，将恶寒是否伴有发热作为依据，以辨病之发于阳和发于阴，既言简意赅，又具有提纲挈领之妙。

《伤寒论》是以三阴三阳作为辨证的纲领和论治的准则，故辨病发于阴发于阳是一个首要的问题。病在三阳，发热和恶寒并见，为正气充盛，邪气较实，正邪斗争较为激烈，故曰"发热恶寒者，发于阳也"。病在三阴，只见恶寒，而未见发热，反映正气不足，人体抵抗力减弱，正邪交争不明显，抗邪无力，故曰"无热恶寒者，发于阴也"。

条文后半部分"发于阳，七日愈""发于阴，六日愈"之说是对阴病、阳病愈期的一种预测，其方法是依据伏羲氏河图水火生成之数等推演而来。临床上疾病的愈期受多种因素影响，并不如此固定，不应过于拘泥。

二、太阳病本证

（一）太阳病表证

1. 中风表虚证

（1）桂枝汤证

【原文】

太陽中風，陽浮而陰弱[1]，陽浮者，熱自發，陰弱者，汗自出，嗇嗇惡寒[2]，淅淅惡風[3]，翕翕發熱[4]，鼻鳴[5]乾嘔者，桂枝湯主之。（12）

桂枝湯方

桂枝三兩（去皮） 芍藥三兩 甘草二兩（炙） 生薑三兩（切） 大棗十二枚（擘）

上五味，㕮咀[6]三味，以水七升，微火煮取三升，去滓，適寒溫，服一升。服已須臾[7]，歠[8]熱稀粥一升餘，以助藥力。溫覆[9]令一時許，遍身漐漐[10]微似有汗者益佳，不可令如水流漓，病必不除。若一服汗出病差，停後服，不必盡劑。若不汗，更服依前法。又不汗，後服小促其間，半日許，令三服盡。若病重者，一日一夜服，周時觀之。服一劑盡，病證猶在者，更作服。若汗不出，乃服至二三劑。禁生冷、粘滑、肉麵、五辛、酒酪、臭惡等物。

【注释】

[1]阳浮而阴弱：脉轻按（浮取）为阳；重按（沉取）为阴。切脉时浮取明显，沉取则相对

不足,谓之阳浮阴弱。更有言病机者,谓卫阳浮盛于外,谓之阳浮;营阴不能内守,称为阴弱。义皆可从。

[2]啬啬恶寒:啬(sè,音色),肌体畏寒收缩貌。

[3]淅淅恶风:淅(xī,音夕),状轻微风雨之声。淅淅恶风者,寒风冷雨侵淋肌肤貌。

[4]翕翕发热:翕(xī,音夕),合羽之状。翕翕发热者,言温热如羽毛覆盖状。

[5]鼻鸣:因鼻道窒塞而气息出入时发出之声,谓之鼻鸣。

[6]㕮咀(fǔjǔ,音府举):将药物碎成小块。

[7]须臾:很短的时间。

[8]啜(chuò,音绰):意为大口地喝。

[9]温覆:加盖衣被取暖。

[10]漐漐(zhézhé,音折折):汗出甚微之状,触之皮肤有潮润感。

【释义】

本条首揭"太阳中风",如此则应参第1、2条之所述。"阳浮而阴弱",既言脉来浮缓之形状,更寓卫强营弱之病机。卫气者,温分肉,充皮肤,肥腠理,司开阖是也;营气者,和调于五脏,洒陈于六腑是也。卫行脉外,为营阴之使;营行脉中,为卫阳之守,营卫调和,各司其职。而太阳统摄营卫,感受风寒之际,卫浮于表,与邪相争,脉浮而发热如鸟羽加身,故曰"阳浮者,热自发";脉缓而自汗绵绵不止,是阴泄于外,营弱于内,是谓"阴弱者,汗自出"。"啬啬恶寒""淅淅恶风",乃恶风寒之互词,此卫气失于温煦是也。肺主气,外合皮毛,上通鼻窍,外邪袭表,肺气不利,则见鼻鸣;肺胃同主肃降,肺气不利,胃气因而上逆,故使干呕。就太阳中风证而论,肺胃气逆之鼻鸣干呕,虽可见于临床,然非本证必具之症。

本方配伍严谨,功效卓著,柯韵伯谓为"仲景群方之魁,乃滋阴和阳,调和营卫,解肌发汗之总方"。方以辛温之桂枝解肌祛风,酸苦微寒之芍药敛阴和营,二者散收相配,而奏调和营卫之功。生姜辛温止呕,助桂调卫,大枣甘温益胃,助芍和营。炙甘草调和诸药,且与桂枝相配以辛甘发散,与芍药为伍,以酸甘化阴。五药合用,辛甘化阳,酸甘化阴,配伍之精义,是于发汗中寓敛汗之意,和营中有调卫之功。

服桂枝汤有以下注意事项:①浓煎1次,分3次温服。②服药后令病者喝热稀粥,并加盖衣被,使全身微汗为佳,不可过汗,是既助汗源,又防伤正之法。③一服汗出病解即止。④若不汗,可缩短服药时间,半天左右将一剂药服完。若不出汗者,可服至二三剂。⑤服药期间,禁忌生冷、不易消化、辛辣刺激性食物。

【辨治思维与要领】

本证的病机是风寒袭表,卫强营弱。主症是发热,汗出,恶风寒,脉浮缓。治法是解肌祛风,调和营卫。

本方内证得之,不唯调和营卫,并因之而调和气血,燮理阴阳,疏通经络。更因肺主气属卫,故能上达清窍、外合皮毛;心主血属营,故内通于心,外及血脉,下关冲任。临床应用极为广泛。

【临床应用】

现代临床本方用治普通感冒、流行性感冒、上呼吸道感染、心动过缓、低血压、腰肌劳损、阳痿、睡眠障碍、痛经、经期头痛、小儿厌食、营养不良、多形性红斑等,属于中医营卫不和者。

【原文】

太陽病,頭痛,發熱,汗出,惡風,桂枝湯主之。(13)

【释义】

本条论桂枝汤的应用指征，继第12条太阳中风证而引申出桂枝汤的适应证。太阳中风证根据病因病机而命名，而桂枝汤证则根据桂枝汤的主治功能命名，两证概念的内涵和外延并不完全相同。风邪外袭太阳，而致卫强营弱，即可称之太阳中风证，而为桂枝汤之主要适应证，故可互称为桂枝汤证。而营卫不和、卫强营弱，既可因于外感，也可缘于内伤。凡头痛、发热、汗出、恶风者，此营卫失调、卫强营弱之主要表现，皆可用桂枝汤燮理阴阳、调和营卫，故称为桂枝汤证，并非指太阳中风一证而已。柯韵伯谓："此条是桂枝本证，辨证为主，合此证即用此汤，不必问其为伤寒、中风、杂病也。"实为中肯之论。

【原文】

太陽病，發熱汗出者，此爲榮弱衛強，故使汗出，欲救邪風者，宜桂枝湯。（95）

【释义】

本条论太阳中风的病因病机及证治。太阳病而见发热、汗出等症者，此乃风邪外袭、营弱卫强之中风证。所谓"卫强"，并非指卫气强盛，而是指其在外邪侵袭之时犹能奋起抗邪，正邪相争，故而发热，即前述之"阳浮者，热自发"意。而所谓"营弱"，则是指当卫气抗邪，开阖失职之时，营阴因而不能内守，外泄为汗，即"阴弱者，汗自出"之意，而非营阴亏虚之谓。简言之，此证因风邪侵袭，而致卫气浮盛、营阴外泄。治之当解肌祛风，而求营卫之复谐，故曰"欲救邪风者，宜桂枝汤"。

【原文】

病常自汗出者，此爲榮氣和[1]，榮氣和者，外不諧[2]，以衛氣不共榮氣諧和故爾。以榮行脉中，衛行脉外，復發其汗，榮衛和則愈，宜桂枝湯。（53）

【注释】

[1] 荣气和：荣气，即营气。"营气和"言营阴未直接受病，但因卫气不固，而使营阴不能内守。

[2] 外不谐：外，此指卫气。外不谐，言卫气功能失调。

【释义】

本条论病常自汗出的证治。卫在脉外，而敷布于表，司固外开阖之权；营在脉中，调和于五脏，洒陈于六腑。卫营运行不休，密切配合，功能协调，即为营卫调和。今卫气不能正常司行其开阖之权，而致营阴不能内宁，故曰"卫气不共营气谐和"，以致自汗出。所言"病"者，所指范围甚广，非必谓太阳中风证，凡内伤外感而阴阳不和者，皆可谓病。

本条以常自汗出为主症，而无发热、恶风寒、头痛等，知非风寒外感，而是属于杂病。杂病自汗原因甚多，其中有因营卫不调而成的。桂枝汤具有调和营卫之功，可通过发汗之法，达到止汗之目的，故曰："营卫和则愈，宜桂枝汤。""复发其汗"，指本有"自汗出"，又用桂枝汤缓发其汗，使营卫恢复协调，则自汗必愈。徐灵胎曰："自汗与发汗迥别，自汗乃荣卫相离，发汗使荣卫相合。自汗伤正，发汗祛邪。复发者，因其自汗而更发之，则荣卫和而自汗反止矣。"可谓要言不烦，深得仲景之心法。

【原文】

病人藏無他病[1]，時發熱自汗出而不愈者，此衛氣不和也，先其時[2]發汗則愈，宜桂枝湯。（54）

【注释】

[1] 脏无他病：指脏腑无病。

[2] 先其时：指在发热汗出之前。

【释义】

本条论时发热自汗出的证治。"病人脏无他病"，是谓脏腑无病，里气尚和。"时发热自汗出而不愈"者，乃营卫不和而无关乎脏腑。夫卫气者，卫外而为固也。今"卫气不和"，必然开阖失常，固密无权，营阴因而无以内守而外泄，故时发热自汗出。其与外感风寒汗出的鉴别要点在于：外感风寒自汗，发热自汗无休止，且伴见脉浮、头痛、鼻塞、流涕等；杂病营卫不和，发热自汗时作时休，多无上述伴见症。

病人时发热自汗出，有时发时止之意。发热汗出而脏腑无病，里气尚和，则病在肌表无疑，故曰"卫气不和"。前条曰营气和，此条谓卫气不和，一者曰营，一者曰卫，合而观之，营卫不调之实质已然显露，然其主导在于卫气不和。今卫气不和，失却固外之职，营虽无病，但不能内守，故发热、自汗出之所由生。治当发汗祛邪，调和营卫，宜桂枝汤。

"先其时发汗"，是指在发热汗出之先，予桂枝汤取微汗。因为在尚未汗出时用药，不仅有利于药物发挥疗效，而且还有防止汗出"如水流漓"之意。故尤在泾谓："脏无他病，里无病也。时发热自汗，则有时不发热无汗可知。而不愈者，是其病不在里而在表，不在营而在卫矣。先其时发汗则愈者，于不热无汗之时，而先用药取汗，则邪去卫和而愈。"其"邪去卫和"之说虽有可商榷之处，其言仍可借鉴。

【医案举例】

患者，男，16岁，因发热9月余求诊。患者偶测体温偏高，随后因反复发热而休学，先后至6所三甲医院住院，行多项检查，且每周"核酸"排查均阴性。出院后仍反复发热，遂来中医门诊就诊。初诊拟白虎加参汤加味7剂，从阳明病论治；二诊拟小柴胡汤加味7剂，从少阳论治；三诊患者服药期间体温早晚正常，仅傍晚6时体温偏高，37.5～37.9℃。怕风有汗，发热时稍有头晕，余无异常。舌淡红苔薄黄腻，脉沉细。病由里达外，为向愈之机。用桂枝汤：桂枝45g，赤芍45g，生姜45g，大枣30g，炙甘草30g，5剂。嘱发热前温服1/3，药后喝热粥、温覆微汗。1周后告之：当日服药后再未明显发热，服药4次后体温稳定在36.1～36.5℃。（袁颢瑜，王善庆，李赛美. 李赛美中医辨治不明原因发热经验 [J]. 吉林中医药，2021，41（9）：1161-1164.）

（2）桂枝汤兼证

桂枝加葛根汤证

【原文】

太阳病，项背强几几[1]，反汗出恶风[2]者，桂枝加葛根汤主之。（14）

桂枝加葛根汤方

葛根四兩　麻黃三兩（去節）　芍藥二兩　生薑三兩（切）　甘草二兩（炙）　大棗十二枚（擘）　桂枝二兩（去皮）

上七味，以水一斗，先煮麻黃、葛根，減二升，去上沫，内諸藥，煮取三升，去滓。溫服一升，覆取微似汗，不須歠粥，餘如桂枝法將息[3]及禁忌。臣億等謹按，仲景本論，太陽中風自汗用桂枝，傷寒無汗用麻黃，今證云汗出惡風，而方中有麻黃，恐非本意也。第三卷有葛根湯證，云無汗、惡風，正與此方同，是合用麻黃也。此云桂枝加葛根湯，恐是桂枝中但加葛根耳。

【注释】

[1] 项背强几几：几几（jǐnjǐn，音紧紧），南阳地区方言，有拘紧、固缩之意。亦有读作殊（shū，音书）者。项背强几几，形容项背拘紧不适，转动俯仰不利之状。

[2] 反汗出恶风：反，反而。太阳病项背强几几，多无汗恶风，今见汗出，故曰"反"。

[3] 将息：调理休息，即服药后护理之法。

【释义】

本条论述了太阳中风兼太阳经气不舒的证治。太阳病，汗出，恶风是太阳中风证，应与桂枝汤治疗。该证本有头项强痛，而本条特意提出"项背强几几"，乃项强较重者，表现为项强连背，拘紧固急，活动不利，已构成了桂枝汤证的兼证，反映出病机的另一个侧面，即风寒外束，经气不利，津液受阻，不能敷布，以致经脉失于濡养。综合本证之机，当为风寒外束，营卫不和，经气不利，筋脉失养。故治当解肌祛风，调和营卫，升津舒经，方以桂枝加葛根汤。

本方乃桂枝汤加葛根而成。方中桂枝汤解肌祛风，调和营卫，葛根甘辛而平，在此方中一则能升阳发表，解肌祛风，助桂枝汤发表解肌。二则可宣通经气，解经脉气血之郁滞。三则生津液，起阴气，以缓解经脉之拘急。煎服法：先煮葛根，浓煎1次，分3次温服。温覆取微汗。

【辨治思维与要领】

本证的病机是风寒外束，营卫不和，经气不利，筋脉失养。主症是发热，汗出，恶风，项背拘紧固缩、活动不利。治法：解肌祛风，调和营卫，升津舒经。

项背强几几的产生为邪侵太阳经输。汪苓友、吴谦等认为本证是太阳病仍在，又涉及阳明，阳明经脉走于颈项，故见项背强几几。程应旄则认为本证是太阳中风兼有燥热之邪，入于太阳阳明经筋所造成的。陆九芝则认为本证是中风发热又感寒湿之邪。

【临床应用】

现代临床本方用治感冒、头痛、眩晕、面部偏侧浮肿、面神经麻痹、重症肌无力、僵人综合征、慢性多发性肌炎、特发性震颤、胃痛、痢疾初起、急性肠炎、落枕、颈椎病、风疹等，证属营卫不和、津液不布者。

桂枝加厚朴杏子汤证

【原文】

喘家[1]，作桂枝湯，加厚朴杏子佳。（18）

太陽病，下之微喘者，表未解故也，桂枝加厚朴杏子湯主之。（43）

桂枝加厚朴杏子湯方

桂枝三兩（去皮）　甘草二兩（炙）　生薑三兩（切）　芍藥三兩　大棗十二枚（擘）　厚朴二兩（炙，去皮）　杏仁五十枚（去皮尖）

上七味，以水七升，微火煮取三升，去滓，温服一升，覆取微似汗。

【注释】

[1] 喘家：指素患喘疾的人。

【释义】

上二条论太阳中风兼肺寒喘逆的证治。"喘家"是素有呼吸系统咳、喘病史的病人，他不一定是哮喘。喘家作桂枝汤，指的是素有咳喘病史的患者感受风寒表邪之后首先表现出来有桂枝汤的表现,可以用桂枝汤治疗。临床常见平素有咳喘宿疾的患者,容易因外感表邪而发作或加重。所以,即使当前此"喘家"感受风寒表邪之初没有出现咳喘,但随后出现咳喘的病势是存在的,因此条文中仲景指出"加厚朴杏子佳",将宽中理气、降气平喘的厚朴、杏子,加入解肌祛风的桂枝汤中,客观上起到了预防此"喘家"外感诱发咳喘宿疾的作用。反映了仲景治未病的思想。

43条为太阳病下后表不解兼喘的证治。太阳病,当用汗法解表,今用攻下,是属误治。本条下后,表证仍在,又见微喘,是因误下伤肺,肺气上逆使然。综合本证,乃外有风寒束表,内有肺气上逆,为表里同病,而里不虚,其"微"字可知。故以桂枝加厚朴杏子汤外解风寒,内平逆气。若下后里气大虚,气喘大作,本方则不适宜。

桂枝加厚朴杏子汤证为风寒外束,营卫不和,肺气上逆而成,故治宜解肌发表,调和营卫,降气定喘。

桂枝加厚朴杏子汤是桂枝汤加厚朴、杏子而成。以桂枝汤解肌祛风,调和营卫。炙厚朴苦辛温,化湿导滞,降气平喘。杏仁苦温,止咳定喘。全方表里同治,标本兼顾,为治疗太阳中风兼肺气上逆喘息之良方。

【辨治思维与要领】

本证病机为风寒在表,营卫不和,肺气上逆。主症是发热汗出,恶风头痛兼咳喘气逆。治法为解肌发表,降气平喘。方用桂枝加厚朴杏子汤。

桂枝加厚朴杏子汤方用厚朴、杏仁除了预防性用于太阳中风后续可能出现咳喘证治外,亦可用于外感病后续出现轻微咳喘者。病机侧重在肺失宣降,主症为咳喘者不宜使用桂枝加厚朴杏子汤。

【临床应用】

现代临床多用此方治疗呼吸系统之咳嗽、急性支气管炎、小儿气管炎、喘息性支气管炎、慢性支气管炎急性发作及支气管哮喘伴脐部悸动,气从脐两侧上冲,证属风寒外束,营卫不和,肺气上逆者。还可用于循环系统之冠心病、心绞痛,证属心阳不振,瘀痰阻遏者。

桂枝加附子汤证

【原文】

太陽病,發汗,遂漏不止[1],其人惡風,小便難,四肢微急,難以屈伸者,桂枝加附子湯主之。(20)

桂枝加附子湯方

桂枝三兩(去皮) 芍藥三兩 甘草三兩(炙) 生薑三兩(切) 大棗十二枚(擘) 附子一枚(炮,去皮,破八片)

上六味,以水七升,煮取三升,去滓,溫服一升。本云,桂枝湯今加附子。將息如前法。

【注释】

[1] 遂漏不止:遂,因而,于是。漏,渗泄不止。全句是指不间断地小量汗出。

【释义】

本条为过汗致阳虚汗漏表未解的证治。太阳病发汗后,其人恶风不除,以桂枝汤为主治疗,当知其表邪未解,除恶风外,头痛发热等仍在。恶风本是太阳病之症,今复提出"其人恶风",则说明其程度较前为重,一则为表邪未解,再则为过汗伤阳,腠理不固,不耐风袭之故。病人发汗后见"汗漏不止",既是症状之一,又是导致小便难、四肢微急等的原因之一。

作为症状，其反映了发汗太过，阳气受损，卫外不固之机。作为诱因，由于汗漏不止，致阴津外亡，使病证由阳及阴，形成了阴阳双虚。阳虚气化无力，阴虚膀胱津少，则小便少而不畅，故曰"小便难"。阳气虚不能温煦，阴津伤失于濡润，致筋脉失养，故见四肢微急，难以屈伸。证属太阳表虚而兼汗漏，是证虽有阳虚阴亏，但主要矛盾在阳虚不固，阴津亏耗是阳虚汗漏所致，故治以扶阳解表为主。药后阳气得复，一则汗漏止，津不外泄，祛除了阴耗之因；二则阳生阴长，气化功能恢复，自可化气生津，此治本之道也，故曰"桂枝加附子汤主之"。

桂枝加附子汤即桂枝汤加附子。用桂枝汤调和营卫，附子温经复阳，固表止汗。桂、附相合，温煦阳气，卫阳振奋，则漏汗自止，恶风亦罢。阳复汗止则阴液始复，小便自调，四肢亦柔，诸证自愈。

【辨治思维与要领】

本证病机为表证仍在，阳气虚弱，阴亦不足。主症为恶风发热，头痛，汗漏不止，四肢拘急不适，小便不利等。治法：扶阳解表。

汗漏不止究其原因是阳虚不能固摄所致，凡一切液体由于阳虚不摄而渗出者，诸如溢乳、二便泄漏不止、妇女漏经、带下等，皆可用本方治疗。

【临床应用】

现代多用于治疗流行性感冒、破伤风、白细胞减少症、自主神经功能紊乱的自汗症、妇女阳虚崩漏带下、风心病、冠心病、心绞痛、血栓闭塞性脉管炎、肾盂肾炎、半身不遂、小儿麻痹症、神经痛等慢性疾病兼见汗出不止、恶风者，临证以营卫不调，卫虚不固为辨证要点。

桂枝去芍药汤证、桂枝去芍药加附子汤证

【原文】

太陽病，下之後，脉促[1]胸滿者，桂枝去芍藥湯主之。（21）

桂枝去芍藥湯方

桂枝三兩（去皮） 甘草二兩（炙） 生薑三兩（切） 大棗十二枚（擘）

上四味，以水七升，煮取三升，去滓，温服一升。本云，桂枝湯今去芍藥。將息如前法。

若微寒[2]者，桂枝去芍藥加附子湯主之。（22）

桂枝去芍藥加附子湯方

桂枝三兩（去皮） 甘草二兩（炙） 生薑三兩（切） 大棗十二枚（擘） 附子一枚（炮，去皮，破八片）

上五味，以水七升，煮取三升，去滓，温服一升。本云，桂枝湯今去芍藥加附子。將息如前法。

【注释】

[1] 脉促：脉象急促有力。

[2] 微寒：指脉微恶寒。

【释义】

上二条论表证误下不解，兼胸阳不振甚或胸阳不足的证治。太阳病误下，有可能引起外邪内陷的变证。21条太阳病误下，除脉促、胸满之外，未发生其他变证，而且仍用以桂枝汤为主的方剂进行治疗，故知表证仍在。表未解，自必有发热，恶风寒，头痛等症。但误下后脉不浮缓而见脉象急促有力之象，揭示误下后，胸中阳气毕竟有所伤损，表邪欲向内陷，而致胸阳不振，阳郁不伸，正邪相争于胸中。方用桂枝汤去芍药之阴柔，以利桂、姜、甘草振奋胸阳。体现了解肌祛风、宣展胸阳之治法。

22条承前进一步阐明太阳病误下之后，外邪内陷，胸阳非但不振，且有虚弱不堪之象，故其表现与前条同中有异。即发热、恶风寒、头痛、胸闷等是其所同，脉不促而微、恶寒加重，说明本证胸中阳气已然虚损，既不能温煦肌表，又无力鼓动气血，故在前证基础上，出现脉微、恶寒加重。治宜桂枝去芍药加附子汤主之。

本方用桂枝汤去芍药之阴柔，即是增强其通阳之功，借以达到宣通胸阳之目的，同时又保留其解肌祛风之功效。若胸阳不足者，更增炮附子一枚，温复阳气。

【辨治思维与要领】

本证病机为表虚邪陷，胸阳不展，或胸阳不足。主症为发热恶风，头痛汗出，胸闷，脉促；或脉微恶寒。治法为解肌祛风，温通胸阳；或温复胸阳。

由于桂枝去芍药汤、桂枝去芍药加附子汤可外散风寒，内通心胸之阳，故临床上无论其有无表证，俱可应用。

【临床应用】

临床可用本方加减治疗急慢性支气管炎、支气管哮喘、肺气肿、肺源性心脏病、病毒性心肌炎、冠状动脉粥样硬化性心脏病、心律不齐等证属风寒外袭、胸阳不振者。

桂枝新加汤证

【原文】

發汗後，身疼痛，脉沉遲者，桂枝加芍藥生薑各一兩人參三兩新加湯主之。（62）

桂枝加芍藥生薑各一兩人參三兩新加湯方

桂枝三兩（去皮）　芍藥四兩　甘草二兩（炙）　人參三兩　大棗十二枚（擘）　生薑四兩

上六味，以水一斗二升，煮取三升，去滓，溫服一升。本云，桂枝湯，今加芍藥、生薑、人參。

【释义】

本条为太阳病发汗太过气营不足身痛的证治。身疼痛为太阳病常见症状之一，为风寒束表所致，一般而言，每随发汗解表而减，甚或消失。今发汗后其身疼痛不减或增剧，说明已不单是表证的反映，而是证候发生了变化。观察病人脉象沉迟无力，为气血不足、营阴耗伤之征已现，知其身疼痛主要为气血不足、经脉失养所致。当然，发汗之余，表邪未尽，亦有可能，从仲景仍用桂枝汤加味治之来看，本证营卫不和之病理机制不容忽视。

本证身疼痛的辨证着眼点有二，一是"发汗后"，以甄别单纯表证之身痛。二是"脉沉迟"，反映在里气营亏虚。

综合言之，本证属营卫不和兼气营不足证，为表里同病，但以里虚为主，故治当调和营卫益气和营，方以桂枝新加汤，扶正祛邪并举，且以扶正为主。

桂枝新加汤为桂枝汤加重芍药生姜用量再加人参而成。方以桂枝汤调和营卫，有表者可解肌祛风，重用芍药以增强和营养血之功；加重生姜用量，外则协桂枝有宣通阳气之用，内则和畅中焦，以利气血生化之源；人参味甘微苦，益气生津，以补汗后之虚。诸药合用，可调营卫，益气血，除身痛，扶正祛邪，故有无表证皆可使用。

煎服方法：加水稍多，煎煮时间较桂枝汤长，余同桂枝汤法调护。

【辨治思维与要领】

本证病机为营卫不和，气营不足。主症为身疼痛，汗后身痛不减，甚或加重，脉沉迟，可伴有恶风寒，发热，汗出等。治法为调和营卫，益气和营。

本证身痛与太阳病身痛鉴别要点是，二者都可伴有表证，但本证身痛为太阳病汗后，其痛不减，甚或较前加重，身体沉重酸痛，脉沉迟，为发汗太过，营气受损，筋脉失养所致，亦与表邪未尽有关。太阳病身痛未经发汗即有，脉浮紧或浮数，且汗后痛减，为风寒外束，卫遏营郁所致。

【临床应用】

桂枝新加汤可调和营卫、益气养营，有无表证皆可应用，故现代临床不仅用于治疗素体虚弱易感冒者，虚人外感多汗，素体阴虚外感，及多种身痛之证，且多用于治疗末梢神经炎，面神经麻痹，肌肉疼痛，关节疼痛，慢性胃炎及溃疡，神经性头痛，梅尼埃病，更年期综合征，痹证，便秘，产后高热、产后身痛、妊娠恶阻及不宁腿综合征等属营卫不和兼气营两虚者。

2. 伤寒表实证

（1）麻黄汤证

【原文】

太陽病，頭痛發熱，身疼腰痛，骨節疼痛，惡風，無汗而喘者，麻黃湯主之。（35）

麻黃湯方

麻黃三兩（去節）　桂枝二兩（去皮）　甘草一兩（炙）　杏仁七十箇（去皮尖）

上四味，以水九升，先煮麻黃，減二升，去上沫，內諸藥，煮取二升半，去滓，溫服八合。覆取微似汗，不須歠粥，餘如桂枝法將息。

【释义】

本条论太阳伤寒的证治。病在太阳，证见头痛发热、恶风无汗，属太阳伤寒无疑。外邪袭表，正邪交争，表闭阳郁，不得宣泄，故发热；寒邪束表，卫阳被遏，失其温煦之职，故恶风。然此处之恶风，为恶寒的互词。寒为阴邪，寒性收引，腠理闭塞，营阴郁滞，故无汗。头项腰脊为太阳经脉循行之处，寒邪侵袭太阳经脉，经气运行不畅，故见头痛，腰痛，身疼，骨节疼痛。肺主气，外合皮毛，毛窍闭塞，肺失宣降，肺气不利，故气喘。由于其喘与毛窍闭塞相关，故言"无汗而喘"。

本条详症略脉，须与第1条、第3条合参。第1条言"脉浮"，第3条言"脉阴阳俱紧"，故太阳伤寒应见浮紧之脉。本条之头痛、发热、身疼、腰痛、骨节疼痛、恶风、无汗、喘八个症状，是太阳伤寒的主要表现，前贤称之"麻黄八症"或"伤寒八症"。其病机是风寒束表，卫阳被遏，营阴郁滞，经气不利，肺气失宣，故治以麻黄汤发汗解表，宣肺平喘。

麻黄汤方由麻黄、桂枝、杏仁、炙甘草组成。方中麻黄为主药，微苦辛温，发汗解表，宣肺平喘。桂枝辛甘温，散寒祛风，助麻黄发汗。杏仁，宣肺降气，助麻黄平喘。炙甘草甘微温，一者调和诸药，二者可缓麻、桂之性，防过汗伤正。全方为辛温发汗之峻剂。

本方服药后需温覆使微汗出。由于本方发表之力猛，为防过汗伤正，不须啜粥。其余调理遵桂枝汤法。

【辨治思维与要领】

本证病机为风寒外束，卫阳被遏，营阴郁滞，肺气失宣。主症为恶寒、发热、无汗、喘、周身疼痛、脉浮紧。治法为辛温发汗，宣肺平喘。

太阳伤寒与太阳中风是太阳表证的两个主要证型，均以发热、头痛、恶风寒、脉浮为基本症状，为风寒袭表，营卫失调所致。但中风证基本病机为卫阳不固，营阴失守，以汗出、脉浮缓为特点，唯其汗出，故又称表虚证；伤寒证的基本病机是卫阳被遏，营阴郁滞，以无汗、脉浮紧为特点，唯其无汗，故称表实。

【临床应用】

现代临床多用于治疗上呼吸道感染、周围神经炎、衄血、泌尿系统疾病、皮肤病等，病机属风寒外束，卫阳被郁，营阴郁滞者，其辨证要点当见恶寒、无汗、脉浮紧等。

【医案举例】

刘某，男，50岁。隆冬季节，因工作需要出差外行，途中不慎感受风寒邪气，当晚即发高烧，体温达39.8℃，恶寒甚重，虽覆两床棉被仍洒淅恶寒，发抖，周身关节无一不痛，无汗，皮肤滚烫而咳嗽不止，舌苔薄白，脉浮紧有力。此乃太阳伤寒表实之证。治宜辛温发汗，解表散寒。方用麻黄汤：麻黄9g，桂枝6g，杏仁12g，炙甘草3g。服1剂后，温覆衣被，须臾，通身汗出而解。（高德. 伤寒论方医案选编[M]. 长沙：湖南科学技术出版社，1981.）

（2）麻黄汤兼证

葛根汤证

【原文】

太陽病，項背強几几，無汗惡風，葛根湯主之。（31）

太陽與陽明合病者，必自下利，葛根湯主之。（32）

葛根湯方

葛根四兩　麻黃三兩（去節）　桂枝二兩（去皮）　生薑三兩（切）　甘草二兩（炙）　芍藥二兩　大棗十二枚（擘）

上七味，以水一斗，先煮麻黃、葛根，減二升，去白沫，內諸藥，煮取三升，去滓，溫服一升。覆取微似汗，餘如桂枝法將息及禁忌。諸湯皆仿此。

【释义】

31条论太阳伤寒兼经输不利的证治。太阳病无汗恶风，为太阳伤寒表实证，又兼见项背拘急不舒者，此为风寒袭表，邪客太阳经输，经气不利，气血运行不畅所致。治以葛根汤，发汗解表，升津舒经。

32条论太阳与阳明合病自下利的证治。所谓太阳与阳明合病，意指太阳表证与阳明里证同时出现。但从"葛根汤主之"一语，以方测证，仍以太阳表证为主，且为表实无汗之证，故发热、恶风寒、头痛、无汗、脉浮或浮紧等为必具之脉证。其病机为风寒束表卫阳被遏，营阴郁滞。而里之阳明，则仅见下利清稀，间或伴有肠鸣腹胀。"必自下利"，必当"假设"讲，即上述太阳伤寒证，若同时下利，则病涉阳明胃肠，故称太阳阳明合病。究其机制，乃风寒束表，内迫阳明，导致大肠传导功能失常，而非邪气内传胃肠蓄热所致。"下利"前冠一"自"字，是说下利是由于风寒内迫肠道而发生，既非误治，亦非里虚、里热等所致。既属风寒表证下利，则多为水粪杂下，无臭秽及肛门灼热感，更无口渴心烦脉数舌红等热象。

太阳表证与下利并见，虽为表里同病，然其病机重心在于表寒束闭，故治之以辛温发汗，解除寒闭；佐以升清止利以治其标，方选葛根汤。清代喻嘉言所称的"逆流挽舟"法，承此而来。

葛根汤方由桂枝汤加葛根、麻黄而成。方中葛根为主药，升津液，舒筋脉；桂枝汤解肌发表，调和营卫；加麻黄增强发汗解表之力。故本方既能发汗升津，又无麻黄汤过汗之虞，且方中芍药、生姜、大枣、炙甘草又可补养阴血,助津液升发之源。

本方服药后不必啜粥,只需温覆取微汗出。余遵桂枝汤调护之法。

【辨治思维与要领】

本证病机为风寒外束,太阳经输不利。主症为项背拘急不舒、恶寒、无汗、脉浮紧。治法:辛温解表,升津舒经。

本证与桂枝加葛根汤证,皆为太阳病兼经输不利,区别在于表虚与表实,有汗与无汗。本证与麻黄汤证均为伤寒表实,但葛根汤证太阳经输不利症状突出,表现为项背强几几。

【临床应用】

现代临床本方用治流行性感冒、急性支气管炎、肺炎、过敏性鼻炎、慢性鼻窦炎、痢疾、肠炎、胃肠型感冒、周围面神经麻痹、各类神经性疼痛、纤维性肌痛、紧张性头痛、急性腰扭伤、踝关节扭伤、腰肌劳损、颈椎病、肩周炎、产后身痛、更年期综合征、荨麻疹等,病机属风寒外束,太阳经气不舒者。以恶寒、无汗、项背拘急不舒为辨证要点。

葛根加半夏汤证

【原文】

太陽與陽明合病,不下利但嘔者,葛根加半夏湯主之。(33)

葛根加半夏湯方

葛根四兩　麻黃三兩(去節)　甘草二兩(炙)　芍藥二兩　桂枝二兩(去皮)　生薑二兩(切)　半夏半升(洗)　大棗十二枚(擘)

上八味,以水一斗,先煮葛根、麻黃,減二升,去白沫,内諸藥,煮取三升,去滓,温服一升。覆取微似汗。

【释义】

本条论太阳阳明合病呕逆的治法。伤寒邪实于表,最易影响阳明胃肠升降失序,上逆则为呕逆,下迫则为下利。太阳与阳明合病,不下利,但呕者,当与上条自下利有异。上条外邪迫于肠,传导失职而下利;本条外邪内迫于胃,胃气上逆而呕逆。因呕与下利,皆是肠胃受病,从六经分证而言,属于阳明范围,故谓之阳明。但本证重点,仍以太阳病发热、恶寒、无汗、项背强等为主证,故治法仍用葛根汤,以解表发汗升津舒经为主,唯加半夏以降逆止呕。

本证是太阳表实无汗而呕,与少阳病胸胁满而呕者不同,故标之曰太阳与阳明合病,而不可谓是太阳与少阳合病。

葛根加半夏汤证偏重于太阳,兼有呕逆,故方用葛根汤发汗解表,加半夏通阴阳,降呕逆。

【辨治思维与要领】

本证病机为外邪内迫阳明,胃气上逆。主症有发热,恶寒,无汗,头痛,项背强,呕逆,舌苔白,脉浮紧。治法为发汗解表,兼降逆止呕。

31条为太阳病项背强几几者,32条为太阳与阳明合病而下利者,本条为太阳与阳明合病而呕者,三条大同小异,求同者,无汗恶风脉紧,为太阳伤寒表证;辨异者项强、呕、利,所犯者略有不同。故均以葛根汤解散风寒为主,兼呕者,加半夏和胃降逆。

【临床应用】

现代临床本方多用于治疗胃肠型感冒、流行性感冒、麻疹、气管炎、支气管哮喘等,还可用于高血压、动脉硬化症、冠心病、高脂血症、关节炎、肠道菌群失调症、神经性呕吐等,证属外邪内迫阳明,胃气上逆者。

大青龙汤证

【原文】

太阳中風,脉浮緊,發熱惡寒,身疼痛,不汗出而煩躁者,大青龍湯主之。若脉微弱,汗出惡風者,不可服之。服之則厥逆,筋惕肉瞤[1],此爲逆也。(38)

傷寒脉浮緩,身不疼但重,乍有輕時[2],無少陰證者,大青龍湯發之。(39)

大青龍湯方

麻黄六兩(去節) 桂枝二兩(去皮) 甘草二兩(炙) 杏仁四十枚(去皮尖) 生薑三兩(切) 大棗十枚(擘) 石膏如鷄子大(碎)

上七味,以水九升,先煮麻黄,減二升,去上沫,内諸藥,煮取三升,去滓,温服一升,取微似汗。汗出多者,温粉[3]粉之。一服汗者,停後服。若復服,汗多亡陽遂虚,惡風煩躁,不得眠也。

【注释】

[1] 筋惕肉瞤:瞤(shùn,音顺),肌肉跳动。

[2] 乍有轻时:指证情偶尔有所减轻。

[3] 温粉:炒温之米粉。扑在皮肤上,用于止汗。

【释义】

上二条论太阳伤寒兼内热烦躁的证治。38条"太阳中风"是病因概念,系指风寒之邪伤人肌表,非太阳中风证。发热恶寒,身痛,脉浮紧是典型的伤寒表实证,应与麻黄汤治疗。然"烦躁"又与麻黄汤证有别。从"不汗出而烦躁"分析,"不汗出",既为症状,又成为"烦躁"之因。由于寒邪闭表,阳郁不得宣泄,郁而生热,热邪上扰故"烦躁"。大青龙汤证为表寒里热,表里俱实之证。大青龙汤为发汗峻剂。若表里俱虚者,不得与之。原文言"脉微弱"示其里虚,"汗出恶风者"又为表虚,表里俱虚,则为大青龙汤之禁例。若误服,则亡阳损阴,产生"厥逆,筋惕肉瞤"之变证。

39条列举了大青龙汤证非典型脉证,由于感邪有轻重,体质有强弱,临床脉证亦有差异。脉浮紧变为脉浮缓,身痛变为身重,反映了寒邪郁表,阳郁渐趋化热之势。脉浮缓与脉浮紧相对而言,热壅经气不利则身重,由于邪气有传入之势,进退于表里之间,故身重常见乍有轻时。"无少阴证者",提示本证之"身重""烦躁"与少阴病阳虚所致者不同,两者需鉴别。

38条"太阳中风,脉浮紧",39条"伤寒,脉浮缓"示人风寒之邪不可截然分开,其中风证与伤寒证之辨,当以有汗无汗为准。

由于大青龙汤证为风寒束表,卫阳被遏,营阴郁滞所致,证属表寒里热,表里俱实。故宜表里两解,重在解表,兼以清热。

大青龙汤由麻黄汤重用麻黄,另加石膏、生姜、大枣组成。方中麻黄用量较麻黄汤多一倍,为发汗峻剂,意在外散风寒,开郁闭之表;加石膏,清在里之郁热;重用炙甘草,加生姜、大枣,和中以滋汗源。麻黄、石膏相配,既相反相成,相互制约,又各行其道,为寒温并用、表里双解之剂。

本方服法需注意:①取微似汗出为佳,勿过汗伤阳。②若一服汗出者,停后服。③若汗出过多,可用温粉扑身以止汗。④若复服过汗,乃至亡阳伤阴,出现恶风、烦躁、不得眠等变证者,应及时救治。

【辨治思维与要领】

本证病机风寒束表,内有郁热。主症有恶寒发热,身痛或重,不汗出而烦躁,脉浮紧或浮缓。治法为外散风寒,内清郁热。

大青龙汤证与桂枝二越婢一汤证鉴别要点是,两证均为外寒内热证。但大青龙汤证为伤寒表实兼里热,病情较重;桂枝二越婢一汤证为太阳中风兼里热,病情较轻。

【临床应用】

现代临床本方多用于治疗支气管哮喘、汗腺闭塞症、鼻衄、慢性肾盂肾炎、风湿性关节炎等疾病。以外有表寒,里有郁热为辨证要点。由于本方为发汗之峻剂,其力较麻黄汤更强,故也用于表证见高热而无汗者。

小青龙汤证

【原文】

伤寒表不解,心下有水氣[1],乾嘔發熱而咳,或渴,或利,或噎[2],或小便不利、少腹滿[3],或喘者,小青龍湯主之。(40)

伤寒,心下有水氣,咳而微喘,發熱不渴。服湯已渴者,此寒去欲解也。小青龍湯主之。(41)

小青龍湯方

麻黃(去節) 芍藥 細辛 乾薑 甘草(炙) 桂枝(去皮)各三兩 五味子半升 半夏半升(洗)

上八味,以水一斗,先煮麻黃,減二升,去上沫,内諸藥,煮取三升,去滓,温服一升。若渴,去半夏,加栝樓根三兩;若微利,去麻黃,加蕘花,如一鷄子,熬④令赤色;若噎者,去麻黃,加附子一枚,炮;若小便不利,少腹滿者,去麻黃,加茯苓四兩;若喘,去麻黃,加杏仁半升,去皮尖。且蕘花不治利,麻黃主喘,今此語反之,疑非仲景意。臣億等謹按:小青龍湯,大要治水。又按《本草》,蕘花下十二水,若去水,利則止也。又按《千金》,形腫者應内麻黃,乃内杏仁者,以麻黃發其陽故也。以此證之,豈非仲景意也。

【注释】

[1]心下有水气:心下,即胃脘部。水气,即水饮之邪。

[2]噎(yē,音耶):指咽喉部有气逆梗阻感。

[3]少腹满:少,通"小",指小腹或下腹部胀满。

【释义】

40条论太阳伤寒兼水饮的证治。"伤寒表不解,心下有水气",本条以病证概念代表临床特点,并明确指出了本证外有表邪,内夹水饮的病因病机。"伤寒表不解",除条中所载发热外,应见恶寒、无汗、脉浮紧等;"心下有水气",是水饮停蓄于心下胃脘部。此处内近肺胃,水饮扰胃,胃气上逆则呕;水寒射肺,肺气失宣则咳。

自"或渴"以下,皆为或然症。由于水饮之邪变动不居,可随三焦气机升降出入,或壅于上,或积于中,或滞于下,故其症状也多有变化。水停为患,一般不渴,但饮停不化,津液不滋,也可口渴,但多渴喜热饮,或饮量不多;水走肠间,清浊不分则下利;水寒滞气,气机不利,故小便不利,甚则少腹胀满;水寒射肺,肺气上逆则喘。诸或然症,并非必然出现,但病机关键为水饮内停。本证为外有表寒，内有水饮。故以小青龙汤发汗蠲饮，表里同治。

41条补述太阳伤寒兼水饮内停的证治及药后寒去欲解的表现。"小青龙汤主之"一句，应接在"发热不渴"之后，此属倒装文法。"伤寒，心下有水气"，说明外为表邪未解，内有水饮停留，与上条相同。上条言干呕、发热而咳，本条补述咳而微喘，突出咳喘是小青龙汤证的主症。表不解自有发热，水饮停，多不见渴。服小青龙汤后，由"不渴"转为"渴"者，表明寒饮已消，是病欲解之佳兆。此因发热之后，温解之余，津液一时不足之故。虽渴而不甚，可少少与饮之，令胃气和，水津布则愈。上条渴见于服药之前，是水气不化，津不上承之或然症；本条渴见于服药之后，是寒饮消解的反映，两者机制不同，不可混淆。

小青龙汤由麻黄汤、桂枝汤合方去杏仁、生姜、大枣、加干姜、细辛、半夏、五味子而成。方中麻黄发汗、平喘、利水，配桂枝则增强通阳宣散之力；芍药与桂枝配伍，调和营卫；干姜合细辛性温味辛，散寒温肺，化痰涤饮；五味子味酸性温敛肺止咳；半夏味辛性温，降逆止呕，燥湿去痰；炙甘草调和诸药。本方为解表蠲饮，表里双解之剂。

【辨治思维与要领】

本证病机为风寒束表，水饮内停。主症是咳喘，痰稀色白，舌苔白滑，脉弦紧。治法为辛温解表，温化水饮。

大、小青龙汤皆从麻黄汤化裁而来，均属表里同治之方。但大青龙汤发汗解表，兼清郁热而除烦，以解表为主；小青龙汤发汗解表，内蠲寒饮而治咳喘，重在蠲饮。小青龙汤、桂枝加厚朴杏子汤、麻黄汤皆治喘。桂枝加厚朴杏子汤证为太阳中风表虚兼喘，见有汗而无内饮；麻黄汤证为太阳伤寒表实证，寒邪闭表，肺气不宣致喘，见无汗且无内饮证；本证为太阳伤寒表实兼喘，见无汗有内饮证。

【临床应用】

现代临床本方多用于治疗急、慢性支气管炎、喘息型支气管炎、支气管哮喘、百日咳、肺炎、肺气肿、肺心病、胸膜炎等呼吸系统疾病。亦可用于肾炎、结膜炎、泪囊炎、过敏性鼻炎等，证属外寒内饮者。

【医案举例】

孙某，女，63岁。患者久居成都，半月前感受风寒，见咳声重浊，日间为甚，痰液稀白、有泡沫，咽干欲饮温饮，微恶寒。无发热，纳眠可，二便正常。舌质淡苔白腻，略带水滑，尖有红点，脉滑。证属外有表寒，内有水饮。治当解表散寒，温肺化饮。方以小青龙汤化裁：桂枝10g，白芍10g，炙甘草10g，干姜10g，细辛10g，五味子10g，法半夏10g，香薷10g，茯苓10g，苇茎20g，葛根20g，授方5剂，服药后诸症悉除。（杨殿兴，罗良娟，邓宜恩，等. 四川名家经方实验录 [M]. 北京：化学工业出版社，2006.）

3. 表郁轻证

（1）桂枝麻黄各半汤证

【原文】

太陽病，得之八九日，如瘧狀[1]，發熱惡寒，熱多寒少，其人不嘔，清便欲自可[2]，一日二三度發。脈微緩[3]者，爲欲愈也；脉微而惡寒者，此陰陽俱虚[4]，不可更發汗、更下、更吐也；面色反有熱色[5]者，未欲解也，以其不能得小汗出，身必痒，宜桂枝麻黄各半汤。（23）

桂枝麻黄各半湯方

桂枝一兩十六銖（去皮） 芍藥 生薑（切） 甘草（炙） 麻黄各一兩（去節） 大棗四

枚（擘） 杏仁二十四枚（湯浸，去皮尖及兩仁者）

上七味，以水五升，先煮麻黄一二沸，去上沫，内諸藥，煮取一升八合，去滓，温服六合。本云，桂枝湯三合，麻黄湯三合，并爲六合，頓服。將息如上法。臣億等謹按，桂枝湯方，桂枝、芍藥、生薑各三兩，甘草二兩，大棗十二枚。麻黄湯方，麻黄三兩，桂枝二兩，甘草一兩，杏仁七十箇。今以算法約之，二湯各取三分之一，即得桂枝一兩十六銖，芍藥、生薑、甘草各一兩，大棗四枚，杏仁二十三箇零三分枚之一，收之得二十四箇，合方。詳此方乃三分之一，非各半也，宜云合半湯。

【注釋】

[1] 如疟状：指发热恶寒呈阵发性，发无定时。

[2] 清便欲自可：指大小便尚属正常。

[3] 脉微缓：指脉不浮紧，而趋于和缓。

[4] 阴阳俱虚：即表里皆虚。

[5] 面色反有热色：即皮肤发红。

【释义】

本条论述太阳病日久不愈的三种转归及表郁轻证的证治。分两段理解。

第一段自"太阳病"至"一日二三度发"，所述的基本证候具有三方面特点：其一，"太阳病，得之八九日"说明患太阳病时日较久不愈的病史；其二，"如疟状，发热恶寒，热多寒少"，"一日二三度发"，即阵发性恶寒发热同时并见，且发热重恶寒轻；其三，"其人不呕"，外邪未传少阳，"清便欲自可"，大小便尚属正常，邪未传阳明。综上所述，虽患病多日，但病仍在表。然病在太阳，因病久邪微，正气欲抗邪外出，而邪郁不解，正邪交争较为轻微，故而阵发性恶寒发热同时并见。

第二段自"脉微缓者"至"宜桂枝麻黄各半汤"，太阳病日久不愈，邪郁不解可能出现三种转归：其一，"脉微缓者，为欲愈"，即脉象由浮紧而渐趋和缓，反映了外邪渐退而正气抗邪外出，表里气和，故为欲愈之兆；其二，"脉微而恶寒，此阴阳俱虚，不可更发汗、更下、更吐也"，脉微为正衰里虚，恶寒为表阳不足，表里阳气皆虚，故称"阴阳俱虚"。治当急扶其阳，切不可再用汗吐下之法伤伐正气；其三，若病人见"面色反有热色者，未欲解也"，"其身必痒"，为当汗失汗或汗出不彻，病邪不解，邪郁日久，不得宣泄之表郁轻证。此虽为转归之一，但内容是遥承第一段而加以补充。由于太阳表邪不解，阳气怫郁不伸，故病人面色发红；邪郁在表，气血周行不利，汗欲出而不得出，故身痒。治当小发其汗，宜桂枝麻黄各半汤。

桂枝麻黄各半汤方，为桂枝汤与麻黄汤各取 1/3 量，按 1:1 比例合方，或将两方各三合煎液合并。两方为小剂组合，旨在使桂枝汤调和营卫而不留邪，麻黄汤解表发汗而不伤正。刚柔相济，剂量虽小，但发散邪气，扶助正气，属发汗轻剂。

【辨治思维与要领】

本证病机为表郁日久，邪轻证轻。主症有表证日久，证轻邪轻，发热恶寒如疟状，一日二三度发，或伴面热、身痒。治法为辛温解表，小发其汗。

桂枝麻黄各半汤提供了一种合方应用的模式。与此相似的如少阳病篇的柴胡桂枝汤。

【临床应用】

现代临床多用于治疗外感病、长期发热、过敏性鼻炎、皮肤瘙痒症、急慢性荨麻疹、湿疹、异位性皮炎、腹型过敏性紫癜、变应性血管炎等疾病。

（2）桂枝二麻黄一汤证

【原文】

服桂枝湯，大汗出，脉洪大者，與桂枝湯如前法。若形似瘧，一日再發[1]者，汗出必解，宜桂枝二麻黄一湯。（25）

桂枝二麻黄一湯方

桂枝一兩十七銖（去皮） 芍藥一兩六銖 麻黄十六銖（去節） 生薑一兩六銖（切） 杏仁十六箇（去皮尖） 甘草一兩二銖（炙） 大棗五枚（擘）

上七味，以水五升，先煮麻黄一二沸，去上沫，内諸藥，煮取二升，去滓，溫服一升，日再服。本云，桂枝湯二分，麻黄湯一分，合爲二升，分再服。今合爲一方，將息如前法。臣億等謹按，桂枝湯方，桂枝、芍藥、生薑各三兩，甘草二兩，大棗十二枚。麻黄湯方，麻黄三兩，桂枝二兩，甘草一兩，杏仁七十箇。今以算法約之，桂枝湯取十二分之五，即得桂枝、芍藥、生薑各一兩六銖，甘草二十銖，大棗五枚。麻黄湯取九分之二，即得麻黄十六銖，桂枝十銖三分銖之二，收之得十一銖，甘草五銖三分銖之一，收之得六銖，杏仁十五箇九分枚之四，收之得十六箇。二湯所取相合，即共得桂枝一兩十七銖，麻黄十六銖，生薑、芍藥各一兩六銖，甘草一兩二銖，大棗五枚，杏仁十六箇，合方。

【注释】

[1] 一日再发：一天发作两次。

【释义】

本条论服桂枝汤大汗出后两种不同转归与治疗。太阳病服桂枝汤，应遵"微似有汗者益佳，不可令如水流漓"之旨，如汗不得法，汗出太过者，则可发生种种变化。本条列举了两种情况。

其一，大汗出，脉由浮缓变洪大。应鉴别是否邪传阳明。虽脉洪大，但不见大热、烦渴等里热之象，且恶寒发热、头痛项强仍在，表明邪仍在表，故从太阳论治，可用桂枝汤解肌祛风，调和营卫，将息调理之法如桂枝汤方后所注。洪大之脉，实为药后大汗，阳气浮盛于外，正邪交争的反映。此时切不可认为脉洪大为病已转入阳明而误用白虎汤，以免凉遏表邪致病不解，甚至导致他变。

其二，病人服桂枝汤后，"形似疟，一日再发"即恶寒发热，一天发作两次。此与前条"如疟状，发热恶寒，热多寒少，一日二三度发"病机相同而略轻，为太阳病发汗后，大邪已去，余邪犹存，属太阳表郁不解之轻证，以桂枝二麻黄一汤，辛温轻剂，微发其汗。

桂枝二麻黄一汤为桂枝汤与麻黄汤按2:1比例组方。与桂枝麻黄各半汤药味相同，但药量更轻，桂枝汤取原剂量5/12，麻黄汤取原剂量2/9。由于桂枝汤量较桂枝麻黄各半汤的比例增加，麻黄汤用量较之减少，故其发汗力量更小，可称微发其汗。

【辨治思维与要领】

本证病机为表郁日久，证微邪微。主症有恶寒发热如疟状，一日发作两次，或伴汗出、身痒。治用辛温轻剂，微发其汗。

桂枝麻黄各半汤证与桂枝二麻黄一汤证均为表邪轻证，症见发热恶寒如疟状。桂枝二麻黄一汤证症状较轻，而桂枝麻黄各半汤证症状略重。

【临床应用】

临床应用与桂枝麻黄各半汤大致相同。

（3）桂枝二越婢一汤证

【原文】

太陽病，發熱惡寒，熱多寒少。脉微弱者，此無陽[1]也，不可發汗。宜桂枝二越婢一湯。（27）

桂枝二越婢一湯方

桂枝（去皮） 芍藥 麻黄 甘草（炙）各十八銖 大棗四枚（擘） 生薑一兩二銖（切） 石膏二十四銖（碎，绵裹）

上七味，以水五升，煮麻黄一二沸，去上沫，内諸藥，煮取二升，去滓，温服一升。本云，當裁爲越婢湯、桂枝湯合之，飲一升。今合爲一方，桂枝湯二分，越婢湯一分。臣億等謹按：桂枝湯方，桂枝、芍藥、生薑各三兩，甘草二兩，大棗十二枚。越婢湯方，麻黄二兩，生薑三兩，甘草二兩，石膏半斤，大棗十五枚。今以算法約之，桂枝湯取四分之一，即得桂枝、芍藥、生薑各十八銖，甘草十二銖，大棗三枚。越婢湯取八分之一，即得麻黄十八銖，生薑九銖，甘草六銖，石膏二十四銖，大棗一枚八分之七，棄之。二湯所取相合，即共得桂枝、芍藥、甘草、麻黄各十八銖，生薑一兩三銖，石膏二十四銖，大棗四枚，合方。舊云，桂枝三，今取四分之一，即當云桂枝二也。越婢湯方，見仲景雜方中，《外臺秘要》一云起脾湯。

【注释】

[1] 无阳：指阳气虚。

【释义】

本条论表郁内热轻证的证治。"宜桂枝二越婢一汤"应在"热多寒少"句后，此为倒装文法。

原文述证甚简，须以方测证。原文提出"太阳病，发热恶寒，热多寒少"，说明太阳之邪未解，与23、25条表郁轻证相似。从方中用辛寒之石膏分析，本证应有轻度内热之症，如心烦、口微渴等。其病机为表郁内热，与大青龙汤证相似，然程度尚轻。故以桂枝二越婢一汤微发其汗，兼清里热。"脉微弱者，此无阳也，不可发汗"，是说上证如脉微弱，属阳气不足，故不可发汗，虽发汗轻剂亦不可轻易使用。

桂枝二越婢一汤为桂枝汤与越婢汤之合方。取桂枝汤原方剂量的1/4，越婢汤原方剂量的1/8，两方之比为2:1，药由桂枝汤加麻黄、石膏组成。桂枝汤外散表寒；越婢汤载于《金匮要略》中，由麻黄、石膏、生姜、大枣、炙甘草组成，为辛凉之剂，发越郁热。二者合方，量小而力轻，为解表清里之轻剂，属小汗范畴。

【辨治思维与要领】

本证病机为表郁邪轻，外寒内热。主症有发热恶寒如疟状，发热重，恶寒轻，兼见口微渴、心微烦。治法为微发其汗，兼清郁热。

桂枝麻黄各半汤证、桂枝二麻黄一汤证及桂枝二越婢一汤证比较。三证病机均为表郁邪微，症状均有发热恶寒，热多寒少，治用辛温微汗。但桂麻各半汤证为表郁稍重，表现为寒热一日二三度发，治以小发其汗；桂枝二麻黄一汤证，表郁较轻，表现为寒热一日再发，治以微发其汗；桂枝二越婢一汤证，属表郁兼内热，除寒热并见外，尚有轻微里热烦躁，治以辛温发汗，兼清郁热。

桂枝二越婢一汤证与大青龙汤证比较。两证病机均为外寒兼内热，方用麻黄汤合桂枝汤加石膏衍化而成。本证为外寒内热之轻证，治以小汗；大青龙汤证为外寒内热之重证，治以峻汗。

【临床应用】

现代临床本方多用于治疗流行性感冒、上呼吸道感染、急性肾炎或慢性肾炎急性发作、支气管炎等疾病。以外有微寒，内有郁热为辨证要点。

（二）太阳病里证

1. 蓄水证（五苓散证）

【原文】

太陽病，發汗後，大汗出，胃中乾[1]，煩躁不得眠，欲得飲水者，少少與飲之，令胃氣和則愈。若脉浮，小便不利，微熱消渴[2]者，五苓散主之。（71）

中風發熱，六七日不解而煩，有表裏證[3]，渴欲飲水，水入則吐者，名曰水逆[4]，五苓散主之。（74）

五苓散方

豬苓十八銖（去皮） 澤瀉一兩六銖 白术十八銖 茯苓十八銖 桂枝半兩（去皮）

上五味，擣爲散，以白飲[5]和服方寸匕[6]，日三服。多飲煖水，汗出愈。如法將息。

【注释】

[1] 胃中干：指津液耗伤而致胃中津液不足。

[2] 消渴：指口渴而饮水不解的症状，非内科杂病中的消渴病名。

[3] 有表里证：指既有太阳表证，又有蓄水里证。

[4] 水逆：是水邪停蓄于膀胱，气不化津，导致口渴引饮，饮入则吐的一种症状，为蓄水重证的表现。

[5] 白饮：即米汤。

[6] 方寸匕：古代量取药末的一种器具。外形如匕，一寸见方有柄。

【释义】

71 条论述太阳病汗不得法后胃中津液不足证与太阳蓄水证的证治。74 条进一步论述太阳蓄水重证的证治。

71 条可分两段理解：

第一段："太阳病……令胃气和则愈"，论胃中津液不足证。太阳病无论中风、伤寒均当发汗，但宜覆取微似汗，若过汗则必然伤津。津液亏乏，胃不和则卧不安，故病人烦躁不得眠；津亏而求助于外，故口渴引饮。但切不可恣其所欲，大量饮水，否则会有水停胃中之弊。须让病人少量频饮，待津液慢慢恢复，胃气调和，则不药而愈。若遇津伤较重者，亦可据证选用益胃养阴之品。

第二段："若脉浮……五苓散主之"，论太阳蓄水证。太阳病汗不得法后，外邪循经入腑，影响膀胱气化功能，形成太阳蓄水证。此时仍有部分表邪羁留于表，故可见到微热、脉浮等症状。《素问·灵兰秘典论》："膀胱者，州都之官，津液藏焉，气化则能出矣。"膀胱气化不利，水蓄于膀胱则小便不利，阳气不能化气升津，故口渴喜饮，饮后口渴不解。

74 条是在 71 条基础上，补充蓄水重证的临床表现。本条之证始为太阳中风，六七日表邪未解，又兼见邪气随经入膀胱腑，形成蓄水里证，故曰"有表里证"。水蓄膀胱，气化不利，津液不得上承，故口渴欲饮。若水蓄过多，水邪自下向上逆于胃，胃失和降，使所饮之水，随入随吐，谓之"水逆"，此为蓄水之重证表现。"水逆"为本条的关键，点出了病机所在和证候性质。

本证属表里同病,而以里之膀胱气化不利为主要病机。治用五苓散,通阳化气利水,兼以解表。五苓散由猪苓、泽泻、白术、茯苓、桂枝组成。方中猪苓、茯苓、泽泻淡渗利水;白术健脾气,助脾之转输,使水津得以四布;桂枝辛温,通阳化气以行水,兼以解表。五味相伍,内通水腑,助膀胱气化,使水有出路,外解表邪,收表里两解之功。制成散剂,取其发散之义。方后注"白饮和服"其意在方便散剂服用。"多饮暖水"以助药力,散水邪而行津液。服药后若水道通调,则下窍得利,外窍得通,病邪内外分消,故曰"汗出愈"。

【辨治思维与要领】

五苓散证的病机是水蓄膀胱,气化不利,兼表证未除。辨证要点是小便不利,小腹胀满,渴欲饮水但饮后口渴不解,甚则饮入则吐,或兼发热恶寒,脉浮,苔滑等症。

原方猪苓、茯苓、白术与泽泻及与桂枝的比例是 3:5:2,临证使用本方时应按此比例,重在通阳化气利水,兼散风寒。

【临床应用】

现代临床应用本方治疗尿潴留、肾炎、慢性阻塞性肺气肿、慢性心力衰竭、糖尿病神经源性膀胱、糖尿病肾病等,证属膀胱气化不利,水饮内停者。

2. 蓄血证

(1) 桃核承气汤证

【原文】

太陽病不解,熱結膀胱[1],其人如狂[2],血自下,下者愈。其外不解者,尚未可攻,當先解其外;外解已,但少腹急結[3]者,乃可攻之,宜桃核承氣湯。(106)

桃核承氣湯方

桃仁五十箇(去皮尖)　大黄四兩　桂枝二兩(去皮)　甘草二兩(炙)　芒消二兩

上五味,以水七升,煮取二升半,去滓,内芒消,更上火,微沸下火,先食[4]温服五合,日三服,當微利。

【注释】

[1] 热结膀胱:膀胱指下焦部位,包括膀胱、小肠、胞宫等。热结膀胱,为邪热与瘀血结于下焦部位。

[2] 如狂:指神志异常而不甚,似狂非狂之状,较发狂为轻。

[3] 少腹急结:指自觉下腹部拘急结硬。

[4] 先食:指饭前空腹之时。

【释义】

本条论述太阳蓄血轻证的证治及治禁。本条可分两段理解:

第一段:"太阳病不解……下者愈",论太阳蓄血证的成因、病变部位、辨证要点及病愈的机转。因太阳病表邪不解,随经内传化热入里,与血结于下焦少腹部位,形成太阳蓄血证。热在血分,扰乱心神,神明不安,故躁动不安,如狂非狂。由于血热初结,血结不坚不深,病证尚浅,所以有瘀血自下,邪热随瘀而去,病证自愈的机转。

第二段:"其外不解者……宜桃核承气汤",首先强调本条蓄血轻证的治疗当遵循先表后里的原则及其治疗方法。如果表证未解,里证不重,当先解表,待表证解后,再治其里,否则易致外邪进一步内陷使病情转重。表邪解后,有如狂、小腹部拘结不舒者,说明蓄血证病势尚轻浅,可用桃核承气汤清泄邪热兼以活血化瘀。

桃核承气汤由调胃承气汤减芒硝之量加桂枝、桃仁而成，意在借通下之法而泻热逐瘀。方中桃仁辛润以活血化瘀；桂枝辛温以宣阳行气，温通经脉，辛散血结，助桃仁活血之功；再得苦寒泻热逐瘀之大黄，咸寒润燥、清热散结之芒硝；佐以炙甘草调和诸药，为泻热逐瘀之轻剂。

【辨治思维与要领】

桃核承气汤证是太阳蓄血的轻证，其病机是血热互结，蓄于下焦。辨证要点是少腹急结，小便自利，其人如狂，或兼舌红苔黄或有瘀斑，脉沉涩等症。

桃核承气汤煎服法需注意：一是先煎桃仁、桂枝、大黄、炙甘草，去滓取汁，后入芒硝微煮。二是当饭前空腹之时服药，因本证病位在下焦，先服药后进食，有利于药达病所。

【临床应用】

现代临床应用本方治疗精神分裂症、前列腺增生、子宫内膜异位症、卵巢癌、肠梗阻、胰腺炎、糖尿病、高脂血症、高尿酸血症等，证属瘀热互结者。

【医案举例】

沈石顽之妹，年未二十，体颇羸弱。一日出外，骤受惊吓，归即发狂，逢人乱殴，力大无穷。数日后，乃邀余诊。病已七八日矣，狂仍如故。问之，方知病者经事二月未行。遂乘睡入室诊察，脉沉紧，少腹似胀。此蓄血证也，下之可愈。方用桃核承气汤：桃仁30g，生军15g，芒硝6g，炙甘草6g，桂枝6g，枳实9g。翌日问之，知服后下黑血甚多，狂止，体亦不疲，且能啜粥，见人羞避不出。乃书一善后之方与之，不复再诊。（曹颖甫. 经方实验录 [M]. 上海：上海科学技术出版社，1979.）

（2）抵当汤证

【原文】

太陽病六七日，表證仍在，脉微而沉，反不結胸 [1]，其人發狂者，以熱在下焦，少腹當鞭滿，小便自利者，下血乃愈。所以然者，以太陽隨經，瘀熱在裏 [2] 故也，抵當湯主之。（124）

抵當湯方

水蛭（熬） 虻蟲（去翅足，熬）各三十箇 桃仁二十箇（去皮尖） 大黃三兩（酒洗）

上四味，以水五升，煮取三升，去滓，温服一升。不下更服。

【注释】

[1] 结胸：病证名。其病机为寒邪或热邪与痰水等实邪结于胸膈脘腹，以疼痛为主要临床表现。

[2] 太阳随经，瘀热在里：指太阳之邪在表不解而化热，随经脉入里，深入下焦血分，与瘀血结滞在里。

【释义】

本条论述蓄血重证的证治。本条为倒装句，"抵当汤主之"一句应接在"下血乃愈"之后。"所以然者，以太阳随经，瘀热在里故也"为作者的自注句，以补充说明太阳蓄血证的成因和病机。

太阳病六七日，为表邪入里之期，病情处在或愈或变之时。条文中说明了表证仍在，但脉象却见"微而沉"，此为外邪已开始内陷入里。表邪内陷，有偏于上与偏于下之不同。若偏于上结于胸膈，可以形成结胸证；本条则是邪气内陷偏于下，外邪深入下焦血分，血热互结而形成太阳蓄血证，故云"反不结胸""以热在下焦"。"小便自利"，提示病在下焦血分，膀胱气化功能未受影响，以排除太阳蓄水证。

本条与第 106 条太阳蓄血证的病情是基本一致的，但本条的病情更重，故症状表现有一定差异，从"如狂"变为"发狂"，从"少腹急结"变为"少腹硬满"，说明血结较深，病势较急，病情较重，属蓄血重证。因此虽然本条与第 106 条一样都是外有表邪未尽，内有血蓄下焦，证属表里同病。但本条治疗直接使用攻逐之法以破瘀结，泻血热，此乃表里同病治疗的变法，即里急者当先治里。方用抵当汤破瘀泻热。抵当汤方中水蛭、虻虫为虫类药，其药性峻猛，直入血络，善破瘀积恶血。桃仁活血化瘀，大黄清热凉血行血。四药相合，为破血逐瘀之峻剂。

【辨治思维与要领】

抵当汤证是太阳蓄血的重证，其病机是瘀热互结，蓄于下焦。辨证要点是少腹硬满，其人发狂，小便自利。可兼见舌质紫或有瘀斑，脉沉涩或沉结等症。

由于抵当汤方药力峻猛，凡年老体弱、孕妇及溃疡病患者等均当慎用。若病重势缓者，可改汤为丸，用抵当丸治疗。

【临床应用】

现代临床应用本方治疗脑卒中、阿尔茨海默病、肝硬化、糖尿病、子宫肌瘤、前列腺肥大、栓塞性静脉炎等多种疾病，证属瘀热互结较重者。

三、太阳病变证

（一）辨治纲要

1. 变证治则

【原文】

太陽病三日，已發汗，若吐，若下，若溫針 [1]，仍不解者，此爲壞病 [2]，桂枝不中 [3] 與之也。觀 [4] 其脉證，知犯何逆，隨證治之。（16 上）

【注释】

[1] 温针：针刺与艾灸合用的一种方法。即将针刺入穴位，再将艾绒缠于针柄上点燃，以使热力透入穴位。

[2] 坏病：因误治而病情恶化，证候错综复杂，难以六经证候称其名者。

[3] 不中：即不可以。

[4] 观：指应用四诊的方法诊察病人的症状体征。

【释义】

本条论述变证的治疗原则。太阳病经过数日，已用过发汗或吐下、温针等法治疗，不仅病症不愈，而且病情恶化，便是坏病，即误治后的变证。因治疗错误而致病情发生恶化，阴阳无复纲纪，证候错综复杂，难以六经证候称其名。此时病已不在表，故桂枝汤不能再用。

虽然本条论及坏病是因误治所致，但从临床实际出发，坏病亦有不因误治者，或因体质及病邪等因素导致疾病进一步发展，其实造成变证的主要原因仍是疾病自身的邪正斗争。"观其脉证"，是说坏病变化十分复杂，证候多端；所变何证，亦无定数。医生当仔细观察分析，四诊合参，全面完整地搜集病情资料，以供准确地分析判断病机之用。"知犯何逆"，是在"观其脉证"的基础上，运用中医基本理论进行由表及里、由此及彼、去粗取精、去伪存真的分析研究，找出疾病的症结所在，从而做到见病知源，使诊断更加可靠。"随证治之"，是根据正确诊断，运用理法方药的知识和技能，针对疾病发展某一阶段的本质进行治疗。病有万变,法必随之而变,因人、因时、因病而制宜。上述十二字的治疗原则,仲景虽因坏病而立,其反映的却是辨证论治的基本原则。

2. 辨寒热真假

【原文】

病人身太[1]热,反欲得衣者,热在皮膚[2],寒在骨髓[3]也;身大寒,反不欲近衣者,寒在皮膚,热在骨髓也。(11)

【注释】

[1] 太:通大。《注解伤寒论》卷二"太"作"大"。

[2] 皮肤:指在外,浅表。

[3] 骨髓:指在内,深层。

【释义】

本条论述寒热真假的辨证。发热和恶寒是外感病常见的症状,也是辨阴阳的重要依据,因此,正确分辨寒热的真假甚为重要。病人肤表大热,反而欲得近衣者,是热在表、寒在里的真寒假热证;病人肤表大寒,却不欲近衣者,是寒在表、热在里的真热假寒证。此处的喜恶,是辨证的关键,因为表象的寒热可假,病人的喜恶属真,这就要求医者善于透过现象看本质。

当然,临床亦须注意,在辨证寒热真假的过程中,病人的喜恶亦可有假。如论中白虎加人参汤证见"时时恶风""背恶寒",通脉四逆汤证见"身反不恶寒"等。故临证须结合脉证,仔细推敲,详细辨析,方可无误。

3. 辨标本缓急

【原文】

伤寒,醫下之,續得下利清穀[1]不止,身疼痛者,急当救裏;後身疼痛,清便自调[2]者,急当救表。救裏宜四逆湯,救表宜桂枝湯。(91)

【注释】

[1] 下利清谷:清,同"圊",如厕之意。下利清谷即泻下不消化的食物。

[2] 清便自调:大小便正常。

【释义】

本条论述伤寒误下后表里先后缓急的治法。外感风寒之邪患太阳病,当用辛温解表法治之。今医者误用攻下,病人出现下利清谷不止,为病证由太阳之表内传少阴之里。对阳气衰微,阴寒内盛之证,虽仍有身疼痛等表证未除,因虚寒里证急重,急当救里,宜用四逆汤以回阳救逆。若阳回利止,大小便恢复正常,仍有身体疼痛者,为里和表不解,则当治表,可据证选用桂枝汤。

（二）热证

1. 栀子豉汤类证

（1）栀子豉汤、栀子甘草豉汤、栀子生姜豉汤证

【原文】

發汗後,水藥不得入口爲逆,若更發汗,必吐下不止。發汗吐下後,虚煩[1]不得眠,若劇者,必反覆顛倒,心中懊憹[2],栀子豉湯主之;若少氣[3]者,栀子甘草豉湯主之;若嘔者,栀子生薑豉湯主之。(76)

栀子豉湯方

栀子十四箇（擘） 香豉四合（綿裹）

上二味，以水四升，先煮栀子，得二升半，内豉，煮取一升半，去滓，分爲二服，温進一服。得吐者，止後服。

栀子甘草豉湯方

栀子十四箇（擘） 甘草二兩（炙） 香豉四合（綿裹）

上三味，以水四升，先煮栀子、甘草，取二升半，内豉，煮取一升半，去滓，分二服，温進一服。得吐者，止後服。

栀子生薑豉湯方

栀子十四箇（擘） 生薑五兩 香豉四合（綿裹）

上三味，以水四升，先煮栀子、生薑，取二升半，内豉，煮取一升半，去滓，分二服，温進一服，得吐者，止後服。

發汗若下之，而煩熱[4]胸中窒[5]者，栀子豉湯主之。（77）

傷寒五六日，大下之後，身熱不去，心中結痛[6]者，未欲解也，栀子豉湯主之。（78）

【注释】

[1] 虚烦：吐下后余热所致的烦躁。虚，非正气虚，指无实邪与热结聚。

[2] 懊𢚊（àonǎo，音奥恼）：烦闷殊甚，难以名状。

[3] 少气：呼吸时感觉气息不足，似不能接续状。

[4] 烦热：心中烦闷而热。

[5] 胸中窒：胸中塞闷而热。

[6] 结痛：结塞不通而伴有疼痛感。

【释义】

76、77、78 条论述无形邪热内扰胸膈的证治。

76 条分两段看。

第一段："发汗后……必吐下不止"，论误用汗法，致胃虚气逆，出现水药入口即吐的情况，此乃病情的变逆。此时若再用汗法，必致胃阳更虚，脾胃升降失常而吐逆不止。

第二段："发汗吐下后……栀子生姜豉汤主之"，论汗吐下后热扰胸膈的证治。此为另一组变证，以"虚烦不得眠"为主要表现。因汗吐下后，表邪已解，有形之邪已去，然无形余热未尽，郁于胸膈，扰及心神，故心烦不得眠。病情严重者，则心中烦闷殊甚，难以名状，辗转难眠，故曰"反复颠倒，心中懊𢚊"。此时当用轻苦微辛的栀子豉汤清宣其胸膈郁热。栀子苦寒，清热除烦，先煮以防栀子伤脾胃；豆豉轻浮辛散，后下更能宣解郁热。"若少气者"，加炙甘草以益气和中。"若呕者"，加生姜以降逆止呕。

77 条、78 条是对 76 条热郁胸膈证的补充，"胸中窒""心中结痛"均因无形热邪郁甚，胸中气机不畅而窒闷、结塞并伴疼痛感，仍然使用栀子豉汤宣郁除烦。

以上三条均为无形邪热内扰胸膈所致证候，其临床症状虽有差异，但病机相同，故治法一致。

【辨治思维与要领】

栀子豉汤证的病机是热郁胸膈，气机不畅。辨证要点是轻者见虚烦不得眠；剧则反复颠倒，心中懊𢚊，或胸中窒，或心中结痛。

本条"虚烦"之"虚"，不能理解为正气虚弱之虚。本证虚烦的含义是胃中无物而空虚，唯无形邪热内扰胸膈而烦,按之必心下柔软。这与有形的实邪(如燥屎、瘀热等)所致之烦,有本质区别。本条虚烦,系热邪内郁所致,辨证当属实证,故用栀子豉汤清宣郁热以除烦。

【临床应用】

温病学家将栀子豉汤用于热病卫分已罢,初入气分的轻证。现代临床应用本方治疗胃炎、食管炎、病毒性心肌炎、失眠、抑郁等,证属热郁胸膈者。

(2)栀子厚朴汤证

【原文】

伤寒下后,心烦腹满,卧起不安者,栀子厚朴汤主之。(79)

栀子厚朴汤方

栀子十四箇(擘) 厚朴四兩(炙,去皮) 枳實四枚(水浸,炙令黄)

上三味,以水三升半,煮取一升半,去滓,分二服,温進一服,得吐者,止後服。

【释义】

本条论述热扰胸膈兼气滞腹满的证治。本证心烦与栀子豉汤的虚烦一样,同是无形之热内郁胸膈,不同之处为心烦的同时还出现腹部胀满,可见邪热不仅郁于胸膈,更下涉及脘腹,致肠腑气机不通。

栀子厚朴汤方不用豆豉之轻宣透达,单用栀子以泄热除烦,更加厚朴、枳实以行气除满、除胀,此两解心腹之妙法也。

【辨治思维与要领】

栀子厚朴汤证的病机是热扰胸膈,气滞于腹。辨证要点是心烦,腹满,卧起不安。

栀子厚朴汤证实为热聚肠腑的轻证,心烦腹满仅为无形之热壅气滞,故只取枳实、厚朴以行气除满而无须大黄泄热通便。如果热邪结聚加重,可选用小承气汤。

【临床应用】

现代临床应用本方治疗胃肠炎、肝胆疾病、消化功能紊乱等属食积化热者,以及具有心烦、腹满等见症之冠心病心绞痛、神经衰弱综合征、细菌性痢疾、脱肛、疝气、子宫脱垂等。

(3)栀子干姜汤证

【原文】

伤寒,醫以丸藥大下之,身热不去,微煩者,栀子乾薑湯主之。(80)

栀子乾薑湯方

栀子十四枚(擘) 乾薑二兩

上二味,以水三升半,煮取一升半,去滓,分二服,温進一服,得吐者,止後服。

【释义】

本条论述热扰胸膈兼中寒下利的证治。伤寒当以汗解,然被误用丸药大下,出现身热不去与微烦。栀子干姜汤方中,栀子可泄热除烦,干姜可温中散寒,共奏苦泄辛开,清上温下之功。以方测证,本证之身热微烦因无形邪热郁于胸膈,外蒸肌肤所致,非表证之发热,还必兼有腹满时痛、下利等中焦虚寒之症。心病而烦,非栀子不能清;脾病生寒,非干姜不能温之。

【辨治思维与要领】

栀子干姜汤证的病机是热郁胸膈,中焦有寒。辨证要点是:身热、微烦、食少、便溏、腹满痛等。

本证既有邪气未去之热，又有中焦脾胃虚寒，是寒热虚实夹杂的证候，此类证候也是临床脾胃病的常见病证。临床应用时方中栀子、干姜的用量可随寒热、虚实程度轻重调整比例，以合病机。

【临床应用】

本方治疗热郁气滞兼中阳不足的脘腹疼痛有效。现代临床用本方加减治疗赤白痢疾等病证。临床报道中还可以此方治疗心身疾病。

2. 麻黄杏仁甘草石膏汤证

【原文】

發汗後，不可更行[1]桂枝湯，汗出而喘，無大熱者，可與麻黄杏仁甘草石膏湯。（63）

下後，不可更行桂枝湯，若汗出而喘，無大熱者，可與麻黄杏子甘草石膏湯。（162）

麻黄杏子甘草石膏湯方

麻黄四兩（去節） 杏仁五十箇（去皮尖） 甘草二兩（炙） 石膏半斤（碎，綿裹）

上四味，以水七升，煮麻黄，減二升，去上沫，内諸藥，煮取二升，去滓，温服一升。本云，黄耳杯[2]。

【注释】

[1] 更行：更，再也；行，用也。更行即是再用之意。

[2] 黄耳杯：杯（pēi，音胚），《千金翼方》卷十作"杯"，162 条原方后亦作杯。耳杯，为古代饮器，亦称羽觞，椭圆形，多为铜制，故名，实容一升。

【释义】

63、162 条论述汗下后邪热壅肺的证治。太阳病，汗下后，若表证未去，宜再用桂枝汤解表。然第 63、162 条开宗明义指出汗下后，不可再用桂枝汤。究其原因，则在下文"汗出而喘，无大热者"句。

麻黄杏仁甘草石膏汤为麻黄汤去桂枝加石膏，是变辛温发表之法，而为辛凉宣散之法。麻黄配石膏，清宣肺中郁热而定喘逆。杏仁宣肺降气而治咳喘，协同麻黄更增平喘之效。甘草扶正，调和诸药。四药相伍，清宣肺热，止咳平喘。

以方测证，"汗出而喘"因邪热壅肺，热迫津液外泄，肺气宣降失司所致。其"无大热者"，是谓表无大热，而里热壅盛。此证尚可伴有咳嗽、口渴、脉数等。由此可见，汗下后病已由表入里，寒邪已入里化热，故不可用桂枝汤辛温解肌，当用麻黄杏仁甘草石膏汤清肺宣热。

【辨治思维与要领】

麻黄杏仁甘草石膏汤证的病机是邪热壅肺。辨证要点是咳喘，汗出，口渴，痰黄稠，苔黄，脉数等。

麻黄杏仁甘草石膏汤、桂枝加厚朴杏子汤、麻黄汤、小青龙汤皆有喘，但各有不同。麻黄杏仁甘草石膏汤之汗出而喘，因肺热壅盛，迫津外泄所致，无发热恶寒等表证，治当清宣肺热。桂枝加厚朴杏子汤证之汗出而喘是因太阳中风，营卫不和，肺寒气逆所致，可兼见发热恶寒、脉浮缓等，治当调和营卫，降气平喘。麻黄汤证为无汗而喘，因伤寒表实而致肺气上逆，可兼见发热恶寒、脉浮紧等，治当辛温发汗，宣肺平喘。小青龙汤证为伤寒表实兼内有水饮上犯，肺失宣降，除发热恶寒、无汗而喘、脉浮紧外，还以咳吐白色清稀泡沫痰为特征，治当辛温发汗，温化水饮。

【临床应用】

现代临床多用本方加减治疗支气管炎、支气管哮喘、肺炎、鼻炎、鼻窦炎、咽喉肿痛、急性结膜炎、角膜溃疡等证属肺热壅盛者。在统计全国各地区治疗新型冠状病毒感染（COVID-19）中药处方用药规律中发现麻黄杏仁甘草石膏汤为核心组方，临床报道表明麻黄杏仁甘草石膏汤加减治疗新冠病毒感染能明显减轻患者发烧、咳嗽、胸闷气憋等症状。

3. 白虎加人参汤证

【原文】

服桂枝湯，大汗出後，大煩渴不解，脈洪大者，白虎加人參湯主之。（26）

白虎加人參湯方

知母六兩　石膏一斤（碎，綿裹）　甘草二兩（炙）　粳米六合　人參三兩

上五味，以水一斗，煮米熟湯成，去滓，溫服一升，日三服。

【释义】

本条论述服桂枝汤后，阳明热盛，气阴两伤的证治。服桂枝汤后，汗出太多，表邪虽去，而胃中津液反伤。胃燥化热，出现大烦渴不解的津伤证候。"大烦渴不解"，是指大热及口渴之极也，虽大量饮水亦不能解渴。脉洪大，是阳明之脉，乃里热蒸腾，气血鼓动之征。然热势虽盛，但气阴不足，故脉虽洪大，但一般按之较软。因病转阳明，热盛津伤，故尚可伴有身热、汗自出、不恶寒、反恶热、舌苔黄燥等症。治用白虎加人参汤辛寒清热，益气生津。方取白虎汤解胃中之烦热，用石膏、知母清热养阴，粳米、甘草养胃和中，人参以补其大汗之虚，救其津液之枯竭也。

【辨治思维与要领】

白虎加人参汤证的辨证要点是大汗出，大烦渴不解，脉洪大，舌苔黄燥。

后世在温病的治疗中提出"存得一分阴液，便有一分生机"，所以，中焦脾胃阴液的存亡关乎患者生死。治疗时除了清热生津外，还要注意不可苦寒太过，防止伤胃，所以方中加用甘草、粳米、人参养胃和中。

【临床应用】

现代临床多用本方加减治疗糖尿病、顽固性发热、中枢性高热、产后高热、产后中暑、成人特发性皮炎伴颜面发热及口渴、皮肤病、皮肤瘙痒症、顽固性外阴瘙痒等，证属胃热炽盛伤及气阴者。

4. 葛根黄芩黄连汤证

【原文】

太陽病，桂枝證，醫反下之，利遂不止，脉促者，表未解也；喘而汗出者，葛根黄芩黄連湯主之。（34）

葛根黄芩黄連湯方

葛根半斤　甘草二兩（炙）　黄芩三兩　黄連三兩

上四味，以水八升，先煮葛根，減二升，内諸藥，煮取二升，去滓，分溫再服。

【释义】

本条论述太阳病误下，肠热下利兼表的证治。"太阳病，桂枝证"，本当解肌祛风，调和营卫，若用攻下之法，是为误治，故曰"反"。误用下法，易损伤脾胃，诱邪深入。此条论脉象由"桂枝证"浮缓变为急促，知下后胃肠虽伤，但正气仍能抗邪，外邪尚未全部入里，原有桂

枝汤证仍在,故曰"表未解也"。因表邪未解,误下之后,表邪顺势由表入里化热内迫大肠则下利不止;肺与大肠相表里,经络相连,里热循经上攻于肺,肺失肃降,肺气上逆则喘;肺外合皮毛,邪热迫津外泄则汗出。此外还可见大便臭秽,肛门灼热,小便短赤等证。治用葛根黄芩黄连汤苦寒清热燥湿止利,兼以解表散邪。方中葛根轻清升发,既能升清降浊,生津止利,又能透邪外出,表解则里和;黄芩、黄连苦寒,清热燥湿止利;炙甘草益气和中,缓急止痛,亦可调和诸药。诸药合用既能解表,又能清解肠腑邪热而止利。

【辨治思维与要领】

葛根黄芩黄连汤证的病机为热迫大肠,兼表证不解。主症为身热,胸脘烦热,口渴,下利臭秽,肛门灼热感,苔黄,脉数。治法为清热止利,兼以解表。

【临床应用】

现代临床多用本方治疗急性肠炎,小儿腹泻,急性细菌性痢疾,慢性泄泻等证属湿热下迫大肠者。还用以治疗多种热病,如流行性乙型脑炎,流行性脑脊髓膜炎,病毒性脑炎,肠伤寒,上呼吸道感染等证。

5. 黄芩汤与黄芩加半夏生姜汤证

【原文】

太陽與少陽合病,自下利者,與黃芩湯;若嘔者,黃芩加半夏生薑湯主之。(172)

黃芩湯方

黃芩三兩　芍藥二兩　甘草二兩(炙)　大棗十二枚(擘)

上四味,以水一斗,煮取三升,去滓,溫服一升,日再夜一服。

黃芩加半夏生薑湯方

黃芩三兩　芍藥二兩　甘草二兩(炙)　大棗十二枚(擘)　半夏半升(洗)　生薑一兩半(一方三兩,切)

上六味,以水一斗,煮取三升,去滓,溫服一升,日再夜一服。

【释义】

本条论述太少合病下利或呕的证治。合病,即两经或三经之病合而俱见之义。但本条"太阳与少阳合病"有合病之名,而无合病之实。既无太阳之证,又无太阳之药,疾病重心偏于少阳。本证的形成主要是少阳邪热内迫阳明,胃肠功能失职,下迫肠道而下利,横逆犯胃而恶心、呕吐。故用黄芩汤以清热除湿,调气止利。黄芩汤为治里热下利之祖方。方用黄芩苦寒,清少阳胆热为主,兼清阳明,既能燥湿止利,又能调畅气机。芍药疏肝胆,调和肝胃,利大小便而泄热。甘草、大枣,益气和中,调补正气。若在黄芩汤证基础上,胃气上逆而呕者,加生姜、半夏,以和胃降逆止呕。

【辨治思维与要领】

黄芩汤证与黄芩加半夏生姜汤证的病机是胆火内炽,内迫阳明。辨证要点是发热,口苦,小便短赤,下利灼肛,或大便利而不爽,或呕,兼见舌质红,苔黄腻,脉弦数等。此类证候临床上往往与情绪失调有关,可伴有胸闷、胁痛之症。

黄芩汤被《医方集解》称为"万世治痢之祖方"。后世治热痢常用效方,如芍药汤等,均由此方加减变化而来。

【临床应用】

现代临床多用本方治疗肺炎、咽炎、会厌炎、结膜炎证属肺胃有热者以及急性胃肠炎、细菌性痢疾、阿米巴痢疾、小儿秋季腹泻等感染性疾病,证属胆热内盛,湿热内蕴,气机不利者。

(三)心阳虚证

1. 桂枝甘草汤证

【原文】

發汗過多,其人叉手自冒心[1],心下悸[2],欲得按者,桂枝甘草湯主之。(64)

桂枝甘草湯方

桂枝四兩(去皮) 甘草二兩(炙)

上二味,以水三升,煮取一升,去滓,頓服。

【注释】

[1] 叉手自冒心:两手交叉按压于心胸部位。冒,覆盖、按压之意。

[2] 心下悸:指心悸。

【释义】

本条论发汗过多,损伤心阳而心悸的证治。太阳表证当微微似欲汗出而解,若发汗不彻,则邪不能外解;发汗过多,则损阴伤阳。汗为心液,汗出过多,心阳随汗外泄,以致心阳损伤。心阳虚,心无所主,则悸动不安。心阳虚而欲得外护,故病人以手按其心胸部,以求稍安。本证临床除心悸喜按外,尚可见胸闷、气短、神疲乏力等症。本证因过汗心阳损伤,法当温通心阳,方用桂枝甘草汤。

本方为温通心阳之祖方。桂枝辛甘性温,入心经,通阳气;炙甘草甘温,益气补中。二药相配,有辛甘温通心阳之功,心阳复则悸动愈。本方药味虽少,但用量较大,且取一次顿服之法,意在急复心阳而愈悸动。临床治疗心阳虚证,常以本方为基础加味,以适应病情变化。

【辨治思维与要领】

本证的病机是心阳不足。主症是心下悸,欲得按。

临证使用本方时应注意桂枝用量两倍于甘草,以利温通心阳。

【临床应用】

现代临床本方用治心血管疾病如窦性心律失常、冠心病心绞痛、肺心病、原发性低血压、房室传导阻滞、充血性心力衰竭等属心阳不足者。

2. 桂枝甘草龙骨牡蛎汤证

【原文】

火逆[1]下之,因燒針[2]煩躁者,桂枝甘草龍骨牡蠣湯主之。(118)

桂枝甘草龍骨牡蠣湯方

桂枝一兩(去皮) 甘草二兩(炙) 牡蠣二兩(熬) 龍骨二兩

上四味,以水五升,煮取二升半,去滓,温服八合,日三服。

【注释】

[1] 火逆:误用火法治疗而发生变证。

[2] 烧针:即温针。

【释义】

本条论心阳虚烦躁的证治。误用火法劫汗伤阳而产生变证,或用攻下之法,均属误治。重伤阳气,致心阳受损,神失所养而心神浮越于外,故患者症见烦躁不安,当用桂枝甘草龙骨牡蛎汤温补心阳，镇潜安神。

烧针属火法的一种，本条非指先用火法，又使下法，再加烧针之意。火法劫汗，损伤心阳的机制与第 64 条基本相同，故心悸亦为主症之一。但因心阳虚损较重，心神浮越于外，故证见烦躁，病情较重。

本方温通之中重在潜镇。桂枝、炙甘草辛甘合化以补益心阳，龙骨、牡蛎重镇收涩，安神镇潜以治烦躁。

【辨治思维与要领】

本证的病机是心阳虚损，心神浮越。主症是烦躁，心悸，欲得按，怵惕不寐。

临证使用时应注意本方以潜镇浮越之心阳为主，温阳通阳反在其次，故甘草倍于桂枝，与桂枝甘草汤正相反。

【临床应用】

现代临床本方用治快速型心房纤颤、频发室性期前收缩、窦性心动过速、房性心律失常、病态窦房结综合征、变异型心绞痛、病毒性心肌炎、更年期综合征、甲状腺功能亢进症、多动症等，证属心阳虚损，心神浮越者。

3. 桂枝去芍药加蜀漆牡蛎龙骨救逆汤证

【原文】

伤寒脉浮，醫以火迫劫之[1]，亡陽[2]必驚狂，卧起不安者，桂枝去芍藥加蜀漆牡蠣龍骨救逆湯主之。（112）

桂枝去芍藥加蜀漆牡蠣龍骨救逆湯方

桂枝三兩（去皮） 甘草二兩（炙） 生薑三兩（切） 大棗十二枚（擘） 牡蠣五兩（熬）蜀漆三兩（洗去腥） 龍骨四兩

上七味，以水一斗二升，先煮蜀漆，減二升，内諸藥，煮取三升，去滓，温服一升。本云，桂枝湯今去芍藥加蜀漆、牡蠣、龍骨。

【注释】

[1] 火迫劫之：用温针、火熨等火法强行发汗。

[2] 亡阳：形容心阳损伤程度重，非指心阳亡失竭绝。

【释义】

本条论心阳虚惊狂的证治。伤寒脉浮，病在太阳之表，以辛温解表之法则愈。若用温针、火熨等强行发汗，汗为心液，汗出则心阳随之外泄，心神浮动；汗出过多，心阳伤而不能温化水饮，致痰浊内生，上蒙心神，神明失守，故见惊狂、卧起不安等症。治当温通心阳，镇惊安神，祛痰化浊，用桂枝去芍药加蜀漆牡蛎龙骨救逆汤。

《素问·至真要大论》云："诸躁狂越，皆属于火。"说明躁狂证多以火热为患，但火有虚实之分，临床躁狂诸证属实火扰动心神者固然多见，但阳气不足，虚阳外浮而致心神浮越躁狂者亦不少。故临证治疗躁狂诸证当分虚实、明寒热以治之。

桂枝甘草汤证、桂枝甘草龙骨牡蛎汤证与本证，均为心阳虚证，但证情有轻重之分，用药亦有差别，临证需要鉴别。桂枝甘草汤证以心下悸、欲得按为主症，属心阳损伤较轻者，治以温通心阳，方中桂枝用量较大；桂枝甘草龙骨牡蛎汤证为心阳虚损而心神浮越所致，除心悸外，可见烦躁等症，因其心神外浮，故治以温补心阳，镇潜安神，方中甘草用量较大；本证则因心阳虚损，心神浮越，又有痰浊扰及心神所致，故除心悸、烦躁外，尚有惊狂、卧起不安等症,治以温通心阳,镇惊安神,祛痰化浊。

本方由桂枝汤去芍药加蜀漆、牡蛎、龙骨而成。桂枝汤中芍药酸寒阴柔,不利于心阳恢复,故去之。取桂枝、炙甘草辛甘合化,以复心阳。生姜、大枣辛甘温以补益中焦,调和营卫,并助桂枝、炙甘草以复心阳。龙骨、牡蛎重镇潜敛,安神定惊。心阳已虚,常有水饮痰浊上犯神明,故加蜀漆涤痰化浊。因本证属火劫致逆为病,故方名"救逆汤"。

【辨治思维与要领】

本证的病机是心阳重伤,心神浮越,痰浊内扰。主症是惊狂,卧起不安,心悸,乏力。

临证使用时应注意本方重在痰浊扰心,蜀漆为涤痰化浊之主药,若无蜀漆可以常山代。

【临床应用】

现代临床本方用治精神分裂症、神经衰弱综合征、精神抑郁症、高血压、风湿性心脏病等,临床以失眠、惊狂、惕动不安等为主要表现,证属心阳虚、心神浮越兼痰浊内扰者。

4. 桂枝加桂汤证

【原文】

燒針令其汗,針處被寒,核起而赤者,必發奔豚[1]。氣從少腹上衝心者,灸其核上各一壯[2],與桂枝加桂湯更加桂二兩也。(117)

桂枝加桂湯方

桂枝五兩(去皮) 芍藥三兩 生薑三兩(切) 甘草二兩(炙) 大棗十二枚(擘)

上五味,以水七升,煮取三升,去滓,溫服一升。本云,桂枝湯今加桂滿五兩。所以加桂者,以能泄奔豚氣也。

【注釋】

[1]奔豚:病证名。豚,小猪。奔豚,以小猪的奔跑冲突状态,形容患者自觉有气从少腹上冲心胸的病证。本证时发时止,发作时痛苦异常。

[2]一壮:把艾绒做成艾炷,灸完一个艾炷为一壮。

【释义】

本条论心阳虚奔豚的证治。病本无汗,用烧针之法强迫发汗,属误治。由于外在寒邪不因烧针而除,复因汗出腠理疏松,寒邪闭郁肌腠,故针处局部红肿如核。烧针强发其汗后,汗出损伤心阳,不能温暖下焦,致下焦水寒之气上逆心胸,故发奔豚。治疗当先灸针刺部位之赤核各一壮,助阳气以散寒邪;再服用桂枝加桂汤,以平冲降逆,温通心阳。

本方为桂枝汤加重桂枝用量而成,寓降于升之中。重用桂枝,配以炙甘草,佐以姜枣,辛甘合化,温通心阳,平冲降逆。芍药配炙甘草,酸甘合化,养阴缓急。共为温通心阳,平冲降逆之方。

【辨治思维与要领】

本证的病机是心阳不足,水寒上逆。主症是发作性气从少腹上冲心胸,伴心悸等。

临证使用时应注意本方加桂一事,加桂究竟用桂枝还是用肉桂,历来争议多。从原文"更加桂二兩"和"今加桂满五兩"的文义而论,当是桂枝。就现代临床应用而言,桂枝、肉桂确有不同,故对于奔豚证可酌情选用。

【临床应用】

现代临床本方多用治房室传导阻滞、偏头痛、发作性睡病、神经性心悸、神经官能症、更年期综合征、膈肌痉挛、雷诺病、冻疮等,证属心阳不足、水寒上逆者。

（四）水气病

1. 茯苓桂枝甘草大枣汤证

【原文】

發汗後，其人臍下悸者，欲作奔豚，茯苓桂枝甘草大棗湯主之。（65）

茯苓桂枝甘草大棗湯方

茯苓半斤　桂枝四兩（去皮）　甘草二兩（炙）　大棗十五枚（擘）

上四味，以甘爛水一斗，先煮茯苓，減二升，内諸藥，煮取三升，去滓，溫服一升，日三服。作甘爛水法：取水二斗，置大盆内，以杓揚之，水上有珠子五六千顆相逐，取用之。

【释义】

本条论心阳虚欲作奔豚的证治。心居阳位主火，肾居阴位主水。心火下温于肾则肾水不寒，肾水上济于心则心阳不亢，此即水升火降，水火既济之生理状态。汗为心液，发汗不当，损伤心阳，则心火不能下达于肾，下焦水寒之气无以蒸化而停蓄，并欲乘心阳之虚而上逆。水气萌动，犹奔豚之状，故脐下筑筑然跳动不安。治以茯苓桂枝甘草大枣汤温通心阳，化气利水。

本证与桂枝加桂汤证均属心阳虚奔豚证，但有已作与欲发之别。本证为心阳虚，下焦水气欲动，奔豚欲作而未作，以脐下悸为主症，治以温通心阳，化气利水；桂枝加桂汤证为心阳虚，下焦水寒之气上冲，奔豚已发，以气从少腹上冲心胸为主症，治当温通心阳，平冲降逆。

本方为桂枝甘草汤加茯苓、大枣组成。方中重用茯苓为君，先煎效宏，利水宁心健脾，以治水邪上逆；桂枝、炙甘草温通心阳，以制寒水；大枣健脾，合炙甘草温脾助运、培土制水。本方重在通阳化气利水，心阳复，水邪去，则悸动止。

甘澜水，最早见于《灵枢·邪客》半夏秫米汤，"以流水千里以外者八升，扬之万遍，取其清五升煮之"。后世又称"千里水"或"长流水"。柯韵伯："甘澜水状似奔豚，而性则柔弱，故又名劳水。"程林："扬之无力，取其不助肾邪也。"钱天来："动则其性属阳，扬则其势下走。"李中梓："用甘澜水者，取其动而不已，理停滞之水也。"其意是将水扬数遍，令其烂熟，可去水寒之性而不助水邪之义。

【辨治思维与要领】

本证的病机是心阳不足，下焦水饮欲动。主症是脐下悸，筑筑然跳动不安，舌淡苔白。

临证使用时应注意本方以水饮在下焦为主要病机，故茯苓用量倍于桂枝，而桂枝又倍于甘草。

【临床应用】

现代临床本方用治神经性心悸、假性痫症、神经衰弱、慢性肾炎、胃扩张、胃部有振水音等病，辨证属心阳不足，下焦水饮欲动者。

2. 茯苓桂枝白术甘草汤证

【原文】

傷寒若吐、若下後，心下逆滿，氣上衝胸，起則頭眩，脉沉緊，發汗則動經 [1]，身爲振振摇 [2] 者，茯苓桂枝白术甘草湯主之。（67）

茯苓桂枝白术甘草湯方

茯苓四兩　桂枝三兩（去皮）　白术　甘草（炙）各二兩

上四味，以水六升，煮取三升，去滓，分温三服。

【注释】

[1] 动经：伤动经脉。

[2] 身为振振摇：身体震颤，动摇不定。

【释义】

本条论脾虚水气上冲的证治及治疗禁忌。条文中"茯苓桂枝白术甘草汤主之"应接在"脉沉紧"后，此属倒装文法。太阳病伤寒表证，应以辛温解表之法治疗。若误用吐下之法，则可损伤脾之阳气。脾阳损伤，水失运化而水饮内生，脾阳虚不能制水而水饮上逆。水停心下，气机不利，则心下逆满；水饮上冲于胸，则症见气上冲胸。清阳之气为水饮阻滞，失于上达，或水气上蒙清阳，症可见头晕目眩。沉脉主水主里，紧脉主寒，脾阳虚鼓动无力，水寒之气阻滞气机，故脉沉而紧，如《金匮要略•水气病脉证并治》云："脉得诸沉，当责有水。"本证为脾阳虚，水气上冲之证，当以茯苓桂枝白术甘草汤温阳健脾，利水降冲，禁用发汗、吐下之法。若医者不知温阳健脾利水之法，据脉紧而误认为表寒甚而发其汗，则可导致阳气更伤。阳虚不能温养经脉，水饮浸渍筋肉，则出现筋肉动惕，身体震颤动摇之症状。此时疾病已更深一层，由脾伤肾，脾肾阳虚而水饮内停，临证可与第82条真武汤证合参。

本方为温阳化饮之代表方。方中茯苓淡渗利水健脾，是为主药；桂枝温阳降冲，配茯苓温阳化气，利水降冲，配炙甘草辛甘合化而通阳健脾；白术配茯苓，健脾燥湿利水，配炙甘草，健脾益气。本方温能化气，甘能补脾，燥能祛湿，淡能利水，共起温阳健脾、利水化饮之功。

【辨治思维与要领】

本证的病机是脾失健运，水饮内停。主症是心下逆满，气上冲胸，起则头眩，脉沉紧。

临证使用时应注意本方病在太阴，为脾虚水饮内停，方中桂枝虽以通阳化饮为主，但仍有解表作用，故水饮内停兼有表证者亦可使用。

【临床应用】

现代临床本方用治神经衰弱、精神分裂症、慢性支气管炎、支气管哮喘、肺气肿、冠心病、心包积液、胸腔积液、心功能不全、心源性哮喘、神经性心悸、心源性水肿、脑积水、慢性肾小球肾炎、肾病综合征、梅尼埃病等，证属脾失健运、水饮内停者。

3. 桂枝去桂加茯苓白术汤证

【原文】

服桂枝湯，或下之，仍頭項强痛，翕翕發熱，無汗，心下滿微痛，小便不利者，桂枝去桂加茯苓白术湯主之。（28）

桂枝去桂加茯苓白术湯方

芍藥三兩　甘草二兩（炙）　生薑（切）　白术　茯苓各三兩　大棗十二枚（擘）

上六味，以水八升，煮取三升，去滓，温服一升，小便利則愈。本云，桂枝湯今去桂枝加茯苓、白术。

【释义】

本条论脾虚水停兼太阳经气不利的证治。服桂枝汤，或下之后，病人仍见"头项强痛，翕翕发热，无汗，心下满微痛，小便不利"等症，意指在服桂枝汤或下之前上述症状已存在，此当属表里合病之证。

"头项强痛，翕翕发热"，可见于桂枝汤证中，误以为表证而选用桂枝汤治疗，由于病不在表，故而不愈；但"无汗，心下满微痛，小便不利"则非桂枝汤证，若误认为邪结在里而用攻下之法，由于非阳明胃肠实热之候，故下之亦不愈。经用汗下后，疾病不解，既非桂枝汤证，亦非里实可下之证。当属脾虚水饮内停，太阳经气不利之证。

误用汗下之后，致脾虚运化失职，水停中焦，气机不利，故心下满微痛。水饮停聚，三焦水道不通，水液不能下输膀胱，故小便不利。本证"小便不利"是辨证关键。小便不利是气化不行、水饮内停、三焦水道不通的表现。水饮内停，邪闭肌表，太阳经气运行不利，筋脉失养，故头项强痛。水饮内停，邪阻太阳经脉，阳气郁滞，营卫失和，故无汗，翕翕发热。此为水饮为患，兼太阳经气不利之候，法当健脾利水，调和营卫，方用桂枝去桂加茯苓白术汤。

本方为健脾利水，调和营卫，表里双解之剂。方中茯苓、白术健脾利水燥湿；生姜、大枣调和营卫，兼散太阳经气之邪；芍药养阴利水；炙甘草补益中焦。

后世对本方争议较大，大致有三种观点：其一认为当去桂枝；其二认为当去芍药；其三认为当据临床具体表现而定。

【辨治思维与要领】

本证的病机是脾虚水停，经气不利。主症是发热，头痛，项强，无汗，小便不利，心下满微痛。

临证使用时应注意本方适用于汗下后表不解，但以湿饮内停为著的患者。

【临床应用】

现代临床本方用治癫痫、胃肠型感冒、胃脘痛、妊娠水肿、妊娠癃闭等疾病，辨证属于脾虚水停、经气不利者。

（五）脾虚证

1. 厚朴生姜半夏甘草人参汤证

【原文】

發汗後，腹脹滿者，厚朴生薑半夏甘草人參湯主之。（66）

厚朴生薑半夏甘草人參湯方

厚朴半斤（炙，去皮）　生薑半斤（切）　半夏半升（洗）　甘草二兩（炙）　人參一兩

上五味，以水一斗，煮取三升，去滓，溫服一升，日三服。

【释义】

本条论脾虚气滞腹胀的证治。腹胀满，有虚实之别。《金匮要略》云"按之不痛为虚，痛者为实"；又云"腹满不减，减不足言，当须下之""腹满时减，复如故，此为寒，当与温药"，指出了腹胀满虚实的辨证要点。本条发汗后伤脾，使脾运失健，寒湿内生，气机阻滞，故腹胀满，时轻时重，按之不痛。由方测证，当为虚实夹杂，以实为主。治疗当用行气补气之法，若仅行气除满，则更伤脾气；如只补气健脾，则又壅滞为满。故以厚朴生姜半夏甘草人参汤理气健脾，消滞除满。

本方治腹满通重于补。方中厚朴苦温，用量半斤，宽中行气消胀；生姜辛温宣散，配半夏降逆和胃开结；人参、炙甘草温补脾气而助运化。诸药配合，补而不滞，消不伤正，为消补兼施，以消为主之剂。本方重用厚朴、生姜、半夏，当以行气为主，健脾为次。

【辨治思维与要领】

本证的病机是气机壅滞，脾虚不运。主症是腹胀满，时轻时重，按之不痛。

临证使用本方时应注意厚朴需重用。

【临床应用】

现代临床本方用治消化功能紊乱、过敏性结肠炎、慢性胃炎、胃溃疡、十二指肠溃疡、不完全性肠梗阻、慢性胃肠功能紊乱、功能性消化不良、糖尿病合并胃轻瘫等,证属脾虚气滞者。

2. 小建中汤证

【原文】

傷寒二三日,心中悸而煩者,小建中湯主之。（102）

小建中湯方

桂枝三兩（去皮）　甘草二兩（炙）　大棗十二枚（擘）　芍藥六兩　生薑三兩（切）　膠飴一升

上六味,以水七升,煮取三升,去滓,內飴,更上微火消解。溫服一升,日三服。嘔家不可用建中湯,以甜故也。

【释义】

本条论伤寒里虚,心悸而烦的证治。伤寒二三日,未经误治而见心中悸而烦者,多为正气不足,复被邪扰所致。本病多由心脾两虚,气血不足而成。由于气血不足,心神失养,复加邪气扰于心中,故心悸烦乱不安。本证正气不足为本,邪气内扰为标。证属气血阴阳俱不足,治之当用扶正祛邪,调理中焦之法,以小建中汤内调中焦,外和营卫,益气血生化之源,正气足则邪气退,悸烦自止。即《灵枢•终始》所谓"阴阳俱不足,补阳则阴竭,泻阴则阳脱。如是者,可将以甘药"之意。

本方即桂枝汤倍芍药加胶饴而成。如此变化,则将外和营卫之剂变为内调中焦之方。方中胶饴甘温入脾,补益中焦。桂枝、芍药配胶饴,以辛温甘守酸敛之性,健脾补中,助气血生化之源,又有缓急止痛之功。炙甘草、大枣助胶饴甘温守中;助芍药酸甘滋阴。生姜辛温散寒,助桂枝振奋阳气。本方有温中健脾,补虚缓中,平调阴阳,调和气血之功。正如尤在泾所说:"伤寒里虚则悸,邪扰则烦,二三日悸而烦者,正虚不足,而邪欲入内也。是不可攻其邪,但与小建中汤,温养中气,中气立则邪自解。"若是呕家,则不可用本方,因甘性壅滞故也。

【辨治思维与要领】

本证的病机是中焦虚损,气虚血少,心失所养。主症是心悸,心烦,面色不华,神疲乏力,食少。

仲景建中诸方均有胶饴,本方内调中焦、缓中补虚,外和营卫,缓急止痛,以其可建中气之虚,故曰小建中。

【临床应用】

现代临床本方用治慢性胃炎、消化性溃疡、胃下垂、贫血、过敏性紫癜、血小板减少性紫癜、小儿营养不良、消化不良、小儿反复感冒、自汗等,证属脾胃虚弱、气血不足者。

3. 桂枝人参汤证

【原文】

太陽病,外證未除,而數下之,遂協熱而利[1],利下不止,心下痞鞕,表裏不解者,桂枝人參湯主之。（163）

桂枝人参汤方

桂枝四兩（别切）　甘草四兩（炙）　白术三兩　人参三兩　乾薑三兩

上五味，以水九升，先煮四味，取五升，内桂，更煮取三升，去滓。温服一升，日再夜一服。

【注释】

[1] 协热而利：协，合也。热，指表证发热。协热而利，此指里虚寒下利兼表证发热。

【释义】

本条论脾虚下利兼表证未解的证治。太阳表证不解，法当解表散邪。若屡用攻下之法，则致表邪未解而脾阳受损。因表证不除，故发热恶寒等症仍在。又因攻下损伤脾阳，寒湿内生，下注大肠，故下利不止。此为里寒下利兼表证发热，故曰"协热而利"。由于脾阳损伤，运化失司，升降反常，中焦气机痞塞，则见心下痞硬。本证为脾阳虚下利与风寒表证发热同在，故云"协热而利""表里不解"。虽属表里同病，但疾病重在"下利不止，心下痞鞕"的里虚寒证，故以桂枝人参汤温中解表。

《伤寒论》中对于下利兼表证的证治，因其病机不同，病势有轻重缓急，故治法各异。如葛根汤证之太阳表邪不解，内迫大肠而利，证以表邪为主，症见发热恶寒、无汗、头项强痛、下利等，则以葛根汤发汗解表散邪，表邪一除而里气自和，后世谓"逆流挽舟"之法；若是太阳表邪内传阳明，热迫大肠而利，症见发热、汗出而喘、下利臭秽、肛门灼热、苔黄脉数等，则用葛根黄芩黄连汤清热止利，兼以解表；若是少阴病下利兼太阳表证不解，症见下利清谷、四肢厥冷、恶寒发热等，则急投四逆汤回阳救逆，阳回利止后，则用桂枝汤和营解表。本证则为脾阳虚兼表邪不解之下利，症见发热恶寒、下利清稀、心下痞硬、口淡不渴等，则以桂枝人参汤温中解表。

本方为理中汤加桂枝而成。方中干姜温中散寒，守而不走，白术健脾燥湿，人参补脾益气，炙甘草和中补虚，配干姜辛甘合化，振奋中阳。四药有温阳健脾，散寒燥湿之功。桂枝辛温主散，以解太阳表邪，与理中汤合为表里双解之剂，但以温中为主，解表为次。使用时理中汤先煎、久煎，取其温阳散寒、补益中焦之功；桂枝后下，取其辛温走表，外散表邪之意。服法：白天服 2 次，夜间服 1 次，乃取顺应脾胃主时之气旺而愈病之法。

【辨治思维与要领】

本证的病机是脾阳不足，表邪未解。主症是下利清稀，心下痞硬，发热恶寒。

临证使用本方时应注意本方为太阴兼表而设，若患者太阴虚寒不重而表证较显，可予桂枝汤，若太阴脾阳虚较明显，如临床见中满、下利，兼表证者，则宜此方。

【临床应用】

现代临床本方用治普通感冒、过敏性鼻炎、慢性荨麻疹、慢性萎缩性胃炎、胃溃疡、十二指肠溃疡、慢性结肠炎、小儿秋季腹泻、冠心病、糖尿病、慢性头痛以及恶性肿瘤化疗后的不良反应等，辨证以脾阳不足为主者。

（六）肾阳虚证

1. 干姜附子汤证

【原文】

下之後，復發汗，晝日煩躁不得眠，夜而安靜，不嘔，不渴，無表證，脉沉微，身無大熱者，乾薑附子湯主之。（61）

乾薑附子湯方

乾薑一兩　附子一枚（生用，去皮，切八片）

上二味，以水三升，煮取一升，去滓、顿服。

【释义】

本条论肾阳虚烦躁的证治。病在太阳，法当解表则愈，医者先下后汗，为治疗失序。汗下后，使肾阳骤虚，阳气虚则阴寒偏盛。阳主动而阴主静，阳虚阴盛，则患者多静。由于昼日自然界阳气旺盛，人之虚阳得天阳之助，与阴寒相争，故见昼日烦躁不得眠；夜间阳气衰，阴气盛，人之虚阳无力与阴寒相争，故患者安静。就证情来说，安静与烦躁是相对而言，乃是疾病加重的表现。此为烦躁后神疲已极，呈似睡非睡之状，非指安静如常。阳虚无力鼓动血脉，故脉沉微。身无大热者，因阴寒内盛，虚阳外越，故身虽有热，但与内热熏蒸于外的身热不同。治疗以干姜附子汤急救回阳。

"不呕，不渴，无表证"，为本证烦躁与三阳证烦躁的鉴别。三阳证均可见烦躁，但少阳证多呕，阳明病多渴。患者烦而不呕，则病不在少阳；不渴则病不在阳明；无表证则病不在太阳。故"烦躁、身无大热"非三阳病之实热，而为肾阳大伤，虚阳外扰之象。

本方为回阳救逆基本方。生附子、干姜为大辛大热之品，辛温纯阳之剂，急回肾阳于欲脱。附子生用，则较熟附子破阴回阳之力更强。干姜、附子同用，且为顿服一次，使药力集中，快速起效，而挽残阳于欲脱。本方与四逆汤相比，少炙甘草一味，由于甘草性缓，不利于回阳救急，故去而不用，正所谓"有形之血不可速生，无形之气所当急固"。

【辨治思维与要领】

本证的病机是肾阳暴虚。主症是昼日烦躁不得眠，夜而安静，脉沉微。

临证使用本方时应注意需急煎顿服。

【临床应用】

现代临床本方用治心力衰竭及肾炎所致水肿、肝硬化腹水、急性胃脘痛、感染性休克、低血糖眩晕、内耳眩晕症、咽痛、妊娠恶阻、双相障碍等，证属肾阳虚衰者。

2. 茯苓四逆汤证

【原文】

發汗，若下之，病仍不解，煩躁者，茯苓四逆湯主之。（69）

茯苓四逆湯方

茯苓四兩　人参一兩　附子一枚（生用，去皮，破八片）　甘草二兩（炙）　乾薑一兩半

上五味，以水五升，煮取三升，去滓。温服七合，日二服。

【释义】

本条论阴阳两虚烦躁的证治。汗下后，病仍不解，非指太阳病不解，而是病情发生了变化。反增烦躁，是因汗下后阴阳俱伤，病入少阴所致。太阳与少阴相表里，误治太阳，则易虚其少阴。少阴为水火之脏，阴阳之根。少阴里虚，阴阳俱不足，水火失济，阳虚神气外浮，阴虚阳无所依，故生烦躁。

本条叙证简单，当以方测证。本方为四逆汤加人参、茯苓而成，有回阳益阴之效。本证阴阳俱虚，且以阳虚为主。故除烦躁外，可见畏寒蜷卧、四肢逆冷、脉沉微等。

本方由四逆汤加人参、茯苓组成。方中四逆汤回阳救逆，人参益气生津，安精神、定魂魄。姜、附与人参相配，回阳之中有益阴之效，益阴之中有助阳之功，阳虚而阴伤者，多用此法。茯苓宁心安神、健脾利水。

【辨治思维与要领】

本证的病机是阴阳俱虚，水火失济。主症是昼夜烦躁，畏寒蜷卧，四肢逆冷，脉沉微。

本方较四逆加人参汤多茯苓，四逆加人参汤为阴阳两虚之证，茯苓可宁心安神，利小便，故临床阴阳两虚证见心悸、小便不利者可用。

【临床应用】

现代临床本方用治风湿性心脏病并发心力衰竭、冠心病心肌梗死、完全性右束支传导阻滞、肺源性心脏病、脓毒症并发心肌损伤；急性胃炎、慢性胃肠炎、结肠炎、肠结核、肠易激综合征；急性肾炎、糖尿病肾病、糖尿病神经源性膀胱；血栓闭塞性脉管炎；急性脑血管病、帕金森病、失眠等病，辨证属于肾阳虚，阴亦不足者。

3. 真武汤证

【原文】

太陽病發汗，汗出不解，其人仍發熱，心下悸，頭眩，身瞤動 [1]，振振欲擗地 [2] 者，真武湯主之。（82）

真武湯方

茯苓　芍藥　生薑（切）各三兩　白术二兩　附子一枚（炮，去皮，破八片）

上五味，以水八升，煮取三升，去滓，温服七合，日三服。

【注释】

[1] 身瞤动：身体筋肉跳动。

[2] 振振欲擗地：擗，同蹳，仆倒之意。即身体震颤，站立不稳而欲仆倒之状。

【释义】

本条论肾阳虚水泛的证治。太阳病属表证，本当解表微汗而愈。或误发虚人之汗，或汗出太过，则可内伤少阴阳气。汗出病不解者，非太阳表证不解，乃指疾病发生了变化。其人仍发热，指发汗后热不除。太阳病，热在肌表，汗后邪随汗外散，汗后热不除者，非属表邪闭郁，此为阴盛阳浮，虚阳外越。肾者主水，全赖阳气之温化，肾阳虚水无所主，上凌于心，则心下悸；上蒙清阳，则头眩。《素问·生气通天论》云："阳气者，精则养神，柔则养筋。"阳虚不能温养筋脉肌肉，水气浸渍肌肉筋脉，则身体筋肉跳动，震颤不稳而欲倒地。治疗当以真武汤温肾阳，利水气。

本证与茯苓桂枝白术甘草汤证均属阳虚水停证，都可见头眩、脉沉等症。但茯苓桂枝白术甘草汤重在水停中焦，治疗当温脾阳以培土制水；本证重在肾阳虚水气内停，治疗当温肾阳以利水气。

本方回阳化气以消阴，益火培土而制水。方中炮附子温肾复阳，使水有所主；白术健脾燥湿，与附子相伍，主水之中有制水之妙；茯苓淡渗利水健脾；生姜宣散水饮，与附子相配，主水之中有散水之意；芍药活血脉、利水气，与附子、白术刚柔相济，可防温燥刚烈之性，以收刚柔相济之效。

【辨治思维与要领】

本证的病机是肾阳虚衰，水气内停。主症是发热，心下悸，头眩，身瞤动，振振欲擗地，小便不利。

本方为温阳利水之基本方。因其水气由里及外，故以生姜散水气，因而阳虚水盛兼表者亦可使用。

【临床应用】

现代临床本方用治高血压、心力衰竭、扩张型心肌病、肺动脉高压、梅尼埃病、甲状腺功能减退性心脏病、尿毒症心肌病、交感神经型颈椎病眩晕、萎缩性胃炎、尿潴留、心肾综合征、肾病综合征、糖尿病肾病等，病机为肾阳虚水气内停者。此外，新型冠状病毒感染病人出现肺水肿、肺泡大量渗出液时，表现为寒湿证的，可予本方温阳利水治疗。

（七）阴阳两虚证

1. 甘草干姜汤证、芍药甘草汤证

【原文】

傷寒脉浮，自汗出，小便數，心煩，微惡寒，腳攣急[1]，反與桂枝欲攻其表，此誤也。得之便厥[2]，咽中乾，煩躁，吐逆者，作甘草乾薑湯與之，以復其陽。若厥愈足溫者，更作芍藥甘草湯與之，其腳即伸；若胃氣不和，譫語者，少與調胃承氣湯；若重發汗，復加燒針者，四逆湯主之。（29）

甘草乾薑湯方

甘草四兩（炙） 乾薑二兩

上二味，以水三升，煮取一升五合，去滓，分溫再服。

芍藥甘草湯方

白芍藥 甘草（炙）各四兩

上二味，以水三升，煮取一升五合，去滓，分溫再服。

調胃承氣湯方

大黃四兩（去皮，清酒洗） 甘草二兩（炙） 芒消半升

上二味，以水三升，煮取一升，去滓，内芒消，更上火微煮令沸，少少溫服之。

四逆湯方

甘草二兩（炙） 乾薑一兩半 附子一枚（生用，去皮，破八片）

上三味，以水三升，煮取一升二合，去滓，分溫再服。强人可大附子一枚、乾薑三兩。

【注释】

[1]脚挛急：脚，泛指小腿。即小腿筋肉拘急疼痛，屈伸不利。

[2]厥：指手足逆冷，又称厥逆。

【释义】

本条论伤寒夹里虚误汗后所致变证及随证救治的方法。"伤寒，脉浮，自汗出，微恶寒"，病在太阳之表。由于卫阳失固，营阴外泄，故自汗出；卫失温煦，故微恶寒；邪在太阳之表，故脉浮。"小便数"为里阳虚不能固摄津液。"脚挛急"为阴液不足，失于濡润。"心烦"为虚火内扰。本证实为阴阳两虚兼表证，其治当以扶阳益阴解表为主。若用桂枝汤调卫和营解表，则犯虚虚之戒，此为误治。汗出阴阳更虚，变证丛生。阳虚不能温煦四末，则手足厥逆；阳虚内寒犯胃，升降失常，则吐逆；阴液伤不能上润于咽，则咽中干；阳虚不能温养心神，阴虚不能滋养心神，则心烦更甚，躁扰不宁。此时病情复杂，当分轻重缓急以治之。由于病以阳虚为主为急，故先投甘草干姜汤以复阳气。待阳气恢复，厥愈足温之后，再以芍药甘草汤滋阴解痉，则其脚即伸。先复阳，后救阴，为仲景治疗阴阳俱虚病证的一般原则。

"若胃气不和，谵语者，少与调胃承气汤"，指若服甘草干姜汤后，阳复太过，阴伤化燥，病入阳明胃腑，胃热上扰心神，则发谵语，可少与调胃承气汤泻热和胃。此时注意调胃承气

汤要"少少温服之",旨在泻热和胃,不在攻下燥结。

"若重发汗,复加烧针者,四逆汤主之",指若误认为表邪未除,再次发汗,且加温针强迫取汗,一误再误,而致肾阳虚损,症见恶寒蜷卧、四肢逆厥、烦躁不安、脉沉微等症,则以四逆汤回阳救逆。

本条以举例的形式,详细阐述了虚人外感误治后的种种变证与治疗。体现了"观其脉证,知犯何逆,随证治之"的救误原则和辨证论治的精神。

甘草干姜汤为辛甘温复阳之方。方中炙甘草益气和中,干姜温中复阳,二药相伍,为辛甘合化,中阳得复,则厥回足温。

芍药甘草汤为甘酸苦养阴之方。方中芍药酸苦微寒,滋阴养血,缓急止痉;炙甘草甘温,补中缓急。二药酸甘合化,使阴液得复,筋脉得养,则脚挛急即伸。

调胃承气汤为甘苦咸寒缓下之方。方中炙甘草和中调胃,酒洗大黄泻热去实,芒硝润燥软坚。三药可泻热和胃,润燥软坚,用于阳明肠中燥热结实者,此处少少温服,用量较轻,意在泻热和胃,而非荡涤燥结。

四逆汤为回阳救逆之方。方中生附子大辛大热,纯阳燥烈,可上助心阳以通脉,下补肾阳以益火,能速回散失之元阳于须臾,力挽厥脱之危候于俄顷,为"回阳救逆第一品药"。炙甘草甘温,补益中焦,兼缓附子燥烈之性。干姜辛热,温中散寒,助附子下温肾阳以救脱。全方为急救回阳,治疗厥脱之剂。

【辨治思维与要领】

本证的病机是阴阳两虚。主症是脉浮,自汗出,小便数,心烦,微恶寒,脚挛急,四肢厥逆,咽中干,烦躁,吐逆。

虚人外感误治后需要注意"阴证治之"之法,阴阳两虚者,先辛甘复阳,后酸甘复阴。阳复太过而胃热者,应泻热和胃。若汗脱亡阳者,则需回阳救逆。

【临床应用】

甘草干姜汤现代临床主要用于治疗虚寒性胃痛、吐血、咳嗽、吐涎沫、遗尿、过敏性鼻炎等病证。亦有治疗内耳眩晕症、重症肺炎、晚期肺癌咯血、复发性口腔溃疡的报道。芍药甘草汤现代临床多用于治疗胃痛、腹痛、胆绞痛、肾绞痛、肌肉疼痛、痛经、头痛、神经痛、支气管痉挛、皮肤瘙痒、过敏性紫癜、糖尿病周围神经病变、脑卒中肢体痉挛、癌性疼痛、混合痔术后疼痛、不宁腿综合征、多囊卵巢综合征等。

2. 炙甘草汤证

【原文】

伤寒脉结代,心动悸,炙甘草汤主之。(177)

炙甘草汤方

甘草四兩(炙) 生薑三兩(切) 人參二兩 生地黄一斤 桂枝三兩(去皮) 阿膠二兩 麥門冬半升(去心) 麻仁半斤 大棗三十枚(擘)

上九味,清酒七升,水八升,先煮八味取三升,去滓,内膠烊消盡,温服一升,日三服。一名復脉湯。

【释义】

本条论心阴阳两虚的证治。外感伤寒,本当出现恶寒、发热、脉浮等症。然平素心阴阳不足者,感受外邪后,正气更伤,心阴不足,心失所养,心阳不足,心无所主则心悸不安。心阳虚鼓动无力,心阴虚脉道不充,则脉结代。结代脉,是脉律不齐伴有歇止的脉象。治以炙甘草汤滋阴养血,通阳复脉。

炙甘草汤为养心复脉第一方。炙甘草通利血脉,又能补益中焦,以助气血生化之源,为主药;大枣补气生津,资助血脉之本源;人参、生地黄、阿胶、麦冬、麻仁益气滋阴养血;桂枝、生姜宣通阳气,以清酒煎煮,助药力以温通经脉。如此则阴阳得复,血脉通而悸动安。

《名医别录》云甘草"通经脉,利血气",故本品有通利血脉之功。《神农本草经》云大枣"补少气,少津液",非单纯补益脾胃,用至 30 枚,为论中用量之最。生地黄主"伤中,逐血痹",用量一斤,为诸药之魁,不独养阴而能通血脉。方中又有宣阳行阴之品,实为温心阳,养心阴,通心脉之良方。

【辨治思维与要领】

本证的病机是心阴阳两虚。主症是心动悸,脉结代,短气,乏力,动则尤甚。

【临床应用】

现代临床本方可用治心血管疾病,证属心阴阳两虚而致心动悸,脉结代者。如冠心病、不稳定型心绞痛、心肌梗死、功能性室性期前收缩、阵发性室上性心动过速、期前收缩、病态窦房结综合征、阵发性心房颤动、房室交界性期前收缩等。

【医案举例】

杨某,女,28 岁。2 个月前行剖宫产。心悸气短伴乏力 2 周。精神疲倦,心悸头晕,气短乏力,手足汗出,质清冷,稍畏寒,倦怠喜卧,寡言少语,面色㿠白,爪甲唇色淡白无华,纳呆,眠差,多梦,健忘,大便溏,舌淡红苔薄白,脉细结代。为心阴阳两虚,宜滋阴养血,通阳复脉。予炙甘草汤加味:炙甘草 30g,生姜 15g,桂枝 15g,麦冬 30g,陈皮 10g,生地黄 30g,大枣 30g,阿胶 10g(烊化),米酒 500ml,茯苓 20g,丹参 15g,苦参 10g,甘松 15g,干姜 10g,煅龙骨 30g(先煎),煅牡蛎 30g(先煎),红参 10g(另炖服)。服药 3 剂,心悸症状明显改善,仍有四逆、腰膝酸软、恶风寒、大便溏,以桂枝加龙骨牡蛎汤合茯苓四逆汤调理而安。(李赛美,曾纪斌. 李赛美六经辨证医案 [M]. 北京:中国中医药出版社,2019.)

（八）结胸证

热实结胸证

（1）大陷胸汤证

【原文】

伤寒六七日,结胸热实,脉沉而紧,心下痛,按之石鞕者,大陷胸汤主之。（135）

大陷胸汤方

大黄六两（去皮） 芒消一升 甘遂一钱匕

上三味,以水六升,先煮大黄取二升,去滓,内芒消,煮一两沸,内甘遂末,温服一升,得快利,止後服。

【释义】

结胸证可因表证误下,表邪内陷所致,也可未经误治,表邪入里化热与水相结而成。伤寒数日,未经误治,因素体阳气偏盛,表邪传里化热而表证已罢,热陷胸中,与水饮互结成实,故称"结胸热实"。这里"结胸"言病位,"热实"讲病性。热与水结于里,反映在脉象上,则是"沉而紧",沉脉候里而主水,紧脉为邪实而主痛。水热互结于胸膈,气血阻滞不通,故见心下痛。按之石硬,"石硬"言病变部位触之有坚硬、胀满之感,形容肌肉紧张特甚。典型的大结胸证，临床表现是"脉沉而紧、心下痛、按之石硬"，称为"结胸三症"。此外当有便秘、心中懊侬、短气烦躁、舌燥而渴、但头汗出、日晡所潮热等症。

本方名曰陷胸，如成无己所说："结胸为高邪，陷下以平之，故治结胸曰陷胸汤。"方中甘遂味苦性寒，峻逐水饮，大黄味苦性寒，泻热荡实，芒硝味咸性寒，软坚破结，三药相合，具有峻下逐水，泻热破结之功。

本方先煮大黄，去滓，后纳芒硝，待溶化后，用药汁送服甘遂末。因本方泻下峻猛，故应中病即止，谨防过剂伤正。所谓"得快利，止后服"。

【辨治思维与要领】

本证的病机是水热互结于胸膈脘腹，主症是心下硬痛拒按，甚则从心下至少腹硬满疼痛不可近，伴见短气，心烦，但头汗出，稍有潮热，口渴，大便秘结，舌苔黄腻或黄厚而燥，脉沉紧等。治法是泻热逐水破结。

本方所治证情急重，既要防止攻伐过度，损伤正气，又要及时峻下祛邪，以免留邪为患。临床运用本方当随病情灵活掌握，可采用汤剂或散剂口服，或自胃管注入。但因泻下峻猛，有些患者会有腹痛加剧、下利频频的表现，此时应中病即止，不可久服。

【临床应用】

现代临床本方用治急性胰腺炎、急性腹膜炎、上消化道穿孔、急性胆囊炎、化脓性阑尾炎、急性肠梗阻、结核性腹膜炎、肠扭转以及肝硬化腹水、肾炎、渗出性胸膜炎、卵巢囊肿、流行性出血热等，病机属于中医热邪与水饮互结而正气不虚者。

（2）小陷胸汤证

【原文】

小结胸病，正在心下，按之则痛，脉浮滑者，小陷胸汤主之。（138）

小陷胸汤方

黄连一兩　半夏半升（洗）　栝樓實大者一枚

上三味，以水六升，先煮栝樓，取三升，去滓，内諸藥，煮取二升，去滓，分溫三服。

【释义】

本条论述小陷胸汤证的病机和证治。本证病变范围局限，病情轻浅，且病势较缓，故称"小结胸病"。"正在心下"说明病变范围仅局限于心下胃脘部。"按之则痛"，心下硬满，按之始痛，不按则不痛。其"脉浮滑"，浮主阳热之邪，滑主痰热之邪，属痰热互结，聚而未深，病势轻浅之象。浮滑之脉既揭示了小结胸病的主脉，又提示了其病机。除上述主症之外，亦可伴见胸膈满闷、咳吐黄痰、恶心呕吐、舌红、苔黄或黄腻等症。

本方以化痰开结为主，清热为辅。方中黄连苦寒，清泻心下热结，半夏辛温，善涤心下痰饮，瓜蒌实甘寒滑润，清热化痰开结而兼润下，导痰浊下行，既能助黄连以清热邪，又可协半夏化痰开结。三药合用，苦能泄热，辛能散结，痰热各自分消，结滞得以开散。

小结胸病与大结胸病类似，皆属热实结胸，但二者在病位、症状、病势及治疗上均有不同。大结胸病为水热结聚深在胸腹，病位以心下为主，可波及两胁，亦可下至少腹，上及胸肺、颈项。症状可见心下硬满疼痛，不可触近，脉沉紧。其病重势急，治宜泻热逐水，方用大陷胸汤或丸。小结胸病为痰热互结，病位局限于心下，部位表浅，可见心下硬满、按之则痛、脉浮滑等症。其病轻势缓，治宜清热化痰开结，方用小陷胸汤。大、小陷胸汤两方皆由三味药组成，但二者有大小、轻重、缓急之分。大陷胸汤用大黄泻热荡实，小陷胸汤用黄连清泻心下热结，虽均可清泻邪热，但强弱有异；大陷胸汤用甘遂峻逐水饮，小陷胸汤用半夏化痰涤饮、逐水泻利与化痰散结，自是轻重有别；大陷胸汤用芒硝软坚开结润下，小陷胸汤用瓜蒌实清热涤痰，润滑导下，虽同属泻利之剂，而缓急攸分。由此看出，邪有微甚，则药有缓峻，证有轻重，故方有大小，充分体现了仲景处方用药随证出入，法度严谨。

【辨治思维与要领】

本证的病机是痰热互结心下。主症是心下硬满，按之疼痛，胸闷喘满，咳吐黄痰，舌红，苔黄腻，脉浮滑。治法是清热化痰开结。

本病病位为心下，后世分析乃属剑突下胃脘部，但不拘泥于此，可向上影响肺气，肺失宣降，则咳痰、喘鸣并作；向下涉及胃，胃气不降，则呕恶兼见。临床上可在辨证的基础上配伍宣肺理气和胃之品，灵活使用。本方药性平和，清热化痰散结疗效可靠，故临床运用范围十分广泛。

【临床应用】

现代临床本方用治急慢性胃炎、食管炎、胃及十二指肠溃疡、胆囊炎、胸膜炎、肺心病心衰、急慢性支气管炎、急慢性肺炎、肺炎恢复期、冠心病、心肌炎等，证属痰热互结者。

（九）痞证

1. 热痞证

（1）大黄黄连泻心汤证

【原文】

心下痞，按之濡，其脉關上浮者，大黄黄連瀉心湯主之。（154）

大黄黄連瀉心湯方

大黄二兩　黄連一兩

上二味，以麻沸湯[1]二升漬之，須臾，絞去滓，分溫再服。臣億等看詳大黃黃連瀉心湯，諸本皆二味，又後附子瀉心湯，用大黃、黃連、黃芩、附子，恐是前方中亦有黃芩，後但加附子也。故後云附子瀉心湯，本云加附子也。

傷寒大下後，復發汗，心下痞，惡寒者，表未解也。不可攻痞，當先解表，表解乃可攻痞，解表宜桂枝湯，攻痞宜大黃黃連瀉心湯。（164）

【注释】

[1] 麻沸汤：沸水。

【释义】

154 条重点论述热痞脉证特征。心下为胃脘部，"心下痞"即病人自觉胃脘部有堵闷痞塞之感。濡，通软，"按之濡"是辨证的眼目，按之柔软不痛，乃气机痞塞所致，而非痰水实邪结聚，与心下硬，按之痛的结胸证显然有别。其脉"关上浮"，关脉以候中焦，浮主阳热在上，系无形之邪热壅聚胃脘。本条只举一脉一症，述证精练，临证患者除自觉心下痞塞，堵闷不适，按之柔软而不痛或有轻微疼痛外，尚可见心烦、口渴、吐衄出血、小便赤、大便不爽、舌红、苔黄等症。

164 条论热痞兼表不解的治法。表里同病的治疗原则，当据表里证情的轻重缓急而定。通常里证不急者，当先表后里；里证危急时，可先里后表；表里均不甚急时，可表里同治。本证误汗表证未除且邪热内陷，结于心下，痞塞气机，形成心下痞，是热痞而兼表不解。此里有痞证，外有表邪，里证不甚急，故宜先表后里。故曰："不可攻痞，当先解表，表解乃可攻痞。"若表未解而先攻痞,可引邪深入,易生变证。先以桂枝汤解表,表解后,再以大黄黄连泻心汤清热泻痞。

大黄黄连泻心汤方药物组成,按林亿等方后注及考《千金翼方》等记载,当有黄芩为是。方中大黄苦寒,泻热和胃开结,黄连苦寒,清心胃之火,黄芩苦寒,泻中焦实火。三药合用,共同组成治疗火热邪气痞结于心下的基本方,能除邪热,开痞结,通畅气机,使心下痞闷之证自除。

本方的煎服法尤为特殊,大黄、黄连、黄芩苦寒,气味俱厚,煎服必下攻肠道,今不取煎煮,而以滚沸如麻之汤浸渍短时,去滓温服,是取其气之轻扬,以利于清上部无形之邪热,不取重浊之味,以免于达下泻有形之邪结。其中,大黄是否发挥泻下作用,除煎煮方法以外,还必须注意其用量大小。本方大黄二两,为承气汤之半,重在清热,而不在于泻下,阐发了仲景制方用法之妙。

【辨治思维与要领】

本证的病机是中焦有热,痞塞不通。主症是心下痞,按之濡,心烦,口渴,吐衄,大便秘结,舌红苔黄,关脉浮。治法是泻热消痞。

本方不唯治疗热痞证,凡因邪热实火导致的各种病证,均可用此方或其加减治疗。如《金匮要略·惊悸吐衄下血胸满瘀血病脉证治》所论:"心气不足,吐血,衄血,泻心汤主之。"其中泻心汤方与本方药物组成相同而煎服法不同,此处水煮顿服,取其降火止血之功。此外,后世医家还将此方做丸剂服用或做散剂调服,所及病证较多,应用甚广。

【临床应用】

现代临床本方用治胃食管反流性咽喉炎、功能性消化不良、急慢性胃炎、痢疾、结肠炎、便秘、急性菌痢、消化道出血、胆石症、急性胆囊炎、黄疸性肝炎、急性心血管病、高血压、烧伤、烫伤、肛门周围湿疹、生殖器疱疹、宫颈糜烂、精神分裂、神经性头痛、口腔溃疡、糖尿病、动脉硬化、脑血管意外、面神经麻痹、三叉神经痛、急慢性结膜炎、急性肺出血等,证属热邪壅滞,火邪内盛者。

(2)附子泻心汤证

【原文】

心下痞,而复恶寒汗出者,附子泻心汤主之。(155)

附子泻心汤方

大黄二兩 黄連一兩 黄芩一兩 附子一枚(炮,去皮,破,别煮取汁)

上四味,切三味,以麻沸汤二升渍之,须臾,绞去滓,内附子汁,分温再服。

【释义】

本条论述附子泻心汤证的证候特点及治法。"心下痞"一症承接154条而言,是知此心下痞当属热痞,痞证伴有恶寒汗出,治用附子泻心汤,以方测证,当是表阳虚,卫外不固,失于温分肉、充皮肤、肥腠理、司开合之故。本条与164条颇为相似,皆见心下痞、恶寒等症状,但其机制却有所不同。二者心下痞皆为热痞。乃热壅胃脘,气机痞塞所致。其区别在于彼条为表邪未解,除恶寒之外,当伴有脉浮、发热等表证存在,此条为热痞之症又兼见阳虚之候。附子泻心汤方中大黄、黄连、黄芩苦寒,以清热消痞;附子辛热,温经扶阳而固表。四药相伍,寒温并用,泻热消痞,攻补兼施。

本方煎服法特殊值得重视。沸汤短时浸渍三黄,取其气轻味薄以治上焦之热,多煎附子取其味厚达下以治下焦之虚。生熟有别,分温再服,乃收补泻兼施之功。正如徐灵胎所说:"凡治下焦之补剂,当多煎以熟为主,治上焦之泻剂,当不煎以生为主。"对临证尤具指导意义。

【辨治思维与要领】

本证的病机是中焦有热,气机痞塞,兼卫阳不足。主症是心下痞,恶寒汗出。治法是泄热消痞,扶阳固表。

本方应用范围与大黄黄连泻心汤方相似,为大黄黄连泻心汤证又见阳气不足,寒热错杂,虚实互呈等症。本方寒温并用,补泻兼施,临证运用广泛。

【临床应用】

现代临床本方用治胃及十二指肠溃疡、结肠炎、胃脘痛、慢性痢疾、便秘、上消化道大出血、原发性高血压、脑血管意外、神经性头痛、慢性肾衰竭,证属邪热内盛,气机痞塞又兼卫阳不足者。

2. 寒热错杂痞证

(1)半夏泻心汤证

【原文】

傷寒五六日,嘔而發熱者,柴胡湯證具,而以他藥下之,柴胡證仍在者,復與柴胡湯。此雖已下之,不爲逆,必蒸蒸而振[1],却發熱汗出而解。若心下滿而鞕痛者,此爲結胸也,大陷胸湯主之。但滿而不痛者,此爲痞,柴胡不中與之,宜半夏瀉心湯。(149)

半夏瀉心湯方

半夏半升(洗) 黄芩 乾薑 人參 甘草(炙)各三兩 黄連一兩 大棗十二枚(擘)

上七味,以水一斗,煮取六升,去滓,再煎[2]取三升,温服一升,日三服。

【注释】

[1]蒸蒸而振:蒸蒸,这里指正气由内向外之势。振,指周身振动,即战汗的具体表现。

[2]煎:将液体加热浓缩的过程。西汉扬雄《方言》云:"凡有汁而干谓之煎。"

【释义】

本条阐述了误下少阳形成的柴胡汤证、陷胸汤证及泻心汤证的三种不同转归与证治。

其一,柴胡汤证仍在。伤寒病在表,至五六日,呕与发热并重,据101条"柴胡证,但见一证便是,不必悉具"所言,此属太阳表邪已传入少阳,故曰柴胡证具,当以柴胡汤和解其邪,而反误用攻下,所幸正气较强,病未因误下致变,故仍以小柴胡汤和之。正气得药力之助而奋起抗邪,尽管仍然能够发热汗出而解,但却"蒸蒸而振",即后世所称"战汗"现象。

其二,变为大陷胸汤证。若其人素有水饮内停,邪热内陷,水热互结于胸膈成热实结胸证,表现为胃脘满而硬痛等,治以大陷胸汤,泻热逐水以夺其实。

其三,成为半夏泻心汤证。若误下后,脾胃之气受损生寒,少阳邪热乘虚内犯,致寒热错杂于中,脾胃升降失常,气机壅滞不通,形成胃脘部胀满不适,按之不痛的痞证。痞满在心下,不在胸胁,所以柴胡汤不能再用,治当与半夏泻心汤,辛开苦降,复其脾胃升降之职,寒热除而痞自消。

三证并论,对比说明,意味深长。此仲景示人据证而辨、圆机活法之奥义。其变证非只此三种,绝不可以此而印定眼目。本条痞证叙症过简,仅提及心下满而不痛,参考《金匮要略·呕吐哕下利病脉证治》曰"呕而肠鸣,心下痞者,半夏泻心汤主之",应见有呕吐与肠鸣,又根据生姜泻心汤证、甘草泻心汤证条文记载均有下利，推之本证亦可有下利。

半夏泻心汤方药物组成为小柴胡汤去柴胡加黄连，以干姜易生姜而成。半夏其性辛温质燥体滑，和胃降逆止呕，燥湿开结，为方中主药，合干姜之辛温，能温中散寒，开结消痞。黄芩、黄连苦寒泄降，清热和胃。人参、大枣、甘草甘温补中，助脾胃运化以复升降之职。诸药合用，则痞满得消，清升浊降，吐泻自止。本方辛开苦降甘调，寒温并用，攻补兼施，具有和阴阳，顺升降，调虚实的功用，故亦属和剂，为治痞之良方。去滓再煎，其目的在于浓缩药液使药物性味相合，利于调中。

【辨治思维与要领】

本证的病机是寒热错杂，中焦痞塞，脾胃升降失常。主症是心下痞满而不痛，呕恶，肠鸣下利，舌苔黄白相兼，脉滑数。治法是和中降逆，消痞散结。

"但满而不痛者"之痞证应灵活看待，临床胃脘疼痛症状也可以参照本方治疗。运用本方除辨主症外，还要注意兼夹症，随症加减，可扩大临床治疗范围。

【临床应用】

现代临床本方用治反流性食管炎、非溃疡性消化不良、慢性萎缩性胃炎、幽门螺杆菌相关性胃炎、十二指肠壅积症、溃疡性结肠炎、肠易激综合征、胃及十二指肠溃疡、慢性肠炎、早期肝硬化、心脏神经官能症、口腔黏膜溃疡、口腔扁平苔藓、剥脱性唇炎、寻常性痤疮、荨麻疹等，证属寒热错杂，中焦痞塞，升降失常者。

【医案举例】

张某，男，36岁。素嗜酒，1969年发现呕吐、心下痞闷，大便每日两三次而不成形。经多方治疗，效不显。其脉弦滑，舌苔白。辨为酒湿伤胃，郁而生痰，痰浊为邪，胃气复虚，影响升降之机，则上见呕吐，中见痞满，下见腹泻。治以和胃降逆，祛痰消痞为主。拟半夏泻心汤：半夏12g，干姜6g，黄芩6g，黄连6g，党参9g，炙甘草9g，大枣7枚。服1剂，大便泻下白色胶涎甚多，呕吐十去其七。又服1剂，则痞利皆减。凡4剂痊愈。（刘渡舟. 新编伤寒论类方[M]. 太原：山西人民出版社，1984.）

（2）生姜泻心汤证

【原文】

伤寒汗出解之后，胃中不和，心下痞鞕，乾噫食臭[1]，脅下有水氣，腹中雷鳴[2]，下利者，生薑瀉心湯主之。（157）

生薑瀉心湯方

生薑四兩（切）　甘草三兩（炙）　人參三兩　乾薑一兩　黃芩三兩　半夏半升（洗）　黃連一兩　大棗十二枚（擘）

上八味，以水一斗，煮取六升，去滓，再煎取三升，溫服一升，日三服。附子瀉心湯，本云加附子。半夏瀉心湯，甘草瀉心湯，同體別名耳。生薑瀉心湯，本云理中人參黃芩湯，去桂枝、术，加黃連并瀉肝法。

【注释】

[1]干噫食臭：噫，同嗳。即嗳气带有伤食气味。

[2]腹中雷鸣：即肠鸣，形容腹中有辘辘作响的声音。

【释义】

本条论述生姜泻心汤证的病因病机及证候治法。伤寒病在表，汗后表邪虽解，但汗不得法，易致脾胃受损；或素日脾胃虚弱，外邪乘虚内陷，寒热互阻于中，形成痞证。脾胃运化失健，转输不利，水饮内停，谷物不化，留滞而化作馊腐，致气机痞塞较甚，故"胃中不和，心下痞硬"。中焦升降逆乱，浊气不降，则干噫食臭。水气相搏，辘辘作响，故见腹中雷鸣。脾胃虚弱，清气不升，加之水走肠间，则见下利。

本方由半夏泻心汤加生姜四两、减干姜二两组成。因本证胃虚食滞，兼有水饮内停，故重用生姜。生姜味辛性温，温中止呕，去秽恶，散水气，与半夏配伍，具有小半夏汤之意，和胃化饮、降逆止呕之功更强；生姜、半夏与黄芩、黄连合用，辛开苦降，以调理脾胃，复其升降，开其痞结。干姜、人参、大枣、甘草扶中补虚，以运四旁，而斡旋上下，其痞得消。全方"辛开、苦降、甘调"，则水气得宣，谷物得化，中焦升降复常，诸症自除。

【辨治思维与要领】

本证的病机是胃虚水停食滞，气机痞塞。主症是胃中不和，心下痞硬，干噫食臭，胁下有水气，腹中雷鸣，下利。治法是和胃降逆，散水消痞。

本证之心下痞，往往伴见心下高起如拳，腹胀而小便不利，或有下肢轻度浮肿等症。此外本方擅调理中焦脾胃，使升降复常，心肾相交，阴阳相合，不唯治疗痞证。

【临床应用】

现代临床本方用治急慢性胃炎、慢性肠炎、幽门不全梗阻、胃及十二指肠壶腹部溃疡、胃下垂、功能性消化不良、反流性食管炎、肾病综合征、肾衰竭、复发性口腔溃疡、梅尼埃病、眼科术后呕吐、妊娠呕吐、神经性呕吐等，证属脾胃虚弱、水停食滞者。

（3）甘草泻心汤证

【原文】

伤寒中风，醫反下之，其人下利日數十行，穀不化，腹中雷鳴，心下痞鞕而滿，乾嘔心煩不得安，醫見心下痞，謂病不盡，復下之，其痞益甚，此非結熱，但以胃中虛，客氣上逆 [1]，故使鞕也，甘草瀉心湯主之。（158）

甘草瀉心湯方

甘草四兩（炙） 黃芩三兩 乾薑三兩 半夏半升（洗） 大棗十二枚（擘） 黃連一兩

上六味，以水一斗，煮取六升，去滓，再煎取三升，溫服一升，日三服。臣億等謹按：上生薑瀉心湯法，本云理中人參黃芩湯。今詳瀉心以療痞，痞氣因發陰而生，是半夏、生薑、甘草瀉心三方，皆本於理中也。其方必各有人參。今甘草瀉心中無者，脫落之也。又按《千金》并《外臺秘要》，治傷寒食用此方皆有人參，知脫落無疑。

【注释】

[1] 客气上逆：客气，指邪气，即胃虚气逆之意。

【释义】

本条论述了脾胃虚弱，痞利俱甚的甘草泻心汤证病机及治法。太阳伤寒，或是中风，皆病在表，本当汗解，下之误也，故曰"反"。下后损伤脾胃之气，外邪乘虚内陷，致寒热之邪壅遏于胃脘，气机痞塞，升降逆乱，遂成痞证。脾胃虚甚，运化失健，气机痞塞较重，故心下痞硬而满。脾胃失于腐熟运化之力，谷物不化，清浊难别，清阳不升，浊气下流，则腹中雷鸣有声，下利日数十行。浊阴不降，胃中虚气上逆，则"干呕心烦不得安"。心烦与下利同见，正是升降失常，阴阳失调，上热下寒，火炎于上而水注于下的表现。医者误认为水热互结而复用攻下，以致再度虚其脾胃，痞满反而更重，即所谓"其痞益甚"，随之其呕、利等症亦将相应加剧。"此非结热，但以胃中虚，客气上逆，故使硬也"，是对痞利俱甚的自注之句。所谓客气，乃胃中之邪气，治当散结消痞，辛开苦降。但本证因下后脾胃虚甚，故将散结消痞之法，寓于和胃补虚之中。

本方以半夏泻心汤加重甘草用量而成。甘草，甘温补中，独入脾胃，为中宫之补剂，能健脾胃，固中气之虚羸，而缓客气之上逆；佐人参、大枣则补中益气之力更增。半夏辛降和胃，消痞止呕，干姜温中散寒，黄芩、黄连苦寒清热。诸药协和，使虚得以补，热得以清，寒得以温，脾胃健而中州运，阴阳调而升降复，急利得缓，其痞消散而愈。

《伤寒论》载本方无人参，考《金匮要略·百合狐惑阴阳毒病脉证治》用本方有人参，《备急千金要方》《外台秘要》治伤寒食，用本方亦有人参；又半夏泻心汤、生姜泻心汤中皆有人参；再观方后，林亿等谨按"其方必各有人参，今甘草泻心中无者，脱落之也"；加之本证是误下脾胃更虚，痞利俱甚之证，加入人参是为合理，故本方脱落人参之说可从。

甘草泻心汤证、半夏泻心汤证、生姜泻心汤证三证均以心下痞为主症，均可兼见呕吐、下利、肠鸣等症，均以脾胃受损，水湿中阻，升降失职，气机痞塞为病机，三者病机、证候大体相似，但侧重不同，当细为辨别。半夏泻心汤证以胃气上逆为主，故以心下痞、呕逆为主要表现；生姜泻心汤证以夹有水饮食滞为主，故以心下痞硬、干噫食臭为主要表现；甘草泻心汤证以脾胃虚弱为主，故以心下痞硬，下利急迫，水谷不化为主要表现。三者治法均以寒温并用，辛开苦降，和胃消痞为主。半夏泻心汤重在和胃止呕消痞；生姜泻心汤重在宣散水气，和胃消痞；甘草泻心汤重在补虚和胃而消痞。

【辨治思维与要领】

本证的病机是脾胃气虚，痞利俱甚。主症是心下痞硬而满，干呕，心烦不得安，谷不化，下利日数十行。治法是和胃补中，消痞止利。

本证中"痞硬"一证，有如下特征：其一，较"气痞"满胀为重；其二，以心下满而不疼，按之微硬为基本特点，故可称之为痞硬证；其三，临床表现为气的凝聚或消散，起伏不定，中实无物，具有多样性。本方平调寒热，燮理阴阳，不唯治疗痞证，临床运用极为广泛。

【临床应用】

现代临床本方用治急慢性胃炎、胃及十二指肠球部溃疡、慢性胰腺炎、肠易激综合征、食管裂孔疝、便秘、痢疾、严重腹泻导致的低钾血症、急性尿道炎、白塞综合征、复发性口腔溃疡、口腔黏膜溃疡、口腔扁平苔藓、失眠等，证属脾胃虚弱、寒热错杂、中焦痞塞、升降失常者。

3. 其他痞证

（1）痰气痞证（旋覆代赭汤证）

【原文】

傷寒發汗，若吐若下，解後心下痞鞭，噫氣[1]不除者，旋覆代赭汤主之。（161）

旋覆代赭湯方

旋覆花三兩　人參二兩　生薑五兩　代赭一兩　甘草三兩（炙）　半夏半升（洗）　大棗十二枚（擘）

上七味，以水一斗，煮取六升，去滓，再煎取三升。溫服一升，日三服。

【注释】

[1] 噫气：即嗳气。

【释义】

本条论伤寒解后胃虚气逆，心下痞硬的证治。伤寒为病在表，若汗不得法，或经吐下之误，表邪虽解，但误伤脾胃。脾胃运化腐熟功能失常，痰浊壅滞，气机痞塞，故见心下痞硬；胃虚气逆，则噫气不除。

本方中旋覆花苦辛而咸，消痰行水，降气止呕，主治心下痞满、噫气不除。代赭石苦寒，重镇降逆，下气平冲，与旋覆花配伍，意在开结消痰、和胃降逆。生姜和胃散饮，半夏祛痰降逆，配合旋覆花、代赭石降逆止噫。人参、大枣、甘草补中益气，扶正祛邪。诸药合用，共奏泻痞、消痰、镇逆之功。煎煮时须去滓再煎，目的使药液浓缩，药性和合。

本证与生姜泻心汤证均为伤寒误治，脾胃之气受损，而见心下痞硬，噫气之症，组方用药均重用生姜。但二者病机不同，证候各异，治法遂因证而施，当明其异同。旋覆代赭汤证虽噫气而无食臭，亦无肠鸣下利等症，故以补虚消痞下逆气为主；生姜泻心汤证见噫气伴食臭，腹中雷鸣，下利等症，重在和胃散水，消痞止利。

【辨治思维与要领】

本证的病机是胃虚气逆，痰气壅塞。主症是心下痞硬，噫气不除。治法是和胃降逆，化痰下气。

本方运用时应注意生姜与代赭石的剂量比例。生姜须重用以健胃止呕；代赭石宜少用以镇肝降逆，避免大剂量代赭石，因质重而引药力直达下焦，影响疗效。此外，本方尚可调和肝胃，历来医家应用甚广。

【临床应用】

现代临床本方用治急慢性胃炎、胆汁反流性胃炎、胃神经官能症、幽门不全梗阻、胃及十二指肠溃疡、反流性食管炎、肿瘤放化疗后之胃肠反应、胃肠神经官能症、食管梗阻、胃扭转、贲门痉挛、食管贲门失弛缓症、食管癌、胃癌、便秘、眩晕、梅尼埃病、神经衰弱症、脑膜炎后遗症、癔症、急慢性支气管炎、支气管扩张、哮喘、肺气肿、肺心病、咯血、妊娠恶阻等，证属胃气虚弱、痰浊内结、胃失和降者。

（2）水痞证（五苓散证）

【原文】

本以下之，故心下痞，与泻心汤。痞不解，其人渴而口燥烦，小便不利者，五苓散主之。一方云，忍之一日乃愈。（156）

【释义】

本条论水饮致痞的证治。"本以下之，故心下痞"，点明了心下痞由误下所致。不论是热邪壅滞之痞证，还是寒热错杂于中，升降失司之痞证，因证而施以泻心汤，其痞当解。本条药后痞不解，复见小便不利，渴而口燥烦之证，显然并非泻心汤证。因误下重创三焦，气化不利，造成小便不利，水饮内停，水气上犯，逆阻中焦，脾胃升降失司，则"心下痞"。水不化津，口中乏津而渴为口燥，"烦"形容口渴至甚。因其成因为水，故可称"水痞"。治当化气行水，方用五苓散。

"一方云，忍之一日乃愈"，系大字注文，非林亿所云。其说不可一概而论，若病情极轻微，病程短暂，其人忍渴不饮，以待三焦自和，气机调顺，水饮一开，上承下输，其痞亦可自消。但若病情严重，以"忍"之法，俟痞自消，则病重法拙，其痞难以自愈。

【辨治思维与要领】

本证的病机是水气内停，逆阻中焦，气机痞塞。主症是心下痞满，烦渴，小便不利，口干舌燥。治法是化气行水消痞。

五苓散在《伤寒论》中除治疗水痞外还用于治疗蓄水证和寒湿霍乱偏表之证。《金匮要略》用五苓散治疗下焦水逆引起脐下有悸，吐涎沫而癫眩之证；用本方加茵陈，名曰茵陈五苓散，治疗湿热蕴结而湿胜的黄疸等。由此可见，本方外散内利，临床应用极为广泛。

【临床应用】

现代临床本方用治肾炎类水肿、泌尿系感染、尿潴留、尿崩症、充血性心力衰竭、渗出性胸膜炎、急慢性胃肠炎、黄疸性肝炎、肝硬化腹水、梅尼埃病、脑水肿、脑积水、单纯性肥胖症、眼睑非炎性水肿、球结膜淋巴液潴留、青光眼、视网膜水肿等，证属水气内停者。

（十）上热下寒证（黄连汤证）

【原文】

伤寒胸中有热，胃中有邪气，腹中痛，欲呕吐者，黄连汤主之。（173）

黄连汤方

黄连三两　甘草三两（炙）　乾薑三两　桂枝三两（去皮）　人参二两　半夏半升（洗）大枣十二枚（擘）

上七味，以水一斗，煮取六升，去滓，温服，昼三夜二。

【释义】

本条论述表邪入里而致上热下寒的证治。"胸中"与"胃中"指上下部位而言。热邪偏于上，包括胃脘，上至胸膈，故称"胸中有热"。"胃中有邪气"，指腹中有寒邪。脾气受损，寒凝气滞，经脉不和，故腹中疼痛。胸胃有热而气逆，所以欲呕吐；寒热之邪分踞于上下，故腹中痛与欲呕吐同见，亦是热在上而寒在下的标志。之所以胃热肠寒，主要责之于阴阳升降失其常度。阳在上不能下交于阴，则下寒者自寒；阴在下不能上交于阳，则上热者自热。此外，临证还可见有心烦、痞胀、腹泻等症。

本方中黄连苦寒，以清在上之热。干姜辛热，以温在下之寒。桂枝辛温，既可温散下寒，又可宣达上下气机，以清除寒热格拒。半夏辛温和胃，降逆止呕。人参、甘草、大枣之甘温，补脾益气、和胃安中，以复中焦升降之职。诸药合用，共奏平调寒热、和胃降逆、清上温下，升降阴阳之功。

本方即半夏泻心汤去黄芩加桂枝而成。去黄芩之意，在于远寒，加桂枝之旨，使其温通上下而降冲逆。本方只煎一次，采用每日三次，夜里再服二次方式服用，意为小量频服，可避免药后呕吐，利于提高疗效。

【辨治思维与要领】

本证的病机是胃中有热，腹中有寒。主症是欲呕吐，腹痛。治法是清上温下，调和脾胃。

本方如柯韵伯所说，"寒热并用，攻补兼施，仍不离少阳和解之治法耳，此症在太阴、少阳之间，此方兼泻心、理中之剂"；喻嘉言谓之："不问下寒上热，上寒下热，皆可治之也。"故临床运用极为广泛。

【临床应用】

现代临床本方用治急慢性胃肠炎、胆汁反流性胃炎、胃或十二指肠球部溃疡、急慢性胰腺炎、慢性胆道感染、慢性痢疾、慢性结肠炎、慢性腹泻等，证属上热下寒者。

小 结

1. 本节原文 71 条，系统讲述了太阳病及其变证、类似证的辨证论治。太阳病以"脉浮，头项强痛而恶寒"为提纲，根据病变的特性，将其分为太阳本证、变证和类似证，其中本证又可分表里。太阳病以辛温解表为正治法，其中太阳中风证，宜调和营卫，解肌祛风；太阳伤寒证，宜辛温发汗，祛风散寒；太阳轻证，宜辛温小汗。若有兼证，则据证加减，灵活参用其他治法。太阳里证中蓄水证宜化气行水，兼以解表；蓄血证，宜活血化瘀，通下瘀热。

2. 太阳变证，证候复杂，治法难以一律，应"观其脉证，知犯何逆，随证治之"。其中，表里先后缓急原则，对于外感热病之辨治，具有重要指导意义。表里同病，以表证为主者先表后里；以里证为主、为急、为重者先里后表；表里证相对均衡者宜表里同治。

3. 太阳病本证治法不离"汗"字。因感邪有轻重、病程有长短、病情有变化，体质有强弱，疾病有兼夹或素有痼疾，因而太阳病的辨治既有原则性，又有灵活性，体现了病证结合、证变治变的诊疗思维模式。

【复习思考题】

1. 麻黄汤证与桂枝汤证应如何鉴别？
2. 大小青龙汤证的异、同点是什么？
3. 桂枝麻黄各半汤证、桂枝二麻黄一汤证、桂枝二越婢一汤证有何区别？
4. 太阳蓄水证与蓄血证如何鉴别？
5. 变证的治疗原则是什么？应如何理解？
6. 心阳虚证有哪些证候类型，如何辨治？
7. 试述茯苓桂枝甘草大枣汤证、茯苓桂枝白术甘草汤证、茯苓甘草汤证和桂枝去桂加茯苓白术汤证的区别与联系。
8. 真武汤证与苓桂术甘汤证的联系与区别何在？
9. 简述痞证的分类及各类痞证的病因病机，临床表现，治法及方药。

第二节 辨阳明病脉证并治

阳明病是外邪侵袭阳明，致使胃肠功能失常，邪从燥热之化而成的疾病。因其每多见于外感病的邪热极盛阶段，邪正相争激烈，故一般认为其病变性质属里实热证。

阳明多气多血，包括手阳明大肠与足阳明胃二经，以及它们所属的大肠与胃腑。手阳明经脉，从食指外侧循臂上肩，下入缺盆，络肺，下膈，属大肠。足阳明经脉，起于鼻旁，下循鼻外，入上齿中，还出挟口环唇，下交承浆，循颊车，经耳前，上发际至额颅；其分支从大迎穴前方下行到人迎穴，沿喉咙下行入缺盆，向下穿过膈肌，属胃，络脾；其直行者，从缺盆下行，循胸腹至足。二者经脉相连，其腑相通，生理功能十分密切。

阳明与太阴互为表里，足阳明胃与足太阴脾关系密切。胃主燥，主降，主受纳，腐熟水谷；脾主湿，主升，主运化转输。阳明、太阴彼此协调，相济为用，合为后天之本，气血生化之源。

关于阳明病的病理特征，仲景概括为"胃家实"。"胃家"是整个胃肠的总称；"实"是指邪气盛实而言。阳明病的证候主要有两大类型：一为燥热亢盛，肠胃无燥屎阻结，出现身大热,汗出,不恶寒,反恶热,烦渴不解,脉洪大等症,称为阳明病热证。二为燥热之邪与肠中糟粕搏结而成燥屎,腑气不通,出现潮热,谵语,腹满硬痛,或绕脐痛,大便秘结,手足濈然汗出,脉沉实有力,舌苔黄燥,或焦裂起刺等症,称为阳明病实证。

除此之外,阳明病本证还包括以下类型:表证已罢,或热病之后余热未尽,邪热留扰胸膈,出现心烦懊恼不得眠,为栀子豉汤证;阳明病下后,损伤津液,余热未尽,水热互结,为猪苓汤证;还有因胃热约束脾的转输功能,以致脾不能为胃行其津液,胃肠失润而大便硬者,为麻子仁丸证。

阳明病变证也以热证、实证为主:若阳明病热邪不解,与太阴脾湿相合,湿热郁于中焦,热不得外泄,湿不得下行,湿热熏蒸肝胆,而致身黄,发热,小便不利者,为阳明发黄证;也有阳明热盛,深入血分,而见口燥但欲漱水不欲咽,鼻衄等,则是阳明燥热耗血动血的缘故。当然,阳明病也有寒证,如阳明中寒,以吴茱萸汤证为代表。

阳明病的成因主要有三个方面:一为太阳病、少阳病误用发汗、利小便、泻下之法,伤津化燥而转属者,谓之"太阳阳明""少阳阳明";二为太阳伤寒证汗出不彻,表气未和,反伤津液,胃中干燥而成者;三为素体阳旺,或有宿食,或因燥热所感,病证直接从阳明化燥成实者,谓之"正阳阳明"。另外,尚有阴寒证郁久化热,或太阴转归阳明者。

阳明病的治疗原则,主要是清、下两法。阳明热证宜用清法,如栀子豉汤的清宣郁热法、白虎类方的辛寒清热法、猪苓汤的清热利水育阴法。阳明实证宜用下法,如三承气汤的攻下法、麻子仁丸的润下法、蜜煎导等的外导法。需要注意的是,清下实热对于保存津液很重要,但应注意中病即止。若属湿热熏蒸发黄,则宜清热利湿,如茵陈蒿汤之类;若属邪热与宿瘀相结的阳明蓄血证,则宜泻热逐瘀,如抵当汤。不过,对于阳明中寒证,则宜用温中和胃、降逆止呕之法。

一、阳明病纲要

(一)阳明病提纲

【原文】

陽明之爲病,胃家實是也。（180）

【释义】

本条论阳明病的提纲。"胃家"统括胃肠,《灵枢•本输》称"大肠小肠,皆属于胃",是从结构与功能上说明胃与肠腑的关系。"实"为邪实,《素问•通评虚实论》称"邪气盛则实",强调正邪的激烈对抗。

阳明为水谷之海,多气多血之经,主燥热之化。病邪深入阳明,邪从燥化,胃肠燥热亢盛,病变以里热实为特征,即《素问•刺志论》所谓"气实者热也"。阳明病有无形实热与腑实燥结之分。若燥热之邪未与肠中积滞相结,而弥漫于全身,以身大热,口大渴,大汗出,不恶寒,反恶热,脉洪大为主要症状,称为阳明病热证;若阳明燥热与肠中糟粕相结,形成燥屎阻于肠道,以潮热,谵语,手足濈然汗出,腹胀满,疼痛拒按,不大便,脉沉实有力等为主要症状,称为阳明病实证。

(二)阳明病脉证

【原文】

問曰:陽明病外證云何？答曰:身熱,汗自出,不惡寒,反惡熱也。（182）

【释义】

本条论阳明病的外证。阳明病属里热实证，其反映在外的证候叫作"外证"，即所谓有诸内必形诸外之意。阳明病因里热炽盛，蒸腾于外，故见身热。热邪太盛，迫津外泄，故汗自出。不恶寒，是无太阳表证。反恶热，言其里热亢盛，病者有恶热之感。恶热而下一"反"字，说明其与太阳中风表虚证身热汗出恶风寒者不同。本条胃家实是病根，身热汗出，不恶寒反恶热是外证，充分反映出阳明病的本质。无论阳明热证，或阳明实证，都必然具有这些特点。但一般而言，阳明热证热势较高，汗出较多；阳明实证热势往往不高，汗出亦较少，或手足濈然汗出。身热汗出是太阳病、阳明病所共有之症，鉴别的方法，唯在恶寒与恶热。其次，则太阳脉浮，阳明热证之脉多洪大，实证之脉多沉实，如此而已。

【原文】

傷寒三日，陽明脉大。（186）

【释义】

本条论阳明病主脉。伤寒当指广义，非单指太阳伤寒证。三日为约略之数，不必拘泥。阳明为水谷之海，属多血多气之经，故《素问·至真要大论》云"两阳合明"，谓之阳明。阳明主里。外邪入里，侵犯阳明，化热化燥，则病邪势盛，正气抗邪亦呈旺盛之象。里热亢盛，气血奔腾，故脉应之而大。大为阳盛内实之脉，《素问·脉要精微论》谓"大则病进"，是与此义相合。然阳明病有热证与实证之分。如属热证，则脉象多呈洪大滑数；实证则脉象多为沉实有力。故此条脉大应为脉体阔大有力，无论阳明热证或实证，皆以脉大为其共同特征。

二、阳明病本证

（一）阳明病热证

1. 栀子豉汤证

【原文】

陽明病，脉浮而紧，咽燥口苦，腹滿而喘，發熱汗出，不惡寒反惡熱，身重。若發汗則躁，心憒憒[1]**，反讝語。若加溫針，必怵惕**[2]**煩躁不得眠。若下之，則胃中空虚，客氣**[3]**動膈，心中懊憹，舌上胎者，栀子豉湯主之。**（221）

【注释】

[1] 憒憒（kuìkuì，音溃溃）：形容心中烦乱不安之状。

[2] 怵惕（chùtì，音触替）：恐惧的样子。

[3] 客气：指邪气。

【释义】

本条论阳明热证误治后的变证及下后热扰胸膈的证治。本条可分作两段理解。

第一段："阳明病……身重"，说明阳明病的原有证候。阳明病以脉大为主脉。此言浮紧，为阳明脉象之变例。盖里热炽盛，充斥内外，则脉按之而浮；燥热亢盛，正邪相搏，则脉显紧象。阳明热炽，津液损伤，故咽燥口苦；热邪内壅，气机阻滞，肺气上逆，故腹满而喘；热盛伤气，气机不利，因而身重。其发热汗出，不恶寒，反恶热，是阳明外证，为阳明内热炽盛迫津外泄之故，治宜辛寒清热。

第二段："若发汗……栀子豉汤主之"，说明误治后热扰胸膈的证治。阳明病脉浮紧，属里热实证，切不可误作伤寒而妄用发汗。若妄用辛温发汗，则津液愈伤，里热愈炽。热扰心神则躁,心中愦愦然烦乱不安,更兼谵言乱语;若因脉浮紧身重,误认寒湿为患,而施以温针,强发其汗,是以火助热,内劫心神,故有惊恐不安、烦躁不得眠等证。若认腹满为燥实,而轻率攻下,则下后胃中空虚,胃肠伤损,而邪热犹存。热邪乘虚扰于胸膈,则必心烦懊憹,舌上生苔,或黄或白,或黄白相间,治宜栀子豉汤清宣胸膈郁热。

同为栀子豉汤证,太阳病篇所述多因表证误下而热扰胸膈所致,本条乃阳明热证误下,胃中空虚,热扰胸膈所致。两者发病途径虽有内外之别,但基本证候一致,故治法相同。

同为脉浮紧,太阳伤寒之脉浮紧,轻循有余,按之略呈衰减,本条之阳明脉浮紧,轻取有余,按之亦有余也。同时,还须参合其症状,方可断为太阳或阳明之浮紧脉:属太阳者,必发热恶寒,无汗,头身疼痛;属阳明者,必见发热汗出,不恶寒反恶热,咽燥口苦等燥热之象。又少阴有阴阳俱紧之脉,因少阴为里虚寒证,故紧脉与沉而无力并见,不难辨别。

本条前段“咽燥口苦,腹满而喘,发热”与第189条阳明中风脉证类似,但其他症状与病机均有所不同。彼以恶寒、表邪未罢,故名中风,而以下之为戒;此则见不恶寒反恶热,故名阳明病,属腑未成实,热邪散漫,故宜以白虎汤为主治疗。

2. 白虎汤证

【原文】

三陽合病[1],腹滿身重,難以轉側,口不仁[2],面垢[3],讝語遺尿。發汗則讝語。下之則額上生汗,手足逆冷。若自汗出者,白虎湯主之。(219)

白虎湯方

知母六兩　石膏一斤(碎)　甘草二兩(炙)　粳米六合

上四味,以水一斗,煮米熟湯成,去滓,溫服一升,日三服。

【注释】

[1] 三阳合病:即太阳、少阳、阳明三经的证候同时出现。

[2] 口不仁:即口中麻木,言语不利,食不知味。

[3] 面垢:面部如蒙油垢。

【释义】

本条论三阳合病邪热偏重于阳明的证治及禁例。本条有倒装文法,“若自汗出者,白虎汤主之”,应接在“谵语遗尿”下。

此言三阳合病,是有三阳合病之名,而无三阳合病之实,或初为三阳病,目前已成阳明病。因邪热内盛,胃气不畅,气机不利,故腹满。阳明热盛,伤津耗气,则身重难以转侧。此与“风温为病,脉阴阳俱浮,自汗出,身重”(第6条)之病机略同。胃之窍出于口,胃热炽盛,熏灼于上,津液耗伤,则口不仁。足阳明之脉起于鼻旁,循于面部;手阳明之脉起于食指外侧,亦上行面部,今阳明邪热壅滞,熏蒸胃肠浊气,循经上泛,故面部油垢污浊。《灵枢·经别》云“足阳明之正,上至髀,入于腹里,属胃,散之脾,上通于心”,阳明胃热循经上扰,神明不安,而见谵语。热盛神昏,膀胱失约,故见遗尿。里热迫津,向外宣泄,则汗自出。热盛如此,则当有身热、不恶寒反恶热等症,故后文以“若自汗出者”简括证候,承接前文,而申白虎汤之治法。其病机仍为热邪充斥内外,然若以此条与白虎汤诸条对勘,则此条为重证。

本条列举误治致变以申述其禁忌。在上述病情中,若因身重误认为表证,则胃热加重,谵语益甚;若因腹满误认为胃实而妄下之,则津液下竭,阳气无以依附而上越,故额上汗出,手足逆冷,此乃在阳明里热的基础上而见此危象,似可暂用回阳救逆法以治其标,继进甘寒救津法以理其本。

在白虎汤当中，石膏辛甘大寒，配知母辛苦寒滑，二药同用，内清阳明大热，外退肌肤之热。炙甘草、粳米，益胃和中，以免寒凉太过，损伤胃气。诸药相合，共奏清气泄热、生津润燥之功。

【辨治思维与要领】

本证的病机为无形邪热炽盛，充斥内外，主症为发热，汗出，口渴，脉浮滑，治法为辛寒清热，主方为白虎汤。

本方不仅能治疗阳明热证，而且加人参能治疗中暍与消渴，加桂枝可治疗温疟（《金匮要略》）。

【临床应用】

现代临床本方用治流行性乙型脑炎、流行性出血热、肺热喘咳、风湿热痹、不寐、神经官能症、肝硬化腹水、三叉神经痛、干燥综合征、小儿夏季热、小儿湿疹等，辨证为里热炽盛者。

3. 白虎加人参汤证

【原文】

傷寒若吐若下後，七八日不解，熱結在裏，表裏俱熱，時時惡風，大渴，舌上乾燥而煩，欲飲水數升者，白虎加人參湯主之。（168）

白虎加人參湯方

知母六兩　石膏一斤（碎）　甘草二兩（炙）　人參三兩　粳米六合

上五味，以水一斗，煮米熟湯成，去滓，溫服一升，日三服。此方立夏後，立秋前乃可服。立秋後不可服。正月二月三月尚凜冷，亦不可與服之，與之則嘔利而腹痛。諸亡血虛家亦不可與，得之則腹痛利者，但可溫之，當愈。

【释义】

本条论伤寒吐下后热结在里、热盛津伤的证治。伤寒当用汗解，误用吐下之法后，则外邪入里，损伤津液，盘桓数日，邪从燥化，而成阳明热盛津伤之证，并非里热兼表而病不解。热结在里，是本条病机的关键所在。里有热结，充斥于外，故呈表里俱热之象。所谓表热者，是指里热蒸腾，迫津外泄，而有身热汗出，不恶寒，反恶热等阳明外证；里热者，是指阳明热盛，津气受灼，而有舌上干燥，大烦渴不解，欲饮水数升等。其时时恶风，乃汗出过多，津气两伤，卫气不固所致，与背微恶寒的机制略同。针对这种情况，当治以白虎加人参汤。白虎汤本可清阳明之燥热，以存津液，再加人参益气生津，以治烦渴不解。

【辨治思维与要领】

本证的病机为阳明热盛，津气两伤，主症为发热，汗出，舌上干燥而烦而口渴甚，或大烦渴不解，喜冷饮，伴见时时恶风或背微恶寒，治法为辛寒清热，益气生津，主方为白虎加人参汤。

本方以壮热、烦渴、大汗、舌红少津、脉洪大而芤为主要运用指征，甚则有少气懒言、精神疲惫等症。

【临床应用】

现代临床本方用治顽固性发热、焦虑症、糖尿病、热射病等，辨证为阳明邪热亢盛、气阴两亏者。

【原文】

若渴欲飲水，口乾舌燥者，白虎加人參湯主之。（222）

【释义】

本条承第 221 条论阳明热证误下后热盛津伤的证治。阳明无形邪热亢盛，不当下而误下之，不仅邪热未除，而且津气损伤更重，见渴欲饮水，口干舌燥等证，故治以清胃热，益气津，用白虎加人参汤。

4. 猪苓汤证

【原文】

若脉浮發熱，渴欲飲水，小便不利者，猪苓湯主之。（223）

猪苓湯方

猪苓（去皮）　茯苓　澤瀉　阿膠　滑石（碎）各一兩

上五味，以水四升，先煮四味，取二升，去滓，内阿膠烊消，温服七合，日三服。

【释义】

本条承第 221、222 条论阳明津伤水热互结的证治。阳明热证误用下法，热不能除，而津液伤损，又热与水结，蓄于下焦，以致津伤水热互结。阳明余热犹存，反映在外，则脉浮发热。热存津伤，又水热互结，气不化津，故渴欲饮水。水热结于下焦，水气不利，则小便不利，此亦为猪苓汤的主证。故用猪苓汤清热养阴，通利小便。

虽然均有发热，渴欲饮水，但白虎加人参汤证以身大热，汗大出，大烦渴不解为特征，纯属热盛津伤之证，猪苓汤证以发热，渴欲饮水，小便不利为主症，伴见舌红苔少等，病机重点在阴虚水热互结。

本条"若脉浮发热，渴欲饮水，小便不利，猪苓汤主之"，与太阳病篇第 71 条"若脉浮，小便不利，微热消渴者，五苓散主之"，文字十分相近，但病机治法大有不同。盖五苓散证之脉浮微热，为太阳表证未解；小便不利，消渴，由膀胱气化失职，不能化生津液使然；猪苓汤证之脉浮发热，是阳明下后余热未尽；渴欲饮水、小便不利，责之余热伤津，兼水热互结下焦，气化不行故也。

第 221—223 条彼此联系，互为一体，重点揭示阳明清法三证：热在上焦者，清宣邪热；热在中焦者，辛寒清气；热在下焦者，养阴清热。这深刻体现了仲景辨证论治之精神，于临床实际甚为合拍，对后世温病学说的形成与发展也起了十分重要的作用。

在猪苓汤当中，猪苓、茯苓、泽泻甘淡，渗湿利水泄热；阿胶甘平，育阴润燥；滑石甘寒，既能清热，又能去湿通窍而利小便，一物兼二任也。合为育阴润燥、清热利水之剂，对阴伤而水热互结小便不利者尤为适宜。

【辨治思维与要领】

本证的病机为阴伤有热，水热互结，主症为发热，口渴，小便不利，脉浮，或见下利，咳而呕，心烦不得眠，治法为清热利水育阴，主方为猪苓汤。

本方主要用于外感热病经治疗后余热未尽，气化失司，水热互结，阴液受损的病证。

【临床应用】

现代临床本方用治急性肾盂肾炎、慢性肾炎性水肿、糖尿病性肾病、肾功能不全、肾积水、泌尿系结石、小便不利、乳糜尿、血淋、泄泻、肺部感染、咳血、顽固性失眠等，辨证属于阴虚水热互结者。

（二）阳明病实证

1. 攻下法

（1）调胃承气汤证

【原文】

太陽病三日，發汗不解，蒸蒸發熱[1]者，屬胃[2]也，調胃承氣湯主之。（248）

調胃承氣湯方

甘草二兩（炙） 芒消半升 大黃四兩（清酒洗）

上三味，切，以水三升，煮二物至一升，去滓，內芒消，更上微火一二沸，溫頓服之，以調胃氣。

【注释】

[1] 蒸蒸发热：形容发热如热气蒸腾，从内达外。

[2] 属胃：即转属阳明的意思。

【释义】

本条论太阳病发汗后转属阳明腑实的证治。太阳病三日，发汗不解，非表证不解，而是病邪入里化燥转属阳明，形成腑实证。其蒸蒸发热，是里热炽盛，如热气蒸腾，自内达外之象。燥热蒸腾如此，则濈然汗出，不恶寒，反恶热，乃势所必然。故从蒸蒸发热，而断为"胃家实"，当无疑议。然胃家实，未必便是可下之证。承气硝黄之用，重在去胃实，通大便；尤重在彻邪热，抑亢阳。本条举蒸蒸发热而属胃，则腹满、不大便、心烦谵语、舌燥苔黄等症，自必有之。燥热结实，腑气不通，然而未至大实大满程度，故主用调胃承气汤泻热去实，通便和胃即可。

在调胃承气汤当中，大黄苦寒泄热，推陈致新以去实；芒硝咸寒润燥软坚，泻热通便；炙甘草甘平和中，顾护胃气，使攻下而不伤正。三药配伍，有泻热和胃，润燥软坚之功。调胃承气汤有两种服法：一见于太阳病篇第29条，温药复阳后，致胃热谵语，"少少温服之"，以和胃气而泄燥热；一见于阳明病篇第207条，是阳明燥实内结，腑气不通，取"温顿服之"，以泻热和胃，润燥软坚。本条之服法属于后者。

【辨治思维与要领】

本证的病机为燥热内盛，腑实初结（燥坚偏甚，痞满次之），主症为蒸蒸发热，腹满不大便，或心烦谵语，治法为泻热和胃，润燥软坚，主方为调胃承气汤。

【临床应用】

现代临床本方用治习惯性便秘腹胀、急性肠梗阻、粘连性肠梗阻、急性胰腺炎、急性肺炎、急性扁桃体炎、慢性复发性口腔溃疡、流行性腮腺炎、乙脑、败血症、流行性出血热、胃石症、冠心病等，辨证属于燥实内阻者。

（2）小承气汤证

【原文】

陽明病，其人多汗，以津液外出，胃中燥，大便必鞕，鞕則讝語，小承氣湯主之。若一服讝語止者，更莫復服。（213）

小承氣湯方

大黃四兩 厚朴二兩（炙，去皮） 枳實三枚（大者，炙）

上三味，以水四升，煮取一升二合，去滓，分溫二服。初服湯當更衣，不爾者盡飲之。若更衣者，勿服之。

【释义】

本条论阳明病汗多津伤，便硬谵语的证治。阳明病法多汗，热炽汗多是胃燥之因。阳明病，汗出过多，津液耗伤，胃肠干燥，则大便硬结；燥热结实，腑气不通，浊热上扰，故发谵语。主用小承气汤，使腑气一通，燥热得泄，而谵语自止。更莫复服者，是小承气汤虽属攻下之轻剂，然若用之不当，或用而太过，亦有伤正之弊，故而郑重提出：若服药后大便通利，谵语得止，即莫再服，寓有中病即止，勿使过剂之意。

小承气汤由大承气汤去芒硝，减枳、朴药量而成。方中大黄苦寒泻热去实，推陈致新；厚朴苦温，行气除满；枳实苦微寒，理气破结消痞。其不用芒硝者，是本证燥坚不甚；减枳朴用量者，是取其"微和胃气，勿令致大泄下"意。适用于阳明热实燥坚不甚，痞满而实之证。本方煎法取三物同煎，不分先后，故泻热通降之力较为缓和。服药法当视病情之转变以为进退。若初服即大便通，则不必尽剂；若大便不通，则实邪未去，当"尽饮之"，至更衣为度。

【辨治思维与要领】

本证的病机为热实内结，腑气不通（痞满偏甚，燥坚次之），主症为大便硬，腹大满，潮热，心烦，脉滑而疾，治法为泻热通便，行气除满，主方为小承气汤。

【临床应用】

现代临床本方用治肠梗阻、胃扭转、急性腹膜炎、急性胰腺炎、急性胆囊炎、胆道蛔虫、肠伤寒、胃溃疡、胃石症、急性肠胃炎、脑血栓、帕金森综合征，小儿高热、惊厥，支气管哮喘、流脑、乙脑以及荨麻疹、带状疱疹等，表现为大便硬结或不通，腹满胀痛等，证属阳明实热内结者。此外，还可用于外科腹部手术后的调治。不过，本方为攻下之剂，年老体衰、孕妇等应忌用或慎用。

【医案举例】

梁某，男，28岁。诊断为流行性乙型脑炎。病已六日，曾连服中药清热、解毒、养阴之剂，病势有增无减。会诊时，体温达40.3℃，脉象沉数有力，腹满微硬，哕声连续，目赤不闭，无汗，手足妄动，烦躁不宁，有欲狂之势，神昏谵语，四肢微厥，昨日下利纯青黑水。此虽病邪羁踞阳明，热结旁流之象，但未至大实满，而且舌苔秽腻，色不老黄，未可与大承气汤，乃用小承气汤微和之。服药后哕止便通，汗出厥回，神清热退，诸症豁然，再以养阴和胃之剂调理而愈。（陈明，张印生. 伤寒名医验案精选 [M]. 北京：学苑出版社，1998.）

（3）大承气汤证

【原文】

陽明病，下之，心中懊憹而煩，胃中有燥屎者，可攻。腹微滿，初頭鞕，後必溏，不可攻之。若有燥屎者，宜大承氣湯。（238）

大承氣湯方

大黃四兩（酒洗） 厚朴半斤（炙，去皮） 枳實五枚（炙） 芒消三合

上四味，以水一斗，先煮二物，取五升，去滓，内大黃，更煮取二升，去滓，内芒消，更上微火一兩沸，分溫再服。得下餘勿服。

【释义】

本条论阳明病可攻与不可攻的证治。本条"宜大承气汤"句，应接在"可攻"后读，属倒装文法；下半段"腹微满"是承上文而省"阳明病，下之"五字。

阳明病，若属里实之证，自可采用下法。其有一下而愈者，有下而未愈仍需再下者，有下之太过或攻之不当，而转为他证不可再下者。本条分别从两方面进行论述：其一，为阳明病下后，或病重药轻，燥屎未尽；或邪热太甚，复为腑实燥屎之证，故仍可继用下法。症见心中懊𢙐而烦，是下后余邪未尽，热扰神明所致。而能不能继用大承气汤攻下，关键在于有无燥屎，故仲景重点揭示出"胃中有燥屎者，可攻"。既为有燥屎，则必有腹满痛拒按，大便不通，不能食，舌苔黄，脉沉实等症存在，故宜用大承气汤攻下。其二，若下后腹微满，大便初硬后溏，此乃胃热结滞不甚，腑未成实，阳明余邪已成强弩之末，已谈不上有燥屎，故曰"不可攻之"。

阳明病下后，心中懊𢙐，有因燥屎未尽，浊热上扰，而复用下法者，如本条；亦有邪热未尽，扰于胸膈，而施以清法者，如第228条"阳明病下之，其外有热，手足温，不结胸，心中懊𢙐，饥不能食，但头汗出者，栀子豉汤主之"。此为下后，有形之实邪已去，而无形之邪热未尽，留扰胸膈，以心中懊𢙐为主症。内无实滞，故云"不结胸"，亦无腹满硬痛，便秘等症，故唯从清宣立法，栀子豉汤主之。

大承气汤即调胃承气汤与小承气汤合方去甘草而成。方中大黄苦寒，酒洗，泄热去实，推陈致新；芒硝咸寒，润燥软坚，通利大便；厚朴苦辛温，行气除满；枳实苦微寒，破气消痞。病重势急，故不宜甘草之甘缓。四药为伍，相辅相成，具有攻下实热、涤荡燥结之效用。用于实热结聚、痞满燥实坚俱甚之阳明腑实证最为适宜。本方先煎厚朴、枳实，去滓后再入大黄，最后纳芒硝（今临床运用多取冲服），是后下者气锐而先行。意欲芒硝先行润燥软坚，继以大黄通腑泻实，再以枳、朴除其胀满，以利于破实攻泻。大便通利后停服，是勿使太过伤正。

承气三方皆为苦寒攻下之剂，专为阳明腑实而设。此病随燥热内实程度不同而有轻重缓急之分，故其组方法则亦有不同。调胃承气汤重在泄热，痞满次之，故芒硝用量倍重于大黄，以泻热润燥软坚，因痞满不显，故不用枳、朴，而代之以甘草，以和胃气。小承气汤重在通腑，故少用枳、朴，而不用芒硝。大承气汤泄热与通腑之力俱重，用于燥热内结，腑气不通皆重者。不过，峻下之功未必尽在硝黄。硝黄虽能泻热荡实，但行气破滞、消痞除满之力稍逊，故重用枳、朴破其壅滞，复以硝黄攻其燥结，以达到泻热实、消痞满之目的。此即大承气汤中枳朴之量重于小承气汤，而芒硝之量轻于调胃承气汤之理。

【辨治思维与要领】

本证的病机为阳明腑实，燥屎阻塞，痞满燥实俱重。主症为潮热，手足濈然汗出，心烦甚或谵语，腹胀满痛，喘冒不得卧，大便秘结或热结旁流，舌苔黄厚焦燥，脉沉实有力。治法为峻下燥结，荡涤热实。主方为大承气汤。

【临床应用】

现代临床本方用于急危重症之救治，如肠梗阻、急性胰腺炎、急性胆囊炎、急性黄疸性肝炎、急性阑尾炎、急性腹膜炎、急性坏死性肠炎、胆石症、肝硬化腹水、胆道蛔虫症、肺炎咳喘、急性胃扩张、脑血管意外、精神病、乙脑、肝昏迷、流行性出血热、急慢性肾炎、尿毒症、泌尿系结石症、急性结膜炎、角膜炎、急性咽喉炎、扁桃体炎、口腔溃疡，以及猩红热、麻疹、疟疾、食物中毒等，辨证属于阳明热盛，燥结成实者。不过，本方为攻下峻剂，老人、小儿、孕妇与体质弱者当慎用或禁用；在急腹症当中，机械性肠梗阻、绞窄性肠梗阻、肠穿孔、肠坏死、肠出血等禁用。

【原文】

病人小便不利，大便乍難乍易，時有微熱，喘冒[1]不能卧者，有燥屎也，宜大承氣湯。（242）

【注释】

[1] 喘冒：即气喘而头昏目眩。

【释义】

本条论阳明燥屎内结，喘冒不得卧的证治。阳明病腑实，一般是小便利，大便硬，如第105 条"若小便利者，大便当硬"，第 251 条"须小便利，屎定硬，乃可攻之"即是。今小便不利，大便乍难乍易，此为何故？盖本条病证重点还在"有燥屎也"。阳明里实，燥热与糟粕相合，形成燥屎，腑气不通，故大便乍难。燥热结实，大气不行，津液耗损，然未至枯竭程度，部分津液尚能反流于肠，则所结之燥屎，尚有部分得以稍润，故小便不利时，大便乍易。燥屎阻结，热邪深伏于里，难以透发于外，故时有微热。腑气不通，燥热上迫于肺则喘。冒者，热邪上逆，扰乱清官之地也。喘冒俱甚，故不能卧寐。既有燥屎，则腹满痛、烦躁等症亦可存在，故可用大承气汤攻下。

关于"大便乍难乍易"，有注家作大便坚与不坚解者。其坚结者，则始终难下，故曰"乍难"，其未坚者，或有可通之时，故曰"乍易"。亦有注家作热结旁流解者，如钱天来说："乍难，大便燥结也；乍易，旁流时出也。"

【原文】

傷寒六七日，目中不了了[1]，睛不和[2]，無表裏證[3]，大便難，身微熱者，此爲實也，急下之，宜大承氣湯。（252）

【注释】

[1] 目中不了了：视物不清楚。

[2] 睛不和：目睛转动不灵活。

[3] 无表里证：指外无发热恶寒头痛等表证，内无潮热谵语等里证。

【释义】

伤寒六七日，病程较久，然无发热恶寒等表证，则病已不在太阳，即使初感风寒在表，此时亦悉归于里。既归入里，又何言无里证耶？盖其所指，当为无潮热谵语之里证。但病在阳明，证属里热内实无疑。其大便难，身有微热，乃阳明燥热结实之征。若单从表面现象看，表里之证似不太严重，实则阳热燔灼，阴液消亡显露，已出现目中不了了、睛不和之危急重证。《灵枢·大惑论》称："五脏六腑之精气，皆上注于目而为之精，精之窠为眼，骨之精为瞳子……后出于项中。"叶天士《外感温热篇》称："热邪不燥胃津，必耗肾液。"是病至如斯，腑热炽盛已极，胃肾阴液俱竭，精气不能上注于目，目睛失养，故视物不清，眼珠转动不灵活。而病机之关键处，仍在阳热邪实。故治取急下，速从釜底抽薪，以泻阳热之实，而救欲亡之阴液。否则热势炎炎，燎原莫制，预后堪虞。

【原文】

陽明病，發熱汗多者，急下之，宜大承氣湯。（253）

【释义】

本条论阳明病发热汗多，当急下存阴的证治。阳明病，发热汗多，当是在阳明腑实的基础上，见有此类症状。然而，腑实之证多为潮热或身微热，手足濈然汗出，今言阳明病发热，汗出过多，是里热蒸腾，迫津外泄的表现。腑实已成，热极汗多，津液过耗，则不大便、腹满疼痛拒按等，自不待言。当此之时，不急施救治，则热极津涸之候，将接踵而至，凶险之象已隐伏其中，故宜急下，用大承气汤，抑其亢阳，救其真阴，以免燥热燔燎，而危及生命。

发热汗出，为阳明病热证、实证所共有。本条特以发热汗多作为急下的审证关键，须知除发热汗多外，当伴有腹胀满，疼痛拒按，不大便或潮热，谵语等症。若纯为阳明热证发热汗出，而无内实，则是白虎汤所主，断然不可攻下。

【原文】

發汗不解，腹滿痛者，急下之，宜大承氣湯。（254）

【释义】

本条论阳明病发汗不解，津伤燥结，急下存阴的证治。发汗不解，或为太阳表病，发汗太过，津液大伤，邪从燥化，而转属阳明内实，或为阳明误汗，津伤热炽更甚，邪热与肠中糟粕结成燥屎，而成阳明腑实证候。阳明腑实，燥屎阻结，腑气不通，故腹部胀满疼痛，不大便亦自在其中。本条和其他阳明腑实证条文相较，此因发汗津伤，而肠腑燥实则立至，病势发展迅速，若不急于攻下，釜底抽薪，则肠胃气机阻滞，邪实热盛，炎炎莫制，阴液消灼，势急病危矣，故用急下之法，以大承气汤急救其里。

腹满痛为阳明腑实急下证之一，盖阳明胃实，腑气不通，不通则痛也。故辨识本证，全着眼于一个"痛"字。然此疼痛，又当是腹满而痛，拒按，不大便，即第241条所谓"腹满痛者，此有燥屎也"。或因津伤燥结，而伴有身热，口干，舌燥，或潮热，谵语等，故宜急下，泻其燥实以救阴液。本条是发汗后腹满痛，属阳明腑实而用下法者。若发汗后，腹胀满，而尚无里实见证者，则不可下也。如第66条"发汗后，腹胀满者，厚朴生姜半夏甘草人参汤主之"，即是其例。可见临证治病，要在识别主症，并须脉证合参，方可明白无误。

阳明三急下之叙证不同，但都体现了一个"急"字。其中，以第252条尤为严重。第253、254条稍有差别，然同为里热炽盛，津液耗伤，腑实已成，且阳热呈亢盛之势，阴液有消亡之虞，故治宜急下，即所谓扬汤止沸，不如釜底抽薪。否则，阳热亢极，邪火燔灼，燎原莫制，措手不及，危亡立待。由是观之，急下的目标是阳明燥热，急下之目的则在于保存欲竭之阴液，故被后世誉为"急下存阴法"。再者，急下三证脉证固多凶险，但为防患于未然，病情即使还不甚凶险，只要伤津骤急之势已经显露，亦可放胆攻下，以阻止病情恶化。三急下证，虽曰急下，然毕竟津气已伤，当须慎重，仲景所谓"宜大承气汤"，"宜"字即示人可根据病情之变化，于大承气汤中斟酌取舍也。

【原文】

腹滿不減，減不足言，當下之，宜大承氣湯。（255）

【释义】

本条论腹满当下的证治。本条所论是辨阳明腑实当下的重点之一。腹满不减，减不足言，是谓腹满严重，终日不减，即令有所减轻，然程度亦甚微，不足以言减。病为阳明腑实，腑气不通，气机壅滞，故有此大实大满之候。既属内实腹满，则腹痛拒按，大便不通，舌苔黄厚干燥等症亦可相兼出现，故宜大承气汤，以下其满实。

腹满有实热与虚寒之分。虚寒腹满者，里无实邪，其胀满虽盛，而时有所减，喜温喜按，舌淡苔白，脉象缓弱，即《金匮要略·腹满寒疝宿食病脉证治》谓"腹满时减，复如故，此为寒，当与温药"是也。此与本条之实热腹满有本质区别，两者成鲜明之对照。

2. 润下法（麻子仁丸证）

【原文】

趺阳脉[1]浮而濇，浮则胃氣强，濇则小便數，浮濇相搏，大便則鞕，其脾爲約，麻子仁丸主之。（247）

麻子仁丸方

麻子仁二升　芍藥半斤　枳實半斤（炙）　大黄一斤（去皮）　厚朴一尺（炙，去皮）　杏仁一升（去皮尖，熬，別作脂）

上六味，蜜和丸如梧桐子大，飮服十丸，日三服，漸加，以知爲度。

【注释】

[1]趺阳脉：即足背动脉，在冲阳穴处，属足阳明胃经。

【释义】

本条论脾约的证治。趺阳脉属足阳明胃经，诊察其脉，可以测知胃气的盛衰。胃主受纳，脾主运化。水液入胃，散布精气，上输于脾，脾得转输，为胃行其津液，则胃肠不燥。趺阳脉浮，是胃气强，该强非强盛之强，系胃中有热也。涩主脾运无力，知脾受制约也。今浮脉与涩脉并见，是胃有燥热，脾土受制，转输失常，故成脾约也。脾既受胃热之约束，则不能为胃行其津液，致使津液偏渗于膀胱，而不得濡润于肠道，故小便数时，大便则硬，主以麻子仁丸润燥通肠。

脾约证属阳明，但与诸承气汤证略有区别。承气汤证属阳明燥化成实，故多有恶热和潮热，谵语，烦躁，腹满硬痛等，其有津伤之象，然非脾失转输，津液偏渗所致，而应责之于邪热炽盛，燥屎内阻，故治在攻泻阳明燥实，其法较峻。脾约证亦有胃热，然不能与承气证之燥热比肩，其病机重点当在胃强脾弱，约束津液，以致肠燥便秘，但腹部无明显的胀满疼痛，饮食如常，即第244条所谓"小便数者，大便必硬，不更衣十日，无所苦也"。故治在润肠滋燥，软坚通便，其法较缓。

麻子仁丸由小承气汤加麻子仁、杏仁、芍药而成。方中麻仁润肠滋燥，通利大便，以为主药。杏仁多脂，既能润肠通便，又能肃降肺气，使气下行，而有益于传导之官。芍药养阴和营血，而缓解急迫。大黄、枳实、厚朴具小承气汤意，功能泄热去实，行气导滞，以解脾家之约束，恢复其转输，为胃行其津液。本方以蜜和丸，是取润下缓行之意。服用时"渐加，以知为度"，是谓病情有轻重，禀赋有厚薄，而投量之多少，当审时度势而定。然多少之间，必以知为度，勿使太过不及。

【辨治思维与要领】

本证的病机为胃强脾弱，肠道失润。主症为大便干结，甚则干如羊屎，但十余日不更衣无所苦，小便频数。治法为润肠滋燥，泄热通便。主方为麻子仁丸。

【临床应用】

现代临床本方用治习惯性便秘、产后便秘、术后便秘、痔疮便秘、急性支气管炎、支气管哮喘、脑血管意外、肾炎等，辨证属于胃热肠燥津亏者。

麻子仁丸虽为润下之剂，但方中小承气汤毕竟为攻下之品，故年老体衰、久病津枯血燥、胃无燥热者，或孕妇等需慎用。

3. 下法辨证

【原文】

阳明病，脉迟，雖汗出不恶寒者，其身必重，短氣腹滿而喘，有潮热者，此外欲解，可攻裹也。手足濈然汗出者，此大便已鞕也，大承氣湯主之；若汗多，微發熱惡寒者，外未解也，其熱不潮，未可與承氣湯；若腹大滿不通者，可與小承氣湯，微和胃氣，勿令至大泄下。（208）

【释义】

本条论阳明病可攻与不可攻及大小承气汤的证治要点。本条可分三段理解。

第一段："阳明病……大承气汤主之"，论大承气汤的证治特点。阳明病，若属热证，其脉多洪大滑数；若属实证，其脉多沉实而大。阳明病，脉迟，为辨证眼目，需注意寒热虚实的鉴别。一般来说，脉迟无力为虚寒，如第195条阳明中寒证；本条脉迟，按之有力，主阳明里实证，是由于阳明燥结，壅滞于里，腑气不通，气血不畅，脉道不利所致。阳明病，见汗出而不恶寒，则知太阳表证已解，邪热归于阳明，汗出乃里热迫津外泄所致。里热壅滞气机，外则影响经脉，经气不利而身重；内则气机不得通降，腑气不通而腹满；气不下行，上逆犯肺则短气而喘。有潮热者，是邪热归于阳明，腑实燥热内结，阳明时分外显之特征。四肢禀气于脾胃，肠胃燥实，邪热蒸迫，津液外泄，四肢为之外应，故可见手足濈然汗出，为燥屎内结之明征。病情至此，已发展为典型的阳明腑实证，病机当是阳明热盛，与糟粕搏结，腑气不通，大便必硬，应当与大承气汤，以攻下里实。

第二段："若汗多……未可与承气汤"，论阳明里实兼表者禁用大承气汤。若阳明里实，见不恶寒、潮热、手足濈然汗出、大便硬等症，可以使用下法。若微发热、恶寒，则是表证未罢，又无潮热，则是腑实未成，宜用先表后里或表里兼顾之治法，不可径自与大承气汤攻下。

第三段："若腹大满不通者……勿令至大泄下"，论腹大满者酌以小承气汤轻下。如果表证已解，腹部胀满显著，大便不通，是病属阳明里实，而以痞满为主。也没有潮热、手足濈然汗出等症，则是里热较轻，燥结不甚，宜用小承气汤轻下，不宜用大承气汤峻下，以免过剂伤正。

概括来讲，本条总结了使用大承气汤的典型脉证以及注意事项。典型脉证如潮热，手足濈然汗出，大便硬，脉迟等。注意事项包括兼有恶寒者，不可攻下；其热不潮者，不可攻下；腹大满不通者，宜用小承气汤微和胃气。阳明病下法之法度，由此体现。

三、阳明病变证

（一）发黄证——湿热发黄证

1. 茵陈蒿汤证

【原文】

陽明病，發熱汗出者，此爲熱越[1]，不能發黃也。但頭汗出，身無汗，劑頸而還，小便不利，渴引水漿[2]者，此爲瘀熱[3]在裏，身必發黃，茵陳蒿湯主之。（236）

茵陳蒿湯方

茵陳蒿六兩　栀子十四枚（擘）　大黃二兩（去皮）

上三味，以水一斗二升，先煮茵陳減六升，內二味，煮取三升，去滓，分三服。小便當利，尿如皂莢汁狀，色正赤，一宿腹減，黃從小便去也。

【注释】

[1] 热越：越有外扬之意，热越即是热邪向外发泄。

[2] 水浆：泛指饮料，如水、果汁、蔗浆之类。

[3] 瘀热：瘀与郁可通用，瘀热即湿热郁滞在里的意思。

【释义】

本条论阳明湿热蕴结在里发黄的证治。阳明病，燥热蒸腾，津液外泄，可见发热汗出，是里热向外发越之象。热既能外越，就不会与湿相合，因而不会发黄。但头汗出，小便不利，是热与湿相合，湿热郁蒸，胶结不解之象。湿热蕴结，热不得越，而熏蒸于上，故见但头汗出而身无汗。湿热相合，郁阻三焦，不得下泄，而见小便不利。湿热交阻，气化不利，津液不布，且热伤津液，故见渴引水浆。湿热郁蒸，瘀热在里，熏蒸肝胆，胆热液泄，胆汁外溢肌肤，则身、目、小便俱黄，黄色鲜明而润泽，称为"阳黄"。据方后注"一宿腹减"，可见本证当有湿热蕴结，腑气壅滞的腹满，大便不畅或秘结，舌红，苔黄腻，脉弦数或弦滑等。既属湿热俱重，蕴结在里，治疗宜用茵陈蒿汤清热泄湿，利胆退黄。

在茵陈蒿汤当中，茵陈蒿、栀子、大黄均为苦寒之品，寒能清热，苦能泄湿，相辅相成，合为清热泄湿、利胆退黄之剂。茵陈蒿苦而微寒，清热利湿，疏肝利胆，是治疗黄疸的专药。栀子苦寒，清热利湿，通三焦而利小便，导湿热从小便而去。大黄苦寒，泄热导滞，推陈致新。方中大黄只用二两，仅及三承气汤方中之半，配伍取义与攻下阳明腑实不同，旨在除瘀热，导湿热由大便而出。三药合用，使二便通利，湿热尽去，如方后注曰："一宿腹减，黄从小便去也。"

【辨治思维与要领】

本证的病机为湿热郁蒸，熏蒸肝胆，兼腑气壅滞。主症为身黄（目黄、身黄）如橘子色，发热，无汗，或但头汗出，身无汗，齐颈而还，小便不利而色深黄，口渴，腹微满，舌红苔黄腻，脉弦数或弦滑。治法为清热泄湿，利胆退黄。主方为茵陈蒿汤。

【临床应用】

现代临床本方用治黄疸性肝炎、胆囊炎、阴道炎、新生儿黄疸、新生儿溶血病等，辨证属于湿热者。

【原文】

伤寒七八日，身黄如橘子色，小便不利，腹微满者，茵陈蒿汤主之。（260）

【释义】

本条论阳明湿热蕴结在里发黄的症状特征。本条应与上条茵陈蒿汤证合参。上条侧重叙述其病因，本条则详述其症状。伤寒七八日，身黄如橘子色，色泽鲜明，当属阳黄，为阳明湿热发黄证。还当伴有身黄，目黄，小便黄等症。湿热郁蒸，不得下泄，故见小便不利。湿热蕴结，腑气壅滞，故见腹微满，或见大便秘结，黏腻不爽等症。治疗当用茵陈蒿汤，清利湿热以退其黄。正如李中梓《医宗必读》中所言"湿热相搏，其黄乃成。然湿与热又自有别，湿家之黄，色暗不明；热家之黄，色光而润"。

2. 栀子柏皮汤证

【原文】

伤寒身黄发热，栀子蘗皮汤主之。（261）

栀子蘗皮汤方

肥栀子十五個（擘）　甘草一兩（炙）　黃蘗二兩

上三味，以水四升，煮取一升半，去滓，分温再服。

【释义】

本条论阳明湿热蕴结，热重于湿发黄的证治。伤寒，身黄，发热，当是湿热相合的阳黄，其黄色鲜明如橘子色。阳明湿热蕴结,熏蒸肝胆,胆热液泄而发黄;阳明湿热郁蒸于外而发热。虽有"发热",而无"汗出",也非"热越"。可见本证的病机特点为湿热蕴结,无形之热重,有形之湿轻。还可伴有心烦懊恼,口渴,舌红苔黄,脉濡数或滑数等症。治疗用栀子柏皮汤清热为主,兼以泄湿退黄。还可酌情加以茵陈蒿、板蓝根、郁金、柴胡等药。因其外无头痛、恶寒等表证,内无腹满,大便秘结等里证,和茵陈蒿汤证、麻黄连轺赤小豆汤证有所不同。

在栀子柏皮汤当中,栀子性味苦寒,善清内热,清泄三焦,通调水道,导湿热从小便而出,且质轻可宣,清利之中又有宣透之功。方中肥栀子十五枚,其用量为论中诸栀子类方之冠,全方主治功用于此可见。黄柏苦寒,善清下焦湿热。炙甘草甘缓和中,并能调和上二药苦寒之性,使其既不损伤脾胃,而又能取得清热退黄之良效。三药相配,清泄三焦,使湿去热除而正安,黄疸自愈。

【辨治思维与要领】

本证的病机为湿热蕴结,热重湿轻,熏蒸肝胆。主症为身黄如橘子色,发热,无汗或汗出不畅,小便不利而色黄,心烦懊恼,口渴,舌红苔黄,脉濡数或滑数。治法为清热利胆,兼泄湿退黄。主方为栀子柏皮汤。

【临床应用】

现代临床本方用治传染性肝炎、钩端螺旋体病发黄、胆囊炎、尿路感染、急性结膜炎等,辨证属于湿热相合、热重于湿者。

3. 麻黄连轺赤小豆汤证

【原文】

傷寒瘀熱在裏,身必黃,麻黃連軺[1]赤小豆湯主之。(262)

麻黃連軺赤小豆湯方

麻黃二兩(去節) 連軺二兩(連翹根是) 杏仁四十個(去皮尖) 赤小豆一升 大棗十二枚(擘) 生梓白皮一升(切) 生薑二兩(切) 甘草二兩(炙)

上八味,以潦水[2]一斗,先煮麻黃再沸,去上沫,内諸藥,煮取三升,去滓,分溫三服,半日服盡。

【注释】

[1] 连轺(yáo,音摇):一说为连翘根,一说即连翘。

[2] 潦(lǎo,音老)水:流动的称行潦,流潦;不动的称停潦,积潦。潦水泛指雨水。

【释义】

本条论阳明湿热发黄兼表的证治。伤寒,指太阳表邪未解,卫闭营郁,当有发热,恶寒,无汗,身痒等表证。瘀热在里,是进一步阐述其病机,指热与湿相合,湿热蕴结在里。湿热郁扰心神而见心烦懊恼,湿无出路,不得下行,而见小便不利。湿热蕴结,熏蒸肝胆,胆热液泄,胆汁外溢肌肤,势必发黄,黄色鲜明而润泽。以方测证,此是湿热发黄兼表之证。治法单纯清利或解表,均非所宜。治疗当以麻黄连轺赤小豆汤,一则宣散表邪,一则清热利湿,表里同治以退其黄。而发汗、利小便均是祛除水湿之途径,也即开鬼门,洁净府之意。

阳明湿热发黄三证,均为阳黄,病机均为湿热蕴结,熏蒸肝胆,胆热液泄,胆汁外溢肌肤。其症可见身、目、小便俱黄,黄色鲜明而润泽。治法清热利湿,利胆退黄。此是其同。其中,茵陈蒿汤证,湿热俱重,胶结不解,兼有阳明闭结,腑气壅滞的特点,故有腹胀满,大便不畅或秘结等症，治法清利之中配合下法而用大黄。麻黄连轺赤小豆汤证，是湿热发黄，兼太阳表邪未解，营卫闭郁，故有发热，恶寒，无汗，身痒等症，多见于发黄证的早期，治法清利之中兼以发汗解表而伍以麻黄、杏仁、生姜。栀子柏皮汤证，外不兼太阳表证，内不兼阳明闭结，以湿热郁蒸，热多湿少为特点，其证发热，心中懊侬，舌红，口渴相对突出，治法主以清泄湿热而重用栀子，此是其异。

麻黄连轺赤小豆汤为表里双解之剂，适用于湿热发黄而又兼有表证。方中麻黄、杏仁、生姜以辛温宣发，解散表邪，同时又利肺气，通调水道，以助行水利湿之效。连翘、生梓白皮苦寒清热。赤小豆甘酸而平，擅长利湿之功。炙甘草、大枣甘平和中。用潦水煎药，取其气味俱薄，不助湿邪，现多用普通水代之。诸药合为解表清热，利湿退黄之良剂。唯梓白皮药房不备，可代以桑白皮，或者再加茵陈蒿。此外，表证一罢，麻黄、生姜等辛温之药就该停用，不宜久服，以免伤津助热。

【辨治思维与要领】

本证的病机为湿热蕴结，熏蒸肝胆，兼表证未解。主症为身黄目黄如橘子色，发热，恶寒，无汗，小便不利而色黄。治法为清热利湿，宣散表邪。主方为麻黄连轺赤小豆汤。

【临床应用】

现代临床本方用治急性黄疸性肝炎、急性肾小球肾炎、急性支气管炎、支气管哮喘、荨麻疹、银屑病等，辨证属于湿热偏表者。

（二）血热证——蓄血证（抵当汤证）

【原文】

陽明證，其人喜忘[1]者，必有畜血[2]。所以然者，本有久瘀血，故令喜忘。屎雖鞕，大便反易，其色必黑者，宜抵當湯下之。（237）

【注释】

[1]喜忘：喜作"善"字解。喜忘即善忘、健忘之意。

[2]畜血：畜同"蓄"，瘀血停留叫蓄血。

【释义】

本条论阳明蓄血的证治。阳明邪热与胃肠宿有的瘀血相结，血不妄行，而成蓄积，即成阳明蓄血证。心主血，主神明，阳明邪热与宿瘀相合，血蓄于下，下实上虚，心神失养，心气失常而见喜忘，正如《素问·调经论》所云"血并于下，气并于上，乱而喜忘"。大便虽硬而反易，且色黑，正是阳明蓄血证的特征。邪热灼伤津液，大便必硬；瘀血离经，其性濡润，与硬便相合，则化坚为润，大便排出反易；大便潜血，其色黑亮如漆。如果是阳明里热证的大便硬，则是病在气分，胃肠燥结，则大便秘结而难下。对于黑色的大便，王肯堂指出"邪热燥结，色未尝不黑，但瘀血则溏而黑粘如漆，燥结则硬而黑晦如煤，为明辨也"，颇有参考意义。本证为阳明蓄血证，治疗宜用抵当汤以泻热逐瘀。

"黑便"一症，在临床上还有脾胃虚寒之证，由于脾不统血，血液不循常道而外溢。此类便血，色黯淡，或黑腻如柏油，也称"远血"，常伴见少气懒言，肢冷畏寒，腹满时减，小便清长，舌淡苔白，脉沉细无力等症，治当温中健脾止血，如黄土汤之类。

蓄血证分为两种。太阳蓄血证，为太阳表邪入里化热，随经入腑，热与血结在下焦，可见少腹急结，或硬满，小便自利，如狂，发狂等症；阳明蓄血证，为阳明邪热与久有之瘀血相结在肠，心神失养，可见喜忘，大便虽硬而易出，其色必黑等症。太阳蓄血多为"新瘀"，阳明蓄血为"本有久瘀血",也即内有"宿瘀"。辨太阳蓄血证关键在于小便利与不利,辨阳明蓄血证关键在于大便黑与不黑、难与不难。虽然二证成因和证候有差异,但病机均为热与血结,症状皆有神志异常,故治疗都可以选用抵当汤以泻热逐瘀。

【辨治思维与要领】

本证的病机为阳明邪热与宿瘀相结。主症为发热,善忘,消谷善饥,大便虽硬而反易且色黑,或六七日不大便,小便自利,脉数等。治法为泻热逐瘀。主方为抵当汤。

（三）阳明中寒证——中寒呕逆证（吴茱萸汤证）

【原文】

食穀欲嘔,屬陽明也,吳茱萸湯主之。得湯反劇者,屬上焦也。（243）

吳茱萸湯方

吳茱萸一升（洗） 人參三兩 生薑六兩（切） 大棗十二枚（擘）

上四味,以水七升,煮取二升,去滓,溫服七合,日三服。

【释义】

本条论阳明中寒欲呕的证治及其与上焦有热的鉴别。食谷欲呕,病位有中焦、上焦之分,病性有寒热之别。据第190条"阳明病,不能食,名中寒"之说,本证当为阳明寒呕。胃阳虚衰,受纳腐熟无权,或寒饮内停,浊阴上逆,则见食谷欲呕。还可伴有不能食,食难用饱,呕吐清涎冷沫,或呕吐物无酸腐气味,舌淡苔白,脉缓弱等症。治疗宜用吴茱萸汤以温胃散寒,降逆止呕。不过,也有上焦有热,胃气上逆而食入口即吐者,如果误用吴茱萸汤之辛温,则是以热助热,必然拒而不纳,反使病情加剧。呕吐一症,寒热之别迥异,临证当参合其他脉证细致辨析。

除本条外,吴茱萸汤在《伤寒论》中的应用尚有第309条"少阴病,吐利,手足逆冷,烦躁欲死者",第378条"干呕,吐涎沫,头痛者"。三条病因脉证尽管不同,而呕为其所共有,病机总属阴寒犯胃,浊阴上逆。

吴茱萸汤具有温中散寒,暖肝和胃,降逆止呕的作用。方中吴茱萸辛苦而热,气味俱厚,主入肝,兼入胃脾,具有温肝暖胃,降逆止呕的功效,为方中主药。重用生姜之辛温,可以温胃化饮,降逆止呕。配以人参之甘温、大枣之甘平,补虚以和中。凡肝胃虚寒,浊阴上逆诸证,皆宜用之。

【辨治思维与要领】

本证的病机为胃中虚寒,浊阴上逆。主症为不能食,食谷欲呕,呕吐清涎冷沫,或呕吐物无酸腐气味,舌淡苔白,脉缓弱等。治法为温胃散寒,降逆止呕。主方为吴茱萸汤。

【临床应用】

现代临床本方用治慢性胃炎、胃窦炎、梅尼埃病、血管神经性头痛、癫痫等,辨证属于肝胃虚寒者。

小 结

1. 本节原文24条,系统讲述了阳明病及其变证的辨证论治。阳明病以"胃家实"为提纲,根据邪热是否与肠中糟粕相结而分为阳明热证、阳明实证,分别宜用清热与攻下之法。阳明热证包括栀子豉汤证、白虎汤证、白虎加人参汤证、猪苓汤证,被柯韵伯称为"阳明起手三法"。阳明实证包括调胃承气汤证、小承气汤证、大承气汤证,而以大承气汤证条文论述最多,要详加辨析。脾约证乃胃热肠燥津亏所致,治宜润肠通便,方用麻子仁丸。湿热蕴结,熏蒸肝胆,为阳明发黄证,包括茵陈蒿汤证、栀子柏皮汤证、麻黄连轺赤小豆汤证。此外,还有血热证、中寒证。

2．阳明腑实,证有轻重,攻下之法,方有大小。仲景对于攻下之法,一般都审慎从事,详加辨析。特别对于一时尚难明辨的病证,先不用大承气汤峻下,而使用小承气汤以轻下里实,或者少与小承气汤作为试探,然后再酌情予以大承气汤,以免贸然攻下徒伤正气。但是如果遇到阳明里实危急重证,如阳明三急下证,则又须釜底抽薪,急下存阴。

【复习思考题】

1．试述阳明病提纲"胃家实"的含义。

2．试述白虎汤证、白虎加人参汤证的证候、病机、治法、方药。

3．猪苓汤证的证候、病机、治法、方药如何?它与五苓散证的证治有何不同?

4．简述三承气汤证的证候、病机、治法、方药,三者如何鉴别?

5．简述脾约证的证候、病机、治法、方药。

6．简述阳明湿热发黄三证的证候、病机、治法、方药,三者有何异同?

7．简述阳明蓄血证与太阳蓄血证之异同。

8．简述吴茱萸汤证的病因、病机、治法、方药。

第三节　辨少阳病脉证并治

少阳包括足少阳胆与手少阳三焦经及其所属的胆与三焦二腑。胆附于肝,内藏精汁而寄相火,主决断,性疏泄,名为"中精之腑",具有生发之气。三焦为躯体之内、五脏六腑之外一腔之大腑,担当着外部躯体与内在脏腑交通的枢纽,主决渎而通调水道,名为"中渎之腑",为全身水液、气机运行之道路。

少阳病的病因有两个方面:一是素体虚弱,抗邪无力,少阳本经受邪。二是因疾病传变所致,如由太阳传入、厥阴转出少阳等。病在少阳,邪气盛,正气虚,但不是虚甚,而是略有不足,少阳病"脉弦细",反映了邪正关系。

外邪侵袭少阳,胆火上炎,枢机不利,则表现口苦、咽干、目眩。或他经感邪,失治误治,耗伤正气,则表现往来寒热、胸胁苦满、默默不欲饮食、心烦喜呕、脉弦细等症。以上诸症,反映了少阳胆火内郁,枢机不利,正气略有不足的邪正关系。治当以和解为主,以小柴胡汤为治疗主方,汗、吐、下三法均属禁忌之列。

邪入少阳,正邪相争,枢机不利,证情常多兼夹,故当据兼杂之证情及其轻重,于和解之中酌用兼汗、兼下等治法。若太阳、阳明、少阳证均见,症状表现身热恶风、颈项强、胁下满、手足温而渴,但三阳经证均不是很典型时,采用"三阳合病,治从少阳",方单用小柴胡汤;若兼太阳证较为典型,如"肢节烦疼"则兼配解肌祛风的桂枝汤,即柴胡桂枝汤;若少阳阳明同病,但阳明并不典型如"大便溏""舌上白苔",单用小柴胡汤和解少阳,疏理气机,则"上焦得通,津液得下,胃气因和"而病解;如兼阳明里实,症见呕不止,心下急,郁郁微烦,或兼潮热,大便硬等,宜和解兼泻里实,用大柴胡汤或柴胡加芒硝汤。若兼三焦气化不利,水饮内停,见胸胁满微结、小便不利、渴而不呕、但头汗出、往来寒热、心烦等症,治宜和解兼化气行水，方用柴胡桂枝干姜汤；若失治误治，邪气弥漫，虚实互见，表里同病，症见胸满烦惊，小便不利，谵语，身重者，治当于和解少阳之中，寓釜底抽薪、温化痰饮、重镇安神之法，与柴胡加龙骨牡蛎汤。

少阳病治疗得法，当表解里和而愈。若失治误治，每多传变，或伤津化燥邪入阳明；或误下伤阳传入太阴；或表里相传而入厥阴。此外，尚有因失治误治，病情迁延，而成结胸、痞证，或耗伤气血，心失所养，胆气虚损，而现心悸烦惊等症者。

一、少阳病纲要

（一）少阳病提纲

【原文】

少陽之爲病，口苦，咽乾，目眩也。（263）

【释义】

本条论少阳病辨证提纲。邪入少阳，病在半表半里，枢机不利，胆火上炎，则见口苦，灼伤津液则咽干。足少阳之脉起于目锐眦，且胆与肝合，肝开窍于目，胆火循经上扰清窍，故目眩。口苦、咽干、目眩三症基本反映了少阳胆气不疏、胆火上炎、经气郁结的病理特点，故作为少阳病的辨证提纲。

少阳位居太阳、阳明之间，病入少阳，已现化热端倪，故现口苦、咽干、目眩等症，不似太阳病仅见头痛、项强等肌表病证。与阳明病相较，少阳病虽有化热之趋，却又不及阳明病邪全入里、化热已极，故未见口渴、便秘等里热"胃家实"之象。

（二）少阳病治禁

【原文】

傷寒，脈弦細，頭痛發熱者，屬少陽。少陽不可發汗，發汗則讝語，此屬胃。胃和則愈，胃不和，煩而悸。（265）

【释义】

本条论少阳病脉证及治禁。少阳病典型脉象为弦细，弦为少阳主脉，细为正气略有不足。外感风寒之邪，首犯太阳，脉当以浮为主。现脉弦细，反映了外感过程中的邪正关系，邪气尚盛，但正气已开始受损，略有不足。

三阳经病皆有头痛发热。若头痛连及项背，发热恶寒而脉浮，为病在太阳，治宜汗解；如前额头痛，发热而脉大，则病在阳明，治宜清下；本条头痛发热，其头痛位居两侧，脉弦细，则为病在少阳。

邪在少阳，胆火上炎，枢机不利，治当和解，方用小柴胡汤，祛邪为主，扶正为辅。若见头痛发热，误从太阳汗以发之，则津液外泄，而"胃中干燥，因转属阳明"。胃肠燥热，上扰心神而谵语。此时，邪已内入阳明，有别于前证"属少阳"。对于误汗"属胃"的转归，提出关键在于胃气"和"与否。所谓"胃气和"，有两种情况：一是热除津复的"自和"，与71条的"令胃气和则愈"、230条的"胃气因和，身濈然汗出而解"机制相同；一是胃热津伤，难以自和，可用泄热和胃之法，如调胃承气汤等。

结合264条分析，仲景提出治疗少阳病当禁用汗、吐、下三法，即《医宗金鉴·伤寒心法要诀》所谓"少阳三禁要详明，汗谵吐下悸而惊"。另179条"少阳阳明者，发汗利小便已，胃中燥烦实，大便难是也"，又补充说明了少阳病还当禁利小便。

二、少阳病本证（小柴胡汤证）

【原文】

傷寒五六日中風，往來寒熱[1]，胸脅苦滿[2]，嘿嘿[3]不欲飲食，心煩喜嘔[4]，或胸中煩而不嘔，或渴，或腹中痛，或脅下痞鞕，或心下悸、小便不利，或不渴、身有微熱，或咳者，小柴胡湯主之。（96）

小柴胡湯方

柴胡半斤　黃芩三兩　人參三兩　半夏半升（洗）　甘草（炙）　生薑（切）各三兩　大棗十二枚（擘）

上七味，以水一斗二升，煮取六升，去滓，再煎取三升，溫服一升，日三服。若胸中煩而不嘔者，去半夏、人參，加栝樓實一枚；若渴，去半夏，加人參合前成四兩半、栝樓根四兩；若腹中痛者，去黃芩，加芍藥三兩；若脅下痞鞕，去大棗，加牡蠣四兩；若心下悸、小便不利者，去黃芩，加茯苓四兩；若不渴，外有微熱者，去人參，加桂枝三兩，溫覆微汗愈；若咳者，去人參、大棗、生薑，加五味子半升、乾薑二兩。

【注释】

[1] 往来寒热：即恶寒与发热交替出现。

[2] 胸胁苦满：苦，作动词用。胸胁苦满，即病人苦于胸胁满闷不适。

[3] 嘿嘿（mòmò，音默默）：同默默，即表情沉默，不欲言语。

[4] 喜呕：易呕。

【释义】

本条论少阳病的证治。伤寒或中风，五六日之后，症见往来寒热，胸胁苦满，嘿嘿不欲饮食，心烦喜呕等，表明太阳表证已罢，邪已传入少阳。少阳受邪，枢机不利，正邪相争，正胜则热，邪胜则寒，邪正交争，互有胜负，呈现寒去热来，寒热交替，谓之"往来寒热"。这种热型不同于太阳病的恶寒发热，也不同于阳明病的但热不寒，说明了正气受损，不足。足少阳之脉，下胸中，贯膈，络肝属胆，循胸胁，邪犯少阳，经气不利，故见胸胁苦满。肝胆气郁，疏泄失职，影响情志，则神情默默而寡言；影响脾胃，则不欲饮食。胆火上扰心神则心烦。胆热犯胃，胃失和降则频频欲呕。以上诸症充分反映少阳病胆热内郁，枢机不利，疏泄失常，正气略有不足，胃失和降的病机，治法当和解少阳，方用小柴胡汤。

本条列出了七个"或然"症。此因邪犯少阳，枢机不利，胆火内郁，三焦不利，致其病变影响表里内外，上中下三焦，从而出现诸多或然之症。如邪郁胸胁，未犯胃腑，则仅胸中烦而不呕。邪热伤津则口渴。肝胆气郁，横逆犯脾，脾络不和则腹中痛。少阳胆腑经气郁结较重则胁下痞硬。邪入少阳，影响三焦水道通调，水液代谢失常，若水停心下则悸；水停下焦，膀胱气化失司则小便不利。寒饮犯肺，肺气上逆则咳。至于不渴，身有微热，是津未伤而表未解之症。凡此少阳病或然症，反映了少阳枢机不利，胆热内郁，三焦失畅，脾胃失和，犯肺兼表的病机特点，但病涉少阳，枢机不利，故仍当以小柴胡汤为主加减化裁治之。

小柴胡汤为和解少阳之代表方。方中柴胡味苦而气质轻清，多用根，可疏少阳之郁，畅达气机；黄芩苦寒，气味较重，能内泄少阳胆腑邪热。柴芩合用，外透内泄，和解表里。半夏、生姜共用，和胃降逆止呕。人参、炙甘草、大枣甘温益气和中，扶正祛邪。本方寒温并用，升降协调，攻补兼施，有和解少阳，疏利三焦，条达上下，宣通内外，和畅气机之功，融祛邪扶正、木土同治于一体,为和解之良方。

对于诸多或然症,仲景又在小柴胡汤基础上适当加减:如"胸中烦而不呕",为邪热扰胸,未见胃气上逆,故去半夏,并去甘壅之人参,加栝楼实以清心除烦。若"口渴",是邪热伤津,故去温燥之半夏,增人参以益气生津,并加栝楼根(天花粉)清热生津。如"腹中痛",则土被木乘,脾络失和,去黄芩之苦寒,加芍药和络缓急以止痛。如"胁下痞硬",是少阳经气郁遏较甚,去大枣之甘壅,加牡蛎软坚散结,消滞除痞。如"心下悸,小便不利",是三焦决渎失职,水饮内停,去苦寒之黄芩,加茯苓淡渗健脾。如"不渴,外有微热",是太阳表邪未除,无里热伤津之象,去人参之补益以防留邪,加桂枝以解外。如"咳者",属寒饮犯肺,去人参、大枣之甘温,以干姜易生姜以温肺散寒化饮,并加五味子敛肺止咳。

【辨治思维与要领】

本证的病机是邪犯少阳,枢机不利,胆火内郁兼正气略有不足。主症是往来寒热,胸胁苦满,默默不欲饮食,心烦喜呕,口苦,咽干,目眩,脉弦细等。治法是和解少阳,适当扶正,降逆和胃。

本方的退热效果明显,适用面广,男女老少均可。对于外感后,出现有正气亏虚迹象的,尤为适合。本方也具有疏理气机,健脾和胃的作用,使用时宜适当减少柴胡的用量。

后世医家秉承仲景之法,根据本方证的病机特点,发展创制出许多著名方剂如柴胡陷胸汤、柴苓汤、柴葛解肌汤等。临床无论外感或内伤,凡与少阳病位相关,且以枢机不利、气郁化火为特征者,皆可以本方化裁治之。

【临床应用】

现代临床本方多用治胆汁反流性胃炎、急慢性肝炎、胆石症、胰腺炎、支气管炎、神经官能症、抑郁、甲状腺功能亢进、糖尿病、更年期综合征等,证属邪犯少阳、胆火内郁、枢机不利者。

【原文】

血弱氣盡,腠理開,邪氣因入,與正氣相搏,結於脅下。正邪分爭,往來寒熱,休作有時,嘿嘿不欲飲食。藏府相連,其痛必下,邪高痛下,故使嘔也,小柴胡湯主之。服柴胡湯已,渴者,屬陽明,以法治之。(97)

【释义】

本条论少阳病的病因病机及转属阳明的证治,本条可分三段理解。

第一段:"血弱气尽……结于胁下",论述少阳病的病因。"血弱气尽,腠理开"言明患者气血虚弱,肌腠疏松,卫阳不固,邪气内犯少阳,正邪相搏,结于胁下。胁下是少阳所主之位,邪结于此,发为少阳病。揭示少阳病邪气盛,正气略有不足的局面。

第二段:"正邪分争,往来寒热……故使呕也,小柴胡汤主之",论少阳病病理及主治。邪入少阳,正邪交争,各有胜负,邪胜则寒,正胜则热,故见往来寒热,休作有时。少阳受邪,枢机不利,胆气内郁,疏泄不利,情志不畅,则见神情默默。影响脾胃受纳运化,则见不欲饮食。少阳受邪,必然累及相关的脏腑。盖肝胆相连,脾胃相关,肝胆之邪,多犯脾胃。若肝木乘脾,脾络不和,则为腹痛;若胆热犯胃,胃失和降,则为呕逆。从部位来看,胆与两胁之位高,腹与脾胃之位下;从病机而言,少阳之病为本,脾胃之病为标,病从少阳而来,故云邪高;病及脾胃,故云痛下。上述诸证,皆由邪入少阳所致,故以小柴胡汤为主方和解少阳。

第三段:"服柴胡汤已……以法治之",讨论少阳转阳明的证治。服柴胡汤后,若少阳之邪得解,胆腑清利,三焦通畅,则不应见渴。若少阳郁火较盛,或胃阳素旺,服小柴胡汤后出现口渴,属阳明者,当以阳明病之法辨证施治。

【原文】

伤寒,陽脉濇,陰脉弦,法當腹中急痛,先與小建中湯,不差 [1] 者,小柴胡湯主之。(100)

【注释】

[1] 不差:"差"即"瘥",这里指发热不瘥。

【释义】

本条论少阳兼里虚寒证,宜先补中缓急,后和解少阳的治法。阳脉涩,是指脉浮取而涩,示气血不足;阴脉弦,是指脉沉取而弦,弦主少阳病,又主痛证。腹中急痛见此脉,乃脾胃虚寒,气血俱亏,加之少阳之邪乘土所致。此为中焦虚寒而兼少阳证,虚实夹杂。少阳证本可用柴胡汤,但因小柴胡汤性凉,中焦虚寒,气血不足之人,若先投小柴胡汤,恐更伤脾胃,而引邪深入,故宜先补虚,后祛邪。因腹中急痛为虚寒疼痛,故投以小建中汤,调和气血,健运中州,温中止痛,可使中焦虚寒得除,气血恢复。若中焦健运而脉弦不解者,为少阳郁邪未除仍有发热之症,可投以小柴胡汤,和解少阳,畅达枢机。

96 条或然证也有腹痛,乃是肝胆气郁,横逆犯脾,脾络不和所致,是少阳为主,脾虚次之,故以小柴胡汤去黄芩,加芍药,和解少阳兼以和络止痛;本条腹中急痛,以中焦虚寒为本,少阳之邪次之,故先宜小建中汤,温中补虚,缓急止痛,再投以小柴胡汤,和解少阳治其标。可以看出,二者表现相近,但病机有别而治法有异。

【原文】

伤寒中風,有柴胡證,但見一證便是,不必悉具。凡柴胡湯病證而下之,若柴胡證不罷者,復與柴胡湯,必蒸蒸而振,却復發熱汗出而解。(101)

【释义】

本条论小柴胡汤的运用原则及药后战汗而解。宜分为两段理解。

第一段:"伤寒中风……不必悉具",论述小柴胡汤证情的不典型性,亦即小柴胡汤辨证要点及使用原则。不论伤寒或中风,出现小柴胡证,即可遵循"但见一证便是,不必悉具"的原则,从而示人临证应用柴胡汤执简驭繁之法。少阳为病,枢机不利,临床上不易在同一时刻见到全部症状,若必待全部症状出现,有可能会贻误治疗时机,因此提出"但见一证便是"的原则。"有柴胡证"者,指往来寒热,胸胁苦满,默默不欲饮食,心烦喜呕及口苦,咽干,目眩等少阳病见证。"但见一证便是,不必悉具",则进一步说明只要能够通过少阳病主证之一,或一部分主证确认病机相符,便可辨为有少阳证,可选用柴胡汤治疗。

第二段:"凡柴胡汤病证而下之……却复发热汗出而解",论述小柴胡汤证情的曲折性。既是柴胡证,就当用柴胡汤来和解,而不可攻下。若误用下法,当属误治,此时有两种可能:一是邪气内陷,产生变证;二是误下之后,正气尚旺,邪气未陷,柴胡证仍在者,仍可再用柴胡汤。然而服汤之后,可出现蒸蒸而振战,遂发热汗出而解。这种病解的机转,称作"战汗"。产生战汗的原因,在于误下之后,证虽未变,但正气受挫,抗邪乏力,当此之时,服药后正气借药力之助,奋起抗邪,邪正交争剧烈则作战,正胜邪却则作汗而解。

"一证便是,不必悉具"中的"一"与"悉(全部)"是对应的,都是虚数。在"方证相对"条件下抓住少数症状,而不强求症状完全具备,便可果断投以方药。

需要注意的是，"一证便是"是中医的一种重要辨证方法，它是建立在"方证相对"理论基础上的。并非仅限小柴胡汤，其他汤方也可以采用此辨证方法，如桂枝汤。柯韵伯云"如所云头痛、发热、恶寒、恶风、鼻鸣、干呕等病，但见一症即是，不必悉具"。

【原文】

陽明病，脅下鞕滿，不大便而嘔，舌上白胎者，可與小柴胡湯，上焦得通，津液得下，胃氣因和，身濈然汗出而解。（230）

【释义】

本条论阳明少阳同病证治及小柴胡的作用机制，宜分两段理解。

第一段："阳明病……可与小柴胡汤"，论阳明少阳同病的辨证论治。不大便，为阳明病的主症，应考虑阳明病，若伴腹满硬痛、潮热谵语等，则为阳明腑实证已成。今虽不大便，然硬满不在腹，而在胁下，且舌上白胎，知阳明腑实证虽成，但实热尚轻。胁下硬满为邪在少阳，经气不利；呕为胆热内郁，横逆犯胃，胃失和降所致。根据"一证便是"的原则，尽管本条是阳明少阳同病，仍可用小柴胡汤。

第二段："上焦得通……濈然汗出而解"，论小柴胡汤的作用机制。小柴胡汤作为和解剂的代表方，有和解少阳，运转枢机，通利三焦之功效。服汤后，枢机运转，三焦宣畅，上焦气机得通，经气畅达，则胁下硬满可除。津液布达而下，胃气因而和调，则大便自下。胃气和降，则呕逆自除。里气通畅，表气亦顺，营卫津液，运行无阻，则身濈然汗出而解。

三、少阳病兼变证

（一）柴胡桂枝汤证

【原文】

傷寒六七日，發熱微惡寒，支節[1]煩疼，微嘔，心下支結[2]，外證未去者，柴胡桂枝湯主之。（146）

柴胡桂枝湯方

桂枝一兩半（去皮）　黃芩一兩半　人參一兩半　甘草一兩（炙）　半夏二合半（洗）　芍藥一兩半　大棗六枚（擘）　生薑一兩半（切）　柴胡四兩

上九味，以水七升，煮取三升，去滓，溫服一升。本云人參湯，作如桂枝法，加半夏、柴胡、黃芩，復如柴胡法。今用人參作半劑。

【注释】

[1] 支节：支，通肢。支节，指四肢关节。

[2] 心下支结：支，支撑；结，结聚。心下支结，心下如有物支撑而闷结。

【释义】

本条论少阳兼太阳表证的证治。伤寒六七日，当辨邪气是否传变，若见发热微恶寒、肢体骨节烦疼，则知太阳表证未罢，风寒邪气仍留于表；微呕、心下支结，为邪气入少阳，胆热犯胃，经气不利。其言"微恶寒"，提示太阳表证已轻；"微呕"而非心烦喜呕，仅见心下支结而无胸胁苦满，说明少阳证亦不重。可见，本证为太阳表证未解之际，邪入少阳，实属太阳少阳并病。但太阳、少阳之邪均较轻微，故治用桂枝汤与小柴胡汤之合方减半而投之，名为柴胡桂枝汤。

柴胡桂枝汤由小柴胡汤与桂枝汤原方各取 1/2 量合方组成。方用小柴胡汤和解少阳枢机,扶正达邪;用桂枝汤解肌祛风,调和营卫;为太阳少阳双解之轻剂。

【辨治思维与要领】

少阳太阳同病,当分别诊治。太阳证轻微,单纯用小柴胡汤即可,或者小柴胡汤仅加桂枝,如"若不渴,外有微热者,去人参,加桂枝三两";太阳证明显,须小柴胡汤配伍桂枝汤,虽然小柴胡汤退热具有广泛性和通用性,但不能针对肢节烦疼的问题,而这正是桂枝汤的强项。

柴胡桂枝汤乃小柴胡汤与桂枝汤合方,相辅相成。其中桂枝汤调和营卫,为小柴胡汤和解少阳创造有利条件;小柴胡汤和解少阳,则又为桂枝汤解肌祛风奠定基础。

【临床应用】

现代临床本方广泛应用于病机涉及太、少两经的多种病证。如虚人感冒、反复呼吸道感染等外感病;原因不明的胸胁、脘腹与头面、肢体并见型的疼痛;以外感兼情志等夹杂性因素导致的躯体形式障碍、呃逆、精神紧张、汗出过多等。

（二）柴胡桂枝干姜汤证

【原文】

傷寒五六日,已發汗而復下之,胸脅滿微結,小便不利,渴而不嘔,但頭汗出,往來寒熱,心煩者,此爲未解也,柴胡桂枝乾薑湯主之。（147）

柴胡桂枝乾薑湯方

柴胡半斤　桂枝三兩（去皮）　乾薑二兩　栝樓根四兩　黃芩三兩　牡蠣二兩（熬）　甘草二兩（炙）

上七味,以水一斗二升,煮取六升,去滓,再煎取三升,溫服一升,日三服,初服微煩,復服汗出便愈。

【释义】

本条论少阳病兼水饮内结的证治。伤寒五六日,经过汗下之法,证见往来寒热、心烦、胸胁满等症,是邪气内传,病入少阳之征。但又见胸胁满微结,小便不利,渴而不呕,但头汗出,知非纯属少阳,而是兼有水饮为患。

少阳包括胆与三焦。少阳胆气不疏,三焦水道不畅,决渎失职,则水饮内停。水饮复与少阳之邪相结,故胸胁满微结;决渎不通,水液不得下行则小便不利;气化不利,津不上承,或汗下导致津伤,则见口渴;病在三焦,不在胃腑,故而不呕;三焦不畅,水饮内结,阳郁不得外越,上蒸于头,则见头汗出而身无汗。治用柴胡桂枝干姜汤和解少阳,温化水饮。

柴胡桂枝干姜汤由小柴胡汤加减而成。柴胡配黄芩,外疏内清,以和解少阳之邪;因津伤口渴,心烦不呕,故去半夏、生姜;加牡蛎、栝楼根逐饮散结,生津胜热。水饮内结,故去人参、大枣之壅补;饮为阴邪,故以桂枝、干姜通阳化饮,以行三焦,并制黄芩之寒凉。炙甘草调和诸药,且合栝楼根则生津止渴,合桂枝、干姜则辛甘化阳。诸药相合,可使少阳得和,枢机得利,气化以行,阳生津布,诸证悉愈。

【辨治思维与要领】

柴胡桂枝干姜汤证为少阳邪热兼水气内停,表现为发热较重,同时有小便不利等,故和解少阳,温化水饮,临证时需抓住病机和主症。

本方中含有瓜蒌牡蛎散（《金匮要略》）,如此配伍具有生津止渴,软坚散结和通利小便的作用。

【临床应用】

现代临床本方常用于支气管炎、肺炎、慢性肝炎、肝硬化、胆囊炎、慢性胃炎、消化性溃疡、肠易激综合征、神经官能症、更年期综合征、肾盂肾炎、糖尿病、乳腺增生等病症，病机属于少阳火郁水停者。

【医案举例】

梁某，女，23岁，因轻咳，咽部及遍身疼痛，继则高热不退，住市某医院，经骨髓穿刺、淋巴结活检等检查，确诊为"变应性亚败血症"。予以"强的松"等治疗，仍反复发热，历经11个月，遂求中医治疗。现症见：神倦，高热畏风，微汗出，胸背部散见红色丘疹，皮肤划痕症阳性，四肢关节酸楚，咽痛纳少，口涩干但饮少，恶心不呕，大便溏，溲少，舌红苔黄厚腻，脉虚数。39.1℃，咽充血，心肺（－）。血白细胞总数稍高，80%的中性粒细胞可见中毒颗粒。中医拟诊"湿温病"。给予苍术白虎加人参汤、蒿芩清胆汤等多方治疗50天，发热仍在38～40℃。再三揣摩，似属感受时邪，羁留少阳、太阳，复因药物太过，伤及中阳。以大剂柴胡桂枝干姜汤试之：柴胡30g，黄芩12g，干姜3g，桂枝、白芍各20g，炙甘草、白术、炮山甲各10g，苡仁15g，太子参30g，生姜20g，红枣12枚，1剂，水煎2遍，分次饮之。药后翌日皮疹消失三分有二，体温降至38.7℃，大便仍溏。上方加附子5g，续2剂，诸症消失。上方出入共服11剂。改调理剂善后，随访至今无再发。（王致道，余天福. 谈外感高热用大剂量柴胡的体会 [J]. 福建中医药，1995，26（4）：50.）

（三）大柴胡汤证

【原文】

太陽病，過經[1]十餘日，反二三下之，後四五日，柴胡證仍在者，先與小柴胡湯。嘔不止，心下急[2]，鬱鬱微煩者，爲未解也，與大柴胡湯，下之則愈。（103）

大柴胡湯方

柴胡半斤　黃芩三兩　芍藥三兩　半夏半升（洗）　生薑五兩（切）　枳實四枚（炙）　大棗十二枚（擘）

上七味，以水一斗二升，煮取六升，去滓，再煎，溫服一升，日三服。一方加大黃二兩。若不加，恐不爲大柴胡湯。

傷寒發熱，汗出不解，心中痞鞕，嘔吐而下利者，大柴胡湯主之。（165）

【注释】

[1] 过经：指邪气已离本经而传入另一经。

[2] 心下急：指心下部有拘急不舒或急迫疼痛的感觉。

【释义】

103条论少阳兼阳明里实的证治。该条宜分两段来理解。

第一段："太阳病……先与小柴胡汤"，论述太阳病转属少阳误治后少阳证仍在的证治，是小柴胡汤证情曲折性的反映。太阳表证，未能及时恰当治疗，邪气进入少阳，故谓之"过经"，且病程已达"十余日"。少阳证法当和解，禁用汗、吐、下诸法，医者"反二三下之"，当属误治。然所幸患者正气尚旺，误下"后四五日"，小柴胡汤证仍在，故仍可用小柴胡汤和解少阳。从"柴胡证仍在"推测，"过经"后，误下前，应该属于较为典型的少阳病。

第二段："呕不止……下之则愈"，论述少阳兼阳明实热的证治。少阳病或者少阳兼有不典型的阳明病，都宜服用小柴胡汤。但病情发展过程中如出现"呕不止，心下急，郁郁微烦"，这明显不是单纯的小柴胡汤证，而是少阳邪热深入，向里发展，实热结聚，腑气不通，故用和解少阳与泻下实热并行之法。按照《伤寒论》六经本证的辨治大法，应该是小柴胡汤与小承气汤合用，但本证特殊在"心下急"，故用芍药代替厚朴，即大柴胡汤。

165 条补述少阳兼阳明里实另一证型的治法。伤寒表证之发热，多能汗出热退而病解。今"汗出不解"，并伴有心中痞硬，呕吐而下利等，是邪入少阳更兼阳明里实之证。阳明邪热内盛，迫津外泄，故汗出而热不退。"心中痞硬"，成无己《注解伤寒论》作"心下痞硬"，《千金翼方》作"心中痞坚"，《金匮玉函经》作"心下痞坚"，结合 103 条"心下急"可知本条"心中痞硬"即心下胃脘部痞满而硬痛，为邪入少阳、胆热内郁、枢机不利兼阳明里实、腑气壅滞之故。少阳胆热内郁，上犯于胃则呕吐，下迫于肠则下利；然少阳胆热兼阳明实热内结，故其下利必以臭秽不爽、肛门灼热为特点。此证虽下利而燥热里实不去，故治当和解少阳与泻下实热并施，方用大柴胡汤。

大柴胡汤是小柴胡汤去人参、炙甘草，加芍药、枳实、大黄而成。方中柴胡配黄芩和解少阳，清泄郁火；半夏、生姜、大枣和胃降逆止呕；去人参、炙甘草防止补中恋邪。加芍药缓急止痛；大黄、枳实泻热荡实，导滞行气；诸药相合，共奏和解少阳，通下阳明之功，属少阳阳明双解之剂，适用于少阳病兼有阳明里实者。

大柴胡汤与小柴胡汤皆属于和解少阳之方，但有兼用下法与否之别。本方有芍药、枳实、大黄，而无人参、炙甘草，故其清热泻火、疏解破滞之力远胜于小柴胡汤。

【辨治思维与要领】

大柴胡汤证为少阳阳明同病，少阳邪热深入于内，与体内有形之邪结聚，形成少阳邪热盛，阳明腑气不通，治宜和解少阳兼泻下实热。临证时要抓住小柴胡汤证为少阳邪热盛而里实热结聚不重（或无），而大柴胡汤证为少阳邪热盛，同时里实热结聚也较重，在和解少阳的同时泻下实热，病情上大柴胡汤较小柴胡汤更进一步。

【临床应用】

现代临床本方常用于肝炎、胆囊炎、胆石症、急慢性胰腺炎、腹膜炎、胆汁反流性胃炎等消化系统疾病；流行性感冒、肺炎、流行性出血热等外感发热以及 2 型糖尿病等病，病机属少阳兼阳明里实者。其中尤以胰腺炎、胆囊炎效果最佳。

（四）柴胡加芒硝汤证

【原文】

伤寒十三日不解，胸胁满而呕，日晡所发潮热，已而[1]微利，此本柴胡证，下之以不得利，今反利者，知医以丸药下之，此非其治也。潮热者，实也，先宜服小柴胡汤以解外，后以柴胡加芒消汤主之。（104）

柴胡加芒消汤方

柴胡二两十六铢　黄芩一两　人参一两　甘草一两（炙）　生薑一两（切）　半夏二十铢（本云五枚，洗）　大枣四枚（擘）　芒消二两

上八味，以水四升，煮取二升，去滓，内芒消，更煮微沸，分温再服，不解更作。臣億等谨按：《金匮玉函》方中无芒消。别一方云，以水七升，下芒消二合，大黄四两，桑螵蛸五枚，煮取一升半，服五合，微下即愈。本云，柴胡再服，以解其外，余二升加芒消、大黄、桑螵蛸也。

【注释】

[1]已而：不久。

【释义】

本条论述少阳兼阳明燥结里实误下后的证治,宜分为三段理解。

第一段:"伤寒十三日不解……已而微利",论太阳病日久转属成少阳兼阳明燥热证治。"伤寒十三日不解",谓太阳病迁延十余日后,病证犹未解除。证见"胸胁满而呕",是邪传少阳,枢机不利,胆逆犯胃之征;"日晡所发潮热",是邪传阳明,肠中燥实结聚之象。由此可知,证属少阳兼阳明燥热,治宜和解少阳兼泻下实热之法,当投大柴胡汤治疗而解。今患者却见大便"微利",提示另有缘故。

第二段:"此本柴胡证……此非其治也",紧承前文辨析大便"微利"的原因。从"下之以不得利"来看,"此本柴胡证"是指原属少阳兼阳明里实之大柴胡汤证。然用大柴胡汤治疗少阳胆热兼阳明里实,病机相符,药到病除,不应出现随后微利之症。为什么会出现下利?通过追问病史,了解到患者是服用了攻下类的丸药。考汉代攻下丸药有以大黄为主的苦寒泻下剂和以巴豆为主的温热泻下剂两类,少阳兼阳明里实之证服用丸药攻下,虽可暂下阳明胃肠之实,却难除少阳之邪,加之丸剂性缓留中,或以热益热,故虽见大便微利而病仍不解,故曰"此非其治也"。本条可能为后世注释的衍文。

第三段:"潮热者……后以柴胡加芒硝汤主之",论本证的处理步骤及方法。"伤寒十三日不解,胸胁满而呕,日晡所发潮热,已而微利",与"阳明病,发潮热,大便溏,小便自可,胸胁满不去"(229条)从病机上看基本相同,属于少阳阳明同病。如果阳明内热不重,单纯用小柴胡汤和解邪热即可;如果阳明燥热重,热扰心神明显,潮热谵语者,宜和解少阳,泻热润燥,小柴胡加芒硝汤主之。由于二两芒硝泻热润澡的疗效确切,泻下作用明显,故小柴胡汤减为1/3的剂量。

【辨治思维与要领】

本条意在强调少阳阳明合病时,根据阳明燥热的轻重来对证处理。小柴胡汤本身具有和解作用,既可和解少阳,也可以清泻三焦之火热,如果燥热较轻,单用小柴胡汤就可以了。如果燥热较重,潮热谵语,宜用小柴胡汤加芒硝和解少阳,泻热润燥。

(五)柴胡加龙骨牡蛎汤证

【原文】

伤寒八九日,下之,胸满煩驚,小便不利,讝語,一身盡重,不可轉側者,柴胡加龍骨牡蠣湯主之。(107)

柴胡加龍骨牡蠣湯方

柴胡四兩 龍骨 黃芩 生薑(切) 鉛丹 人參 桂枝(去皮) 茯苓各一兩半 半夏二合半(洗) 大黃二兩 牡蠣一兩半(熬) 大棗六枚(擘)

上十二味,以水八升,煮取四升,内大黃,切如碁子,更煮一兩沸,去滓,温服一升。本云,柴胡湯今加龍骨等。

【释义】

本条论少阳邪气弥漫,烦惊谵语的证治。伤寒八九日,误用攻下,正气损伤。致使病入少阳,三焦不利,胆气不舒,邪气弥漫,旁溢他经。表里同病,虚实互见,诸症纷起。少阳之经循胸胁而布胁下,邪入少阳,经气郁结则胸胁满闷;少阳胆火上炎,兼胃热上蒸,故轻则心烦,重则谵语;少阳枢机不利,胆火内郁,决断失职,心神逆乱,故而惊惕恐惧。三焦决渎失职,水道不畅,则小便不利;阳气内郁而不得宣达,三阳经气不利,则一身尽重,不可转侧。总之，本证形成于伤寒误下之后，以邪入少阳，弥漫三焦，心神逆乱为基本病机，故用柴胡加龙骨牡蛎汤和解少阳，通阳泻热，重镇安神。

柴胡加龙骨牡蛎汤是取小柴胡汤之半量，去甘草，加龙骨、牡蛎、铅丹、桂枝、茯苓、大黄而成。方以小柴胡汤和解少阳，运转枢机，清疏胆火，畅达三焦，益气扶正为主体。加桂枝与柴胡相配，外疏而通达郁阳；加大黄与黄芩相配，内清少阳阳明之热；茯苓渗利水道、宁心安神；龙骨、牡蛎、铅丹重镇安神、理怯定惊。诸药合用，共奏和解少阳，通阳泻热，重镇安神，扶正达邪之功。

【辨治思维与要领】

本条少阳邪热弥漫三焦，导致三焦气机和水液运行道路的功能失调，炼液成痰扰心。故用小柴胡汤和解少阳邪热，疏泄气机，苓桂温化水饮，龙牡铅丹重镇安神，大黄釜底抽薪清热涤痰。临床辨证需抓住发热、小便不利、身重和神志异常等症。

【临床应用】

现代临床本方常用于精神分裂症、神经衰弱、神经官能症、血管神经性头痛、梅尼埃病、甲状腺功能亢进、高血压、更年期综合征、经前期紧张综合征、戒断综合征、脑外伤后综合征等病，证属少阳邪热弥漫三焦者。唯方中铅丹有毒，现代医家多以生铁落或灵磁石代之。

小　　结

1. 本节原文 13 条。少阳病既可以是外感病发展的某一阶段，也可以见于一个独立的病证。少阳病邪气盛，正气略有不足，脉弦细反映其邪正关系，小柴胡汤为少阳病正治之方，具有和解少阳，条达枢机的作用。

2. 少阳病除主证之外，还有兼证，故当灵活运用小柴胡汤。少阳病兼有明显的肢节烦疼等，用小柴胡汤合桂枝汤即柴胡桂枝汤。少阳病兼明显的小便不利，宜和解少阳邪热，温化水饮，在柴胡、黄芩基础上加干姜、桂枝、炙甘草、栝楼根、牡蛎，即柴胡桂枝干姜汤。少阳病邪热进一步向里发展，可与有形之邪如肠中糟粕、燥屎、瘀血、恶露经血、痰饮、宿食等相结，形成实热结聚，治宜和解，泻下实热，方用大柴胡汤，即在小柴胡汤的基础上合用小承气汤，因"心下急"，故用芍药代替厚朴以缓急；若不与有形之邪实结聚，燥热严重，表现潮热谵语，治宜和解，泻热润燥，方在小柴胡汤的基础上加用芒硝，因芒硝泻热润燥力强，故小柴胡汤用 1/3 剂量。少阳邪热弥漫，影响三焦功能，导致气机和水液运行功能受到影响，水液炼成痰热，宜和解少阳，疏泄气机，温化水饮和重镇安神，在小柴胡汤方的基础上，去甘草，加茯苓、桂枝、龙骨、牡蛎、铅丹和大黄，即柴胡加龙骨牡蛎汤。

【复习思考题】

1. 少阳病提纲及其主要脉象是什么，少阳病邪正关系如何？

2. 小柴胡汤在《伤寒论》中治疗哪些病证？

3. 如何理解"伤寒中风，有柴胡证，但见一证便是，不必悉具"？

4. 试述柴胡桂枝汤证、柴胡桂枝干姜汤证、柴胡加龙骨牡蛎汤证的脉证、病机、治法和方药之异同。

第四节 辨太阴病脉证并治

太阴包括手太阴肺和足太阴脾,本篇主要论述足太阴经与脾脏及其所主四肢部位的病证。脾主运化,主升清,主大腹,主四肢和肌肉。脾胃同居中焦,互为表里。胃主受纳,腐熟水谷;脾主运化,以升清阳,二者纳运协调,升降相因,燥湿共济,完成水谷精微的受纳、运化、吸收和输布。

太阴病的成因,大致可归纳为三个方面:一是先天禀赋不足,脾阳素虚,寒湿之邪直中太阴;二是过食生冷,或感受外邪,或过服苦寒之药损伤脾阳,运化失职,发为太阴病;三是三阳病误治、失治,导致脾阳受损,邪陷太阴。

病在太阴,疾病由阳转阴,由实转虚,虽机体抗病能力减弱,但证情局限于中焦,较少阴、厥阴全身性病变为轻,其提纲"腹满而吐,食不下,自利益甚,时腹自痛",概括了太阴病脾阳虚弱,寒湿停聚的基本特点。太阴病兼变证主要有太阴兼表证,太阴兼腹痛证以及寒湿发黄证等。

太阴病以"当温之"为治疗大法,即温中散寒,健脾燥湿为主,用理中丸(汤)、四逆汤一类方剂。太阴兼表证,治以桂枝汤解肌祛风,调和脾胃;太阴兼腹痛证治以桂枝加芍药汤通阳益脾,活络止痛;大实痛者治以桂枝加大黄汤化瘀导滞;太阴寒湿发黄证则"于寒湿中求之",即温阳散寒,除湿退黄。

太阴病的预后一般较好,其预后及传变主要有以下三个方面:①阳复向愈:若辨治准确,用药得当,脾阳恢复,寒湿蠲化,其病痊愈;若脾阳振奋,运化复常,肠道原有腐秽积滞自行排出体外而病愈,即"脾家实,腐秽当去"。②阳复太过,病转阳明:若太阴病过用温燥,或寒湿郁久化热,阳复太过,可出现由虚转实,由阴转阳,由太阴而转出阳明的情况。③病邪内传:若太阴病日久,脾阳虚衰;或失治误治,病邪又可传入少阴或厥阴。

一、太阴病纲要

【原文】

太陰之爲病,腹滿而吐,食不下,自利益甚,時腹自痛。若下之,必胸下結鞕[1]。(273)

【注释】

[1] 胸下结硬:胸下即胃脘部;胸下结硬,指胃脘部痞结胀硬。

【释义】

论太阴病提纲及误下后的变证。足太阴脾脏,主运化而司大腹。若脾阳不足,运化失职,寒湿阻滞,气机不畅,则腹满。即《黄帝内经》所云:"脏寒生满病。"脾与胃相表里,太阴脾病多影响及胃,寒湿内盛,升降失常,浊阴上逆犯胃,受纳腐熟运化功能失职则呕吐而食不得下;脾阳下陷,清气不升则自下利。"自利益甚"指下利逐渐加重,因呕吐而食不下致脾虚更甚所致。时腹自痛是中焦阳虚,寒凝气滞,或寒湿内阻,气机阻滞所致,表现为时作时止,喜温喜按。

太阴脾虚寒证与阳明腑实证都有腹满,但二者性质完全不同。太阴腹满属虚属寒,为脾阳虚而寒湿阻滞,其证候特点为"腹满时减,复如故",虽下利而腹满仍不除;阳明腑实证属热属实,为实热内结,腑气不通所致,其证候特点为"腹满不减,减不足言",得大便通利则腹满可除。

太阴虚寒证不宜用峻烈攻下之法。若误用,则更损中阳,寒凝气滞而浊阴上逆,则增胸下结硬之变证。

【辨治思维与要领】

"虚则太阴,实则阳明",说明太阴与阳明是有关联的,临证时二者如何区别? 太阴病多表现为消化道症状。这些症状或轻或重,或典型或不典型,但从八纲辨证来看,太阴病总体上为里、虚、寒、阴证,且病势较缓,其治亦缓。而阳明病为"胃家实",属里、实、热、阳证,病势较急,其治亦急。

二、太阴病本证

【原文】

自利不渴者,屬太陰,以其藏有寒[1]故也,當温之,宜服四逆輩[2]。(277)

【注释】

[1] 脏有寒:指脾脏虚寒。

[2] 四逆辈:辈指一类的意思。四逆辈即指四逆汤、理中汤一类方剂。

【释义】

本条论述太阴病的主证、病机及治则。"自利不渴"是太阴病下利的特点。"自利"是太阴病的主症,因脾阳虚弱而清阳不升;太阴为阴土,主湿,病则多从寒湿而化,以"不渴"揭示了太阴脾阳虚弱而寒湿弥漫的特征,故仲景明确指出"自利不渴者,属太阴"。当然,如果自利太甚,伤及营阴,也会伴有口渴。

"脏有寒"是指脾脏虚寒,仲景进一步说明典型的太阴病病机为脾胃虚寒,其治疗大法为"当温之,宜服四逆辈",要用温中散寒一类的方药来治疗,但并未举出具体的方剂,示人临证量其疾病的轻重缓急随证灵活选方用药。即轻者可用理中汤温中散寒;重者则用四逆汤补火生土;面色萎黄,气血不足者,则用小建中汤。

【辨治思维与要领】

太阴病的基本病机为脾阳虚弱内有寒湿,温中散寒,健脾燥湿为基本治疗大法。重者可由脾及肾,兼肾阳虚,治当脾肾双补。代表方可选理中汤、四逆汤等一类方子。理中汤方见《伤寒论》霍乱病篇第386条,由人参、干姜、炙甘草、白术组成。

【医案举例】

患者,男,35岁,胃溃疡10余年,近几年几乎每年因吐血、便血而住院1次。胃痛不安,心悸失眠,大便色黑,疲乏倦怠,纳呆腹胀,排气较多,烦躁易怒。舌稍红,苔薄黄,脉细。证属土虚木乘,治宜补虚建中,兼以疏木。用小建中汤加减:桂枝20g,炙甘草15g,大枣6枚,生白芍25g,生姜9g,山药20g,三七3g,白及3g。3剂后,疼痛明显减轻。6剂后,黑便消失,睡眠安稳,腹胀排气偶见,纳食量增,精力增强。为巩固疗效,继进3剂。(韩淑华,林晓波. 小建中汤的临床应用[J]. 中国医药导报,2007,4(35):97-98.)

三、太阴病兼变证

(一)桂枝汤证

【原文】

太陰病,脉浮者,可發汗,宜桂枝湯。(276)

【释义】

本条论太阴兼表的证治。名为太阴病，应该有符合太阴病提纲的症状，如便溏，纳差，腹胀或有恶心呕吐等。脉浮者表示兼有太阳表证，当有头痛，恶寒发热，四肢酸楚疼痛等症。因此，本条属于太阴太阳同病。

当然，本条病属太阴兼表证，里虚不甚，以表证为主，脉见浮弱，故不可峻发其汗，而以桂枝汤调和营卫，缓发其汗。桂枝汤在外可解肌祛风，在内能调理脾胃，故对于这一类太阴太阳同病，桂枝汤可谓一石二鸟。

【辨治思维与要领】

临床上表里同病时当辨清表病与里病的缓急，分别而治。本条所论为表里同病以表病为急，故用桂枝汤。若表里同病，以里病为急者，当以救里为主，如条文91条、163条即是。

（二）桂枝加芍药汤证、桂枝加大黄汤证

【原文】

本太陽病，醫反下之，因爾腹滿時痛者，屬太陰也，桂枝加芍藥湯主之；大實痛者，桂枝加大黃湯主之。（279）

桂枝加芍藥湯方

桂枝三兩（去皮） 芍藥六兩 甘草二兩（炙） 大棗十二枚（擘） 生薑三兩（切）

上五味，以水七升，煮取三升，去滓，溫分三服。本云，桂枝湯，今加芍藥。

桂枝加大黃湯方

桂枝三兩（去皮） 大黃二兩 芍藥六兩 生薑三兩（切） 甘草二兩（炙） 大棗十二枚（擘）

上六味，以水七升，煮取三升，去滓，溫服一升，日三服。

【释义】

本条论太阳病误下邪陷太阴的证治。太阳病本不当下而下之，故曰"反"。误下邪陷太阴，脾伤气滞络瘀，出现腹满疼痛，有轻重不同的两种情况。一是证情较轻，表现为腹满时痛，乃脾络瘀滞不重，时通时阻，治宜调理脾胃，和络止痛，方用桂枝加芍药汤主之。二是证情较重，表现为腹部持续作痛，为脾络瘀滞较重，闭阻不通，即"大实痛"，治当兼以散瘀导滞，方用桂枝加大黄汤。

桂枝加芍药汤乃桂枝汤倍用芍药而成。适合于太阴病兼气滞络瘀之腹满时痛证。芍药与甘草相配，酸甘化阴，缓急止痛，倍用芍药以增强其活血通络之效，正如《神农本草经》所云："芍药主邪气腹痛，除血痹。"

桂枝加大黄汤即桂枝加芍药汤再加大黄而成。因其脾络瘀滞较甚，腹部满痛较重，故加大黄以增强其活血化瘀，通络止痛之功；再者气滞不通，亦可导致大便不通，进而导致气滞络瘀更甚，加大黄一者活血祛瘀，通络止痛，二者泻实通便，如此，气机畅而腐秽除，瘀血祛而经络通，太阴腹满痛证可愈。

【辨治思维与要领】

桂枝加芍药汤和桂枝加大黄汤均治太阴病气滞络瘀之腹满痛，但前者证情较轻，故"腹满时痛"；后者证情较重，则见"大实痛者"。前者重用芍药缓急止痛，后者再加大黄化瘀止痛，以此为辨。

【临床应用】

桂枝加芍药汤现代临床主要用于治疗消化系统疾病，如慢性胃炎、胃溃疡、胃肠术后疼痛不休、慢性结肠炎、溃疡性结肠炎、肠易激综合征、慢性肝炎、慢性胰腺炎、慢性胆囊炎、消化道肿瘤疼痛等，证属脾虚气滞络瘀者。

桂枝加大黄汤现代临床可用治痛经、顽固性便秘、粘连性肠梗阻等，证属脾虚络脉瘀阻兼腐秽实邪者。

四、太阴病预后

【原文】

伤寒脉浮而缓，手足自温者，繫在太陰。太陰當發身黄，若小便自利者，不能發黄。至七八日，雖暴煩下利日十餘行，必自止，以脾家實[1]，腐穢當去故也。（278）

【注释】

[1] 脾家实：实，此指正气充实。脾家实，即脾阳恢复。

【释义】

本条论太阴病阳复转愈的临床特征及机制。脉浮而缓，颇似太阳中风，但无发热恶风，汗出及头项强痛，而反见"手足自温"，则知并非纯属太阳中风，而是病涉太阴，说明既有外感风邪之表，又有太阴湿滞之里。其中"手足自温"是其辨证要点。太阴病发黄多由湿邪内阻，影响肝胆疏泄所致。若小便自利，湿有出路，则不能发黄。由此可见，小便利与不利，反映湿邪有无出路，对于判断是否会发黄有重要价值。

原文"至七八日……腐秽当去故也"，论述了太阴病向愈的临床表现及机制。病经七八日，患者突然出现躁扰不宁，且下利日十余行，此乃脾阳未复，正邪交争，继而正气胜邪，留滞于肠中的腐秽积滞，从下利而去，疾病向愈的佳兆。这种下利的特点是，下利的同时病情随之好转。当肠中腐秽尽去之时，下利自然停止，故曰"必自止"。

【辨治思维与要领】

"脾家实"与"胃家实"，看似相合，实有区别。"脾家实"指脾阳恢复，运化复常，从而推荡肠中腐秽积滞从大便排出的病机。"胃家实"则指"邪气盛则实"，是对阳明病胃肠邪热亢盛的病理概括。

脾阳恢复与脾阳虚寒均有下利，当四诊合参予以区别。一般而言，前者下利，伴手足自温，精神转佳，苔腻渐化，肠中腐秽尽去而利止；后者下利伴手足不温，精神困顿，畏寒，苔腻不化，其利不能自止。

脾阳恢复时的下利，不可妄用固涩止利之品，以防有闭门留寇之弊。

对脾胃病引起的下利，除药物治疗外，还需注意调摄，尤其是适寒温，合理饮食。

小　　结

1. 本节共介绍条文5条。论述了太阴病及其兼证的辨证论治。太阴病既可以是外感病发展的兼夹证，也可以是一个独立的病证。

2. 在《伤寒论》其他五经病证辨治过程中，仲景非常注意顾护胃气，所选用的方药既治本经之病，又兼顾护脾胃之气。

3. 太阴病属里虚寒证，若兼表为主者以桂枝汤外则解肌祛风，内可调和脾胃；若因误下导致脾伤邪陷,脾络瘀滞而出现腹满疼痛者,治宜调理脾胃,和络止痛,根据病情的轻重而选用桂枝加芍药汤或桂枝加大黄汤。太阴病的预后,每以太阴阳气强弱为转移,若太阴中风,脾阳渐旺,正复邪微,则病可向愈;若脾阳不足,寒湿郁滞,影响肝胆的疏泄,可致太阴寒湿发黄;若脾阳恢复,祛邪外出则为自愈之机;若太阴阳复太过,太阴转出阳明,则可演变为阳明病。

【复习思考题】

1. 太阴病下利的特点是什么?其机制如何?
2. 试述太阴病本证的病机和治疗原则。
3. 如何理解"脾家实,腐秽当去"?

第五节　辨少阴病脉证并治

少阴包括手少阴心和足少阴肾两经,及其所属的心、肾两脏。手少阴之脉,起于心中,出属心系,下膈,络小肠。其支者,上挟咽,连目系。足少阴之脉,起于小趾下,贯脊,属肾,络膀胱。其直行者,由肾上贯肝、膈,入肺中,循喉咙,挟舌本。心属火,主藏神,主血脉,为一身之主;肾属水,主藏精,主水液,内寓真阴真阳,为先天之本。在生理状态下,心火下蛰于肾以暖肾水,使水不寒;肾水上济于心,以制心火,使火不亢,心肾交通,水火既济,相辅相成,以维持人体的阴阳平衡。

少阴病的成因有二:一是外邪直中。即素体少阴阳虚或阴虚,复感外邪,邪气直入少阴,内外合邪而发病;二是他经转属。多由失治、误治,损伤心肾阴阳从而转属少阴。太阳与少阴互为表里,太阳病易转入少阴。又因太阴为三阴屏障,太阴里寒易传入少阴,成为脾肾阳虚证。

少阴病以心肾虚衰,水火不交为主要病机,以脉微细、但欲寐为主要脉证。由于致病因素、感邪轻重及体质的不同,少阴病本证包括寒化证、热化证、阳郁证三大类型,其中尤以阳虚寒化证为主。素体心肾阳虚,或寒邪直中少阴,病从寒化而成少阴寒化证。症见无热恶寒、下利清谷、四肢厥逆、精神萎靡、小便清长、脉沉微细、舌淡苔白。若阴寒太盛,虚阳浮越于外,可出现面赤、汗出、躁扰不宁、反不恶寒等真寒假热之象。热化证多由肾阴虚于下,心火亢于上所致。临床以心烦不得眠、舌红少苔、脉细数等为主要脉证。阳郁证为少阴心肾阳气郁遏,不能外达于四肢所致。此外,亦可出现阴阳两虚证及阳亡阴竭证。若少阴阳虚复感外邪,可形成少阴兼表的证候。少阴阴虚热炽,水竭土燥,可形成少阴阴虚兼阳明里实的证候。少阴经脉皆达于咽喉,当阴寒或热邪循经扰及咽部时,可出现咽痛。

少阴病治法,寒化证治宜温经回阳,代表方为四逆汤;热化证治宜育阴清热,代表方为黄连阿胶汤;阳郁证治宜宣通阳气,治以四逆散。少阴兼表证治宜温经发表,代表方为麻黄细辛附子汤,若里虚甚而见下利清谷,当先用四逆汤温其里。少阴阴虚兼阳明里实证当用大承气汤急下存阴。咽痛根据寒热虚实的不同,分别治以猪肤汤、甘草汤、桔梗汤、苦酒汤、半夏散及汤。

由于少阴病涉及人体阴阳根本,与他经相比,危重证较多。其预后取决于阳气与阴液的存亡。阳回则欲愈,阳亡则不治,阴竭亦预后不良。

一、少阴病提纲

【原文】

少陰之爲病，脉微細，但欲寐[1]也。（281）

【注释】

[1] 但欲寐：指似睡非睡，精神萎靡，体力衰惫的状态。

【释义】

论少阴病的辨证提纲。少阴病涉及心肾两脏。心藏神属火，火衰则阳气鼓动无力，故脉微。肾藏精属水，水虚则阴血不足，脉失充盈，故脉细。心虚神不充则精神萎靡不振，肾虚精不足则体力衰惫。以上一脉一症，概括了少阴病心肾俱虚的病变特点，故为少阴病提纲。

【辨治思维与要领】

病至少阴，医生通过望诊就能观察到病人全身衰竭的状态，与太阴病脾胃功能失调的病变不同。

二、少阴病本证

（一）少阴寒化证

【原文】

少陰病，欲吐不吐[1]，心煩，但欲寐。五六日自利而渴者，屬少陰也，虚故引水自救，若小便色白[2]者，少陰病形悉具，小便白者，以下焦[3]虚有寒，不能制水，故令色白也。（282）

【注释】

[1] 欲吐不吐：指要吐而又无物吐出。

[2] 小便色白：小便量多色淡，即小便清长。

[3] 下焦：指肾脏。

【释义】

论少阴寒化证的病机及辨证要点。病至少阴肾阳虚衰，浊阴上逆则欲吐，胃肠空虚则无物吐出；阴盛于下，虚阳上扰，则心烦；心肾阳气衰微，神疲不支，而但欲寐；至五六日，邪气深入，正气愈耗，心肾阳虚更甚，火不生土，水谷不化，则下利；阳气虚衰，加之下利耗津则口渴。"自利而渴"不同于太阴病之"自利不渴"，体现了少阴阴津不足，阳气虚衰、气化不利的病理特点，故云"属少阴也"。《素问•至真要大论》云："诸病水液，澄澈清冷，皆属于寒。"在前述病证的基础上出现小便清长，提示阳不化阴，气不化津。即原文所说的"下焦虚有寒，不能制水，故令色白也"。至此，少阴阳虚寒盛之象已确诊无疑，故云"少阴病形悉具"。

【辨治思维与要领】

小便清长与但欲寐、自利、口渴并见，方为少阴阳虚寒盛之辨证依据。但欲寐是提示精神体力衰惫状态；小便清长、自利同见，提示下元虚惫肾失固摄，二便失约；小便清长与口渴并见，提示阳气不得蒸腾津液上承口舌。

1. 四逆汤证

【原文】

少陰病，脉沉者，急温之，宜四逆湯。（323）

四逆湯方

甘草二兩（炙） 乾薑一兩半 附子一枚（生用，去皮，破八片）

上三味，以水三升，煮取一升二合，去滓，分溫再服。強人可大附子一枚、乾薑三兩。

【释义】

论病涉少阴当急救回阳。少阴病仅见脉沉，较之"脉微""脉微欲绝"，少阴阳虚程度不重。在此提出"急温之"，寓有"既病防变"思想。盖因少阴为病，病涉心肾，一为君主之官，一为先天之本，宜见微知著，防微杜渐。若待四肢厥逆、下利清谷、脉微欲绝等症俱现，则病情危笃，预后欠佳。

本方主治少阴虚寒，四肢厥逆诸症，故以四逆命名。附子生用，温肾回阳，破阴寒，为治疗少阴寒化证之主药；干姜辛温守中，助附子回阳破阴。炙甘草甘温，健运中阳之气，助姜附回阳，且可减低附子毒性。

【辨治思维与要领】

本证病机为肾阳虚衰，阴寒内盛。主症为自利口渴，小便清长，四肢厥逆，欲吐不吐，脉沉甚或微细，但欲寐。治以急温回阳。

【临床应用】

四逆汤临床可用于多种危重病证，如休克、心力衰竭、低血压、毒血症、梅尼埃病、急慢性胃肠炎、胃下垂等，辨证属于阳虚阴寒内盛者。

【医案举例】

唐叟，年逾古稀。冬月感寒，头痛发热，鼻流清涕。自服羚翘解毒丸6丸，自觉精神甚疲，而且手足发凉。其子恳余诊，切脉未久，唐即侧头欲睡，握其手，凉而不温。切其脉不浮而反沉，视其舌则淡嫩而白。余曰：此少阴伤寒，肾阳已虚，如再进凉药，恐生叵测，法当急温，以回肾阳。与四逆汤，服1剂，精神转佳。再剂，手足转温而愈。（刘渡舟. 新编伤寒论类方 [M]. 太原：山西人民出版社，1984.）

2. 通脉四逆汤证

【原文】

少陰病，下利清穀，裏寒外熱，手足厥逆，脉微欲絶，身反不惡寒，其人面色赤，或腹痛，或乾嘔，或咽痛，或利止脉不出者，通脉四逆湯主之。（317）

通脉四逆湯方

甘草二兩（炙） 附子大者一枚（生用，去皮，破八片） 乾薑三兩（強人可四兩）

上三味，以水三升，煮取一升二合，去滓，分溫再服，其脉即出者愈。面色赤者，加葱九莖；腹中痛者，去葱，加芍藥二兩；嘔者，加生薑二兩；咽痛者，去芍藥，加桔梗一兩；利止脉不出者，去桔梗，加人參二兩。病皆與方相應者，乃服之。

【释义】

论少阴病阴盛格阳的证治。下利清谷，为脾肾阳衰水谷不化的特有表现。手足厥逆，为心肾阳衰失于温煦所致。脉微欲绝，较之少阴提纲之脉微细更为严重。以上三症并见，为少阴阳气大衰，阴寒内盛之重证。此时更见"身反不恶寒，其人面色赤"，是阴寒盛于内，虚阳格于外的表现。内有真寒，外有假热，病情危重有阴阳离决之势。治以通脉四逆汤破阴回阳，通达内外。

阴盛格阳病情危笃，变化众多，可见多种或然症：阴寒凝滞则腹痛；寒饮上逆犯胃则干呕；虚阳上浮，扰于少阴经脉则咽痛；泻利过重，阳虚阴竭无物可下，下利止脉仍微而欲绝。

本方即四逆汤加大生附子、干姜用量而成。重用附子，倍用干姜，以大辛大热之药，急驱内寒，破阴回阳，通达脉气，故名为通脉四逆汤。面赤，加葱白宣通上下阳气，破除阴阳格拒；腹痛，加芍药通泄脾络；干呕，加生姜温胃散寒，降逆止呕；咽痛，加桔梗利咽止痛；利止脉不出，加人参大补气阴，以救阴竭。方后强调"病皆与方相应者，乃服之"，意在示人处方选药必须契合病机，随证加减。

【辨治思维与要领】

本条之面色赤，为虚阳上浮，红而娇嫩，游移不定，与阳明热盛之满面通红者大异。真寒假热而见"身反不恶寒"，证明辨识寒热真假的过程中病人喜恶亦可为假象。加之众多或然证更给临床辨识此类危重证带来困难。

本证病机为阴寒内盛，格阳于外。主症为手足厥逆，下利清谷，身反不恶寒，其人面色赤，脉微欲绝。治当破阴回阳，通达内外。

3. 白通汤证、白通加猪胆汁汤证

【原文】

少陰病，下利，白通湯主之。（314）

白通湯方

葱白四莖　乾薑一兩　附子一枚（生，去皮，破八片）

上三味，以水三升，煮取一升，去滓，分溫再服。

少陰病，下利脈微者，與白通湯。利不止，厥逆無脈，乾嘔煩者，白通加豬膽汁湯主之。服湯脈暴出[1]者死，微續[2]者生。（315）

白通加豬膽汁湯方

葱白四莖　乾薑一兩　附子一枚（生，去皮，破八片）　人尿五合　豬膽汁一合

上五味，以水三升，煮取一升，去滓，內膽汁、人尿，和令相得，分溫再服。若無膽，亦可用。

【注释】

[1] 脉暴出：脉搏陡然浮出。

[2] 微续：脉搏慢慢浮起，逐渐跳动有力。

【释义】

论少阴虚阳下陷下利的证治。314 条仅提"下利"，以方测证可知，此下利是肾阳虚衰，虚阳下陷，关门不固所致，具有滑脱不禁的特点，兼见有恶寒蜷卧、手足厥逆，脉微细或沉微等。治宜在回阳救逆的基础上，通阳举陷以止利。

315 条承上条论述服热药发生格拒的证治及预后，原文可分为三段。

第一段："少阴病……与白通汤"，是在上条的基础上补充白通汤证的脉象特点。最为重要的是，为"与白通汤"后出现的脉证做铺垫。

第二段："利不止……白通加猪胆汁汤主之"，是本条的核心内容。服白通汤后，方药对证，反见病情加重，下利不止、四肢厥逆。脉搏跳动更加无力近乎"无脉"。辨证关键在于"干呕烦"，可知服白通汤后，因阴寒太盛，热药不纳，格拒于外而致胃脘烦闷呕吐。遵《素问•至真要大论》中"甚者从之"之旨，于前方反佐猪胆汁、人尿，使其气相从，消除格拒。

第三段："服汤脉暴出者死，微续者生"，论述服白通加猪胆汁汤后的转归。病至格拒药物，示阴寒极盛。病重若此，即使辨证用药准确，也难保药后阳回病愈。须根据脉象判断预

后。药后脉忽然暴出，是虚阳将绝，得辛热之散，发越而亡脱，预后不良；药后脉微续渐出者，为阳气渐渐回复，生机得以延续，预后尚可。

白通汤方以四逆汤减干姜、附子用量，去甘草之缓，加葱白组成。小量附子干姜，取其既能温中土之阳以通上下，又不欲过于辛散而发越已虚之阳。关键是葱白，方名"白通"，其"白"字就是指葱白，其"通"字就是指通阳。用葱白善于宣通阳气的特点，启下焦之虚阳上承，下利自然痊愈。

在上方基础上加人尿、猪胆汁即成白通加猪胆汁汤。以白通汤破阴回阳，宣通上下；加人尿、猪胆汁之咸苦性寒，引阳入阴，使热药不被寒邪所格拒，以利于发挥回阳救逆作用。此外，人尿、猪胆汁皆属血肉有情之品，于此下利阴伤之时，尚有补津血、增阴液之效。

【辨治思维与要领】

本条提示少阴寒化重证，即使辨证准确亦难保病情逆转。可能出现格药于外，也可能大量热药导致残阳暴脱。这是原文反复提示病涉少阴当急治的原因。

本证病机为阴寒内盛，虚阳下陷。主症为下利滑脱不禁，手足厥冷，脉沉微甚则脉微欲绝。治当通阳举陷止利。

【临床应用】

白通汤临床可用于盛夏突发呕吐、下利清谷，伴见四肢厥冷、面红如妆、微烦躁扰、身有微汗而脉沉微欲绝；也可用于单纯性消化不良、久泻、脱水以及头痛、高血压、过敏性休克、雷诺病等，辨证属少阴阴寒内盛，虚阳下陷者。

4. 附子汤证

【原文】

少陰病，得之一二日，口中和[1]，其背惡寒者，當灸之，附子湯主之。（304）

少陰病，身體痛，手足寒，骨節痛，脉沉者，附子湯主之。（305）

附子湯方

附子二枚（炮，去皮，破八片）　茯苓三兩　人參二兩　白术四兩　芍藥三兩

上五味，以水八升，煮取三升，去滓，温服一升，日三服。

【注释】

[1] 口中和：指口中不苦、不燥、不渴。

【释义】

论少阴阳虚，寒湿身痛的证治。305 条论述阳虚寒湿身痛证的主要脉证。少阴阳衰阴盛，寒湿失于温化，浸渍于肌肉，留滞于关节，故身体痛、骨节痛；阳气虚衰，寒湿留滞，阳气不能充达于四肢，故手足寒；阳虚阴盛，加之寒湿阻滞，故脉沉而不起。治当用附子汤，温经散寒除湿止痛。

304 条论述附子汤证的辨证与灸法。背恶寒、口中和是辨证要点。督脉循行于背部，统督诸阳，少阴阳衰寒湿不化，故恶寒以背部为甚。证属少阴阳虚，寒湿阻遏，治法须灸药并用，附子汤以温阳化湿，用灸法以驱寒通阳。阳通湿化，背恶寒、身体痛自然易愈。

口中和并非病证，是指口中不苦、不燥、不渴，是为排除热证而提出的鉴别指征。据原文 169 条可知阳明热证亦有背恶寒，属阳明热盛津气两伤阳郁不达，兼见舌红苔黄、口燥渴、脉洪大等。本证之背恶寒，属少阴阳虚，寒湿凝滞，兼见舌淡苔白、口中和。

本方重用炮附子温经回阳，祛湿止痛；配人参温补元阳，扶正祛邪；配白术温补脾阳，

化湿止痛。佐茯苓健脾利湿,佐芍药通络止痛,共奏补阳化湿,温经止痛之功。

【辨治思维与要领】

本证病机为肾阳虚衰,寒湿凝滞于肢体关节。主症为身体痛,骨节痛,手足寒,背恶寒,脉沉。治当温经散寒,除湿止痛。

【临床应用】

附子汤可用于寒湿凝滞之风湿性、类风湿关节炎,肾阳虚的尿闭、多尿、遗尿,心阳不振之心悸、怔忡,脾肾阳虚之水肿、胃下垂、内耳眩晕症、舌血管神经性水肿,阳虚寒盛的子宫下垂、妊娠腹部冷痛、滑精等。

5. 真武汤证

【原文】

少陰病,二三日不已,至四五日,腹痛,小便不利,四肢沉重疼痛,自下利者,此爲有水氣。其人或咳,或小便利,或下利,或嘔者,真武湯主之。(316)

真武湯方

茯苓三兩　芍藥三兩　白术二兩　生薑三兩(切)　附子一枚(炮,去皮,破八片)

上五味,以水八升,煮取三升,去滓,温服七合,日三服。若咳者,加五味子半升、細辛一兩、乾薑一兩;若小便利者,去茯苓;若下利者,去芍藥,加乾薑二兩;若嘔者,去附子,加生薑,足前爲半斤。

【释义】

论少阴阳虚水泛证治。少阴病二三日不已,至四五日则邪气深入,肾阳虚气化失职,则小便不利;水气浸渍于四肢,则四肢肿重疼痛;水寒凝滞经脉,则腹痛;水气浸渍于胃肠,则下利。诸症皆由水寒之邪为患,故以“此为有水气”概括其病机。

水邪为患,变动不居,多见或然症:水气射肺,肺寒气逆则为咳;肾司二便,肾阳虚衰,失于固摄,则小便失禁,下利加重;水气犯胃,胃失和降则为呕。本证以肾阳虚衰为本,水气泛溢为标,故治以温阳利水之真武汤。

本方用附子辛热以壮肾阳,补命门之火,使水有所主;白术苦温,燥湿健脾,使水有所制;术附同用,温煦经脉以除寒湿;生姜宣散,佐附子助阳,是于主水中有散水之意;茯苓淡渗,佐白术健脾,是于制水中有利水之用;芍药活血脉,利小便,又可敛阴和营制姜、附刚燥之性,使之温经散寒而不伤阴。诸药合之,温肾阳以消阴翳,利水道以去水邪,共奏温阳利水之效。

证有或然之变,故有加减之法:若咳者,是水寒犯肺,加干姜、细辛温肺散寒,加五味子收敛肺气;小便利者不须淡渗,故去茯苓;下利甚者,是阴盛阳衰,去芍药之苦泄,加干姜以温中;水寒犯胃而呕者,可加重生姜用量,以和胃降逆。至于去附子,因附子为本方主药,似以不去为宜。

【辨治思维与要领】

本证病机为肾阳虚衰,水气泛溢。主症为腹痛,小便不利或小便清长甚或遗尿,四肢肿重疼痛,下利,或呕。治当温阳利水。

本条当与太阳病篇 82 条的真武汤证相互参照。前者乃太阳病过汗损伤少阴之阳所致,当从太阳与少阴相表里的整体恒动观上理解成因和脉证。本条属自然演变,是少阴素体阳虚,经四五日后,肾阳日衰所致。尽管起因不同,脉证亦有差异,前者心悸、头眩,后者小便不利、四肢肿重,但病机皆属阳虚水泛,故均主以真武汤。

附子汤与真武汤皆用附术苓芍,所不同处,附子汤附、术倍用,并配伍人参,重在温补元气;真武汤附、术半量,更佐生姜重在温散水气。

【临床应用】

真武汤可广泛用于西医学中的呼吸系统、循环系统、泌尿系统等多系统的疾病,证属脾肾阳虚,水气泛滥,以发热、恶寒、肢体浮肿、心悸、眩晕等为主要临床症状。

6. 吴茱萸汤证

【原文】

少陰病,吐利,手足逆冷,煩躁欲死者,吴茱萸湯主之。(309)

【释义】

论寒邪犯胃,浊阴上逆的证治。正邪交争剧烈,中焦气机逆乱,升降失职,故吐利交作。四肢禀气于脾胃,中焦阳虚加之寒邪中阻,阳气不能布达四肢,故手足逆冷。治以吴茱萸汤温中降逆止呕。

【辨治思维与要领】

本证"吐利,手足逆冷"与四逆汤证相似。"烦躁欲死"为辨证关键,示病人心烦躁扰,难以耐受,说明阳气虚衰不甚,尚能与阴邪相争,与少阴阴盛亡阳证之意识不清,肢体躁扰不宁截然不同。吴茱萸汤重在温中降逆止呕,从《伤寒论》对此方的应用来看,呕吐为必见之主症,而四逆汤证以下利为主,也是临证鉴别的要点。

7. 桃花汤证

【原文】

少陰病,下利便膿血者,桃花湯主之。(306)

桃花湯方

赤石脂一斤(一半全用,一半篩末) 乾薑一兩 粳米一升

上三味,以水七升,煮米令熟,去滓,温服七合,内赤石脂末方寸匕,日三服。若一服愈,餘勿服。

少陰病,二三日至四五日,腹痛,小便不利,下利不止,便膿血者,桃花湯主之。(307)

【释义】

论虚寒下利便脓血的证治。306条提出主症主治。少阴脾肾阳衰,络脉不固,统摄无权致下利便脓血,症见脓血杂下,白多红少,或纯下白冻,但无里急后重之感,无明显臭秽之气,兼见腹痛绵绵,喜温喜按,口淡不渴,舌淡苔滑等寒盛阳虚之象,治宜桃花汤温涩固脱。

307条补叙虚寒下利便脓血的辨证。寒邪内入阳虚寒滞,故腹痛。脾肾阳衰,统摄无权,滑脱不禁,故下利不止,便脓血。下利过多损耗津液,故小便不利。在306条主症基础上补充了腹痛与小便不利两症。

桃花汤以赤石脂涩肠固脱为主药,辅以干姜温中阳,佐以粳米益脾胃。方中赤石脂一半生药入煎,一半为末冲服,赤石脂末留着肠壁,以其温涩之性,在局部发挥收敛止血、修复肠膜的作用。

【辨治思维与要领】

本证病机为脾肾阳虚,寒湿凝滞,滑脱不禁。主症为下利不止,便脓血,白多红少,或纯下白冻,腹痛绵绵,小便不利,舌淡苔白,脉沉弱。治法为温涩固脱。

【临床应用】

桃花汤可用于虚寒滑脱之久泄、久痢；虚寒性吐血、便血、伤寒肠出血；妇女虚寒性崩漏、带下、功能失调性子宫出血等。

（二）少阴热化证

1. 黄连阿胶汤证

【原文】

少陰病，得之二三日以上，心中煩，不得臥，黃連阿膠湯主之。（303）

黃連阿膠湯方

黃連四兩　黃芩二兩　芍藥二兩　鷄子黃二枚　阿膠三兩（一云三挺）

上五味，以水六升，先煮三物，取二升，去滓，内膠烊盡，小冷，内鷄子黃，攪令相得，温服七合，日三服。

【释义】

论少阴病阴虚火旺的证治。素体阴虚，复感外邪，二三日后，邪从热化。肾水不足，不能上济心火，心火独亢于上。临床表现除心烦失眠外，当伴有咽干口渴、舌红少苔、脉细数等。治宜黄连阿胶汤滋阴清热，交通心肾。

方中黄芩、黄连，清泻心火以治上热；芍药、阿胶、鸡子黄滋阴养血，以治下虚。阿胶与鸡子黄为血肉有情之品，入心肾而滋养阴血。全方共成泻心火、滋肾水、交通心肾之剂。须注意原方中鸡子黄为生用。

【辨治思维与要领】

本证病机为阴虚火旺，心肾不交。主症为心中烦，不得卧寐，口干咽燥，舌红少苔，脉沉细数。治法为滋阴清热，交通心肾。

本证与栀子豉汤证之虚烦不得眠不同，栀子豉汤证为无形邪热扰于胸膈，病在气分，阴液未伤，多见舌苔薄黄，治以清宣郁热；本证为阴虚火旺，心肾不交，多见舌红赤少苔，治以育阴清热。

【临床应用】

黄连阿胶汤临床常用于神经病变，如失眠证、高热昏迷躁狂、神经衰弱等；多种出血症，如温毒下痢脓血、肠伤寒出血、咳血、咯血、齿衄、尿血等；还可用于甲状腺功能亢进、室性期前收缩、梦遗、早泄、阳痿、萎缩性胃炎、慢性溃疡性口腔炎、顽固性失音等。辨证属阴虚火旺，上实下虚，心肾不交者。

2. 猪苓汤证

【原文】

少陰病，下利六七日，咳而嘔渴，心煩不得眠者，猪苓湯主之。（319）

【释义】

论阴虚水热互结的证治。阴病下利，多伴静而但欲寐。本条少阴病下利六七日，而伴心烦不得眠，则为阴虚内热，火扰心神。肾主水气，邪扰而水气不化，偏渗大肠则下利，上犯于肺则咳，上逆于胃则呕，津不上承则渴。本证当有小便不利，属少阴阴虚，虚热与水邪互结于下焦。阴不足为正虚，水内停为邪实，故治以猪苓汤清热育阴利水。

【辨治思维与要领】

本证病机为少阴热化，水热互结。主症为心烦不得眠，小便不利，或见下利、咳、呕、渴等。治当清热育阴利水。

本证与阳明病 223 条同是阴虚水热互结证，但本条为素体阴虚，气化失常，自发为病。223 条是阳明误下，热陷下焦，水热互结。成因虽异，但病机同，治亦相同。

本证与真武汤证同是少阴水气证，但病有寒热之别。水属阴邪，非阳不化，少阴水气证多见于阳虚寒化证，如真武汤证。但少阴真阴虚衰，虚热与水气相结，亦会导致水气证，只是此类型较少见而已。

（三）少阴阳郁证

【原文】

少陰病，四逆，其人或欬，或悸，或小便不利，或腹中痛，或泄利下重[1]者，四逆散主之。（318）

四逆散方

甘草（炙） 枳實（破，水漬，炙乾） 柴胡 芍藥

上四味，各十分，擣篩，白飲和服方寸匕，日三服。欬者，加五味子、乾薑各五分，并主下利；悸者，加桂枝五分；小便不利者，加茯苓五分；腹中痛者，加附子一枚，炮令坼[2]；泄利下重者，先以水五升，煮薤白三升，煮取三升，去滓，以散三方寸匕内湯中，煮取一升半，分溫再服。

【注释】

[1] 泄利下重：指泄泻或痢疾兼有后重。

[2] 坼（chè，音彻）：碎裂之意。

【释义】

论阳郁致厥的证治。少阴病出现四肢厥逆，以阳虚阴盛居多，应伴有恶寒蜷卧、下利清谷、脉微等全身虚寒的证候，用回阳救逆的四逆汤治疗。然本条所述并无上述虚寒症状，其四肢逆冷程度较轻，为少阴心肾阳气郁遏，不能外达于四肢所致。阳气郁遏，治当以开达疏散为法。然而少阴为阴经之里，肾气以闭藏为功，若用开达疏散少阴之法，恐厥逆不回，反耗散少阴精气。仲景借疏泄厥阴肝气，治少阴心肾阳气郁遏之病。厥阴主"阴尽阳生"，肝属木，主疏泄条达，调气机之出入。厥阴肝上接心火，成子母相应；下连肾水，为乙癸同源。因此厥阴肝气一开，气机出入畅通，则少阴郁阳开解而自然达于四肢，厥逆自除。

"其人或咳，或悸，或小便不利，或腹中痛，或泄利下重"，皆为或然症，其出现原因，主要是阳气郁遏气机不畅所致。若肺寒气逆，则为咳；若兼心阳不足，则为悸；兼气化失职，则小便不利；兼阳虚中寒，则腹中痛；兼中寒气滞，则泄利下重。

方用柴胡疏肝理气，透达郁阳；枳实行气破滞；芍药苦泄通络；甘草和中缓急。四味相合，使气机调畅，郁阳得伸，而四逆得除。或然症加减：若咳者，加五味子、干姜，温肺敛气止咳；若悸者，加桂枝，温心阳益心神而定悸；若小便不利者，加茯苓，淡渗利水；若腹中痛者，加炮附子，温肾散寒止痛；若泄利下重者，加薤白，行气滞而下重泄利并除。

【辨治思维与要领】

本证病机为少阴阳气郁遏不达。主症为四肢逆冷，或见咳、悸、小便不利、腹中痛、泄利下重。治当舒畅气机，透达郁阳。

【临床应用】

四逆散多用于治疗肝气犯胃、肝脾不调等证以及西医学的肝胆脾胃等消化系统疾病，

如肝炎、胆囊炎、胰腺炎、胃炎、胃溃疡;妇科疾病,如月经不调、痛经、经前乳房胀痛、输卵管阻塞、慢性附件炎、慢性盆腔炎等,辨证属气机郁滞、肝脾不调者。

三、少阴病兼变证

(一)少阴兼表证

【原文】

少陰病,始得之,反發熱,脉沉者,麻黄細辛附子湯主之。(301)

麻黄細辛附子湯方

麻黄二兩(去節) 細辛二兩 附子一枚(炮,去皮,破八片)

上三味,以水一斗,先煮麻黄,減二升,去上沫,内諸藥,煮取三升,去滓,温服一升,日三服。

少陰病,得之二三日,麻黄附子甘草湯微發汗。以二三日無證[1],故微發汗也。(302)

麻黄附子甘草湯方

麻黄二兩(去節) 甘草二兩(炙) 附子一枚(炮,去皮,破八片)

上三味,以水七升,先煮麻黄一兩沸,去上沫,内諸藥,煮取三升,去滓,温服一升,日三服。

【注释】

[1]无证:《金匮玉函经》作"无里证",指无少阴虚寒证所见的恶寒蜷卧、四肢逆冷、下利清谷、脉微欲绝等脉证。

【释义】

论少阴兼表的证治。301条论述少阴兼表重证的证治。少阴病多为里虚寒证,本不应有发热,故称反发热。病始得之而见发热者,为外邪束表,卫阳郁遏。然病在表,脉必见浮,今见脉沉,可知本有少阴里虚,当属少阴兼表证。治宜温经解表,方用麻黄细辛附子汤。

302条补述少阴兼表轻证的证治。与"始得之"相较,本证"得之二三日",病程相对较长,病势已趋缓和。病至二三日,仍未见恶寒蜷卧、四肢逆冷、下利清谷、脉微欲绝等里证,表明寒邪仍在肤表,少阴之阳虚也未再发展,邪减症轻,治疗以温经微汗为法。

麻黄细辛附子汤方中麻黄辛温,解表散寒;炮附子大热,温阳祛寒;细辛气味辛温雄烈,既能走表,又能入里,佐麻黄以解表,佐附子以温经。三药相伍,散寒解表以退热,温经助阳以祛寒;温阳更助解表,表散不伤阳气。

麻黄附子甘草汤即麻黄细辛附子汤去细辛加炙甘草而成。因病势较缓,故去掉辛温走窜的细辛,代之以平和甘缓的甘草,以温里解表而微汗。

【辨治思维与要领】

本证病机为少阴阳虚,兼风寒外感。主症为发热,恶寒,头身痛,神疲乏力,脉沉。治当温经解表。

【临床应用】

麻黄细辛附子汤可用于暴哑、咽痛、久咳、癃闭、头痛、齿痛、过敏性鼻炎、嗜睡、病态窦房结综合征、窦性心动过缓、肺心病心衰、肾病综合征、慢性肾炎急性发作、急性克山病、三叉神经痛、坐骨神经痛、无汗、涕泪不止、缩阴病等,辨证属少阴阳虚,兼风寒外感者。

（二）少阴急下证

【原文】

少陰病，得之二三日，口燥咽乾者，急下之，宜大承氣湯。（320）

少陰病，自利清水色純青，心下必痛，口乾燥者，可下之[1]，宜大承氣湯。（321）

少陰病六七日，腹脹不大便者，急下之，宜大承氣湯。（322）

【注释】

[1] 可下之：《金匮玉函经》及《注解伤寒论》作"急下之"，结合上下文分析，当以"急下之"为是。

【释义】

论少阴急下证的证治。320 条以"口燥咽干"为重点。感受外邪"二三日"即出现口燥咽干，知患者素体少阴阴气不足，具有体质性发病的因素。邪从本而化，火热内炽，进一步损伤阴液，口燥咽干提示肾水有告竭之危，故须急下之。本证肯定具备阳明燥结的脉证，如腹胀满、不大便、潮热等。为了突出肾水枯竭的病机特点，所以只是强调了"口燥咽干"一症，而省略了阳明燥热的脉证。

321 条论燥实内结，迫液下泄，火炽津枯者，治当急下。自利清水色纯青，指所下为黑色臭秽浊水，是燥实结聚肠间迫津下泄所致，即所谓热结旁流。燥实内结，腑气壅滞，故心下必痛；燥热内炽，灼伤真阴，则口干燥。阳明燥热结为燥实，阴液损伤已重，热结旁流更伤阴液，必然损及肾阴。本证病重势急有真阴欲竭之势，故当急下。

322 条论燥实内结，肠腑阻滞，土燥水竭者，治当急下。冠首"少阴病"提示肾阴亏虚，病经六七日，又见腹胀、大便不通的阳明燥实证，肾阴进一步耗伤而濒临竭绝。

上述 3 条合称"少阴三急下证"，其总的病机皆为阳明燥实竭伤真阴，有土燥水竭之势，治当急泻阳明之实，以救少阴之阴。

四、咽痛

（一）猪肤汤证

【原文】

少陰病，下利咽痛，胸滿心煩，猪膚湯主之。（310）

猪膚湯方

猪膚[1]一斤

上一味，以水一斗，煮取五升，去滓，加白蜜一升，白粉[2]五合，熬香，和令相得，温分六服。

【注释】

[1] 猪肤：刮去内脂及外垢的猪皮。

[2] 白粉：米粉。

【释义】

论少阴阴虚咽痛的证治。病至少阴，心肾水火俱损，下利则加重阴津的损伤。肾水不足，邪从热化，虚火循少阴经脉上扰则咽痛，此咽喉部红肿不太明显，痛势也不剧烈，不同于风热实证之咽部红肿热痛。虚火上炎，气滞则胸满；热扰心神则心烦。证属阴虚火邪上扰，故不须用苦寒之品，宜用滋阴润燥的猪肤汤。

猪肤甘寒，滋肾水，润肺燥，而清降少阴浮游之虚火；佐白蜜、白粉之甘，泻心润肺而和脾。方中皆为药食之品，为滋肾润肺、补脾益胃的食疗方。

【辨治思维与要领】

本证病机为少阴阴亏，虚火上扰。主症为咽部红肿不甚，疼痛较轻，伴见咽干咽痒，甚或呛咳少痰，伴下利，胸满，心烦。治当滋肾润肺，清热利咽。

（二）甘草汤证、桔梗汤证

【原文】

少陰病，二三日，咽痛者，可與甘草湯。不差，與桔梗湯。（311）

甘草湯方

甘草二兩

上一味，以水三升，煮取一升半，去滓，温服七合，日二服。

桔梗湯方

桔梗一兩　甘草二兩

上二味，以水三升，煮取一升，去滓，温分再服。

【释义】

论少阴客热咽痛的证治。本条述证简单，当以方测证。咽痛者，治以甘草汤，用一味生甘草清热利咽，病属初起邪热不甚，病变尚轻，咽部只有轻微红肿疼痛，无明显全身症状。若服用甘草汤咽痛不除者，为客热咽痛之重者，可再加桔梗利咽止痛。

【辨治思维与要领】

本证病机为邪热客于咽喉。主症为咽喉红肿疼痛较轻。治当清热利咽。

【临床应用】

甘草汤常用于治疗口腔咽喉疾病，如口腔炎、牙痛、咽喉痛、口腔溃疡、声哑、失音、反射性或痉挛性咳嗽等。桔梗汤后世又称甘桔汤，主要用于喉痹咽痛、声音嘶哑。桔梗汤加诃子，《经验秘方》名铁叫子如圣汤，主治风热犯肺失音等。

（三）苦酒汤证

【原文】

少陰病，咽中傷，生瘡[1]，不能語言，聲不出者，苦酒湯主之。（312）

苦酒湯方

半夏十四枚（洗，破如棗核）　鷄子一枚（去黄，内上苦酒[2]，着鷄子殼中）

上二味，内半夏著苦酒中，以鷄子殼置刀環中，安火上，令三沸，去滓，少少含嚥之，不差，更作三劑。

【注释】

[1] 生疮：指咽喉部发生溃疡。

[2] 苦酒：即醋。

【释义】

论少阴病咽中伤生疮的证治。咽部受到疮伤，出现局部溃疡，疼痛较剧，波及会厌，局部疼痛明显，甚者不能发出声音。此因痰热郁结所致，治宜清热涤痰、敛疮消肿之苦酒汤。

方中半夏辛燥涤痰散结；鸡子白甘寒清润利咽；苦酒味酸苦，消疮肿，敛疮面。半夏得鸡子白，有利窍通声之功，无燥津涸液之弊；半夏得苦酒，辛苦合用，能加强劫涎敛疮的作用。全方共成涤痰消肿，敛疮止痛之剂。服法强调"少少含咽之"，可使药物直接作用于咽喉患处，有利于对咽喉局部疮面的治疗。

【辨治思维与要领】

本证病机为痰热郁结，咽喉不利。主症为咽部溃烂，有阻塞感，声音嘶哑，甚或不能言语。治当清热涤痰，敛疮消肿。

【临床应用】

苦酒汤可用于治疗口腔溃疡、咽炎、扁桃体炎、小儿重舌等，辨证属痰热郁结者。

（四）半夏散及汤证

【原文】

少陰病，咽中痛，半夏散及湯主之。（313）

半夏散及湯方

半夏（洗） 桂枝（去皮） 甘草（炙）

上三味，等分。各別擣篩已，合治之，白飲和服方寸匕，日三服。若不能散服者，以水一升，煎七沸，內散兩方寸匕，更煮三沸，下火令小冷，少少嚥之。半夏有毒，不當散服。

【释义】

论少阴客寒咽痛的证治。本条叙证简单，仅提"咽痛"一症，以方测证，知此咽痛因寒邪痰浊客阻咽喉所致。咽虽痛，但不红肿，同时伴有恶寒、气逆、痰涎多、苔白而滑润等症。方用半夏散及汤治疗。

半夏散及汤用半夏涤痰开结，桂枝通阳祛寒，甘草缓急止痛。一方二法，可为散，亦可作汤使用。将药散加水煎煮后可减少半夏的毒性，稍放至"小冷"，少量分次含咽，可使药物能持续作用于咽部，以增强药效。

【辨治思维与要领】

本证病机为寒客咽喉，痰湿凝滞。主症为咽痛，咽部不红肿，伴见恶寒，舌淡苔润等。治当通阳散寒，涤痰开结。

小　　结

1. 本节共介绍条文24条。系统讲述了少阴病及其兼变证的辨证论治。少阴病以心肾虚衰、水火不交为主要病理变化，以"脉微细，但欲寐"为提纲证。

2. 少阴病本证包括寒化证、热化证、阳郁证，其中尤以阳虚寒化证为主。寒化证是指素体心肾阳虚，邪入少阴而从寒化，以致阳衰阴盛。代表证型为阳衰阴盛证，症见恶寒蜷卧，四肢厥逆，下利清谷，小便清长，脉微细，但欲寐，治以回阳救逆为法。少阴热化证是素体阴虚，邪入少阴而从热化。以阴虚火旺，心肾不交为基本病机，症见心烦不得眠，舌红少苔，脉细数，治以育阴清热之法。少阴阳郁证为少阴心肾阳气郁遏，不能外达四肢所致，治当以开达疏散为法。

3. 少阴兼表证，症见发热、恶寒、身痛，兼见少阴里虚之脉沉、神疲、体虚。治以温经解表法。少阴急下证，症见口燥咽干，或自利清水色纯青，心下痛，或腹胀不大便，治宜急下存阴。少阴病变证咽痛包括阴虚咽痛、客热咽痛、痰热咽痛、客寒咽痛四型，分别治以滋阴润喉、清热利咽、清热涤痰敛疮消肿、散寒涤痰开结之法。

4. 少阴的预后，取决于阳气与阴液的存亡，阳回则欲愈，阳亡则不治，阴竭亦预后不良。

【复习思考题】

1．为什么太阴病"自利不渴"，而少阴病却"自利而渴"？其意义何在？

2．真武汤证与附子汤证的病机、证候、治法、方药有何异同？

3．附子汤证提出"口中和"有何意义？

4．太阳篇、少阴篇的真武汤证有何区别？

5．真武汤证、猪苓汤证、五苓散证的小便不利如何区别？

6．少阴咽痛有几种证候类型？分别简述其主要脉证、病机、治法、方药。

7．咽痛治以通脉四逆汤加味、半夏散及汤，对临床有何指导意义？

第六节　辨厥阴病脉证并治

厥阴包括手厥阴心包、足厥阴肝两经，及其所属的心包、肝两脏。肝为风木之脏，主藏血，内寄相火，体阴而用阳，性喜条达而主疏泄，调畅一身之气机，易对脾胃及胆腑的功能产生影响。心包经之火以三焦为通路而达于下焦，温暖肾水以涵养肝木。厥阴疏泄正常，则气机条达，上焦清和，下焦温煦，脏腑功能活动正常。邪犯厥阴，木郁克土，则出现上热下寒，寒热错杂证，症见消渴、气上撞心、心中疼热、饥而不欲食、食则吐蛔、下利等。厥阴，具有阴尽阳生，相互转化的特性，所谓"厥者，尽也"。其病多出现厥热胜复，阴阳交争之现象。若由于"阴阳气不相顺接"，表现为四肢厥冷者，可形成诸厥。厥阴病篇还附有呕吐、哕、下利分型证治，这部分内容不属于厥阴本病，可作为临证鉴别。

厥阴病的形成，其因有三：一是三阳病失治误治，邪气内陷，传入厥阴；二是由于太阴、少阴误治，邪气传入厥阴；三是本经发病，多由于先天不足或后天失养，使脏气虚衰，邪气直中厥阴。

厥阴病的治疗，寒者宜温，热者宜清；寒热错杂，则寒温并用。如上热下寒，宜清上温下，寒温并投，乌梅丸是其代表方；厥阴寒证，治当温经散寒养血；厥阴热证，需凉肝解毒。

厥阴病证候复杂，其治禁不可一概而论。例如寒证及寒热错杂证，汗、吐、清、下等法皆属禁忌；热证，则忌用发汗、温补等法。

一、厥阴病提纲

【原文】

厥陰之爲病，消渴，氣上撞心[1]，心中疼熱[2]，飢而不欲食，食則吐蚘，下之利不止。（326）

【注释】

[1] 气上撞心：自觉有气上冲心胸部位。

[2] 心中疼热：心胸或胃脘部有疼痛灼热之感。

【释义】

论厥阴病辨证提纲。厥阴肝为风木之脏，内寄相火，喜条达而主疏泄，与脾的运化功能关系密切。病入厥阴则木郁化火，疏泄失常，导致上热下寒证。热炽津伤则消渴，肝气横逆则气上撞心，肝火犯胃则心中疼热、胃中嘈杂似饥。木郁土虚，脾虚运化失常，故虽饥而不欲食；脾虚肠寒，谷入难消，致胃气上逆而呕吐；若其人肠中素有蛔虫寄生，则因其喜温避寒，上入其胃致食则吐蛔；若误用下法，必致中气更伤，下寒更甚，从而发生下利不止的变证。本条为厥阴病首条，概括了上热下寒的证候特点，可作为厥阴病的提纲。

二、厥阴病本证

（一）厥阴寒热错杂证

1. 乌梅丸证

【原文】

傷寒脉微而厥，至七八日膚冷，其人躁無暫安時者，此爲藏厥[1]，非蚘厥[2]也。蚘厥者，其人當吐蚘。令病者静，而復時煩者，此爲藏寒[3]。蚘上入其膈，故煩，須臾復止，得食而嘔，又煩者，蚘聞食臭[4]出，其人常自吐蚘。蚘厥者，烏梅丸主之。又主久利。（338）

烏梅丸方

烏梅三百枚　細辛六兩　乾薑十兩　黄連十六兩　當歸四兩　附子六兩（炮，去皮）蜀椒四兩（出汗[5]）　桂枝六兩（去皮）　人參六兩　黄蘗六兩

上十味，異搗篩[6]，合治之，以苦酒漬烏梅一宿，去核，蒸之五斗米下，飯熟搗成泥，和藥令相得，内臼中，與蜜杵二千下，丸如梧桐子大，先食飲服十丸，日三服，稍加至二十丸。禁生冷、滑物、臭食等。

【注释】

[1] 脏厥：脏腑阳气虚损导致的四肢厥冷。

[2] 蛔厥：因蛔虫窜扰，气机逆乱而致的四肢厥冷。

[3] 脏寒：此处指脾肠虚寒。

[4] 食臭（xiù，音绣）：食物的气味。

[5] 出汗：用微火炒蜀椒，炒至其水分与油质向外渗出。

[6] 异搗筛：将药物分别捣碎，筛出细末。

【释义】

论脏厥与蛔厥的鉴别及蛔厥的证治。本条可分为三段理解。

第一段："伤寒脉微而厥……非蛔厥也"，论脏厥的脉证，并提出当与蛔厥鉴别。脉微肢厥乃阳气衰微之象。病经七八日，周身肌肤皆冷，加之病人躁扰不宁，病情十分危险，预后不良。脏厥属阳衰阴盛、脏气衰败之证，与蛔厥的病机及证候不同。

第二段："蛔厥者……乌梅丸主之"，论蛔厥的症状表现及其治疗。患者长期大量蛔虫感染致脾虚肠寒，此即所谓"脏寒"，进而导致蛔虫内动时作时止，发作时症见心烦、呕吐，甚则伴有剧烈腹痛，常因进食而引发。蛔厥与脏厥均可出现手足厥冷，不同的是：蛔厥无周身肌肤冷，且时静时烦、时作时止，与进食有关；脏厥周身肌肤寒冷，且"其人躁无暂安时"。蛔厥证的治疗重在温脏补虚以安蛔，方用乌梅丸。

第三段为"又主久利"。下利发病日久，多气血两虚，且易致阴阳紊乱，寒热错杂。乌梅丸并非治疗蛔虫病的专方，也可以用于此类慢性发作性疾病。这对现代临床活用乌梅丸更具指导意义。

古人认为蛔虫有得酸则静、得辛则伏、得苦则下的特点。本方重用乌梅并以醋渍之，增强其酸性以安蛔，并有益阴生津之用；细辛、蜀椒、干姜、附子、桂枝，辛以伏蛔，温阳散寒；配伍黄连、黄柏，苦以驱蛔，寒以清热；人参、当归补气养血；以米饭、白蜜为丸，意在矫味缓

图。本方酸苦甘辛兼备,清上温下,安蛔止痛,治疗脏寒引发的蛔虫内动确有良效。

本方酸甘辛苦并用,酸甘化阴,辛甘化阳,酸苦泄热,具温清补涩之用,又能调和阴阳、扶正祛邪,是治疗厥阴病阴阳失调、木火内炽、寒热错杂证的主方。取丸药长期服用,适用于寒热错杂之久利。

【辨治思维与要领】

本证病机为上热下寒,蛔虫内扰。主症为时静时烦,得食而呕(吐蛔),腹痛,时发时止,与进食有关,肢厥脉微。治当清上温下,安蛔止痛。

【临床应用】

乌梅丸临床适用范围十分广泛,除原文涉及的蛔虫病,报道最多的是治疗胆道蛔虫病、胆石症、胆囊炎及溃疡性结肠炎、肠易激综合征等消化系统疾病,还可化裁应用于更年期综合征、神经血管性头痛、冠心病、糖尿病等多种疾病,证属寒热错杂者。

2. 干姜黄芩黄连人参汤证

【原文】

伤寒本自寒下,醫復吐下之,寒格[1]更逆吐下,若食入口即吐,乾薑黄芩黄連人參湯主之。(359)

乾薑黄芩黄連人參湯方

乾薑 黄芩 黄連 人參各三兩

上四味,以水六升,煮取二升,去滓,分温再服。

【注释】

[1] 寒格:指上热下寒相格拒。

【释义】

论寒热格拒的证治。"伤寒本自寒下",指患者平素有中阳不足、脾胃虚寒之下利证,但从"寒格更逆吐下"之"更"字推断,本证原先就有寒格之证,医者复用吐下法误治,引邪入内,邪热内陷于上,阳气重伤于下,以致上热下寒,寒热格拒之证更甚。上热则胃气不降,故呕吐或食入即吐;下寒则脾气不升,故下利。治当清上温下,寒温并用,辛开苦降,用干姜黄芩黄连人参汤。

本方重用芩连苦寒以清上热,以除呕吐;干姜辛温以祛下寒,寒去则腹痛自止;人参补气健脾,以扶正,防苦寒之药伤中。本方辛开苦降,与半夏泻心汤配伍同中有异,同为芩连干姜人参并用,但半夏泻心汤为取芩连之苦干姜之辛,攻于一处,故去滓再煎;而本方为取芩连之寒、干姜之热,寒热异气,分走上下,而清上温下,取气不取味,故只煎一次,不必去滓再煎。

【辨治思维与要领】

本证病机为胃热脾寒,寒热格拒。主症为食入即吐,下利便溏,可伴见口渴,口臭,食少乏力,腹胀腹痛,喜温喜按等。治当清上温下,辛开苦降。

【临床应用】

现代临床本方用于治疗消化性溃疡、急慢性胃肠炎等,证属胃热脾寒,寒热格拒者。

3. 麻黄升麻汤证

【原文】

伤寒六七日,大下後,寸脉沉而遲,手足厥逆,下部脉[1]不至,喉咽不利,唾膿血,泄利不止者,爲難治,麻黄升麻湯主之。(357)

麻黄升麻汤方

麻黄二两半（去節） 升麻一两一分 當歸一两一分 知母十八銖 黄芩十八銖 萎蕤十八銖（一作菖蒲） 芍藥六銖 天門冬六銖（去心） 桂枝六銖（去皮） 茯苓六銖 甘草六銖（炙） 石膏六銖（碎，綿裹） 白术六銖 乾薑六銖

上十四味，以水一斗，先煮麻黄一两沸，去上沫，内諸藥，煮取三升，去滓，分温三服。相去如炊三斗米頃令盡，汗出愈。

【注释】

[1] 下部脉：从寸关尺三部来说，指尺脉；从全身上中下三部来说，指足部的趺阳与太溪脉。

【释义】

本条论上热下寒，正虚阳郁的证治。伤寒六七日，邪气当传里，但表证未解者，则应先解其表，若见表证入里化热，而尚未成实者，亦不可误用攻下之法。医者失察，见其病六七日之久，认为里实已成，便用大下之法，必致正气损伤，邪气内陷，而成正虚邪陷，阳郁不伸，肺热脾寒之证。邪陷于里，上焦热邪内郁，则寸脉沉迟，下部脉不至，上热下寒，阴阳之气不相顺接，而见手足厥冷。热郁于上，咽喉脉络灼伤，而见咽喉不利吐脓血，寒伤于下，脾虚寒盛，故泄利不止。

因本证虚实夹杂，寒热并见，治其热则碍其寒，补其虚则碍其实，故曰"难治"。病机关键在于邪陷阳郁，上热下寒，正虚邪实，治以麻黄升麻汤发越郁阳，清上温下。

【辨治思维与要领】

本证与外感病有关，阳气内郁，肺热脾寒。其辨证要点是寸脉沉迟，手足厥逆，咽部不利，唾脓血，泄利不止，下部脉不至。

本方重用麻黄、升麻，发越郁阳，当归温润补血，其他药用量小，说明本证以阳郁为主，肺热脾寒为次。

【临床应用】

本方可用于外感热病后期邪陷于里，阳郁不伸，上热下寒之证。如治疗猩红热，热毒郁闭不能外达，上壅于咽喉，表现为咽喉糜烂肿痛，高热，身陷隐约之痧疹垂危患者。亦用于肺结核、慢性喘息性支气管炎、新型冠状病毒感染引发的肺炎危重症等。

【医案举例】

欧某，女，43岁。体倦，乏力2月余，伴咳嗽、咳痰1周。多方求医后无明显好转。近1周因天气变化，渐觉咽痒咳嗽。因患甲状腺功能减退症10余年，一直服用甲状腺片。诊见：精神欠佳，体倦，乏力，咽痒咳嗽，痰色黄时有血丝，左耳鸣，夜间尤甚，口干口苦，喜热饮，寐差多梦，小便黄，大便溏，每天2～3次，平素月经量少，舌淡、苔薄黄，脉细。证属阳虚，兼有表证。治以寒温并用，表里同治，麻黄升麻汤：麻黄、升麻、炙甘草各6g，茯苓20g，泽泻15g，黄芩、当归、玉竹、川芎、桂枝、白术、干姜、知母、白芍各10g。服7剂，体倦乏力明显好转，咳嗽大减，余无不适。（熊学军，王保华，陈靖雯，等.李赛美教授运用麻黄升麻汤加减临床验案举隅[J].新中医，2010，42（7）：107-108.）

（二）厥阴寒证

1. 当归四逆汤证

【原文】

手足厥寒，脉细欲絶者，當歸四逆湯主之。（351）

当归四逆汤方

当归三两　桂枝三两（去皮）　芍药三两　细辛三两　甘草二两（炙）　通草二两　大枣二十五枚（擘。一法，十二枚）

上七味，以水八升，煮取三升，去滓，温服一升，日三服。

【释义】

论血虚寒凝致厥的证治。本证以手足厥寒、脉细欲绝为辨证要点，肝血不足，血虚则脉道不充而见细脉，加之阴寒凝滞，脉道运行不畅，故脉细欲绝。血虚而寒凝经脉，气血运行不利，四肢失于温养而见手足厥寒。

本条论叙证候比较简略，临床上血虚寒凝可致多种不同见证。常见四肢不温，脉微细欲绝，面色清冷，畏寒等症；若寒凝经络，可有四肢关节疼痛，或身疼腰痛等；若寒阻胞宫，可见月经愆期、痛经、量少色黯而有血块等症状。本证治以当归四逆汤养血散寒，温经通脉。

当归四逆汤即桂枝汤去生姜，倍用大枣，加当归、细辛、通草而成。方中当归补养肝血，又能行血，为方中主药；配芍药以养血和营；配桂枝温经通阳，细辛温经，散陈寒痼冷；甘草、大枣补益中气和营血；通草通利血脉。诸药合用，养血脉，通阳气，散寒邪。

【辨治思维与要领】

本证病机为血虚寒凝，经脉不畅。主症为手足厥寒，脉细欲绝。或见四肢关节疼痛，身痛腰痛，或见月经愆期，量少色黯，痛经等。治当养血散寒，温经通脉。

本证与四逆汤证皆有寒邪为患，症见手足厥寒。然厥有轻重，脉分微细，四逆汤证为阳气衰微，手足厥冷而脉微欲绝；本证为血虚寒凝，手足厥寒而脉细欲绝。本方与四逆汤均可治手足厥寒而冠以"四逆"之名，然病机有异，本方不用姜附，而以当归养血行血。

【临床应用】

现代临床多用当归四逆汤治坐骨神经痛、末梢神经炎、多发性神经炎、急性感染性神经炎、尺神经麻痹、雷诺病、红斑性肢痛、血栓闭塞性脉管炎、冻疮、风湿性关节炎、关节僵硬症、寒冷性脂膜炎、老年性冬季皮肤瘙痒症、痛经、闭经、不孕症、附件炎、盆腔炎、月经周期性水肿、产后腰腿痛、产后腹痛等，证属寒凝胞宫，血虚受寒者。

2. 当归四逆加吴茱萸生姜汤证

【原文】

若其人内有久寒者，宜当归四逆加吴茱萸生姜汤。（352）

当归四逆加吴茱萸生姜汤方

当归三两　芍药三两　甘草二两（炙）　通草二两　桂枝三两（去皮）　细辛三两　生姜半斤（切）　吴茱萸二升　大枣二十五枚（擘）

上九味，以水六升，清酒六升和，煮取五升，去滓，温分五服。一方，水酒各四升。

【释义】

论血虚寒厥兼内有久寒的证治。本方承上条而论，内有久寒，指脏腑的沉寒痼冷。或为寒凝胞宫致月经不调、白带清稀、宫寒不孕；或为寒滞胃肠，水饮内停，而致脘腹冷痛、呕吐痰涎、下利；或为寒积下焦而致少腹冷痛、疝气等。在当归四逆汤原方基础上，加入吴茱萸、生姜以散内外之寒。

血虚寒凝，内有久寒者，在当归四逆汤之基础上加吴茱萸、生姜。吴茱萸温中止痛，理气燥湿，重在降久寒之气逆，生姜辛散化饮，重在宣通，两者合用暖肝散寒，温胃化饮，降逆止呕,散久滞之陈寒。并以清酒增强活血散寒的作用。

【辨治思维与要领】

本证病机为血虚寒凝,兼肝胃久寒。主症为在当归四逆汤证的基础上,兼有脘腹冷痛、呕逆吐涎、寒疝囊缩等。治当养血通脉,暖肝温胃。

厥阴寒厥病在肝经。肝主藏血而内寄相火,虽有沉寒,不可妄用干姜、附子等辛热之品,恐其扰动风火,耗伤阴气,但加吴茱萸、生姜宣泄苦降,直达厥阴。而少阴四逆,为阴寒内盛、阳气衰微所致。少阴主肾,为寒水之脏,非干姜、附子回阳不能振水中之火。

【临床应用】

本方现代临床应用与当归四逆汤相似,多用于治疗神经痛、少腹痛、腹疝痛、冷症、腰部椎管狭窄、更年期障碍、股骨头无菌性坏死、肢端青紫症、冻疮、阳痿、外伤性阴囊肿大、痛经、阴缩、肢端动脉痉挛等,证属血虚寒凝,内寒较甚者。

3. 吴茱萸汤证

【原文】

乾嘔吐涎沫,頭痛者,吳茱萸湯主之。(378)

【释义】

论肝寒犯胃,浊阴上逆的证治。厥阴肝寒犯胃,胃失和降则干呕,胃受其寒,津聚成涎,每随浊阴之气上逆而出,则吐涎沫;足厥阴肝经与督脉会于巅顶,阴寒循经上扰则头痛以巅顶为甚。治宜暖肝散寒,温胃降浊,方用吴茱萸汤。

【辨治思维与要领】

本证病机为肝寒犯胃,浊阴上逆。主症为头痛,呕吐,或干呕,吐涎沫,或少腹满,寒疝,舌淡苔白或白腻,脉沉细弦等。治当暖肝,温胃,降浊。

《伤寒论》吴茱萸汤证共有3条,分载于3篇:一为阳明病篇"食谷欲呕"(第243条),论阳明中寒之"欲呕";一为少阴病篇"吐利,手足逆冷,烦躁欲死"(第309条),为少阴阳虚阴盛,寒浊犯胃;本条为寒浊之邪循足厥阴经上扰,故还见巅顶痛。此三条虽然见症有别,但病机同为肝寒犯胃,浊阴上逆,故三者均有呕吐,皆可用吴茱萸汤异病同治。

(三)厥阴热证

【原文】

熱利下重[1]者,白頭翁湯主之。(371)

白頭翁湯方

白頭翁二兩 黃蘗三兩 黃連三兩 秦皮三兩

上四味,以水七升,煮取二升,去滓,溫服一升,不愈,更服一升。

【注释】

[1]下重:即里急后重。

【释义】

论厥阴热利的证治。"热利""下重"概括了白头翁汤主治下利的病性和症状特点。热利,当有下利脓血、红多白少、肛门灼热、大便臭秽、发热、口渴、尿赤、舌红、苔黄、脉数等症。下重,即里急后重,可见腹痛急迫欲下,肛门重坠,欲便而不爽。因厥阴肝经湿热,气滞壅塞下迫大肠,湿热邪毒郁滞肠道,伤及肠道络脉所致。治宜清热燥湿,凉肝止利,方用白头翁汤。

白头翁味苦性寒，归大肠与肝经，能入血分，善清肠热，解毒凉血而止利，为治热毒赤痢之要药；黄连、黄柏苦寒，清热燥湿，坚阴厚肠止利；秦皮苦寒偏涩，归大肠经，主热利下重。四味合用，清热燥湿、凉血解毒、涩肠止利，为治疗湿热或热毒下利的主要方剂。

【辨治思维与要领】

本证病机为肝经湿热，下迫大肠。主症为下利脓血便，血色鲜艳，里急后重，肛门灼热，可见口渴欲饮冷水，舌红苔黄等热象。治当清热燥湿，凉肝止利。

本证与桃花汤证都可见下利便脓血。桃花汤主治为脾肾阳虚之寒证，证见脓血杂下，白多红少，或纯下白冻，气腥而不臭，伴腹痛绵绵，喜温喜按，里急后重不甚，口不渴，舌淡苔白，脉迟无力等症，治以温中祛寒，涩肠止利。而本证为厥阴肝经湿热，气滞壅塞之实证。治以清热燥湿，凉肝止利。

【临床应用】

现代临床白头翁汤多用于治疗细菌性痢疾、阿米巴痢疾、急性肠炎和慢性非特异性结肠炎等。此外，凡与肝经湿热火毒相关疾病，均可酌情应用。

三、辨厥证

（一）厥证的病机与证候特点

【原文】

凡厥者，陰陽氣不相順接，便爲厥。厥者，手足逆冷者是也。（337）

【释义】

论厥的病机与证候特点。导致手足逆冷的病因很多，但其基本病机为阴阳气不能互相贯通。厥的临床特征是手足逆冷。

人体阴阳在正常情况下，相互协调，互相维系，互根互用，一旦偏胜偏衰，以至不相顺接，不顺则逆，不接则离，必然产生病变。若寒邪内盛，阳气衰微，阳气不能畅达四末，则成寒厥。如热邪亢盛，阳气被遏，不能通达于四末，则成热厥。若水饮内停，阳气被遏，不达四末，称为水厥。凡此种种，病因虽有不同，然其"阴阳气不相顺接"的病机是一致的。

（二）厥证辨治

1. 热厥

【原文】

傷寒脉滑而厥者，裏有熱，白虎湯主之。（350）

【释义】

论热厥重证的辨治。本条"伤寒"，为广义之伤寒。如因寒内盛而致之寒厥，其脉必现沉微，今脉现滑象则知非阳虚而是内热，多见阳盛邪实之证。阳热内郁，邪热深伏，阴阳之气不能顺接，郁阳不能畅达四末，而见手足厥逆。"里有热"为本证之病机。治宜清里热，方用白虎汤。本条述证简略，只通过脉象突出里有郁热的辨证要点，为举脉略证之省文笔法，其证当有身热、口渴、汗出、心烦、舌红苔黄、小便黄赤等里热之表现。

2. 水厥

【原文】

傷寒厥而心下悸，宜先治水，當服茯苓甘草湯，却 [1] 治其厥。不爾 [2]，水漬入胃，必作利也。（356）

【注释】

[1] 却：副词，表示顺序，相当于后。

[2] 不尔：不这样，在此指不先治水。

【释义】

论水停致厥的证治。本条应与太阳病篇第 73 条互参。水饮内停胃脘，气机不畅，阳气被遏，不能畅达于四末，而见四肢厥冷。水停中焦胃脘，水气凌心，而见心下悸动不宁。因厥与悸皆由水饮内停所致，本条提出"宜先治水"的法则，方用茯苓甘草汤温阳化气利水，水饮去则气机畅，阳气得布，悸动得止而手足自温，实为祛邪以畅气机之法。若医者见厥而误辨，不知先治其水，水饮泛滥下渍肠道必致下利。

小　　结

1. 本节共介绍条文 11 条。厥阴病篇包括了厥阴病本证、厥热胜复证、厥阴病疑似证及辨厥、利、呕哕等内容。

2. 厥阴病本证主要有 3 种：一是寒热错杂证（包括蛔厥证、上热下寒相格拒证、上热下寒正虚阳郁证）；二是寒证（包括寒厥证与寒呕证）；三是热证（包括热厥证与热利证）。厥阴病的本证虽然复杂，但不外肝失条达、阴阳错乱两类情况。前者反映肝脏疏泄失常导致的一系列病机变化；后者反映两阴交尽，一阳初生的生理特点遭到破坏而出现的证候。

3. 赵开美复刻宋本《伤寒论》中《辨厥阴病脉证并治第十二》篇目之下，有"厥利呕哕附"五个小字。可见，厥阴病篇列举的厥、利、呕、哕证，并非皆属于厥阴病，应从鉴别对比的角度理解其辨证意义。此外，厥阴病篇尚有正复可愈和正衰危重诸证，系分别根据正邪交争、阳气进退的具体情况对厥阴病的预后所作的初步判定。

【复习思考题】

1. 如何理解厥阴病提纲？

2. 消渴还可见于五苓散证，与本篇厥阴病消渴两者证候机制、症状特点有何不同？

3. 试述乌梅丸证、干姜黄芩黄连人参汤证、麻黄升麻汤证的证候、病机、治法、方药。

4. 试述白头翁汤证的证候、病机、治法及方药。

5. 试比较《伤寒论》中 3 条吴茱萸汤证之异同。

6. 如何理解"凡厥者，阴阳气不相顺接"？

第三章 《金匮要略》精选

金匮要略方论序

張仲景爲《傷寒雜病論》，合十六卷，今世但傳《傷寒論》十卷，雜病未見其書，或於諸家方中載其一二矣。翰林學士王洙在館閣日，於蠹簡中得仲景《金匱玉函要略方》三卷：上則辨傷寒，中則論雜病，下則載其方，并療婦人，乃錄而傳之士流，纔數家耳。嘗以對方證對者，施之於人，其效若神。然而或有證而無方，或有方而無證，救疾治病，其有未備。國家詔儒臣校正醫書，臣奇先校定《傷寒論》，次校定《金匱玉函經》。今又校成此書，仍以逐方次於證候之下，使倉卒之際，便於檢用也。又採散在諸家之方，附於逐篇之末，以廣其法。以其傷寒文多節略，故斷自雜病以下，終於飲食禁忌，凡二十五篇，除重復，合二百六十二方，勒成上、中、下三卷，依舊名曰《金匱方論》。臣奇嘗讀《魏志‧華佗傳》云："出書一卷，曰：此書可以活人。"每觀華佗凡所療病，多尚奇怪，不合聖人之經。臣奇謂活人者，必仲景之書也。大哉！炎農聖法，屬我盛旦，恭惟主上，丕承大統，撫育元元，頒行方書，拯濟疾苦，使和氣盈溢，而萬物莫不盡和矣。

太子右贊善大夫臣高保衡
尚書都官員外郎臣孫奇
尚書司封郎中充秘閣校理臣林億等傳上

本章从《金匮要略》原著前 22 篇中选取条文 138 条，选方 92 首。论及多种疾病，如痉病、湿病、暍病、百合、狐惑、阴阳毒、中风、历节、血痹、虚劳、肺痿、肺痈、咳嗽上气、奔豚气、胸痹、腹满、寒疝、痰饮、消渴、水气、黄疸、吐血、衄血、下血、呕吐、哕、肠痈，以及妇人妊娠病、产后病和妇人杂病等。

第一节　脏腑经络先后病脉证第一

本篇以整体观为指导思想，对发病、预防、病因、病机、诊断、治疗、护理等均作了原则性的提示，相当于全书的总论，具有纲领性意义。《金匮要略》开篇题名脏腑经络，突出了脏腑经络在杂病辨治中的重要地位。脏腑经络之间关系密切，若发生病变可互相影响。"先后"二字提示临床需注意脏腑经络先后病的传变规律。同时，脏腑经络病变必然反映于脉证，故临床应根据患者脉证进行辨证，推断脏腑病变及其预后转归。

一、发病、病因病机及预防

（一）发病与预防

【原文】

夫人禀五常[1]，因風氣[2]而生長，風氣雖能生萬物，亦能害萬物，如水能浮舟，亦能覆舟。若五臟元真[3]通暢，人即安和，客氣邪風[4]，中人多死。千般疢難[5]，不越三條：一者，經絡受邪，入臟腑，爲內所因也；二者，四肢九竅，血脉相傳，壅塞不通，爲外皮膚所中也；三者，房室、金刃、蟲獸所傷。以此詳之，病由都盡。

若人能養慎，不令邪風干忤[6]經絡；適中經絡，未流傳腑臟，即醫治之；四肢才覺重滯，即導引、吐納[7]、針灸、膏摩[8]，勿令九竅[9]閉塞；更能無犯王法[10]、禽獸災傷；房室勿令竭乏，服食節其冷熱苦酸辛甘，不遺①形體有衰，病則無由入其腠理。腠者，是三焦通會元真之處，爲血氣所注；理者，是皮膚臟腑之文理[11]也。（2）

【校勘】

①遗：原作"遣"，据《医统正脉》本改。

【注释】

[1]五常：即五行。

[2]风气：指自然界之气候。

[3]元真：指元气或真气。

[4]客气邪风：泛指外来致病因素。

[5]疢（chèn，音衬）难：指疾病。

[6]干忤：此指侵犯。干，《说文解字》"犯也"；忤，违逆，抵触。

[7]导引、吐纳：导引指自我按摩。吐纳为一种调整呼吸的方法。两者均为古代体育疗法，起养生却病的作用。

[8]膏摩：用药膏熨摩体表的一种外治法。

[9]九窍：眼、耳、鼻、口七窍，加上前后二阴，即为九窍。

[10]无犯王法：不要触犯国家法令，免受刑伤之患。王法，指国家法令。

[11]文理：文，通"纹"。《医宗金鉴》曰："理者，皮肤脏腑，内外井然，不乱之条理也。"

【释义】

本条从人与自然的关系论述了发病原因与疾病分类、防病措施以及早期治疗。

人与自然关系密切。一方面，自然界提供人类赖以生存的基本条件。另一方面，自然界亦存在致病因素，可使人发病。仲景以"水能浮舟，亦能覆舟"，生动地说明了这种关系。人体正气具有抗病能力。若五脏元气充盛，气血流畅，脏腑、经络等功能协调，人体就不易受邪发病；若元气不足，脏腑功能失调，则客气邪风等各种致病因素易侵犯人体导致疾病发生，甚至使人死亡。

临床疾病虽然多种多样，但分析其发病原因、传变、病位等，不外乎三种情况：一是经络受邪，传入脏腑，这是因为体内正气不足，以致邪气乘虚入内；二是病在四肢、九窍，血脉相传，壅塞不通，这是外部体表受邪所致；三是房室、金刃、虫兽等致病因素损伤人体。

为了预防疾病的发生，未病前当内养正气，外避邪气。其具体措施包括：节制房事，勿令肾精竭乏；注意饮食有节，避免偏嗜；注意遵守国家法令、保持人与社会和谐；更要避免外邪、虫兽、外伤等致病因素的伤害。这样，机体正气充盛，病邪就不易伤人致病。若不慎发病，则应及早治疗。如经络刚受邪，就及时施治，以防病入脏腑；四肢才觉重滞，就采用导引、吐纳等法祛邪外出，勿使邪气深入，导致九窍闭塞。

本条关于健康与发病的论述体现了中医的整体恒动观，认为五脏元真通畅，气血流畅，脏腑功能协调，生命活动处于相对动态平衡，则人体安和，不易受邪发病，否则，致病因素易侵犯人体，导致发病。因此，内养正气，外避邪气，可防止疾病发生。

对于疾病，仲景根据病因、传变途径及病位分为三类。虽然宋代陈无择"三因说"源于此，但陈无择以外感六淫为外因，情志所伤为内因，根据发病途径将病因分内外，而张仲景主要以病位分内外，这是应该注意区别的。

【辨治思维与要领】

"五脏元真通畅，人即安和"体现了仲景以"通"为"和"的医学体系。预防疾病发生、保持人体健康的关键是"五脏元真通畅""不遗形体有衰"，内养正气，外避邪气。

未病先防、得病早治是防病治病的基本原则。发病后，为防止疾病由浅入深，由轻转重，应及时治疗。原文"适中经络，未流传腑脏，即医治之；四肢才觉重滞，即导引、吐纳……"就强调了这一原则。

（二）病因

1. 反常气候

【原文】

问曰：有未至而至[1]，有至而不至，有至而不去，有至而太过，何謂也？師曰：冬至[2]之後，甲子[3]夜半少陽起[4]，少陽①之時陽始生，天得溫和。以未得甲子，天因溫和，此爲未至而至也；以得甲子而天未溫和，此爲至而不至也；以得甲子而天大寒不解，此爲至而不去也；以得甲子而天溫如盛夏五六月時，此爲至而太過也。(8)

【校勘】

①阳：原作"阴"，据《医统正脉》本改。

【注释】

[1] 未至而至：第一个"至"指时令，第二个"至"指气候。下同。

[2] 冬至：农历二十四节气之一，居"大雪"与"小寒"之间，约在每年公历12月21～23日。

[3] 甲子：古代用天干、地支配合起来计算年、月、日的方法。天干10个（甲、乙、丙、丁、戊、己、庚、辛、壬、癸），地支12个（子、丑、寅、卯、辰、巳、午、未、申、酉、戌、亥），互相配合。自甲子始，至癸亥止，共60个。此处甲子指冬至之后60日，正当雨水节气。

[4] 少阳起：指冬至后60日开始为少阳当令之时。古人将一年分为三阴三阳6个阶段，各60天，自少阳始，至厥阴止。

【释义】

本条列举了与时令不符的四种反常气候类型。一年四时，春温、夏热、秋凉、冬寒，这些与时令相符的正常气候，一般不会使人患病。若气候与时令不符，则为反常气候，易导致人体发生疾病。如冬至之后的60天，正当雨水节气，此时阳气开始生长，气候逐渐转暖。如未到雨水而气候已经温暖，这是时令未到，气候已到，为"未至而至也"；如已到雨水而气候尚未温暖，这是时令已到而气候未到，为"至而不至也"；如已到雨水，气候仍然寒冷，这是时令已到，而严寒当去不去，为"至而不去也"；如已到雨水，气候却像盛夏般的炎热，这是气候至而过于剧烈，为"至而太过也"。这些皆属异常气候，容易导致疾病的发生。

2. 病邪特性

【原文】

清邪居上，浊邪居下，大邪[1]中表，小邪中里，䅽饪[2]之邪，從口入者，宿食也。五邪中人[3]，各有法度，風中於前[4]，寒中於暮，濕傷於下，霧傷於上，風令脉浮，寒令脉急，霧傷皮腠，濕流關節，食傷脾胃，極寒傷經，極熱傷絡。（13下）

【注释】

[1] 大邪：指风邪。下文"小邪"指寒邪。

[2] 䅽（gǔ，音谷）饪：指饮食。䅽，同"穀"。

[3] 五邪中（zhòng，音众）人：指风、寒、雾、湿、饮食五种病邪侵入人体。

[4] 前：指午前。

【释义】

本条论述了五邪中人的一般规律。病邪各有特性，侵犯人体后会出现不同的症状。风属阳邪，其性散漫，多在午前侵犯肌表，患者脉多浮缓。寒属阴邪，其性紧束，常在暮时中于经络之里，患者脉多紧急。湿邪其性类水，重浊下流，常伤于身体下部，或以流注关节为主。雾邪为湿中轻清之邪，易伤于身体上部，以侵犯皮腠为主。䅽饪之邪即饮食失节，则成病邪，损伤脾胃，或形成宿食。原文中"清、浊、大、小、前、暮、上、下"都是相对的，不可拘泥。"极寒伤经，极热伤络"，当作极寒、极热均能伤及经脉和络脉来理解。因寒不仅能伤经，也能伤络；热不仅能伤络，也能伤经。这是原著互文笔法，应予注意。

原文关于五邪中人致病一般规律的论述，对临床有一定指导价值。

【辨治思维与要领】

病邪各有特性，作用于人体后会引起不同症状，医者当掌握病邪致病的特点，这对于审证求因、正确地辨证施治有着重要作用。

二、论治

（一）已病防传、虚实异治

【原文】

問曰：上工[1]治未病，何也？師曰：夫治未病[2]者，見肝之病，知肝傳脾，當先實脾[3]。四季脾王[4]不受邪，即勿補之。中工[5]不曉相傳，見肝之病，不解實脾，惟治肝也。（1上）

【注释】

[1] 上工：高明的医生。

[2] 治未病：此指治未病的脏腑。

[3] 实脾：即调补脾脏之意。

[4] 四季脾王：四季之末，即农历三、六、九、十二月之末十八天，为脾土当令之时。此处可理解为一年四季脾气都健旺之意。王，通"旺"。

[5] 中工：技术一般的医生。

【释义】

本条论述了治未病的法则，具体可分为已病防变和虚实异治。

人是一个有机整体，一脏有病，可影响他脏，故上工除治已病之脏外，亦注意调治未病之脏腑，以防止疾病传变。此即"治未病"之意。根据《素问·玉机真脏论》"五脏有病，则各传其所胜"和《素问·五运行大论》"气有余，则制己所胜而侮所不胜"的理论，上工知晓肝病实证易传脾的规律，故在治肝的同时，即注意调补未病之脾，以防肝病及脾。"实脾"当根据具体情况，因为肝病是否传脾取决于肝脾双方。脾虚易受邪，故当补益；若脾气充盛，不易受邪，即勿补之。中工不懂得肝病会传脾之理，只知见肝治肝，往往导致肝病未愈，脾病又起。

总之，一脏有病可传变他脏，但虚证、实证的传变规律不同，治疗应从整体观出发，既治已病之脏，又调未病之脏，防止疾病蔓延，促使整体功能的恢复。

"见肝之病，知肝传脾，当先实脾"理论在临床上应用广泛。如肝气郁结，除见精神抑郁、胸胁胀闷、善太息等症状外，常出现纳差食减、脘腹胀满等脾病症状，故常在治肝病之时采用疏肝健脾之法。肝气横逆亦易影响脾土，临床除见急躁易怒、失眠多梦、胁痛等肝病症状外，亦常见脘腹疼痛、肠鸣、泄泻等，治当抑木扶土。又如肝胆湿热、肝火亢盛者，在清利湿热、清泻肝火时，酌加健脾之品及勿过用苦寒药，亦是肝病实脾之意。本条所论治未病的学术思想，对后世临床医学影响深远。如叶天士治温病强调"先安未受邪之地"，当邪热在胃时，除用清热益胃的石膏、知母外，还加入咸寒滋肾的阿胶、龟板，以防胃热下陷于肾，就是"治未病"在临床中的具体应用。

【辨治思维与要领】

治未病应以整体观为指导，从联系、运动的观点出发，除治已病之脏外，还应调未病之脏，防止疾病发展与蔓延。一般而言，实证以泻本脏为主，并安他脏，以防疾病蔓延，如后世疏肝解郁的逍遥散，方中所用白术、茯苓、炙甘草等，即是泻肝实脾之法。

（二）审因论治

【原文】

夫诸病在脏[1]，欲攻[2]之，当随其所得[3]而攻之，如渴者，与猪苓汤。余皆仿此。（17）

【注释】

[1] 在脏：指在里。

[2] 攻：作"治"解。

[3] 所得：所合、所依附之意。

【释义】

本条论述治疗杂病应掌握疾病的症结所在。病邪在里，痼结不解，往往与体内痰、水、瘀血、宿食等有形之邪相结合。医者当审因论治，攻逐其有形实邪，使无形之邪失去依附，则病易痊愈。例如，渴而小便不利，若为热与水结而伤阴者，当与猪苓汤利其水，使水去热除阴复，渴亦随之而解。其他如热邪与血、痰、食相结，均可仿此进行治疗。

【辨治思维与要领】

治病当审因论治，尤其难治病证更是如此。若病在里，久而不解，多存在有形之邪，治当攻逐其有形之邪，使无形之邪失去依附，病易治愈。热与水结，利其水则热除渴解。其他病证亦可仿此论治，如热邪与血结可用桃核承气汤，热邪与食相结则可用大、小承气汤等。

小　结

1. 本篇相当于全书的总论，对疾病的发生和预防、病因病机、诊断、治疗等方面都作了原则性的提示，在全书中具有纲领性意义。本篇的许多观点，尤其是治则部分都具体贯穿在各篇条文中。因此,学习时应与各篇相互联系。

2．未病前预防疾病的发生,得病后及早治疗并防止疾病传变的治未病思想是防治疾病的基本原则。预防疾病,要内养真气,外避邪气。一旦发病,就要早期治疗。除治已病之脏外,还应根据疾病的发展规律及五脏间的关系,调治未病之脏腑,防止疾病的传变,并通过整体调节,促进疾病的痊愈。

3．本篇从邪正两方面阐述发病机制。自然界与人体息息相关,不正常的气候常为人体发病的外在条件,但是否发病,取决于正邪双方力量的对比。若五脏元真通畅,人即安和,不易发病;否则,邪气易侵犯人体而致发病。

4．本篇指出与时令不相应的气候以及风、寒、湿、雾、热、饮食、房室、金刃、虫兽等皆可成为病因,使人发病,其中风、寒、湿、雾、饮食等五种邪气各有特点。疾病按发病原因、病位等可分为三类:一是经络受邪入脏腑,为内所因;二是四肢九窍,血脉相传,壅塞不通,为外皮肤所中;三是房室、金刃、虫兽所伤。本篇有关病因的论述为后世病因学的发展奠定了基础。

【复习思考题】

1．张仲景对疾病的发病是如何进行分类的?

2．"养慎"的措施与方法有哪些?

3．五邪中人的特点是什么?

4．如何理解"见肝之病,知肝传脾"?

第二节 痉湿暍病脉证并治第二

本篇论述了痉、湿、暍病的病因病机、证候、治疗及预后。痉病的病位在筋脉,由外感风寒、体内津液不足、筋脉失养所致,以项背强急、口噤甚至角弓反张为特征。本篇痉病以外感风寒为主,与温病热盛津伤以及内伤引起的痉厥不同。湿病为感受外湿并兼风夹寒,侵犯肌表,流注关节所致,以发热身重、骨节疼烦为主症。暍即伤暑,以发热身重、汗出烦渴、少气脉虚为主症,与后世烈日下远行、猝然昏倒之中暑有所不同。

一、痉病

1. 柔痉

【原文】

太陽病,其證備,身體强,几几然,脉反沉遲,此爲痙,栝蔞桂枝湯主之。(11)

栝蔞桂枝湯方

栝蔞根二兩　桂枝三兩　芍藥三兩　甘草二兩　生薑三兩　大棗十二枚

上六味,以水九升,煮取三升,分温三服,取微汗。汗不出,食頃[1],啜熱粥發之。

【注释】

[1] 食顷:一顿饭时间。

【释义】

本条论述柔痉的证治。以方测证,可知柔痉当伴有太阳中风证的发热、汗出等症状。

栝蒌（瓜蒌）桂枝汤即桂枝汤加瓜蒌根。桂枝汤解肌祛风，调和营卫，是太阳中风证的主方，所以说本条是论述柔痉的证治。条文言"太阳病，其证备"，而不言"发热、汗出"，是省文。太阳病汗出恶风，脉当浮缓，今反沉迟，可知本证除风邪在表外，还有内在津液不足，不能濡养筋脉，故在桂枝汤基础上加瓜蒌根清热生津。全方有解肌祛风、生津舒筋之效。此外，本条与《伤寒论》桂枝加葛根汤证类似，学习时宜相互比较，以利区别。

【辨治思维与要领】

瓜蒌桂枝汤证津伤较重，脉见沉迟，故加瓜蒌根清热生津；桂枝加葛根汤证津伤较轻，脉偏浮缓，故加葛根升津舒筋。

正确地掌握服药方法，并根据服药后的反应采取相应的措施，是取得疗效的一个重要方面。治疗柔痉，只有使患者微微汗出，才能祛除风邪，调和营卫，故服药要求"温服"。若服药后汗不出，可以"啜热粥"助其发汗。

【临床应用】

瓜蒌桂枝汤用治柔痉，若有项背转侧不利之症，可加入葛根一味，有助于提高疗效。也有报道瓜蒌桂枝汤治病程较长、属阴阳不足的小儿抽搐症，疗效明显。

2. 欲作刚痉

【原文】

太陽病，無汗而小便反少，氣上衝胸，口噤不得語，欲作剛痉，葛根湯主之。（12）

葛根湯方

葛根四兩　麻黄三兩（去節）　桂枝二兩（去皮）　芍藥二兩　甘草二兩（炙）　生薑三兩　大棗十二枚

上七味，吹咀，以水七升，先煮麻黄、葛根，减二升，去沫，内[1]諸藥，煮取三升，去滓，温服一升，覆取微似汗，不須啜粥，餘如桂枝湯法將息及禁忌。

【注释】

[1] 内（nà，音那）：通"纳"，放入。

【释义】

本条论述欲作刚痉的证治。欲作刚痉者，乃刚痉将要发作之征象。刚痉的病机是风寒表实，故见恶寒无汗。无汗而小便反少，说明津液不足。气上冲胸，乃风寒邪气与卫气相持，人体气机逆而上冲所致。风寒束表，津液不足，筋脉失养，则见颈项强直、口噤不得语等症。葛根汤由桂枝汤加麻黄、葛根而成。麻黄、桂枝配伍，辛温发散，开泄表邪；芍药、甘草酸甘养阴；葛根起解肌舒筋的作用。全方有解肌发表、滋养津液、舒缓筋脉之效。

【辨治思维与要领】

刚痉虽有太阳伤寒表实证的表现，但由于津液不足，故解表的同时必须照顾津液，这是治疗痉病的要点。所以此处用桂枝汤加麻黄、葛根，而不用麻黄汤加葛根，恐麻黄汤峻汗伤津也。

【临床应用】

葛根汤临床应用十分广泛，除刚痉外，常用治风寒感冒与痹证、麻疹初起，表现为发热无汗、头身疼痛、颈项强急等。本方现代临床还常用于治疗颈椎病、肩周炎等，可根据病情酌加防风、秦艽、羌活、威灵仙等药物。

【医案举例】

丁某,男,素体强壮多痰,己巳二月廿二日晨起感冒,即头痛发热,头痛如劈,不能俯,角弓反张,两足痉挛,苔白滑,脉弦迟,瞳神弛纵,项强颈直,确系风邪夹湿,侵犯项背督脉经道,亟以葛根汤先解其项背之邪。葛根四钱(先煎),麻黄三钱(先煎),桂枝二钱,白芍二钱,生姜三钱,红枣六枚,炙甘草二钱。服葛根汤后,周身得汗,头痛减轻,项强瘥,拟下方以减背部压力,采大承气汤:枳实三钱,炙厚朴三钱,大黄三钱,玄明粉三钱。服大承气汤,得下三次,足挛得展,背痉亦松。(南京中医学院金匮教研组. 金匮要略译释 [M]. 南京:江苏人民出版社,1959.)

3. 阳明痉病

【原文】

痉爲病一本痉字上有剛字,胸滿口噤,臥不着席[1],脚攣急,必齘齒[2],可與大承氣湯。(13)

大承氣湯方

大黃四兩(酒洗) 厚朴半斤(炙,去皮) 枳實五枚(炙) 芒硝三合

上四味,以水一斗,先煮二物,取五升;去滓,内大黄,煮取二升;去滓,内芒硝,更上火微一二沸,分温再服,得下止服。

【注释】

[1]卧不着席:手足向后伸仰,卧时腰背不能着席,亦即角弓反张之意。

[2]齘(xiè,音械)齿:上下牙齿相磨,切磋有声。

【释义】

本条论述阳明实热痉病的证治。前面两条原文论述痉病都冠有"太阳病"三字,本条不曰"太阳病",说明痉病属里。从方证来看,当属阳明实热。热邪耗灼阴津,经脉失养,故可出现上述痉病的症状。用大承气汤通腑泄热,急下存阴,则痉病可愈。

以上三条原文均论述痉病的证治。其中瓜蒌桂枝汤治疗中风表虚兼有津亏的柔痉;葛根汤治疗伤寒表实的欲作刚痉;大承气汤用治病邪入里,属阳明实热的痉病。现将这三种痉病的证治鉴别如下(表3-2-1):

表3-2-1 痉病证治鉴别表

	症状	病机	治法	方剂
柔痉	太阳病,发热,恶风,汗出,身体强,几几然,脉沉迟	中风表虚,津液不足	调和营卫,兼以生津	瓜蒌桂枝汤
欲作刚痉	太阳病,发热,恶寒,无汗,小便少,气上冲胸,口噤不得语	伤寒表实,筋脉失养	解肌发表,通达经隧	葛根汤
阳明痉病	胸满,口噤齘齿,脚挛急,卧不着席	阳明里实,热伤津液	通腑泄热,急下存阴	大承气汤

【辨治思维与要领】

阳明痉病的临床表现是在胸满口噤、卧不着席、脚挛急、齘齿等的基础上,伴有阳明实热症状,如发热、口渴、大便坚、苔黄燥、脉沉实有力等。

痉病变化迅速,病势危急,治应当机立断,用大承气汤急下存阴。

二、湿病

（一）基本治法

1. 利小便

【原文】

太陽病，關節疼痛而煩，脉沉而細一作緩者，此名濕痹[1]。《玉函》云：中濕。濕痹之候，小便不利，大便反快，但[2]當利其小便。（14）

【注释】

[1] 湿痹：湿邪流注关节，闭阻筋脉气血，出现关节疼痛的病证。痹，闭也。

[2] 但：只，仅。

【释义】

本条论述湿痹的主要脉证和治法。湿痹本是以湿邪侵犯太阳之表，并流注关节筋脉为主的一种病证，故以关节烦疼为特征。倘患者脾胃功能虚弱，或外湿内趋，则会形成内外湿相合的证候，本条就属于这种情况。脉沉主里，脉细为湿，亦属明证。湿邪内阻，影响膀胱气化则小便不利，湿趋大肠则大便反快。若内湿不去，则阳气被遏，外湿难以祛除，故但当利其小便。小便得利则内湿去，阳气通，有助于祛除外湿。本条未提出利小便的具体方剂，王履《医经溯洄集》认为"五苓散及甘草附子汤之类，当意在言表"，可作参考。

【辨治思维与要领】

本条湿痹虽有大便溏，但不必用止泻药，因为大便溏是由湿所致。小便通利，湿邪排出，大便自然恢复正常。利小便所以实大便也。

利小便是治内湿的基本方法，但若外湿、内湿相合之证，则应根据外湿、内湿孰轻孰重来决定发汗、利小便的先后缓急。利小便既可单独使用，也可与发汗法同时使用。

2. 发汗

【原文】

風濕相搏，一身盡疼痛，法當汗出而解。值天陰雨不止，醫云此可發汗，汗之病不愈者，何也？蓋發其汗，汗大出者，但風氣去，濕氣在，是故不愈也。若治風濕者，發其汗，但微微似欲出汗者，風濕俱去也。（18）

【释义】

本条论述风湿在表的正确发汗法。邪在表当汗出而解，但不可太过，这在夹有湿邪时尤当注意。因风为阳邪，容易表散；湿为阴邪，其性黏腻，难以骤祛。本条风湿相合于肌表，若误用峻汗法，"汗大出者，但风气去，湿气在，是故不愈也"。所以风湿在表时正确的发汗法是微微发汗，使阳气周流全身，缓缓蒸发，营卫畅通，则风邪和湿邪同时随汗排出体外。至于原文"值天阴雨不止"是强调在湿气偏盛的天气，更应重视正确运用汗法。

【辨治思维与要领】

治疗风湿在表的要领是微微发汗。阳气内蒸而不随大汗骤泄，充满流行于肌肉关节之间，则湿邪无地可容，风湿俱去。若发汗太过，不仅不能治愈风湿，反而徒伤阳气。故仲景用麻黄汤、桂枝汤、葛根汤，均强调"覆取微似汗"。当然，汗法的峻缓应当根据证候的性质、部位以及患者的体质而决定。其余治法亦然。

（二）证治

1. 寒湿在表

【原文】

濕家身煩疼，可與麻黃加术湯發其汗爲宜，慎不可以火攻[1]之。（20）

麻黃加术湯方

麻黃三兩（去節） 桂枝二兩（去皮） 甘草一兩（炙） 杏仁七十個（去皮尖） 白术四兩

上五味，以水九升，先煮麻黃，減二升，去上沫，內諸藥，煮取二升半，去滓，溫服八合，覆取微似汗。

【注释】

[1] 火攻：指烧针、艾灸、熨、熏一类外治法。

【释义】

本条论述寒湿在表的证治。寒湿在表，阳为湿郁，故身烦疼。麻黄加术汤即麻黄汤加白术，用其治疗寒湿在表，启示有二：一是麻黄汤为伤寒表实而设，用之湿病，当属表实湿病，因此除身体烦疼之外，尚有无汗的症状。二是麻黄与白术相伍，麻黄得术，虽发汗而不致太过；术得麻黄，能并行表里之湿，不仅适合于寒湿的病情，而且是治疗湿病微微发汗的具体体现。火攻可致大汗淋漓，正伤而病不除，《伤寒论》太阳病言"火气虽微，内攻有力"，火热内攻与湿相合，可引起发黄或衄血等病变，故宜慎用。

【辨治思维与要领】

本证的辨证要点是身烦疼，据方测证，当有恶寒、发热、无汗等表实症状。

麻黄加术汤原方白术用至四两，故重用白术是应用本方的要点之一。

【临床应用】

麻黄加术汤多用于风寒湿杂至且湿邪偏胜的痹证。临床上可根据痹证风寒湿偏胜灵活化裁。如湿重则以苍术易白术，酌加茯苓；风邪偏胜加防风；寒邪偏胜加细辛。现代临床常用本方治疗各种关节炎、荨麻疹等。

2. 风湿在表

【原文】

病者一身盡疼，發熱，日晡所[1]劇者，名風濕。此病傷於汗出當風，或久傷取冷所致也，可與麻黃杏仁薏苡甘草湯。（21）

麻黃杏仁薏苡甘草湯方

麻黃（去節）半兩（湯泡） 甘草一兩（炙） 薏苡仁半兩 杏仁十個（去皮尖，炒）

上剉麻豆大，每服四錢匕，水盞半，煮八分，去滓，溫服。有微汗，避風。

【注释】

[1] 日晡（bū，音铺）所：即申时，指下午3—5时，也有认为是傍晚左右的。

【释义】

本条论述风湿在表的病因和证治。"汗出当风，或久伤取冷"，谓风湿在表的病因，即感受风湿。风湿在表，病者一身尽疼。发热日晡所甚，是风湿有化热倾向。治用麻黄杏仁薏苡甘草汤轻清宣泄，解表祛湿。《神农本草经》谓薏苡仁"甘，微寒。主……风湿痹"，故配麻黄治疗风湿化热者，两药相伍，使发汗而不致太过，从而达到微汗之目的。

【辨治思维与要领】

本证的辨证要点是一身尽疼，伴有发热且午后加剧等郁而化热之象。

麻黄加术汤和麻黄杏仁薏苡甘草汤虽然都治湿在肌表，但两者有别。麻黄加术汤用治寒湿在表的表实湿病，当有身疼而无汗，故加温散之桂枝；麻黄杏仁薏苡甘草汤用治风湿在表伴有化热的湿病，可见身疼而发热，故用清化淡渗的薏苡仁。

【临床应用】

麻黄杏仁薏苡甘草汤常用治风湿在表、郁而化热之痹证、风水等，现代临床常用于治疗急性风湿热、肾小球肾炎等，也有重用薏苡仁治疗皮肤病的，如扁平疣、银屑病等。

3. 风湿兼气虚

【原文】

風濕，脉浮，身重，汗出，惡風者，防己黃芪湯主之。(22)

防己黃芪湯方

防己一兩　甘草半兩(炒)　白术七錢半　黃芪一兩一分(去蘆)

上剉麻豆大，每抄五錢匕，生薑四片，大棗一枚，水盞半，煎八分，去滓，温服，良久再服。喘者，加麻黃半兩；胃中不和者，加芍藥三分；氣上衝者，加桂枝三分；下有陳寒[1]者，加細辛三分。服後當如蟲行皮中[2]，從腰下如冰，後坐被上，又以一被繞腰以下，温，令微汗，差[3]。

【注释】

[1] 下有陈寒：指患者下焦有寒已久。

[2] 虫行皮中：指患者服药后皮肤出现如虫爬一样的痒感。

[3] 差：通"瘥"，病愈。

【释义】

本条论述风湿兼气虚的证治。患者素体肌腠疏松，卫气虚弱，感受风湿则可引起气虚风湿的证候。气虚不固则汗出、恶风。风湿侵袭，阻滞气机则身重。脉浮既是表证，也是气虚的脉象。由于证属风湿兼气虚，故不可用麻黄发汗，而用防己黄芪汤益气固表，祛风化湿。防己能逐周身之湿，黄芪、白术、甘草与姜、枣相伍调和营卫，益气固表。

防己黄芪汤治表虚风湿，麻黄加术汤治表实寒湿，表虚主以黄芪，表实主以麻黄，两方恰好相对。

【辨治思维与要领】

本证的辨证要点是身重、汗出、恶风、脉浮。

本方黄芪与防己一补一泻，益气利水，是治疗气虚水湿的绝妙配伍。

在辨病与辨证施治相结合基础上，重视随症治疗是张仲景的重要学术思想之一。本条方后喘加麻黄，胃中不和加芍药，气上冲加桂枝，下有陈寒加细辛，就体现了这种思想，而且也反映了张仲景的用药规律，具有重要临床价值。

重视患者服药后的反应和护理，是张仲景治疗疾病的又一重要特点。本条"坐被上""以一被绕腰以下"的护理法，旨在助之以温，远之以寒，促进疗效的提高。

【临床应用】

防己黄芪汤临床应用十分广泛，可用治痹证、水肿、喘咳、鼓胀以及骨折愈合后肿胀等。现代临床常用本方加减治疗肥胖病、风湿性心脏病、慢性肾炎、慢性活动性肝炎、肝纤维化等属表虚湿盛者。

【医案举例】

王某,女,25 岁。患急性风湿病已月余,肘膝关节肿痛,西医用青霉素、维生素 B_1、阿司匹林等药。关节肿痛减轻,但汗出不止,身重恶风,舌苔白滑,脉象浮缓。此乃卫阳不固,汗出太多,风邪虽去,湿气仍在之故。宜益卫固表,除湿蠲痹,用防己黄芪汤:防己 12g,白术 10g,黄芪 15g,甘草 3g,生姜 3 片,大枣 1 枚,加防风 10g,桂枝 6g,酒芍 10g。服 5 剂,汗出恶风遂止,关节肿痛亦有好转。(谭日强. 金匮要略浅述 [M]. 北京:人民卫生出版社,1981.)

4. 风湿兼阳虚

(1)风湿兼表阳虚

【原文】

傷寒八九日,風濕相搏,身體疼煩,不能自轉側,不嘔不渴,脉浮虚而濇者,桂枝附子湯主之;若大便堅,小便自利者,去桂加白术湯主之。(23)

桂枝附子湯方

桂枝四兩(去皮) 生薑三兩(切) 附子三枚(炮,去皮,破八片) 甘草二兩(炙) 大棗十二枚(擘)

上五味,以水六升,煮取二升,去滓,分温三服。

白术附子湯方

白术二兩 附子一枚半(炮,去皮) 甘草一兩(炙) 生薑一兩半(切) 大棗六枚

上五味,以水三升,煮取一升,去滓,分温三服。一服覺身痹[1],半日許再服,三服都盡,其人如冒狀[2],勿怪,即是术、附并走皮中逐水氣,未得除故耳。

【注释】

[1] 身痹:身体麻木。

[2] 冒状:眩晕,头晕眼花。

【释义】

本条论述风湿在表兼表阳虚的证治。伤寒表证八九日不解的原因在于表阳虚弱,风湿合邪,缠绵难愈。风寒湿三气杂至,痹着于肌表,故见身体疼烦,不能转侧等。脉浮虚表明风邪逗留肌表而表阳已虚,涩由湿邪阻滞所致。"不呕不渴"说明湿邪并未传里犯胃,亦未郁而化热,病不在里。证属风寒湿邪痹着肌表,表阳不足,故用桂枝附子汤助阳解表以散风湿。若其人"大便坚,小便自利者",并结合白术附子汤的方后注,说明服桂枝附子汤后风邪已去,外湿尚留,故于前方去桂枝之辛散,加白术化湿,术、附相合能并走皮中而逐残留之水气。以方测证,桂枝附子汤有桂枝、生姜,故用治风湿阳虚且以风为主的证候。白术附子汤无桂枝有白术,则用治风湿阳虚且以湿为主的证候。

需要说明的是,历代医家对白术附子汤证治疗风湿是属里气调和,还是脾虚,颇多争议,各有所据,值得探讨。

【辨治思维与要领】

本证的辨证要点是关节肌肉疼痛,脉浮虚而涩。

注意鉴别诊断,从而保证辨病与辨证的准确,是张仲景诊治疾病的重要特色之一。其中,排除诊断法是仲景常用的鉴别诊断方法,此用"不呕不渴"排除了湿邪传里犯胃或化热伤津。

治病只有得到患者的配合，才能取得好的疗效。譬如应该告诉患者服药后会有哪些反应，使其有思想准备。本条服白术附子汤后患者可出现暂时性的身体麻木，甚则头晕眼花，这是服药后正常的瞑眩反应，不必惊慌。这体现了张仲景体恤病人、注重医患沟通的人文情怀。

【临床应用】

桂枝附子汤常用治湿病、痹证。由于该方具有温阳通血脉作用，现代临床常用于治疗心动过缓、低血压、雷诺病等。白术附子汤多用治脾胃阳虚的腹胀、便秘等症。

（2）风湿表里阳虚

【原文】

風濕相搏，骨節疼煩，掣痛不得屈伸，近[1]之則痛劇，汗出短氣，小便不利，惡風不欲去衣[2]，或身微腫者，甘草附子湯主之。（24）

甘草附子湯方

甘草二兩（炙） 附子二枚（炮，去皮） 白术二兩 桂枝四兩（去皮）

上四味，以水六升，煮取三升，去滓，溫服一升，日三服。初服得微汗則解，能食，汗出復煩者，服五合。恐一升多者，服六七合爲妙。

【注释】

[1] 近：作动词用，触、按。

[2] 去衣：脱衣服或减少衣服。

【释义】

本条论述风湿表里阳虚的证治。从原文所述来看，具有风湿并重、表里阳气皆虚的特点。"风湿相搏，骨节疼烦掣痛，不得屈伸，近之则痛剧"，说明是风湿并重，已由肌表侵入关节，症状比上条明显加剧。表阳虚，卫外不固，温煦失职，则见汗出、恶风不欲去衣；里阳虚，不能化湿，则见小便不利、身微肿；里阳虚，不能纳气，则短气。方中附子与白术相伍，温里阳，逐湿邪；桂枝与白术相伍，振表阳而祛风湿，共奏温阳补中、散风除湿之效。《金匮玉函经二注》曰："君甘草者，欲其缓也，和中之力短，恋药之用长也。"该方服法更体现出因人制宜、中病即止的辨证观点。其中"恐一升多者，服六七合为妙"似接在"温服一升，日三服"后理解更顺。

桂枝附子汤、白术附子汤、甘草附子汤三方都有附子，都用治风湿阳虚的病证，但各有特点。桂枝附子汤、白术附子汤用治表阳虚的风湿证，但桂枝附子汤证风重于湿，故用桂枝而无白术；白术附子汤证湿重于风，故用白术而无桂枝。甘草附子汤用于表里阳虚的风湿病证，特点是表里阳气皆虚，风与湿并重，故桂枝、白术、附子并用，且佐甘草，缓其药力，兼和其里。该三方也见于《伤寒论》，可相互联系，加深理解。

【辨治思维与要领】

本证的辨证要点是在骨节疼痛剧烈的基础上，兼见汗出恶风、短气、身微肿、小便不利等症。

治疗风湿病当在确定基本治则的基础上，根据病程长短和邪正虚实状况而有所变化。本篇风湿兼阳虚三证，根据病程的初、中、晚期和风偏盛、湿偏盛、风湿并重及正气虚弱的程度分别选用三方，反映了仲景治风湿病的原则性和灵活性，也体现了病证结合、辨证施治的诊治思维模式。

【临床应用】

甘草附子汤常用于治疗湿病、寒痹。现代临床也常用本方化裁治疗脾肾阳虚的慢性肾炎、心肾阳虚的风湿性心脏病等。

三、暍病

1. 伤暑热盛

【原文】

太阳中热者，暍是也。汗出恶寒，身热而渴，白虎加人参汤主之。(26)

白虎加人参汤方

知母六两　石膏一斤(碎)　甘草二两　粳米六合　人参三两

上五味，以水一斗，煮米熟汤成，去滓，温服一升，日三服。

【释义】

本条论述伤暑热盛的证治。暑为阳邪，其性升散，耗气伤阴，侵犯人体可出现热盛津伤的证候。本条"身热而渴"是其突出的症状之一。汗出由暑热迫津外泄引起，恶寒非太阳伤寒之表证，而是阳明热盛，汗出过多，腠理空疏所致。证属暑热伤津，故用白虎汤清热存津；加入人参者，益气生津。

【临床应用】

白虎加人参汤主治伤暑热盛津伤证，临床可根据症情加入沙参、麦冬、鲜荷叶等药物。现代临床常用于治疗中暑、糖尿病、甲状腺功能亢进等病证。

2. 伤暑湿盛

【原文】

太阳中暍，身热疼重而脉微弱，此以夏月伤冷水，水行皮中所致也，一物瓜蒂汤主之。(27)

一物瓜蒂汤方

瓜蒂二十个

上锉，以水一升，煮取五合，去滓，顿服。

【释义】

本条论述伤暑湿盛的证治。由于患者体质和发病方式不同，中暑可表现为不同证候。如在烈日暴晒下动而得之的为阳暑；因贪凉饮冷，静而得之的为阴暑。本条所述即近似于阴暑的证候，其身热疼重而脉微弱，属湿盛阳遏，多因贪凉饮冷，中阳不能运行，水湿逆行皮中所致，故不用白虎汤，而以瓜蒂汤除身面、四肢、周身的水气。水气一去，暑无所依，病即解除。目前临床上用瓜蒂汤治疗中暑较为少见。《医宗金鉴》认为此时当用大顺散或香薷饮发汗，似更妥当。

小　结

1. 痉病据证论治，风寒表虚兼津液不足的柔痉用瓜蒌桂枝汤治疗；风寒表实，津液不足，气逆于上的欲作刚痉用葛根汤治疗；邪入阳明，热伤津液的阳明痉病用大承气汤治疗。

2. 治疗外湿应当发汗，其要旨是"微微发汗"，使风湿俱去。若兼有内湿而见小便不利、大便反快的，则当利小便。湿性濡滞，非阳不化，故发汗、利小便的同时应顾护阳气，同时不可妄用大汗、火攻和下法。

3．对于湿病，应根据风湿的偏盛以及体内阳气虚弱的程度而运用不同的治法。寒湿在表，无汗而身烦疼，属表实的，用麻黄加术汤解表散寒化湿；风湿有化热倾向，症见一身尽疼、发热日晡所剧者，用麻黄杏仁薏苡甘草汤解表祛湿清热；风湿表虚，症见脉浮、身重、汗出恶风者，用防己黄芪汤益气固表化湿。若阳气已虚，风湿恋滞，宜助阳化湿。其中身体疼烦，不能自转侧，脉浮虚而涩，或大便坚，小便利者，为风湿兼表阳虚，可根据其风与湿的偏胜，分别选用桂枝附子汤或白术附子汤。若见骨节疼烦掣痛，不得屈伸，近之则痛剧，兼有汗出短气、恶风、身微肿、小便不利等症，为风湿并重，表里阳气俱虚，可用甘草附子汤振奋表里之阳气，祛除风湿。

4．暍即伤暑，对于暍病属热盛津伤的，可用白虎加人参汤清热祛暑，益气生津，对于暍病属伤暑湿盛的，可用一物瓜蒂汤清暑利湿。

【复习思考题】

1．简述柔痉的临床表现及代表方。

2．何谓湿痹？利小便可治哪种类型的湿痹？其机制是什么？

3．防己黄芪汤的药物组成及方义是什么？其用治风湿哪种证候？主要临床表现为何？

4．试从表里寒热虚实论述湿病的辨治。

5．暍病"伤暑热盛"的治法、主方是什么？

第三节 百合狐惑阴阳毒病脉证治第三

本篇论述了百合病、狐惑病、阴阳毒的辨证论治。由于这三种病的发生都与外感热病有关，同时临床表现多有变幻无常的神志方面症状，故合为一篇讨论。百合病以精神恍惚不定、口苦、小便赤、脉微数为特征，"百脉一宗，悉致其病"为其病机。狐惑病是由于湿热虫毒所致，以咽喉、前后阴溃疡为特征，分为狐病和惑病。阴阳毒根据其发斑和咽喉痛等症状的明显与隐伏而分为阴毒、阳毒，均与感受疫毒有关，属急性热病范畴。

一、百合病

（一）脉证与病机

【原文】

論曰：百合病者，百脉一宗[1]，悉致其病也。意欲食復不能食，常默默[2]，欲卧不能卧，欲行不能行，飲食或有美時，或有不用聞食臭時，如寒無寒，如熱無熱，口苦，小便赤，諸藥不能治，得藥則劇吐利，如有神靈者，身形如和，其脉微數。（1上）

【注释】

[1]百脉一宗：谓人体百脉，同出一源。百脉，泛指全身的血脉；宗，本也。

[2]默默：精神不振，寂然不语。默，静也，寂也。

【释义】

本条论述百合病的病因病机、脉证，是百合病的总纲。百合病是一种心肺阴虚内热的疾病。心主血脉，肺主治节而朝百脉，心肺正常，则气血调和而百脉皆得其养。如心肺一病，则百脉皆病，所以"百脉一宗"之"宗"，实际上是指心肺。

百合病的临床表现，一方面是由心肺阴虚内热引起心神不安及饮食行为失调等症状，如意欲饮食复不能食、欲卧不能卧、欲行不能行、如寒无寒、如热无热等。虽然使用了多种药物治疗，效果均不理想，甚至服药后出现呕吐下利，但从形体上观察则一如常人。另一方面，有阴虚内热引起的口苦、小便赤、脉微数等症状。

百合病的命名，魏荔彤认为是百合一味疗此病而得名，李彣认为"病名百合，以百脉合而成病也"，《医宗金鉴》云"百合，百瓣一蒂，如人百脉一宗，命名取治，皆此义也"，于理皆通，可资参考。

【辨治思维与要领】

辨别百合病的主要依据是心肺阴虚内热引起的心神不安及饮食行为失调等症状，其次是阴虚内热所致的口苦、小便赤、脉微数。

（二）百合病正治法

【原文】

百合病不经吐、下、發汗，病形[1]如初者，百合地黄湯主之。（5）

百合地黄湯方

百合七枚（擘）　生地黄汁一升

上以水洗百合，渍[2]一宿，当白沫出，去其水，更以泉水二升，煎取一升，去滓，内地黄汁，煎取一升五合，分温再服。中病[3]，勿更服。大便当如漆[4]。

【注释】

[1]病形：病状。

[2]渍：药物炮制方法之一，即将药物浸入水中。

[3]中（zhòng，音众）病：谓治疗方法切合病情，服药后病情明显好转。

[4]大便当如漆：大便色黑，如同黑漆一样。

【释义】

本条论述百合病的正治法。百合病发病后虽然经过一段时间，但没有误治，其临床表现和发病初期一样，如同本篇首条所述，病机仍属心肺阴虚内热，故用百合地黄汤养心润肺，益阴清热。方中百合甘寒，清气分之热；地黄汁甘润，泻血分之热。如同陈灵石所说："皆取阴柔之品，以化阳刚，为泄热救阴法也。"泉水下热气，利小便，用以煎百合，增强其清热之效。

【辨治思维与要领】

临床病证千差万别，最主要的就是抓住辨证论治这一基本原则。原文所讲"不经吐、下、发汗，病形如初者，百合地黄汤主之"，讲的就是这一治疗原则。换言之，虽经吐、下、发汗，但病形仍如初者，也应使用百合地黄汤，即"有是证，用是药"。

临床治病应根据服药后的病情变化决定治疗时间的长短。原文在服百合地黄汤后提到"中病，勿更服"，旨在告诫医者中病即止。仲景在书中多次强调这一原则，另如桂枝汤方后"若一服汗出病差，停后服，不必尽剂"，此类叮嘱即"勿使过之，伤其正也"之意。当然，对于一些慢性疾病，为防止病情反复，中病后适当守方，也是需要的。

服生地黄后易引起泄泻，且大便色黑。医生应该把这种情况事先告诉患者，使患者有思想准备，不必惊慌。

【临床应用】

百合地黄汤除治疗百合病之外，现代临床还常用于治疗各种神经官能症、自主神经功能失调及热性病后期属阴虚内热者。本方与酸枣仁汤合用,可治癔症;与甘麦大枣汤、生龙牡、琥珀、磁石等合用,可治疗更年期综合征、自主神经功能紊乱;加麦冬、沙参、贝母、甘草等,可治肺燥或肺热咳嗽;加太子参、滑石、牡蛎、夜交藤、炒枣仁等,可用于热病后调理。

二、狐惑病

(一)临床表现及内服方

【原文】

狐惑之爲病,狀如傷寒,默默欲眠,目不得閉,臥起不安,蝕[1]於喉爲惑,蝕於陰[2]爲狐,不欲飲食,惡聞食臭,其面目乍赤、乍黑、乍白[3]。蝕於上部[4]則聲喝[5]一作嗄,甘草瀉心湯主之。(10)

甘草瀉心湯方

甘草四兩　黃芩　人參　乾薑各三兩　黃連一兩　大棗十二枚　半夏半升

上七味,水一斗,煮取六升,去滓,再煎,溫服一升,日三服。

【注释】

[1] 蝕(shí,音食):虫蚀样,此为腐蚀之意。

[2] 阴:肛门、生殖器前后二阴。

[3] 乍(zhà,音榨)赤、乍黑、乍白:指患者的面部和眼睛颜色,变幻不定。乍,忽然。

[4] 上部:指咽喉。

[5] 声喝(yè,音夜):声音嘶哑。

【释义】

本条论述狐惑病的临床表现及内服方。狐惑病是湿热化生虫毒所致,其症状类似伤寒。湿热内壅,烦扰心神,则默默欲眠,但又目不得闭,卧起不安。湿热内壅,胃气不和,则不欲饮食,恶闻食臭。邪正相争,病色现于面部,则见面目乍赤、乍黑、乍白。虫毒上蚀咽喉,下蚀前后二阴,则见咽喉、前后二阴溃疡。上部咽喉被蚀,伤及声门还可出现声音嘶哑,均可用甘草泻心汤治疗。方中生甘草为主药,配以黄芩、黄连苦寒清热解毒,干姜、半夏辛燥化湿,人参、大枣和胃扶正,共奏清热燥湿、和中解毒之功。

【辨治思维与要领】

狐惑病有咽喉、前后二阴溃疡以及湿热内壅、胃气不和所致的卧起不安、恶闻食臭等变幻不定的症状。是由于湿热化生虫毒,腐蚀人体各部所致,故咽喉、前后二阴溃疡是其主要症状。由此推论,该病也可以出现口腔、眼等部位的溃疡症状。

甘草泻心汤用甘草四两,为其君药,方中药物寒温并用,补泻并施,辛开苦降,乃是适应湿热内壅、胃气不和、证情复杂的需要。因此,寒温并用、相反相成是张仲景用药的重要特点之一。

【临床应用】

本方除治狐惑外,现代临床还常用于胃、十二指肠溃疡及慢性胃肠炎等属寒热错杂者。中焦痞满重者,可加枳实、厚朴;心下痞满,呕吐下利明显者,重用炙甘草、半夏、生姜;治萎缩性胃炎,可酌加白芍、乌梅、百合、乌药。此外,本方加减尚可治复发性口腔溃疡、神经衰弱、产后下利以及磺胺类、解热止痛类药物过敏导致的咽喉、龟头糜烂等。

（二）狐惑酿脓证治

【原文】

病者脉数，無熱，微煩，默默但欲卧，汗出，初得之三四日，目赤如鳩[1]眼；七八日，目四眥[2]一本此有黄字黑。若能食者，膿已成也，赤小豆①當歸散主之。(13)

赤小豆當歸散方

赤小豆三升（浸令芽出，曝乾） 當歸三兩②

上二味，杵[3]爲散，漿水[4]服方寸匕，日三服。

【校勘】

①赤小豆：原作"赤豆"，下文"赤小豆当归散方"同，均据《医统正脉》本补。

②三两：邓珍本、赵开美本、《医统正脉》本等均无，吴迁本及《备急千金要方》卷十、《外台秘要》卷二作"三两"，据此补。

【注释】

[1]鳩（jiū，音究）：鸟名，即斑鸠，其目色赤。

[2]目四眥（zì，音渍）：双眼的内角、外角。眥，眼角。

[3]杵（chǔ，音楚）：药物炮制方法之一，即用棒槌捣碎药物。

[4]浆水：浆，酢也。浆水，《本草纲目》又名酸浆。陈嘉谟云："浆，酢也，炊粟米热，投冷水中，浸五六日，味酢，生白花，色类浆，故名。"

【释义】

本条论述狐惑酿脓的证治。脉数、微烦、默默但欲卧，是里热盛之象；无热汗出，表示病不在表，说明血分有热；目赤如鸠眼，是血热随肝经上注于目，为蓄热不解，湿毒不化，即将成痈脓的征象；目四眥黑，说明火热过甚，气血瘀滞腐败，脓已酿成；能食，说明胃气未受损伤。治疗用赤小豆当归散清热利湿，行瘀排脓。方中赤小豆渗湿清热，解毒排脓；当归祛瘀生新；浆水煎药，增强清热解毒作用。此病初期眼部症状比较少见，往往经过一段时间反复发作后才出现，故对"初得之三四日"之语应灵活看待。

【辨治思维与要领】

狐惑病后期，湿热虫毒腐败气血成脓，以目赤如鸠眼、目四眥黑为辨证要点。

【临床应用】

本方不仅对人体上部痈肿脓成病变有效，而且对肛门及其附近的痈肿病变或伴有便血者，也有较好的疗效，但宜与甘草泻心汤配合应用。此外，临床常用本方内服兼外洗治疗渗出性皮肤病，如湿疹、接触性皮炎、生漆过敏、脓疱疮、暑疖等。

三、阴阳毒病

【原文】

陽毒之爲病，面赤斑斑如錦文[1]，咽喉痛，唾膿血。五日可治，七日不可治，升麻鱉甲湯主之。(14)

陰毒之爲病，面目青，身痛如被杖[2]，咽喉痛。五日可治，七日不可治，升麻鱉甲湯去雄黄、蜀椒主之。(15)

升麻鱉甲湯方

升麻二两　当归一两　蜀椒(炒去汗)一两　甘草二两　鳖甲手指大一片(炙)　雄黄半两(研)

上六味,以水四升,煮取一升,顿服之,老小再服取汗。

【注释】

[1] 锦文:丝织品上的彩色花纹或条纹。此处指患者的脸部有赤色的斑块,如同锦纹一样。文,通"纹"。

[2] 身痛如被杖:身体疼痛,如同受过杖刑一样难忍。杖刑,古代用荆条、大竹板或棍棒拷打臀、腿或背的刑罚。

【释义】

以上两条论述阳毒、阴毒的证治及预后。阴阳毒系感受疫毒所致。阳毒者,热毒壅盛于血分,现于面部,则红斑状如锦纹;灼伤咽喉,则咽喉痛;热盛肉腐则成脓,故吐脓血。治疗用升麻鳖甲汤。方中升麻、甘草清热解毒;鳖甲、当归滋阴散血;雄黄、蜀椒解毒,以阳从阳,欲其速散。诸药合用,清热解毒,活血散瘀。阴毒者,疫毒侵犯血脉,瘀血凝滞,阻塞不通,现于面部则色青;经脉阻塞,血流不畅,故遍身疼痛如被杖;疫毒壅结咽喉,则咽喉痛。主方仍用升麻鳖甲汤解毒散瘀,去雄黄、蜀椒以防伤阴血。五日可治,七日不可治,既是阴阳毒的预后判断,又指出了早期治疗的重要意义。早期虽邪毒已盛,但正气未衰,故易于治愈;日久则毒盛正衰,较难治疗。一般而言,阳证宜凉,阴证宜温,故有学者认为阳毒当用升麻鳖甲汤去雄黄、蜀椒,阴毒当用升麻鳖甲汤,可供参考。

【辨治思维与要领】

从阴阳毒的临床表现看,无论是阳毒,还是阴毒,都有咽喉疼痛和面色改变的症状。同中有异的是阳毒症状比较明显,阴毒症状比较隐晦。

阴阳毒是一种近乎疫气所致的病证。升麻、雄黄皆为解毒辟秽之品,其临床作用不可忽视。

"五日可治,七日不可治",体现了张仲景对于疾病应该尽早治疗的临床思想,不仅阴阳毒病如此,临床病证亦然。

【临床应用】

本方除治疗阴阳毒病外,现代临床还常用于猩红热、红斑狼疮、紫癜等属热毒血瘀者。其血热较重者,加犀角(已禁用,用水牛角代)、生地黄、大青叶、金银花等;血瘀较重者,加丹皮、赤芍、丹参;吐血衄血者,加白茅根、生地黄等。

【医案举例】

陆某,女,35岁,农民,1972年2月14日初诊。生育过多,子宫垂脱,月经如崩已久,皮肤青紫块,面色灰青,时作咽痛,龈血鼻衄,身软肢酸,脉弱舌淡。宜先益血(当地医院诊断为血小板减少性紫癜,血小板 $5 \times 10^9/L$ 以下)。升麻3g,炙鳖甲30g,炒当归9g,甘草4.5g,地黄30g,玄参15g,黄芪9g,仙鹤草30g,艾叶3g,赤白芍各6g,炒阿胶珠12g,归脾丸60g(包煎)。7剂。3月18日复诊。上方服7剂后,月经来时量较前为少。又续服7剂,咽痛、衄血已解,宫脱亦减轻,自感"有气力得多",脉平,舌色转正,以丸剂缓进,以期巩固疗效。黑归脾丸1 000g(每日服3次,每次12g),十灰丸500g(每日临睡前服9g),连服两个月。(何任. 金匮要略新解[M]. 杭州:浙江科学技术出版社,1981.)

小 结

1．百合病多见于热病后期，余热未尽或情志不遂，郁火伤阴，其症状在精神恍惚不定的基础上，以口苦、小便赤、脉微数为特征。主要病机为心肺阴虚内热，"百脉一宗，悉致其病"。百合地黄汤是治疗百合病的代表方。

2．狐惑病因湿热虫毒蕴结所致，以咽喉、前后二阴溃疡为特征。临床可用甘草泻心汤内服治之，侵蚀下部二阴可酌加相应外治法；狐惑酿脓者，用赤小豆当归散。

3．阴阳毒与感染疫毒有关，临床上以面部发红斑或发青、咽喉疼痛为主症，以升麻鳖甲汤为主方治疗。

【复习思考题】

1．简述百合病、狐惑病、阴阳毒合篇的意义。

2．试述百合地黄汤的方义、临床应用的注意事项。

3．为何狐惑病内服方有汤剂与散剂之别？临床如何应用？

4．阴毒、阳毒的主症及代表方是什么？

第四节　疟病脉证并治第四

疟病是感受疟邪引起的，以往来寒热、发作有时为特征的一类疾病。本篇在《内经》论疟的基础上，根据脉证和寒热的多少将疟病分为瘅疟、温疟、牝疟，并指出疟病反复发作，迁延不愈可以形成疟母。同时，对疟病的治疗提出汗、吐、下、清、温、针灸、饮食调理等方法，对于当今临床具有重要价值。

一、脉象与基本治法

【原文】

师曰：瘧脉自弦，弦數者多熱，弦遲者多寒，弦小緊者下之差，弦遲者可温之，弦緊者可發汗、針灸也。浮大者可吐之，弦數者風發①[1]也，以飲食消息止之②[2]。（1）

【校勘】

①风发：《外台秘要》作"风疾"。

②消息止之：《金匮玉函经二注》作"消息之"。

【注释】

[1] 风发：指感受外邪而发热。风，泛指邪气。

[2] 以饮食消息止之：指适当的饮食调理。消息，斟酌之意。

【释义】

本条从脉象论述疟病的病机和治法。疟病位于半表半里，多归属少阳，弦为少阳之脉，故以弦脉为主脉。由于感受病邪的性质、轻重不同，病位有上下浅深之别及患者体质的差异，在弦脉基础上还可伴有不同的相兼脉，如弦迟、弦数、弦紧、弦小紧、浮大等，详见表3-4-1。

表 3-4-1　疟病主脉、相兼脉、病性(位)与基本治则归纳表

主脉	相兼脉	病性(位)	治则	
	迟	偏里偏寒	温	
	数	偏里偏热	清	
弦	小紧	偏下兼食滞	下	饮食调养
	紧	偏表偏寒	发汗、针灸	
	浮大	偏上	吐	

此处论脉象实为阐述病机,且据疟病脉象分别提出了不同的治疗大法。数脉主热,故弦数脉为热盛之象。治疗除"以饮食消息止之"外,未明言治法。按"弦迟者可温之"推论,当用清法。至于迟、紧两脉,虽均主寒,但有表里不同。弦迟为里寒,可用温法;弦紧是病偏于表,多兼感风寒,可用发汗法或结合针灸治疗;弦小紧是病偏于里,多兼有食滞,可酌用泻下积滞之法;脉浮而大,是病偏于上,可酌用吐法。

【辨治思维与要领】

凭脉辨证、据脉论治是张仲景诊治疾病的重要特点。本条疟脉自弦说明病有专脉,然有证候不同,故有弦数、弦迟、弦小紧之别。

采用饮食调治方法提高疗效,促进疾病的痊愈,也是张仲景重要的学术思想。本条"以饮食消息止之"列在"弦数者,风发也"后,"止之"包括阻止发展、防止传变之意。说明疟病热盛容易损伤阴津,可以用甘寒食物调理,如梨汁、蔗浆之属。

二、证治

(一)疟母

【原文】

病瘧,以月一日發,當以十五日愈;設不差,當月盡解;如其不差,當云何?師曰:此結爲癥瘕[1],名曰瘧母[2],急治之,宜鱉甲煎丸。(2)

鱉甲煎丸方

鱉甲十二分(炙)　烏扇三分(燒)　黃芩三分　柴胡六分　鼠婦三分(熬)　乾薑三分　大黃三分　芍藥五分　桂枝三分　葶藶一分(熬)　石韋三分(去毛)　厚朴三分　牡丹五分(去心)　瞿麥二分　紫葳三分　半夏一分　人參一分　䗪蟲五分(熬)　阿膠三分(炙)　蜂窠四分(炙)　赤消十二分　蜣蜋六分(熬)　桃仁二分

上二十三味爲末,取鍛竈下灰一斗,清酒一斛五斗,浸灰,候酒盡一半,着鱉甲於中,煮令泛爛如膠漆,絞取汁,内諸藥,煎爲丸,如梧子大,空心服七丸,日三服。《千金方》用鱉甲十二片,又有海藻三分,大戟一分,䗪蟲五分,無鼠婦、赤消二味,以鱉甲煎和諸藥爲丸。

【注释】

[1]癥瘕(zhēngjiǎ,音征假):腹中积聚痞块的统称。癥,腹中有块坚硬不移者;瘕,腹中痞块时聚时散者。

[2]疟母:疟病久而不愈,邪气与痰血结于胁下而形成癥块的一种病证。

【释义】

本条论述疟病的转归,疟母的形成及其证治。古人认为五日为一候,三候十五日为一

个节气。人与自然界息息相关,天气更移,人身之气亦随之更移,气旺则正气胜邪,使疟邪消除而病可得愈。原文"当以十五日愈""当月尽解",就是根据十五日节气更换推演而来的。对此,不可机械地理解。若正气不能胜邪,则病不得愈。疟病未愈或未得根治,迁延时久,反复发作,必致正气渐衰。疟邪假血依痰,结成癥瘕,居于胁下,而成疟母。疟母不消,则疟病难以痊愈,故宜"急治之",方用鳖甲煎丸。

鳖甲煎丸为寒热并用,攻补兼施,理气化痰,利湿解毒,祛瘀消癥的方剂。方中鳖甲软坚散结消癥为主药,煅灶灰即煅铁灶中的灰,浸酒,祛瘀消积;大黄、赤硝、桃仁、䗪虫、鼠妇(地虱)、蜂窠、丹皮、紫葳(凌霄花)祛瘀解毒消癥;乌扇(射干)、葶苈子祛痰,利肺气,合石韦、瞿麦以利水道,清湿热;柴胡、黄芩、桂枝、干姜、半夏、厚朴理气机,调寒热;人参、阿胶、芍药补气养血扶正。诸药相合,为治疗疟母的主方。

【临床应用】

鳖甲煎丸除治疗疟母外,现代临床多用于慢性肝炎、血吸虫病、黑热病所致的肝脾肿大以及原发性肝癌、白血病、子宫肌瘤、卵巢囊肿等属正虚邪实者。

【医案举例】

王某,男,47 岁,绍兴柯桥人,1971 年 9 月 24 日初诊。年前患疟疾,反复发作,寒多热少,为时已久,胁下痞硬,当地医院诊为疟久引起脾脏肿大。神色欠健,面亦不华,宜益气而散疟母。党参 12g,制首乌 15g,当归 9g,鸡血藤 9g,酒炒常山 6g,生黄芪 9g,川朴 4.5g,草果 6g,煨生姜 2 片,鳖甲煎丸 9g(分吞)。5 剂……服后,又转方服 10 剂,体力有所恢复,以后即单吞服鳖甲煎丸以解脾肿。(何任. 金匮要略新解 [M]. 杭州:浙江科学技术出版社,1981.)

(二)温疟

【原文】

温瘧者,其脈如平,身無寒但熱,骨節疼煩,時嘔,白虎加桂枝湯主之。(4)

白虎加桂枝湯方

知母六兩 甘草二兩(炙) 石膏一斤 粳米二合 桂枝(去皮)三兩

上剉,每五錢,水一盞半,煎至八分,去滓,溫服,汗出愈。

【释义】

本条论述温疟的证治。从述证和用方来看,乃里热炽盛,表有寒邪。"身无寒但热"的"无寒"应理解为无大寒,但也可见微恶寒。里热盛,邪热犯胃故时而呕吐,表有寒邪则骨节疼烦。治用白虎汤清在里之邪热,加桂枝解在外之寒邪。

本条"其脉如平"较为费解,参考历代注家所释,主要有两种说法:一者谓脉象不弦,似常人平脉;一者认为其脉如平即"疟脉自弦"之义。结合临床实际,里热炽盛之人,脉多洪数、滑数,不可能出现常人之平脉。而原文第 1 条已明言"疟脉自弦","弦数者多热",则此处"平脉"意指温疟的脉象和平时常见的疟脉一样,多见弦数。

【临床应用】

白虎加桂枝汤可用于温疟,现代临床还常用于急性风湿性关节炎属风湿热痹者,也可用于外感热病,邪热入里,表邪未解,热多寒少者。

小 结

1. 疟病是感受疟邪引起的,以往来寒热、发作有时为主症的疾病。疟病的主脉是弦脉。

由于感受病邪的性质不同，病位有深浅之分，故疟脉有弦数、弦迟、弦紧等相兼脉。篇中所论疟病包括了西医学中疟疾的部分内容，但并不局限于此。

2. 疟病可分为但热不寒的瘅疟、热多寒少的温疟、寒多热少的牝疟。三者若反复发作，迁延不愈，疟邪深入，假血依痰，结于胁下，则可形成疟母。

3. 根据疟病具体证候，温疟可用清热生津兼以解表的白虎加桂枝汤；疟母可用攻补兼施，消癥散结的鳖甲煎丸。

【复习思考题】

1. 简述疟病的主脉及相兼脉的临床诊断价值。

2. 疟母是如何形成的？应如何治疗？

3. 白虎加桂枝汤可以治疗哪种类型的疟病？其组成和方义是什么？

第五节　中风历节病脉证并治第五

本篇论述中风与历节病的成因及其证治。因二者均属广义风病的范围，且皆有内虚邪犯的病机特点，故合为一篇。中风以猝然昏仆、半身不遂、口眼㖞斜为特点，多因正气亏虚，偶受外邪诱发致病；历节主要表现为关节疼痛，甚则肿胀变形，其发病除正气亏虚外，尚与感受风寒湿邪有较密切的关系。

一、中风病辨证

【原文】

夫風之爲病，當半身不遂[1]，或但臂不遂者，此爲痹[2]。脉微而數，中風使然。（1）

【注释】

[1] 半身不遂：患者左侧或右侧肢体不能随意运动。

[2] 痹：闭也。指风寒湿侵犯人体，使经络气血闭阻不通，出现关节肌肉疼痛、肢体活动不利的病证。

【释义】

本条论述了中风的脉证及与痹证的鉴别。中风病当以半身不遂为主症，若只有一侧手臂不能随意运动者，则为痹证。脉微为气血不足，是正虚的反映，数为病邪有余，是邪实之象，说明中风是因气血不足，外邪诱发为病。"脉微而数，中风使然"，阐释了"夫风之为病，当半身不遂"的机制。中风与痹证的鉴别见表3-5-1。

表 3-5-1　中风与痹证的鉴别

鉴别	中风	痹证
症状	半身不遂，口眼㖞斜，甚则神志不清，脉微而数	但臂不遂，关节肌肉疼痛，神志清楚，脉涩
病因病机	气血不足，外邪诱发，由经络而入于脏腑（正虚为主）	风寒湿杂至，留着于肌肉或筋骨之间（邪实为主）

【辨治思维与要领】

注意鉴别诊断,从而保证辨病与辨证的准确,是张仲景诊治疾病的重要特色之一。本条指出半身不遂属于中风,反之仅局限于某关节肌肉疼痛、活动不利者,则为痹证。同时强调,四诊合参才能保证辨病与辨证的准确性。另外,对"但臂不遂者,此为痹",有注家认为是论中风轻证,"痹"主要阐述中风的病机是经脉痹阻,可作参考。

【原文】

邪在於絡,肌膚不仁;邪在於經,即重不勝;邪入於府,即不識人;邪入於藏,舌即難言,口吐涎。(2下)

【释义】

本条论述了中风病的病机及在络、在经、入腑、入脏的临床特征。

从"邪在于络"至"口吐涎"止,主要论述中风在经、络、腑、脏的不同见症。中风所致的经脉痹阻,有轻有重。病变较轻者,邪中于络,营卫不能畅行于肌表,故肌肤麻痹不仁;病变重者,邪中于经脉,以致气血不能运行于肢体,故沉重;病邪深入于腑,浊气蒙闭清窍,故昏不识人;心开窍于舌,诸脏经脉皆与舌相连,邪入于脏则心窍闭阻,故不能言语,口吐涎沫。

中风病的四种分型,在临床上并不是截然分开的,有时可并见,因为脏腑之间是互相联系,互相影响的。划分证型的目的在于帮助了解病位的深浅、病势的轻重,以便测知预后。后世将中风分为中经络和中脏腑两大类,实源于此。《金匮要略》首先提出中风的病名,对其病因病机持"内虚邪中"之说。后世医家在此基础上,又有较大的发展。

【辨治思维与要领】

本条原文对中风在络、在经、入腑、入脏的分类,为辨别中风病的病位深浅、病情轻重起到了提纲挈领的作用。辨清病位对于把握辨证与治疗的准确性以及推断预后有着重要的作用。

二、历节病证治

1. 风湿历节

【原文】

諸肢節疼痛,身體魁羸[1][1],腳腫如脫[2],頭眩短氣,溫溫[3]欲吐,桂枝芍藥知母湯主之。(8)

桂枝芍藥知母湯方

桂枝四兩　芍藥三兩　甘草二兩　麻黃二兩　生薑五兩　白术五兩　知母四兩　防風四兩　附子二枚(炮)

上九味,以水七升,煮取二升,温服七合,日三服。

【校勘】

①魁羸:邓珍本作"魁瘰",据赵开美本改。

【注释】

[1] 身体魁羸:形容关节肿大,身体瘦弱。

[2] 脚肿如脱:"脚"指胫,即小腿。形容两胫肿胀,且麻木不仁,似与身体脱离。

[3] 温温:作"蕴蕴"解,指心中郁郁不舒。

【释义】

本条论述风湿历节的证治。关节疼痛是因风湿流注于筋脉关节,气血通行不畅所致。身体逐渐消瘦,痛久不解,正气日衰,邪气日盛,湿无出路,渐次化热伤阴,流注下肢,则两胫肿胀且麻木不仁。风与湿邪上犯,清阳不升,则头眩;湿阻中焦,气机不利则短气,胃失和降则呕恶。治以桂枝芍药知母汤祛风除湿,温经散寒,佐以滋阴清热。方中桂枝与附子通阳宣痹,温经散寒;桂枝配麻黄、防风,祛风而温散表湿;白术、附子助阳除湿;知母、芍药益阴清热;生姜降逆止呕,兼以温散表湿;甘草和胃调中。诸药相伍,表里兼顾,且有温散而不伤阴、养阴而不碍阳之妙。

本证发热是由风湿郁遏日久所致,所生邪热进而伤及阴液,故治以祛邪为首务,兼顾养阴,俾风湿去,则痹宣经通,热去阴复,诸证可愈。

【辨治思维与要领】

本证辨证要点为身体消瘦,关节疼痛、肿大或变形,可伴局部灼热或皮肤发红。

本证病程日久,本虚标实,桂枝芍药知母汤祛风散寒与益阴清热并用,因此,临床上应根据证候的复杂情况,或扶正祛邪同用,或寒温药物并投。

【临床应用】

本方用于感受风湿,化热伤阴之痹证。现代临床本方常用于治疗急慢性风湿性关节炎、类风湿性关节炎以及神经痛等。本方治疗类风湿性关节炎发热者,加生石膏、薏苡仁;血虚肢节肥大者,加鸡血藤、鹿衔草;湿盛肢节肿大者,加萆薢、泽泻、防己;气虚者,加黄芪。若服药后见胃脘不适,可重用白芍,并加入蜂蜜。

2. 寒湿历节

【原文】

病歷節不可屈伸,疼痛,烏頭湯主之。(10)

烏頭湯方:治脚氣疼痛,不可屈伸。

麻黃　芍藥　黃芪各三兩　甘草三兩(炙)　川烏五枚(㕮咀,以蜜二升,煎取一升,即出烏頭)

上五味,㕮咀四味,以水三升,煮取一升,去滓,内蜜煎中,更煎之,服七合。不知,盡服之。

【释义】

本条论述寒湿历节病的证治。寒性收引凝滞,故寒湿之邪痹阻关节,可致气血运行阻滞而关节疼痛剧烈,屈伸活动不利。治当温经散寒,除湿宣痹,方用乌头汤。方中乌头温经散寒,除湿止痛;麻黄宣散透表,以祛寒湿;芍药敛阴养血,配甘草缓急止痛;黄芪益气固卫,助麻黄、乌头温经止痛;白蜜甘缓,解乌头之毒。诸药相伍,使寒湿得去而阳气宣通,关节疼痛解除而屈伸自如。

本条与上条同为历节病,但两者在病机、症状和治法上均不同。桂枝芍药知母汤治风湿历节,以关节肿痛、痛处游走、发热为主,故治疗重在祛风除湿,行痹清热;乌头汤治寒湿历节,以关节疼痛不可屈伸、遇冷加剧为主,故治疗专于温经祛寒,除湿止痛(表3-5-2)。

【辨治思维与要领】

本证的辨证要点为关节疼痛剧烈,遇冷加剧,得热则减,关节屈伸不利,多伴有阳虚畏寒的表现。

表 3-5-2　风湿历节与寒湿历节的鉴别

症状	诸肢节疼痛,身体魁羸,脚肿如脱,头眩短气,温温欲吐	关节剧痛,痛处不移,不可屈伸
病机	风寒湿痹阻日久,渐次化热伤阴	寒湿痹阻
治法	祛风利湿,温经散寒,清热养阴	温经散寒,除湿止痛
方剂	桂枝芍药知母汤	乌头汤

乌头汤主治寒湿历节,重用川乌,配以麻黄,温经散寒、化湿止痛是其要点。

注意药物配伍和煎煮方法,以减轻药物毒副作用,是张仲景重要论治思想之一。本方配以芍药、甘草,并用蜜煎乌头,旨在发挥乌头治疗作用的同时减轻其毒副作用。

【临床应用】

本方可治疗风湿性关节炎、类风湿性关节炎、肩关节周围炎、三叉神经痛、腰椎骨质增生症属寒湿痹阻者。

临证时要注意随证加减用药:病在上肢者,加桑枝、秦艽;病在下肢者,加桑寄生、牛膝;寒甚痛剧者,加草乌、桂枝;病久夹有瘀血者,加乳香、没药、全蝎、蜈蚣、乌梢蛇;兼气血两亏者,加人参、当归;寒阻痰凝,兼有麻木者,酌加半夏、桂枝、南星、防风;病久肝肾阴虚,关节畸形,酌加当归、牛膝、枸杞子、熟地等。此外,有用本方加虫类药治疗硬皮病获效者。

方中乌头为峻猛有毒之品,需炮制后使用,且煎药时间宜长,或与蜂蜜同煎,以减其毒性。服乌头汤后,若唇舌肢体麻木,甚至昏眩吐泻,应予注意。如脉搏、呼吸、神志等方面无大的变化,则为"瞑眩"反应。古人有"药弗瞑眩,厥疾难瘳"之说。如服后见呼吸急促、心跳加快、脉搏有间歇等现象,甚至神志昏迷,则为中毒反应,应当立即采取急救措施。

【医案举例】

万某,女,50岁,2003年6月11日就诊。患者从1992年6月开始出现多处关节红肿疼痛,尤以手指关节为甚。诊断为类风湿性关节炎。使用过中西医药物治疗。现症见:指关节肿胀变形、僵硬、疼痛,不能受力,手心有热感,膝关节酸痛怕风寒。已服"强的松"5mg,每日3次,治疗半个月,因效果不显而自行停服。晨起时面部虚浮,眩晕,舌质偏黯红、苔白,脉滑偏数。处方:桂枝10g,赤、白芍各15g,知母10g,麻黄3g,炮附子6g,防风10g,生黄芪15g,白术10g,姜黄10g,秦艽10g,炙甘草5g。服7剂。二诊:疼痛稍减,其余症状不变,继服上方。治疗2个月,指关节疼痛消失,肿胀大减,手指能用力,不畏风寒,病情大为缓解。(刘新亚. 陈瑞春运用经方治疗痹证经验 [J]. 江西中医药,2003,34(11):5-6.)

小　结

1. 本篇论述了中风和历节的病因病机、脉证特点及辨证分型,并确立了具体治法。中风的形成,责之于内外两端:内因脏腑虚弱,气血不足;外因风邪入中,以致经络瘀阻,脏腑功能失常,出现口眼㖞斜、半身不遂,甚则昏不识人。根据邪入的深浅、病情的轻重,本病又可分为在络、在经、入腑、入脏。

2. 历节病以关节"不可屈伸""疼痛如掣""诸肢节疼痛,身体魁羸"为主要临床表现。亦有称"白虎历节"者,意即其疼痛之甚如同虎咬。现在一般认为历节病属于痹证的一种,其关节病变比较明显,以关节变形、疼痛、活动受限、僵硬为特征。历节病以肝肾气血不足为内因,风寒湿邪侵犯为诱因。治疗以祛邪通阳宣痹为主,佐以滋补肝肾,或益气养血。若偏于风湿化热伤阴者,用桂枝芍药知母汤;偏于寒湿者,用乌头汤。

【复习思考题】

1．《金匮要略》对中风的病因病机及辨证是如何认识的?
2．简述中风与痹证的鉴别。
3．桂枝芍药知母汤证与乌头汤证异同点有哪些?

第六节 血痹虚劳病脉证并治第六

本篇论述了血痹病、虚劳病的脉因证治。血痹病以肢体局部肌肤麻木为主症,由气血不足,外感风邪所引起。血痹与痹证有所不同,后者以肢体筋骨关节疼痛为主症,是风寒湿三气杂感所致,两者应予以鉴别。虚劳病是劳伤所致的慢性衰弱性疾病的总称。由于论述的重点包括阴阳气血亏虚,以及因虚而易感邪,因虚而致瘀等,故与一般《中医内科学》教材中泛论各种虚证有所区别。血痹、虚劳均属于虚证,故合为一篇讨论。

一、血痹病

（一）成因与轻证证治

【原文】

問曰:血痹病從何得之?師曰:夫尊榮人[1],骨弱肌膚盛,重因疲勞汗出,臥不時動搖,加被微風,遂得之。但以脉自微濇,在寸口、關上小緊,宜針引陽氣,令脉和緊去則愈。(1)

【注释】

[1] 尊荣人:养尊处优的人。

【释义】

本条论述血痹的成因及轻证的证治。凡养尊处优的人,肌肉虽然丰盛,实则筋骨脆弱,腠理不固,因而外御病邪的能力薄弱。这种盛于外,虚于内的人,每因稍事活动,即倦怠汗出,或心烦不安而睡时辗转反侧,易于感受风邪。风邪虽微,亦足以引起血痹。由此可见,血痹病的形成,气血不足为主因,外受风邪为诱因,是血行不畅所致。脉微为阳微,涩为血滞,是气虚卫阳不足、血行不畅的表现;脉紧为外受风寒之征,由于受邪较浅,因此紧脉只见于寸口和关上。治疗用针刺以导引阳气,阳气行则邪气去,邪去则脉和而不紧。如此,则血痹之轻证可愈。可见,因阳气不行而致血滞之病,不当独治血分,而应以通行阳气为主,令气行则血行;因微风而诱发气血不行者,亦不当独祛风邪,而应以疏通气血为主,此即"血行风自灭"之意。说明血痹治疗的关键在于通阳行痹。

（二）重证证治

【原文】

血痹陰陽俱微[1],寸口關上微,尺中小緊,外證身體不仁[2],如風痹狀,黃芪桂枝五物湯主之。(2)

黃芪桂枝五物湯方

黃芪三兩　芍藥三兩　桂枝三兩　生薑六兩　大棗十二枚

上五味，以水六升，煮取二升，温服七合，日三服。一方有人参。

【注释】

[1] 阴阳俱微：此指营卫气血皆不足。

[2] 不仁：肌肤麻木或感觉迟钝。

【释义】

本条论述血痹重证的证治。阴阳俱微是素体营卫气血俱不足；寸口关上微，尺中小紧，是阳气不足、阴血滞涩的表现。血痹病以局部肌肤麻木不仁为特点，如受风邪较重，可兼有酸痛感，所以说"如风痹状"。但血痹与风痹是有区别的：前者以麻木为主，后者以疼痛为主。黄芪桂枝五物汤，即桂枝汤去甘草，倍生姜，加黄芪组成。方中黄芪甘温益气，倍生姜助桂枝以通阳行痹，芍药理血和营，生姜、大枣调和营卫。诸药相合，温、补、通、调并用，共奏益气通阳、和营行痹之效。

本条与前条相比较，虚的程度较重，受邪亦更深，针刺治疗已难以胜任，故用黄芪桂枝五物汤甘温益气，通阳行痹，即《灵枢·邪气脏腑病形》篇"阴阳形气俱不足，勿取以针，而调以甘药"之意。临床上亦可采用针药并治法治疗本证，疗效更佳。血痹轻证与血痹重证的鉴别见表3-6-1。

表3-6-1　血痹轻证与血痹重证的鉴别

	血痹轻证	血痹重证
感邪深浅	感邪较浅	感邪较深
脉象	寸口、关上小紧	尺中小紧
正虚程度	较轻	较重
治疗方法	针刺引动阳气，祛除风邪	内服黄芪桂枝五物汤，助阳和营，益气祛风

【辨治思维与要领】

血痹以肢体局部肌肤麻木、脉涩为其特点。

临床治病应按证情的轻重选择合适的治疗手段。上述原文对血痹病的轻证采用针引阳气，重证用黄芪桂枝五物汤，就是明证。

【临床应用】

本方临床上凡证属气虚血滞，营卫不和者，皆可选用。舌质紫黯、脉沉细涩者，可加当归、红花、川芎、鸡血藤；产后身痛可重用黄芪、桂枝。

现代临床还用于小儿麻痹症、雷诺病、肩关节周围炎、风湿性关节炎、周围神经损伤、腓肠肌麻痹、低钙性抽搐、肢端血管功能障碍、重症肌无力、硬皮病等四肢疾患，属营卫不和，血行滞涩者。

二、虚劳病

（一）脉象总纲

【原文】

夫男子平人[1]，脉大爲勞，極虛亦爲勞。（3）

【注释】

[1] 平人：外形看似无病，其实内脏气血已经虚损之人。《难经·二十一难》云："脉病形不病。"

【释义】

本条论述虚劳病脉象总纲。条文之首"男子"二字，非指虚劳全是男子之病，而是强调房劳伤肾，肾虚精亏的病因病机。脉大指大而无力，为有余于外、不足于内的脉象。凡真阴不足，虚阳外浮者，脉多大或浮大或芤。极虚，是轻按则软，重按极无力，为精气亏虚的脉象，故尤怡言："劳则气耗，故脉极虚。"脉大与极虚，虽形态不同，但都是虚劳病的脉象。

【辨治思维与要领】

据脉辨病是张仲景诊治疾病的一大特色。临床上有些病人虽然外表看似无病，但在脉象上已有反映，故临床上应重视脉诊的作用。

同一种病证可出现不同的脉象，故临床诊脉应仔细体察。虚劳是阴阳气血不足，虽可见"脉大"，但当时脉大无力。

（二）病机与辨证

虚劳与季节

【原文】

勞之爲病，其脉浮大，手足煩，春夏劇，秋冬瘥，陰寒[1]精自出，酸削[2]不能行。（6）

【注释】

[1] 阴寒：前阴寒冷。

[2] 酸削：两腿酸痛消瘦。

【释义】

本条论述虚劳阴虚证的症状与季节的关系。脉浮大，手足烦热是阴虚阳浮于外，或阴虚生内热所致，证属阴虚阳亢。春夏木火炎盛，阳气外浮，则阴愈虚，故病加重；秋冬金水相生，阳气内藏，故病减轻。阴损及阳，肾阳衰竭，故前阴寒冷而滑精。精失则肾更虚，肾虚则骨弱，故两腿酸痛消瘦，行动不利。

（三）证治

1. 虚劳失精

【原文】

夫失精家[1]，少腹弦急，陰頭寒，目眩一作目眶痛髮落，脉極虚芤遲，爲清穀、亡血、失精。脉得諸芤動微緊，男子失精，女子夢交[2]，桂枝加龍骨牡蠣湯主之。（8）

桂枝加龍骨牡蠣湯方《小品》云虚弱浮熱汗出者，除桂，加白薇、附子各三分，故曰二加龍骨湯

桂枝 芍藥 生薑各三兩 甘草二兩 大棗十二枚 龍骨 牡蠣各三兩

上七味，以水七升，煮取三升，分温三服。

【注释】

[1] 失精家：经常梦遗、滑精的人。

[2] 梦交：夜梦性交。

【释义】

本条论述虚劳失精梦交的证治。久患失精之人，阴精损耗难复，精血不能上荣头目，则目眩发落。遗精日久阴损及阳，肾阳亏虚不能温煦，故少腹弦急，外阴部寒冷。"脉极虚芤

迟……女子梦交",说明不同的脉象可出现在同一种疾病中,如失精家既可见脉极虚芤迟,亦可见脉芤动微紧;反之,相同之脉又可见于不同的疾病,如失精、亡血、下利清谷均可见脉极虚芤迟,失精、梦交可见脉芤动微紧。极虚芤迟和芤动微紧属同类脉象,均为阴阳两虚所致。阳失去阴的涵养,则浮而不敛;阴失去阳的固摄,则走而不守。阴阳不和,心肾失交,治用桂枝加龙骨牡蛎汤平调阴阳,潜阳固涩。阳能固涩,阴能内守,则诸症可愈。桂枝加龙骨牡蛎汤由桂枝汤加龙骨、牡蛎组成。外证得桂枝汤可调和营卫以固表,内证得之则交通阴阳而守中,加龙骨、牡蛎则具有固涩潜镇之力。

【辨治思维与要领】

虚劳失精可以是阳虚不固,也可以是阴虚火旺,不能内守。

本条属阴阳两虚、阴阳不和,故用桂枝汤调和阴阳,加龙骨、牡蛎潜镇固涩。

【临床应用】

本方临床上并不限于失精、梦交,现代临床还常用于自汗、盗汗、偏汗、遗尿、乳泣、不射精、早泄、阳痿、脱发、神经官能症、冠心病、小儿夜啼、妇女带下、月经周期性精神病等辨证属阴阳俱虚,不能阳固阴守者,皆有较好疗效。

2. 虚劳里急

【原文】

虚勞裏急[1],悸,衄,腹中痛,夢失精,四肢痠疼,手足煩熱,咽乾口燥,小建中湯主之。(13)

小建中湯方

桂枝三兩(去皮) 甘草三兩(炙) 大棗十二枚 芍藥六兩 生薑三兩 膠飴一升

上六味,以水七升,煮取三升,去滓,内膠飴,更上微火消解,温服一升,日三服。嘔家不可用建中湯,以甜故也。

《千金》療男女因積冷氣滯,或大病後不復常,苦四肢沉重,骨肉痠疼,吸吸少氣,行動喘乏,胸滿氣急,腰背強痛,心中虛悸,咽乾唇燥,面體少色,或飲食無味,脅肋腹脹,頭重不舉,多卧少起,甚者積年,輕者百日,漸致瘦弱,五藏氣竭,則難可復常,六脈俱不足,虛寒乏氣,少腹拘急,羸瘠百病,名曰黄芪建中湯,又有人参二兩。

【注释】

[1] 里急:腹中有拘急感,但按之不硬。

【释义】

本条论述脾胃阴阳两虚虚劳里急的证治。阴阳本来是相互维系的,由于虚劳病的发展,不仅阳虚及阴,阴虚及阳,而且阴阳两虚可出现寒热错杂之证。究其原因,关键在于脾胃。一是脾胃为气血生化之源,脾胃病久,营养之源不继,气血两虚;二是脾胃为阴阳升降之枢,中虚失运,则阴阳升降失和。如偏于热,则为衄,为手足烦热,为咽干口燥;偏于寒则为里急,为腹痛。心营不足则心悸;阳虚阴不内守,则梦遗失精。气血不足,肢体失养,则酸痛。这些均是气血亏虚、阴阳失调的虚象。根据"治病求本"的原则,不应简单地以热治寒,以寒治热,而应和其阴阳。正如《金匮要略心典》所云:"是故求阴阳之和者,必于中气,求中气之立者,必以建中也。"由此可见,在阴阳两虚的情况下,唯有用甘温之剂以恢复脾胃的生化功能,使气血自生,升降自调,偏寒偏热的症状才能消失。小建中汤由桂枝汤倍用芍药加饴糖组成。虽以甘温补脾为主,但酸甘可化阴,甘温可助阳,故能平调阴阳。方中饴糖、甘草、大枣甘以建中缓急,桂枝、生姜辛以通阳调卫,芍药酸以和营止痛。小建中汤偏于甘温,辨证当以阳虚为主。如阴虚内热明显,见舌红、脉数者则不宜使用。

【辨治思维与要领】

本证为阴阳两虚而偏于阳虚，临床辨证除条文所述症状外，可见自汗、面色少华、舌质淡，脉虚等症。

对此阴阳两虚、寒热错杂之证，只温阳则阴愈亏，纯滋阴则阳无助。正如《灵枢•终始》篇指出的"阴阳俱不足，补阳则阴竭，泻阴则阳脱，如是者可将以甘药"。故用小建中汤甘温建中，调补脾胃。

【临床应用】

小建中汤临床上多用于胃脘痛、腹泻、便秘等。现代临床还用于消化性溃疡、慢性胃炎、慢性肝炎、贫血、神经衰弱、心律失常、功能性发热等属虚寒者。

【医案举例】

陈某，女，42 岁。患腹痛已年余，经常脐周隐痛，用热水袋温按可止，大便镜检无异常，四肢酸痛，饮食无味，月经愆期，色淡量少，舌苔薄白，脉象沉弦，曾服理中汤无效。此里寒中虚，营卫不足，拟辛甘温阳，酸甘养阴，用小建中汤：桂枝去皮 10g，白芍 20g，炙草 6g，生姜 3 片，大枣 5 枚，饴糖 30g。服 5 剂，腹痛、四肢酸痛均减，仍用原方加当归 10g，服 5 剂，月经正常，食欲转佳。（谭日强．金匮要略浅述 [M]．北京：人民卫生出版社，1981．）

3. 虚劳腰痛

【原文】

虚劳腰痛，少腹拘急，小便不利者，八味肾气丸主之方见脚气中。（15）

【释义】

本条论述的虚劳腰痛证治。腰为肾之外府，肾虚故腰痛；肾气不足，不能化气利水，故少腹拘急、小便不利。治用八味肾气丸温肾助阳，以化肾气。方中以干地黄为主药，益髓填精，滋阴补肾；山茱萸敛精气，补肝；山药益肾精，健脾；茯苓健脾益肾；泽泻利湿泄浊，与茯苓相伍，渗湿利尿；丹皮降相火；炮附子、桂枝温补肾阳，鼓舞肾气，意不在补火，而在"微微生火，以生肾气"。本方原用桂枝，后改用肉桂，二者虽同属温阳之药，但同中有异。桂枝善于通阳，其性走而不守，故水饮停聚用之较妥；肉桂善于纳气，引火归原，其性守而不走，故命门火衰、虚火上浮、肾不纳气、下焦虚寒、真阳亏损用之较宜。原方干地黄，近多用熟地黄。临床上本方可用丸剂，亦可作汤剂，随症加减。肾气丸在《金匮要略》中先后出现 5 次，学习时宜前后合参，以加深理解。

【辨治思维与要领】

虚劳腰痛辨证的主要依据是腰部酸痛，劳累时加重，休息可缓解，伴有少腹部拘急不舒，小便不利。

重视补肾是仲景治疗虚劳病的一个特色。因肾为先天之本，阴阳水火之宅，主藏精气。本方从温阳药与养阴药共用的药物组成来看，体现了张仲景通过阴阳互生达到阴中求阳的作用，如柯韵伯所言："意不在补火，而在微微生火，即生肾气也。故不曰温肾，而名肾气。"

【临床应用】

八味肾气丸临床应用广泛。凡虚劳病属肾气虚、肾阳虚、肾阴阳两虚和肾虚水湿内停者，皆可以本方化裁治之。常用于阳痿早泄、遗精滑精、遗尿尿频、闭经、不孕、泄泻、耳聋耳鸣、眩晕、脱发、痰饮、咳喘、不寐、消渴、水肿等。现代临床多用于肾病综合征、慢性肾炎、性功能低下、精少不育、不孕、慢性前列腺炎、尿频遗尿、高血压、糖尿病、慢性支气管哮喘等。

4. 虚劳不寐

【原文】

虚劳虚烦不得眠[1],酸枣汤主之。(17)

酸枣汤方

酸枣仁二升　甘草一两　知母二两　茯苓二两　芎䓖二两　《深师》有生姜二两

上五味,以水八升,煮酸枣仁,得六升,内诸药,煮取三升,分温三服。

【注释】

[1] 虚烦不得眠:因虚而致心中烦乱,虽卧而不得熟睡。

【释义】

本条论述虚劳不寐的证治。本证由肝阴不足,心血亏虚所致。阴虚内热,神失所养,故症见心烦不得眠。治用酸枣仁汤养阴清热,宁心安神。方中重用酸枣仁养肝阴,知母养阴清热,川芎理血疏肝,茯苓、甘草健脾宁心安神。酸枣仁汤证与栀子豉汤证均有"虚烦不得眠"的症状,但二者病机与治法明显不同。酸枣仁汤证由肝阴不足,心血亏虚,虚热内扰,心神不安而致"虚烦不得眠",属虚证,治宜养阴清热,宁心安神。栀子豉汤证为伤寒汗、吐、下后,余热未尽,内扰胸膈所致,属实证,治宜清热透邪除烦。

【辨治思维与要领】

"虚烦不得眠"的特点是心中郁郁而烦扰不宁,虽卧却不能安然入睡。

本方的要点是重用酸枣仁,起到酸入肝、酸甘化阴安神的作用。

【临床应用】

酸枣仁汤对于肝阴血虚内热引起的失眠、盗汗、惊悸、精神抑郁等病证有较好的疗效。临证可根据病情,随证加减用药。火旺者加黄连;阴虚甚者加百合、生地;烦躁多怒,睡眠不安,加牡蛎、白芍、石决明、龙胆草;肝阴不足,大便燥结者,可与二至丸合用;素体痰盛,苔腻脉滑,本虚标实者,可与温胆汤合用;精神抑郁,喜悲伤者,可与甘麦大枣汤合用,并酌加夜交藤、合欢皮、甘松。

5. 虚劳干血

【原文】

五劳虚极羸瘦,腹满不能饮食,食伤、忧伤、饮伤、房室伤、饥伤、劳伤、经络荣卫气伤,内有乾血,肌肤甲错,两目黯黑。缓中补虚,大黄䗪虫丸主之。(18)

大黄䗪虫丸方

大黄十分(蒸)　黄芩二两　甘草三两　桃仁一升　杏仁一升　芍药四两　乾地黄十两　乾漆一两　虻虫一升　水蛭百枚　蛴螬一升　䗪虫半升

上十二味,末之,炼蜜和丸小豆大,酒饮服五丸,日三服。

【释义】

本条论述虚劳干血的证治。五劳、七伤是导致虚劳的病因。劳伤日久不愈,身体极度消瘦。正气虚极,不能推动气血正常运行,从而产生瘀血,瘀血日久者谓"干血"。瘀血内停,阻滞气机,脾失健运,故腹满不能饮食;瘀血不去,新血不生,肌肤失养,故粗糙如鳞甲状;血不上荣,故两目黯黑。本条因虚致瘀,瘀久成劳,瘀血不去新血不生,故治宜祛瘀生新,以大黄䗪虫丸为主方。方中大黄、䗪虫、桃仁、虻虫、水蛭、蛴螬、干漆活血搜络化瘀;地黄、芍药养血润燥;杏仁理气润肠;黄芩清解郁热;甘草、白蜜益气和中。诸药合用,为久病血瘀之缓剂。因其滋润,攻中寓补,峻剂丸服,意在缓攻,达到扶正不留瘀,祛瘀不伤正的作用,故谓之"缓中补虚",实为扶正祛瘀之方。

【辨治思维与要领】

本证属虚劳夹瘀,肌肤甲错、两目黯黑是其辨证要点。此外,可见面色灰滞,舌有瘀点或瘀斑、脉涩等症。

缓中补虚是张仲景治疗虚劳干血的重要治法。虚劳伴瘀,理应祛瘀,因祛瘀方能生新,然虚劳干血属久病,故只能缓攻瘀血,并扶助正气,这样才能达到扶正祛邪之目的。

【临床应用】

本方现代临床常用于良性肿瘤、肝脾肿大、肝硬化、子宫肌瘤、结核性腹膜炎、食管静脉曲张、妇女瘀血经闭、腹部手术后之粘连疼痛、冠心病、高脂血症、脑血栓、脂肪肝、脉管炎、动脉硬化性闭塞症等有瘀血征象者。因本方具有很强的破血逐瘀之功,临床也有用于治疗血栓闭塞性脉管炎、静脉曲张综合征、下肢栓塞性深部静脉炎、四肢浅部静脉炎等周围血管疾病者。

小　结

1. 血痹病由气血不足,感受风邪,阳气痹阻,血行不畅所引起,以肢体局部麻木不仁或轻微疼痛为主症。在治疗上,轻证可用针刺疗法,重证可用黄芪桂枝五物汤,目的皆在于温阳通痹,亦可针药并用。

2. 虚劳病是因虚致损,积损成劳,有阳虚(气虚)、阴虚(血虚)、阴阳两虚的不同。本篇略于治单纯的阴虚或阳虚,而详于治病情复杂的阴阳两虚。肾阴亏虚,阴损及阳的失精证,宜用桂枝加龙骨牡蛎汤调和阴阳,固摄精液;脾胃阳虚,阳损及阴的腹痛证,宜用小建中汤甘温建中,调和阴阳。虚劳腰痛属阳虚者,治宜八味肾气丸温补肾气。虚劳不寐属肝阴血虚者,治宜酸枣仁汤养阴清热,宁心安神。虚劳干血者,治宜大黄䗪虫丸祛瘀生新,缓中补虚。

3. 本篇治疗虚劳的特点:一是五脏气血阴阳虚损成劳,在治疗上重视补益脾肾二脏;二是对阴阳两虚的错综复杂病证,治疗的重点是补脾胃,建中气,以达到平衡阴阳的目的;三是虚劳病虚实夹杂,虚多邪少者,宜扶正以祛邪,邪重而致虚者,宜以祛邪为主;四是治法上侧重甘温扶阳,在治疗虚劳的7首方剂中有5首为甘温调补脾气之方。

【复习思考题】

1. 血痹的病因病机、主要表现及其治法是什么?
2. 何谓"虚劳里急"? 简述其治法、主方。
3. 小建中汤与桂枝加龙骨牡蛎汤均治虚劳病之阴阳两虚证,二者有何异同?
4. 何谓"缓中补虚"? 试结合原文说明之。
5. 治虚劳为什么要重视脾肾?
6. 试述肾气丸的组方特点及适应证。

第七节　肺痿肺痈咳嗽上气病脉证并治第七

本篇论述了肺痿、肺痈、咳嗽上气三种疾病的证治。因其病变部位均在肺,故合为一篇讨论。肺痿是肺气萎弱不振,以多唾浊沫、短气为主症,分虚热及虚寒两种证型。肺痈是外受风热邪毒，致使肺生痈脓，以咳嗽、胸痛、吐腥臭脓痰为主症。咳嗽上气，即咳嗽气逆，有虚实之分，本篇所论多是外寒内饮所致咳喘气逆、吐痰或喉中痰鸣、甚则不能平卧的咳喘病证。

一、肺痿

（一）成因、脉证与鉴别

【原文】

問曰：熱在上焦者，因咳爲肺痿。肺痿之病，何從得之？師曰：或從汗出，或從嘔吐，或從消渴[1]，小便利數，或從便難，又被快藥[2]下利，重亡津液，故得之。曰：寸口脈數，其人咳，口中反有濁唾涎沫[3]者何？師曰：爲肺痿之病。若口中辟辟[4]燥，咳即胸中隱隱痛，脈反滑數，此爲肺癰，咳唾膿血。脈數虛者爲肺痿，數實者爲肺癰。（1）

【注释】

[1] 消渴：指口渴不已，饮水即消。包括消渴病与消渴症。

[2] 快药：泻下峻猛之药。

[3] 浊唾涎沫：浊唾指稠痰，涎沫指稀痰。

[4] 辟辟：形容口中干燥状。

【释义】

本条论述肺痿的成因、肺痿和肺痈的主症及鉴别。条文从开始到"故得之"，论述肺痿的成因；自"寸口脉数"至"咳唾脓血"，指出肺痿和肺痈的主症；最后两句从脉象上对肺痿、肺痈进行鉴别。

肺为娇脏，喜润恶燥。若上焦有热，肺为热灼则咳，久咳不已，肺气受损，萎弱不振而形成肺痿。导致上焦有热的原因很多，或因发汗太过，或因呕吐频作，或因消渴小便频数量多，或因大便燥结而使用了泻下峻猛的药物，攻下太过。以上种种因素反复损伤阴津，阴虚则生内热，从而形成本病。

寸口脉数为上焦有热之象，热在上焦，虚热灼肺，肺气上逆，必然咳嗽。肺气萎弱，津液不能正常输布，反停聚于肺，受热煎灼，遂成痰浊，浊唾涎沫随肺气上逆而吐出，此乃肺痿之特点。

若口中干燥，咳则胸中隐隐作痛，脉象滑数，咳唾脓血者，则为肺痈。肺痈是实热蕴肺，与肺痿之虚热显然有别。肺痿、肺痈性质均属热，但肺痿是虚热，故脉数而虚，肺痈是实热，故脉数而实。

【辨治思维与要领】

本条肺痿、肺痈两病对举，意在鉴别。两者均有咳嗽、吐痰、脉数，但一虚一实，表现不同，不可混淆。

（二）证治

1. 虚寒肺痿

【原文】

肺痿吐涎沫而不咳者，其人不渴，必遗尿，小便數，所以然者，以上虛[1]不能制下故也。此爲肺中冷，必眩，多涎唾，甘草乾薑湯以溫之①。若服湯已渴者，屬消渴。（5）

甘草乾薑湯方

甘草四兩（炙） 乾薑二兩（炮）

上呋咀，以水三升，煮取一升五合，去滓，分温再服。

【校勘】

①以温之：《脉经》作"以温其脏"，后无"若服汤已渴者，属消渴"九字。《备急千金要方》作"若渴者，属消渴法"七字，为小注。

【注释】

[1]上虚：此指肺虚。

【释义】

本条论述虚寒肺痿的证治。肺痿有虚热和虚寒之分，虚热证是言其常，虚寒是言其变。形成虚寒肺痿的原因，一是虚热肺痿失治，久则阴损及阳；二是素体阳虚，肺中虚冷。上焦阳虚，肺气虚衰，萎弱不振，不能摄纳和输布津液，故频吐涎沫。病属上焦虚寒，故咳嗽不多，口渴不甚。肺主治节，肺气虚寒不能制约下焦，故遗尿、小便数。上焦阳虚，清阳不升，故头眩。治用甘草干姜汤温肺复气。

炙甘草甘温，补中益气；干姜辛温，温复肺脾之阳。两药辛甘合化，重在温中焦之阳以暖肺，因肺为气之主，脾胃为气血生化之源，中阳振，肺可温，寒可消，实乃培土生金之意。

甘草干姜汤也见于《伤寒论》，但两处所用干姜有别，故主治病证及病势也略有不同。《伤寒论》中所用干姜性较猛，主治病势较重的阳虚厥逆证；此处用炮干姜，性较缓，主治病势较缓的虚寒肺痿证。

【辨治思维与要领】

临床辨证应注意知常达变。虚热肺痿是肺痿病中最常见的证型，但虚热日久，阴虚及阳，最终可转化为虚寒肺痿。虚寒肺痿的主症是多涎唾，口淡不渴，小便频数。

临床治病还应考虑脏腑间的相互关系，以提高疗效。肺痿病分虚热与虚寒证，分别用麦门冬汤、甘草干姜汤治之，两方都含"培土生金"之意。

【临床应用】

本方除治疗虚寒肺痿外，还常用于眩晕、咳喘、胸痛、胃痛、腹痛、呕吐、吐酸、泄泻、痛经、遗尿、劳淋、过敏性鼻炎等属于虚寒者。

2. 虚热肺痿

【原文】

大逆①上氣，咽喉不利，止逆下氣者，麥門冬湯主之。（10）

麥門冬湯方

麥門冬七升 半夏一升 人參二兩 甘草二兩 粳米三合 大棗十二枚

上六味，以水一斗二升，煮取六升，温服一升，日三夜一服。

【校勘】

①大逆：《金匮要略论注》《金匮悬解》等均作"火逆"，宜从。

【释义】

本条论述虚热肺痿的证治。由于津液耗伤，导致肺胃阴虚，虚火上炎，肺气失于清肃，上逆则喘咳；热灼津伤，故咽喉干燥，痰黏难咳。此外，还可有口干欲得凉润、舌红少苔、脉象虚数等症。治疗当滋阴清热，止火逆，降肺气，以麦门冬汤主之。

方中重用麦门冬，养阴润肺，清虚热。半夏降气化痰，性虽温，但与麦门冬相伍则温而不燥。人参、甘草、粳米、大枣养胃益气,使胃得养而气能生津,津液充沛,则虚火自敛,咳逆自平。

本条原载于咳嗽上气条文中,故有医家认为属虚热咳喘证治,然而大多数医家认为属虚热肺痿之证治。《肘后备急方》即用本方"治肺痿咳唾涎沫不止,咽喉燥而渴"。沈明宗在《金匮要略编注》中说:"余窃拟为肺痿之主方也。"

【辨治思维与要领】

本病虽症见于肺,而其源实本于胃,胃液不足则肺津不继,故治以麦门冬汤,清养肺胃,止逆下气。

咳嗽气喘,或阵发性呛咳,咽喉干燥不利,欲得凉润,舌红少苔,每食辛辣刺激性食物加重,均为阴虚肺热的表现。

【临床应用】

临床上慢性咽炎、慢性支气管炎、百日咳、肺结核、硅沉着病等表现为肺阴亏虚,虚火上炎者,均可用本方治疗。本方也可以养胃阴,对慢性胃炎、胃及十二指肠溃疡有良好效果。还有报道用此方治疗鼻咽癌、肺癌、喉癌、食管癌放疗后出现的口干、咽干、舌红少津等毒副反应,效果良好。

二、肺痈

1. 病因病机、脉证及预后

【原文】

问曰:病咳逆,脉之何以知此爲肺癰?當有膿血,吐之則死,其脉何類?師曰:寸口脉微而數,微則爲風,數則爲熱;微則汗出,數則惡寒。風中於衛,呼氣不入;熱過於榮,吸而不出。風傷皮毛,熱傷血脉[①]。風舍[②]於肺,其人則咳,口乾喘滿,咽燥不渴,多[③]唾濁沫,時時振寒。熱之所過,血爲之凝滯,畜結癰膿,吐如米粥。始萌可救,膿成則死。(2)

【校勘】

①脉:原作"肺",据《脉经》《备急千金要方》改。

②舍:原作"含",据《脉经》《备急千金要方》改。

③多:原作"时",据《医统正脉》本改。

【释义】

本条指出肺痈的病因病机、脉证和预后。肺痈病因是外感风邪热毒。初起风热袭于肌表,可表现为寸口脉浮数,还可见自汗出、发热恶寒、咳嗽等症,为"风中于卫""风伤皮毛"阶段,亦即表证期。其病理为"风中于卫,呼气不入",病邪尚浅,抵抗力较强,病邪容易祛除。

邪毒留滞在肺,开始生痈,可表现为咳嗽、喘满、多唾浊沫,或咳痰腥臭;热盛津伤,故口燥咽干;热及营分,营阴蒸腾,故不渴;热在气营,阳气入里抗邪,疏于体表而恶寒,"振寒"为恶寒之甚。脉象滑数或数实。此为成痈期,亦即"风舍于肺"阶段。

风热邪毒如随呼吸而深入,到达营分,伤及血脉,热毒炽盛,血液凝滞而败,热盛肉腐,蓄结痈脓。痈脓溃破,可吐出大量米粥样的脓血痰,腥臭异常。此为溃脓期。

肺痈病初起时治疗较容易,化脓后治疗较难,甚或死亡。

【辨治思维与要领】

了解疾病的发展规律,有助于对疾病的治疗。本条原文明确了肺痈的三个病理过程:

表证期、酿脓期、溃脓期，为宣肺解表、清肺化痰、祛瘀排脓治疗肺痈提供了依据。

肺痈病和其他疾病一样，均应早期治疗。病变早期，风中于卫，病邪较易祛除；热邪进入营血分，治疗较难，预后较差。

2. 瘀热蕴肺

【原文】

附方：

《千金》苇茎汤：治咳有微热，烦满，胸中甲错，是爲肺癰。

苇茎二升　薏苡仁半升　桃仁五十枚　瓜瓣半升

上四味，以水一斗，先煮苇茎得五升，去滓，内诸藥，煮取二升，服一升，再服，當吐如膿。

【释义】

本方具有清肺化痰、活血排脓的作用。方中苇茎清肺泄热；薏苡仁、瓜瓣下气排脓，善消内痈；桃仁活血祛瘀。本方为治疗肺痈的常用方剂，无论肺痈将成或已成，均可服用。肺痈将成，桃仁化瘀，使脓不成；若脓已成者，薏苡仁、瓜瓣溃脓，以使脓散。

此方名为《备急千金要方》之方，但据《外台秘要》肺痈门引《古今录验》疗肺痈苇茎汤，作"剉苇一升"，方后注"仲景《伤寒论》云：苇叶切二升，《千金》、范汪同"，可见本方应是仲景原方。

【辨治思维与要领】

苇茎汤的配伍要点是重用苇茎，清肺泄热为君。其次，既要重视祛瘀，又要注意排脓，故方中分别配伍桃仁和薏苡仁、冬瓜仁。

【临床应用】

苇茎汤临床上常用于肺脓肿、支气管炎、大叶性肺炎、渗出性胸膜炎、支气管扩张等属瘀热蕴肺者。

三、咳嗽上气

1. 寒饮郁肺

【原文】

咳而上氣，喉中水雞聲[1]，射干麻黄湯主之。（6）

射干麻黄湯方

射干十三枚一法三兩　麻黄四兩　生薑四兩　細辛　紫菀　款冬花各三兩　五味子半升　大棗七枚　半夏（大者，洗）八枚一法半升

上九味，以水一斗二升，先煮麻黄兩沸，去上沫，内諸藥，煮取三升，分温三服。

【注释】

[1] 喉中水鸡声：形容喉间痰鸣声连连不断，好像田鸡的叫声。水鸡，即田鸡，俗称蛙。

【释义】

本条论述寒饮郁肺的咳嗽上气证治。寒饮郁肺，肺失宣发，故咳嗽气喘；痰涎阻塞，气道不利，痰气相搏，故喉中痰鸣，似水鸡叫声。治疗用射干麻黄汤散寒宣肺，降逆化痰。方中射干消痰开结；麻黄宣肺平喘；半夏、生姜、细辛温化寒饮；款冬花、紫菀温肺止咳；五味子收敛肺气，并制约麻、辛、姜、夏之辛散；大枣安中扶正，调和诸药。诸药合用，散中有收，开中有合，共奏止咳化痰、平喘散寒之功，是治疗寒性哮喘的常用有效方剂。射干麻黄汤与

小青龙汤均用麻黄、细辛、半夏、五味子,都有温肺散寒、止咳平喘之功,同治寒饮咳喘,但又有区别。射干麻黄汤有射干、紫菀、款冬花,化痰之功较强;小青龙汤有桂枝、芍药、甘草、干姜,能解表散寒,兼调和营卫。

【辨治思维与要领】

本条证型属寒饮郁肺,除咳而上气、喉中有水鸡声外,临床表现还应有胸膈满闷、不能平卧、舌苔白滑、脉浮弦或浮紧等症。

【临床应用】

本方对哮喘、喘息性支气管炎、支气管肺炎、肺气肿、肺心病、风心病、百日咳等,以咳喘、喉中痰鸣、咳痰色白为特征者,不论老幼,均有较好疗效。多项研究证实,由于新型冠状病毒感染肺泡损伤伴细胞纤维黏液性渗出的表现与射干麻黄汤方证外邪里饮咳喘颇为一致,所以射干麻黄汤可以治疗新型冠状病毒感染的呼吸道病变。还有报道,用该方治疗急性肾炎、过敏性鼻炎、老年遗尿、癫痫等有效。

【医案举例】

刘某,男,15 岁,1960 年 3 月 2 日初诊。自幼几个月时即患哮喘。往年较轻,近两年来加重,遇寒即发。发时,呼吸迫促,胸闷喘咳,痰多,咳甚则吐,头面汗出,不能安卧,不思饮食。现见吸气困难,喉有痰声,颜面浮肿,目闭难张,小便如常。脉象滑而兼数,舌苔白滞。此乃寒饮客肺,久留不去,病发哮喘。拟以温肺散寒、祛痰行水、宁嗽定喘为法,处方:

射干三钱　五味子三钱　麻黄一钱　细辛五分

生半夏三钱　干姜二钱　杏仁三钱　大贝三钱

茯苓五钱　炒莱菔子三钱　厚朴三钱　生赭石三钱(研)

上方连服两剂,喘定咳轻,痰已大减,亦能卧睡,稍思饮食。上方去赭石,加炒建曲、炙桑皮各三钱,又服两剂,诸症基本解除。后以自制丸剂调理,巩固疗效,至今未复发。(张楠,张蕴公,戴甄. 射干麻黄汤临床治验体会 [J]. 中医杂志,1964(12):27.)

2. 饮热迫肺

【原文】

咳而上氣,此爲肺脹,其人喘,目如脱狀 [1],脉浮大者,越婢加半夏湯主之。(13)

越婢加半夏湯方

麻黄六兩　石膏半斤　生薑三兩　大棗十五枚　甘草二兩　半夏半升

上六味,以水六升,先煮麻黄,去上沫,内諸藥,煮取三升,分温三服。

【注释】

[1] 目如脱状:形容两目胀突,如将脱出的样子,是呼吸困难病人常见的症状。

【释义】

本条论述饮热迫肺的肺胀证治。肺胀多为素有伏饮,复感外邪,内外合邪而为病。饮热交阻,壅塞于肺,致肺气胀满,逆而不降,故上气喘咳,甚则憋胀,胸满气促,两目胀突如脱;浮脉主表,亦主在上,大脉主热,亦主邪盛,风热夹饮上逆,故脉浮大有力。治当宣肺散饮,降逆平喘,兼清郁热。方用越婢加半夏汤。麻黄宣肺平喘,石膏辛散水邪,清泄郁热,两者相配,发越水气,兼清里热;生姜、半夏散饮降逆;甘草、大枣安中补脾。

【辨治思维与要领】

"其人喘,目如脱状"是饮热迫肺的主症。

重用麻黄、石膏是本方配伍特色,既可清热除烦化饮,又能平喘,并可防止麻黄发散太过。

【临床应用】

本方对支气管哮喘、支气管炎、肺气肿等急性发作属饮热迫肺证疗效明显。

3. 寒饮夹热

【原文】

肺脹,咳而上氣,煩躁而喘,脈浮者,心下有水,小青龍加石膏湯主之。(14)

小青龍加石膏湯方《千金》證治同,外更加脅下痛引缺盆。

麻黄　芍藥　桂枝　細辛　甘草　乾薑各三兩　五味子　半夏各半升　石膏二兩

上九味,以水一斗,先煮麻黄,去上沫,内諸藥,煮取三升。強人服一升,羸者減之,日三服,小兒服四合。

【释义】

本条论述外寒内饮而夹热的咳喘证治。素有水饮内伏,复感风寒而诱发肺胀。水饮犯肺,肺气失于宣降,故喘咳上气、胸胁胀满;饮邪郁而化热,热扰心神,故烦躁;风寒犯表,故脉浮。本证病机为外寒里饮夹热,治当解表化饮,清热除烦,方用小青龙加石膏汤。方中麻黄、桂枝解表散寒;干姜、细辛、半夏温肺化饮;芍药、五味子收敛,以防宣散太过;甘草调和诸药;石膏清热除烦。

本方与射干麻黄汤、越婢加半夏汤均是水饮为患,但其病因、症状、治法、用药等互有差异,具体鉴别见表3-7-1。

表3-7-1　射干麻黄汤、越婢加半夏汤、小青龙加石膏汤方证的鉴别

	射干麻黄汤	越婢加半夏汤	小青龙加石膏汤
症状	咳喘、喉中痰鸣、苔白滑,脉浮紧	喘咳气急、目如脱状、脉浮大	咳喘、烦躁、脉浮,可有发热恶寒表证
病机	寒饮郁肺	饮热壅滞于肺	内饮外寒夹热
治法	散寒宣肺 降逆化痰	宣肺泄热 化饮降逆	解表化饮 清热除烦
药物	射干、麻黄、细辛、生姜、半夏、款冬花、紫菀、大枣、五味子	麻黄、石膏、生姜、大枣、甘草、半夏	麻黄、桂枝、芍药、半夏、干姜、细辛、甘草、石膏、五味子

【辨治思维与要领】

本条肺胀以肺气胀满、喘咳、烦躁、脉浮为主症,其中烦躁而喘为本方辨证要点。

咳喘的证型是多种多样的,治疗亦应综合考虑。本条证候为外寒内饮,兼有化热,故用麻黄、桂枝散寒,干姜、细辛、半夏化饮,石膏清热除烦。

【临床应用】

本方常用于支气管哮喘、急慢性支气管炎、肺气肿等属寒饮素盛,因气候变化而诱发者。

小　结

1. 肺痿即肺气萎弱不振,分虚热肺痿与虚寒肺痿,临床多见虚热。本篇首条即论述了虚热肺痿的成因是津液耗伤;病机为阴虚津伤,内热灼肺,气逆而咳,久之导致肺气萎弱;

其主症为咳吐浊唾涎沫,脉数虚;治疗用麦门冬汤,养阴益气,清虚热。虚寒肺痿病机为上焦阳虚,肺中虚冷,气不布津;临床表现为频吐涎沫,遗尿或小便频数,头眩,无口渴,咳嗽较轻;治疗用甘草干姜汤,温肺复气。

2.咳嗽上气以上气为主证。寒饮阻肺,以咳嗽上气、喉中水鸡声为主症者,治用射干麻黄汤化饮散寒,止咳平喘;饮热迫肺引起的肺气胀满、咳嗽上气、喘急、目如脱状、脉浮大者,治用越婢加半夏汤宣肺泄热,化饮降逆;外受风寒,内有停饮兼郁热引起的肺气胀满、咳嗽上气、烦躁而喘、脉浮、心下有水饮者,治用小青龙加石膏汤解表散寒,化饮清热。

3.从咳嗽上气诸方中可以看出仲景一些用药规律:咳嗽上气多用麻黄,温化水饮多用半夏、干姜、细辛,烦躁郁热用石膏等。在药物配伍方面,麻黄配桂枝,意在发汗解表;麻黄配石膏,意在平喘清热;麻黄配射干,意在化痰散结。

【复习思考题】

1.试述肺痿的证治。

2.射干麻黄汤和小青龙加石膏汤的证治有何异同?

3.越婢加半夏汤和小青龙加石膏汤的证治有何异同?

第八节　奔豚气病脉证治第八

本篇论述奔豚气病的病因和证治。奔豚气病是一种发作性的病证。病发时患者自觉有气从少腹起,向上冲逆,至心胸或达咽,俟冲气下降,发作停止。发时痛苦至极,缓解后却如常人。因起病突然,气冲如豚之奔,故命名为奔豚气病。本篇所述奔豚气病与《素问·骨空论》之"冲疝"、《难经》之"肾积贲豚"有类似之处,应注意鉴别。

一、成因与主症

【原文】

師曰:奔豚病,從少腹起,上衝咽喉,發作欲死,復還止,皆從驚恐得之。(1)

【释义】

本条论述奔豚气病的症状,自觉有气从少腹上冲至心胸或咽喉,此时病人极端痛苦,难以忍受,后渐次平复如常。

【辨治思维与要领】

奔豚气病发作的典型症状是气"从少腹起,上冲咽喉,发作欲死,复还止",不典型发作是气"上冲胸"或"从小腹上至心"。

二、证治

【原文】

奔豚氣上衝胸,腹痛,往來寒熱,奔豚湯主之。(2)

奔豚湯方

甘草　芎藭　當歸各二兩　半夏四兩　黄芩二兩　生葛五兩　芍藥二兩　生薑四兩
甘李根白皮一升

上九味，以水二斗，煮取五升，温服一升，日三夜一服。

【释义】

本条论述肝郁化热奔豚的证治。病由惊恐恼怒、肝气郁结化热所致，冲气上逆，故气上冲胸。肝郁则气滞，气滞则血行不畅，故腹中疼痛；肝胆互为表里，肝郁则少阳之气不和，所以往来寒热。但此往来寒热是奔豚气发于肝的特征，并非奔豚必具之症。治用奔豚汤养血平肝，和胃降逆。方中甘李根白皮善治奔豚气，葛根、黄芩清肝泄热，芍药、甘草缓急止痛，半夏、生姜和胃降逆，当归、川芎养血调肝。

【辨治思维与要领】

奔豚汤适宜于肝郁化热的奔豚气病，其病机要点为肝气郁结化热上冲和肝气不畅。

甘李根白皮为蔷薇科植物李树根皮的韧皮部，是奔豚汤中的主要药物。《名医别录》记载："大寒，主消渴，止心烦逆奔气。"《长沙药解》谓其"下肝气之奔冲，清风木之郁热"。有报道可用川楝子、桑白皮代之。

【临床应用】

本方除治疗奔豚气病外，现代临床还常用于癔症、神经官能症、肝胆疾患等属肝郁化热证者。

小　结

1. 本篇论述了奔豚气病的主症为气从少腹上冲心胸或至咽喉。在治疗方面，肝郁化热者，可用奔豚汤养血平肝，和胃降逆。

2. 奔豚气病多与情志因素有关。临证之时，对其病位在肝、在肾，病性属寒、属热，应予鉴别。

【复习思考题】

1. 简述奔豚气病的病因、病机、主要症状。
2. 简述奔豚汤证的病机及证候。

第九节　胸痹心痛短气病脉证治第九

本篇篇名虽包括胸痹、心痛、短气三病，但实际上是论述胸痹与心痛的成因、脉证及证治，且以论胸痹为主。痹者，闭也，不通之义，胸痹指胸膺部满闷窒塞甚至疼痛；心痛与胸痹密切相关，以心痛彻背为主要特点；短气是呼吸短促，为胸痹、心痛病兼见的症状。由于胸痹、心痛及短气都是心胸部位的病变，三者在症状上相互联系，所以合为一篇讨论。

一、胸痹病

（一）病因、病机

【原文】

師曰：夫脉当取太过不及[1]，阳微阴弦[2]，即胸痹而痛，所以然者，责其极虚也。今阳虚知在上焦，所以胸痹、心痛者，以其阴弦故也。（1）

【注释】

[1] 太过不及：脉象盛于正常的为太过，弱于正常的为不及。太过主邪盛，不及主正虚。

[2] 阳微阴弦：关前为阳，关后为阴。阳微，指寸脉微；阴弦，指尺脉弦。

【释义】

本条通过脉象论述胸痹、心痛的病因病机。诊脉首先应当辨别其太过与不及，因为一切疾病的发生都离不开邪盛与正虚两个方面。下文举出胸痹、心痛之"阳微阴弦"脉象，是太过与不及的具体表现。"阳微"是上焦阳气不足、胸阳不振之象，"阴弦"是阴寒邪盛、痰饮内停之征，"阳微"与"阴弦"并见，说明胸痹、心痛的病机是上焦阳虚，阴邪上乘，邪正相搏而成。正虚之处，即是容邪之所，故曰"所以然者，责其极虚也"。原文所谓"今阳虚知在上焦，所以胸痹、心痛者，以其阴弦故也"，《医门法律·中寒门》："胸痹心痛，然总因阳虚，故阴得乘之。"进一步指出"阳微"与"阴弦"是胸痹、心痛病因病机的两个方面。

关于阳微阴弦之"阴阳"的认识，注家意见不一，归纳起来有三种：一种认为是脉浮为阳，脉沉为阴；另一种认为是右脉为阳，左脉为阴；还有一种认为是寸脉为阳，尺脉为阴。根据本篇第3条分为寸口、关上，似以第三种意见为妥。

【辨治思维与要领】

切脉当辨"太过不及"，此诊脉之要诀。明析于此，则病之虚与实了然心中。

（二）证治

1. 主证

【原文】

胸痹之病，喘息咳唾，胸背痛，短氣，寸口脉沉而遲，關上小緊數[1]，栝樓薤白白酒湯主之。（3）

栝樓薤白白酒湯方

栝樓實一枚（搗） 薤白半斤 白酒七升

上三味，同煮，取二升，分溫再服。

【注释】

[1] 关上小紧数：指关脉稍弦，为第1条"阴弦"的互辞。

【释义】

本条论述胸痹病的主要脉证和主方。冠以"胸痹之病"，可知条文所述即胸痹病的基本脉证。寸候上焦，寸口脉沉而迟为胸阳不振，与本篇第1条"阳微"同义；关候中焦，关上小紧数，为寒饮内停、正邪交争之脉象。由于胸阳不振，肺失肃降，故喘息咳唾，短气；痰浊阻滞，胸阳不宣，心脉痹阻，故胸背痛。治宜通阳宣痹，用栝楼（瓜蒌）薤白白酒汤治疗。方中瓜蒌实苦寒滑利，豁痰宽胸；薤白辛温，通阳散结，《灵枢·五味》篇有"心病者，宜食麦羊肉杏薤"之说；白酒功善通阳，可助药势。诸药配伍，使痹阻得通，胸阳得宣，则诸症可解。

【辨治思维与要领】

本条胸痹病属胸阳不振，阴邪阻痹。其主症为"喘息咳唾，胸背痛，短气"，而"胸背痛，短气"是辨证的关键。

瓜蒌薤白白酒汤中白酒的作用不可忽视。《金匮要略语译》谓："米酒初熟的，称为白酒。"目前可用黄酒或米酒代之，皆有温通阳气的功用。

【临床应用】

以瓜蒌薤白白酒汤与下文瓜蒌薤白半夏汤为主方,适当加味,治疗心、肺疾病有良效,并可治疗胸胁、乳腺等疾患。

2. 重证

【原文】

胸痹,不得卧,心痛彻背者,栝楼薤白半夏汤主之。(4)

栝楼薤白半夏汤方

栝楼实一枚(捣) 薤白三两 半夏半斤 白酒一斗

上四味,同煮,取四升,温服一升,日三服。

【释义】

本条论述胸痹痰饮壅盛重证的证治。胸痹的主症是喘息咳唾,胸背痛,短气。本条冠以胸痹,理当具备上述症状。胸痹而不得平卧,较上条"喘息咳唾"为重;"心痛彻背"较上条"胸背痛"多一个"彻"字,说明胸背痛之势加剧。究其致病之因,是痰饮壅塞较盛,故于瓜蒌薤白白酒汤基础上加半夏以逐痰饮。

【医案举例】

陈某,男,61岁。胸骨后刀割样疼痛频发4天,心电图提示"急性前壁心肌梗死",收入病房。刻下胸痛彻背,胸闷气促,得饮则作恶欲吐,大便3日未解,苔白腻,脉小滑。阴乘阳位,清阳失旷,气滞血瘀,不通则痛。《金匮要略》曰:"胸痹不得卧,心痛彻背者,栝楼薤白半夏汤主之。"治从其意:瓜蒌实9g,薤白头6g,桃仁9g,红花6g,丹参15g,广郁金9g,制香附9g,制半夏9g,茯苓12g,橘红6g,全当归9g,生山楂12g。本例痰浊内阻,气滞血瘀,先用瓜蒌薤白半夏汤加味,通阳散结,豁痰化瘀,服15剂,症状消失。心电图提示急性前壁心肌梗死恢复期,后以生脉散益气养阴调治,共住院25天,未用西药。(严世芸,郑平东,何立人.张伯臾医案[M].上海:上海科学技术出版社,1979.)

3. 虚实异治证

【原文】

胸痹心中痞[1],留气结在胸,胸满,胁下逆抢心[2],枳实薤白桂枝汤主之;人参汤亦主之。(5)

枳实薤白桂枝汤方

枳实四枚 厚朴四两 薤白半斤 桂枝一两 栝楼实一枚(捣)

上五味,以水五升,先煮枳实、厚朴,取二升,去滓,内诸药,煮数沸,分温三服。

人参汤方

人参 甘草 干姜 白术各三两

上四味,以水八升,煮取三升,温服一升,日三服。

【注释】

[1]心中痞:胸中及胃脘有痞塞不通之感。

[2]胁下逆抢心:胁下气逆,上冲心胸。

【释义】

本条论述胸痹的虚实异治。其病机为"气结在胸",主症为经常性"胸满",阵发性"心中痞""胁下逆抢心"等。治疗时应辨其本虚标实孰轻孰重之不同,采取不同的治疗方法。偏于实者,由于阴寒痰浊上乘,凝聚胸间,其脉必以阴弦为著,感心胸满闷,膨膨然气不得出等;偏于虚者,由于阳气虚馁,阴霾不散,蕴结心胸,除原文所述外,其脉必以阳微为著,觉倦怠少气,甚则四肢不温等。偏于实者,以枳实薤白桂枝汤祛邪为先;偏于虚者,以人参汤扶正为急。本条同是胸痹气逆痞结之证,因有偏虚、偏实之异,故立通、补两法,属同病异治之例。

【辨治思维与要领】

病同证异,当对证而治。本条体现了张仲景同病异治的辨证论治思想。

【临床应用】

人参汤是治疗脾胃虚寒、心阳虚衰的主方之一。临床上以心脾阳虚证候为主者,都可用本方为主治之。

二、心痛病

1. 轻证

【原文】

心中痞,诸逆[1],心悬痛[2],桂枝生薑枳實湯主之。(8)

桂枝生薑枳實湯方

桂枝　生薑各三兩　枳實五枚

上三味,以水六升,煮取三升,分温三服。

【注释】

[1] 诸逆:泛指病邪向上冲逆。

[2] 心悬痛:指心窝部向上牵引疼痛。《医宗金鉴》说:"心悬而空痛,如空中悬物动摇而痛也。"

【释义】

本条论述寒饮上逆心痛的证治。程林在《金匮要略直解》中提到:"心中痞,即胸痹也。"诸逆,泛指阴寒、痰饮等病邪向上冲逆;心悬痛,为心如牵引悬空似的难受或疼痛。总之,本条所述为病邪上逆、阻痹心胸之候。治以桂枝生姜枳实汤通阳气,降逆气。

本方与橘枳姜汤仅一味之差。本方以桂枝易橘皮,加强通阳降逆之力;橘枳姜汤以橘皮配生姜、枳实,专于理气散结。橘枳姜汤以胸中气塞为甚,本条以气逆心悬痛为著。

【辨治思维与要领】

凡临床见到胸痹心痛,均应高度重视并积极救治。

2. 重证

【原文】

心痛徹背,背痛徹心,烏頭赤石脂丸主之。(9)

烏頭赤石脂丸方

蜀椒一兩—法二分　烏頭一分(炮)　附子半兩(炮)—法一分　乾薑一兩—法一分　赤石脂一兩—法二分

上五味,末之,蜜丸如梧子大,先食服[1]一丸,日三服。不知,稍加服。

【注释】

[1] 先食服:进食前服药。先食,即先于食。

【释义】

本条论述阴寒痼结心痛的证治。本条所述"心痛彻背，背痛彻心"的特点是：心胸部疼痛牵引到背，背部疼痛又牵引到心胸，形成胸背互相牵引的疼痛症状。若其痛势急剧而无休止，甚者伴发四肢厥冷，冷汗出，面色白，口唇紫，舌淡胖紫黯，苔白腻，脉沉紧甚至微细欲绝，乃阳气衰微、阴寒极盛之危候。治宜温阳逐寒，止痛救逆，方用乌头赤石脂丸。方中乌、附、椒、姜乃大辛大热之品，协同使用，逐寒止痛之力强；佐以赤石脂，取其固涩之性收敛阳气，以防辛热之品温散太过；以蜜为丸，既可解乌、附之毒，又可缓乌、附辛热之性。首次服小量，"不知，稍加服"，可谓慎之又慎也。本方与瓜蒌薤白半夏汤均可用治心痛彻背，然其病机迥然，具体鉴别见表3-9-1。

表3-9-1 乌头赤石脂丸证与瓜蒌薤白半夏汤证的鉴别

	瓜蒌薤白半夏汤证	乌头赤石脂丸证
病名	胸痹	心痛
主症	胸痹不得卧，心痛彻背，痛有休止	心痛彻背，背痛彻心，痛无休止
病机	胸阳不振，痰饮壅塞，证较轻	阳气衰微，阴寒痼结，证较重
治法	通阳宽胸，化痰降逆	温阳逐寒，止痛救逆

本方乌头与附子同用。乌头与附子为同科植物之母根与旁生子根。虽属同科，但其功用略有不同：乌头长于起沉寒痼冷，并使在经的风寒得以疏散；附子长于补助阳气，并可温化内脏的寒湿。温阳散寒止痛是"母与子"协同之功。本方证乃阴寒邪气病及心胸内外、脏腑经络，故仲景取乌、附同用，以达到振奋阳气、驱散寒邪而止痛之目的。

本方大辛大热，过用容易耗伤气阴，因此不可久服。

【辨治思维与要领】

本条心痛的特点是心痛甚剧，彻及后背，痛无休止。

仲景善用附子或乌头治疗多种痛证，本方两者并用，足见心痛之重。

【临床应用】

乌头赤石脂丸为古人治疗"真心痛"的救急药。现代临床上常用于治疗冠心病心绞痛、心肌梗死以及脘腹痛等属阴寒痼结者。

【医案举例】

刘某，男，73岁。患冠心病、心肌梗死，住某军医院。脉证：心痛彻背，背痛彻心，面色发绀，汗出肢冷，舌质紫黯，脉象沉细。此为心阳衰弱，心血瘀阻，治宜回阳固脱，通瘀止痛。用乌头赤石脂丸：炮乌头5g，炮附子10g，川椒3g，干姜5g，赤石脂10g，加红参10g，苏木10g，作汤剂服，并配合西药抢救。1剂汗止肢温，再剂心痛渐止，继用柏子养心丸调理。（谭日强.金匮要略浅述[M].北京：人民卫生出版社，1981.）

小　结

1. 本篇讨论了胸痹、心痛的病机、脉证与治疗。古人有"九种心痛"之说，而本篇只是论述了与胸痹密切相关的心痛。所述短气仅是胸痹、心痛的并发症。由于胸痹、心痛的主要病机是"阳微阴弦"，本虚标实，故治疗应以扶正祛邪为原则。祛邪以通阳宣痹为主，扶正以温阳益气为要。

2．胸痹病主症是喘息咳唾，胸背痛，短气，治疗主方是瓜蒌薤白白酒汤。若胸痹痰饮壅盛，不能平卧，心痛彻背者，用瓜蒌薤白半夏汤。若胸痹而心中痞，胸满，胁下逆抢心等，其病机或偏于邪实，或偏于正虚，祛邪用枳实薤白桂枝汤，扶正用人参汤。心痛轻证，寒饮上逆，心中痞，心悬痛者，用桂枝生姜枳实汤；重证，阳微阴盛，心痛彻背，背痛彻心，痛无休止者，以乌头赤石脂丸救治。

3．本篇以胸痹病为重点，其治疗的随证加味颇有规律，如痰盛加半夏，气逆加桂枝，痞重加枳实、厚朴，其他如橘皮、茯苓、杏仁、生姜等理气化痰药，都可作为辅助药随证加入。

4．本篇所述方药治疗心、肺、胃疾患，只要方证相对，就可获效。特别是对于冠心病心绞痛的治疗。在临床上有重要的实用价值。

【复习思考题】

1．试述瓜蒌薤白白酒汤证与瓜蒌薤白半夏汤证的异同。
2．试述枳实薤白桂枝汤证与人参汤证的异同。
3．试述瓜蒌薤白半夏汤证与乌头赤石脂丸证的异同点。

第十节　腹满寒疝宿食病脉证治第十

本篇论述腹满、寒疝、宿食病的病因、病机、脉证和治疗。腹满是以腹部胀满为主要症状的一类疾病，病因病机较复杂。按《素问·太阴阳明论》"阳道实，阴道虚"的理论，本篇腹满可概括为两类：属于实证热证的病变多与胃肠有关，属于虚证寒证的病变多与脾有关。寒疝是指因寒气攻冲而引起的以腹中拘急疼痛为特征的一种病证，与后世所述疝气病不同。宿食即伤食，又称食积，是因脾胃功能失常或暴饮暴食致使食物滞留于胃肠，经宿不化而引起的一种疾病。因三病的病位、症状、治法有相类之处，故合为一篇讨论。

本节节选腹满病、寒疝病内容。

一、腹满

（一）辨证与治则

1．虚寒证

【原文】

跌阳脉微弦，法当腹满，不满者必便难，两胠[1]疼痛，此虚寒从下上也，当以温药服之。（1）腹满时减，复如故，此爲寒，当與温藥。（3）

【注释】

[1]胠（qū，音区）：胸胁两旁当臂之处。

【释义】

以上两条论述虚寒性腹满的病机、辨证和治法。跌阳脉候脾胃。脉微为中阳不足，脾胃虚寒；脉弦为下焦肝寒或肾寒之气上逆于中焦，所谓"此虚寒从下上也"。脾虚失运、寒气壅逆则腹满，升降失司、传导不利则便难，肝失疏泄、气机上逆则胁痛。故治疗"当以温药服之"。需要指出的是，应将"不满"看作腹满较轻，才符合实际。又因便难、胁痛可为腹满和寒疝病的共同伴见症状，故有些注家认为本条乃总论虚寒性腹满和寒疝的病机，可参。"腹满时减，复如故"是虚寒性腹满的一大临床特征。由于寒气时聚时散，故腹满时而减轻，时复如故。虚寒性腹满当用温药治疗，如理中汤或附子理中汤。

【辨治思维与要领】

虚寒性腹满的辨证要点是"趺阳脉微弦"和"腹满时减，复如故"。临床可见舌质淡、多齿痕、苔薄白、怯冷、吐涎、喜热饮、喜覆衣被等症。

治疗虚寒性腹满，当辨清证候兼夹分别而治。本证乃"虚寒从下上也"，何不言"当以温药补之"？因临床可能兼有痰凝、血瘀、气滞等，这就需要在温补的基础上分证治之。

2. 实热证

【原文】

病者腹满，按之不痛爲虚，痛者爲實，可下之；舌黄未下者，下之黄自去。（2）

【释义】

本条论述腹满的虚实辨证和实热证的治法。腹满有虚实之分，其鉴别有多种方法，其中尤以腹诊、舌诊具有重要价值。根据按压疼痛与否分虚实：痛者多为实证，拒按；不痛者多为虚证，喜按。根据舌苔黄与否辨寒热，苔黄者为有形或无形实邪化热之象，属实热证，用下法。唯苔黄未下者，才能用下法，这时黄苔一般都可因积滞排出而得以消除。虚寒性腹满与实热性腹满的鉴别见表3-10-1。

表3-10-1　虚寒性腹满与实热性腹满的鉴别

	虚寒证	实热证
主症	腹部胀满时减，复如故	腹部胀满无已时
舌诊	舌质淡，多齿痕，苔薄白	舌质红，苔黄厚
脉诊	脉细虚弦迟	脉滑数
腹诊	按之不痛，喜按喜温	按之痛，拒按
病机	脾胃虚寒，气机阻滞	实邪积滞胃肠，气机闭塞
治法	温中	寒下

【辨治思维与要领】

腹满证寒热虚实的辨治要点，主要是以腹诊拒按与否辨虚实和舌苔色黄与否辨寒热。这是仲景辨证的一大特色。

治法应与证情相应。本条提出"可下之"，而非"当下之"，提示临证在运用下法时应反复斟酌。只有辨明积滞于胃肠的有形之邪化燥成实而见苔黄的实热性腹满证，且尚未下者，才能投承气汤寒下之；已下者，则应详审是否伴有耗气伤津等情况而治，切不可贸然下之。

（二）证治

1. 里实兼表证

【原文】

病腹满，發熱十日，脉浮而數，飲食如故，厚朴七物湯主之。（9）

厚朴七物湯方

厚朴半斤　甘草　大黄各三兩　大棗十枚　枳實五枚　桂枝二兩　生薑五兩

上七味，以水一斗，煮取四升，温服八合，日三服。嘔者加半夏五合，下利去大黄，寒多者加生薑至半斤。

【释义】

本条论述腹满里实兼表证的证治。病腹满，发热十日，说明腹满出现在发热之后。病十日，脉不浮紧而浮数，腹部又见胀满，可见病情不完全在表，已趋向于里，并且里证重于表证。饮食如故，表示病变重点不在胃，而在肠。证系太阳表证未解兼见阳明腑实，故用表里双解的厚朴七物汤治疗。厚朴七物汤即桂枝汤去芍药合厚朴三物汤。方中桂枝汤解表而和营卫；厚朴三物汤行气除满以去里实；去酸敛之芍药，是因其证但满不痛，并避免敛邪。

【辨治思维与要领】

表里同病，当根据其证候的不同分别确定治法。一为表重里轻者，先解表后治里；二为表轻里重者，先救里后解表；三为表里并重者，表里同治。本条如仅解表则里实增剧，仅攻里则表邪不解，反增里实，唯有表里双解，才不至于顾此失彼。

据证论治、随症化裁是张仲景治病灵活性的具体体现。本条厚朴七物汤下提出呕加半夏，下利去大黄，寒多重用生姜，就是根据证情变化所作的灵活加减。

【临床应用】

厚朴七物汤现代临床常用于治疗表里同病的胃肠型感冒、急性肠炎、痢疾初起、肠梗阻等疾病。

【医案举例】

潘某，男，43岁。先因劳动汗出受凉，又以晚餐过饱伤食，致发热恶寒，头疼身痛，脘闷恶心。单位卫生科给予藿香正气丸3包不应，又给保和丸3包，亦无效，仍发热头痛，汗出恶风，腹满而痛，大便3日未解，舌苔黄腻，脉浮而滑。此表邪未尽，里实已成，治以表里双解为法，用厚朴七物汤：厚朴10g，枳实6g，大黄10g，桂枝10g，甘草3g，生姜3片，大枣3枚，加白芍10g，嘱服2剂，得畅下后即止后服，糜粥自养，上症悉除。（谭日强. 金匮要略浅述 [M]. 北京：人民卫生出版社，1981.）

2. 寒饮逆满

【原文】

腹中寒氣[①]，雷[②]鳴切痛 [1]，胸脅逆滿，嘔吐，附子粳米湯主之。（10）

附子粳米湯方

附子一枚（炮）　半夏半升　甘草一兩　大棗十枚　粳米半升

上五味，以水八升，煮米熟湯成，去滓，温服一升，日三服。

【校勘】

①气："气"后《备急千金要方》有"胀满"二字。

②雷：《备急千金要方》作"肠"。

【注释】

[1] 雷鸣切痛：形容肠鸣重，如同雷鸣；腹痛剧，如刀切之状。

【释义】

本条论述中焦虚寒并水饮内停的腹满证治。本条证候的病位在腹中，主症为腹痛肠鸣。病因脾胃阳虚，不能运化水湿，寒饮留滞肠胃，所以雷鸣切痛；寒气上逆，则胸胁逆满，呕吐。治以附子粳米汤散寒降逆，温中止痛。附子温中散寒以止腹痛，半夏化湿降逆以止呕吐，粳米、甘草、大枣扶益脾胃以缓急。

【辨治思维与要领】

本方与《伤寒论·辨霍乱病脉证并治》第 386 条理中丸主治中焦虚寒之证相比较，此侧重于散寒降逆，多用于腹痛、肠鸣、呕吐并见之证；彼侧重于健脾补气，多用于腹满、呕吐、下利并见之证。

附子粳米汤证的主症是腹中冷痛、呕吐、肠鸣辘辘、苔白滑、脉沉迟等。

附子大辛大热，粳米、甘草、大枣补中缓急，两者相合，既能温中散寒、止痛缓急，又能防止附子辛热太过。这是仲景用药配伍特点之一。

【临床应用】

附子粳米汤常用于霍乱四逆、胃寒反胃以及属中焦虚寒停饮的胃痉挛、消化性溃疡等疾病，寒盛痛甚者加干姜、肉桂等，呕甚者加吴茱萸、竹茹等，夹食滞者加神曲、鸡内金等。

3. 脾虚寒盛

【原文】

心胸中大寒痛，嘔不能飲食，腹中寒，上衝皮起，出見有頭足 [1]，上下痛而不可觸近，大建中湯主之。（14）

大建中湯方

蜀椒二合（去汗①） 乾薑四兩 人參二兩

上三味，以水四升，煮取二升，去滓，內膠飴一升，微火煎取一升半，分溫再服，如一炊頃 [2]，可飲粥二升，後更服，當一日食糜 [3]，溫覆之。

【校勘】

①去汗：原无"去"字，据赵开美本补。

【注释】

[1] 上冲皮起，出见有头足：指腹部皮肤因寒气攻冲而起伏，出现犹如头、足般的块状肠型蠕动。

[2] 如一炊顷：意即大约烧一餐饭的时间。

[3] 食糜：即喝粥。

【释义】

本条论述虚寒性腹满痛的证治。心胸中大寒痛，言其痛势十分剧烈，部位相当广泛。当寒气冲逆时，腹部上冲皮起，似有头足的块状物上下攻冲作痛，且不可以手触近；又因寒气上冲，故呕吐不能饮食。病由脾胃阳虚、中焦寒甚引起，故用大建中汤。方中蜀椒、干姜温中散寒，人参、饴糖补气缓中。诸药协同，大建中气，温阳助运，则阴寒自散，诸症悉除。本方证与附子粳米汤证同属于脾胃虚寒性腹满痛，又存在诸多差异，现归纳如下（表 3-10-2）：

表 3-10-2 大建中汤证与附子粳米汤证鉴别

	大建中汤证	附子粳米汤证
主症	其满为上冲皮起，出见有头足，痛为不可触近，呕不能饮食	其满为胸胁逆满，痛为雷鸣切痛，仅呕吐而无不能饮食
病机	脾胃阳虚，阴寒内盛	脾胃虚寒，饮停上逆

续表

	大建中汤证	附子粳米汤证
治法	大建中气,温中散寒	温中散寒,化饮降逆
用药	散寒止痛用干姜,降逆止呕用蜀椒,补脾胃用人参、饴糖,作用较强	散寒止痛用炮附子,降逆止呕用半夏,温补脾胃用粳米、甘草、大枣,作用较缓

【辨治思维与要领】

四诊合参,透过现象看本质,是保证辨证准确的基本方法。本条腹满痛"不可触近""呕不能食",看似实证,实为脾胃阳虚、阴寒内盛之重证。据大建中汤推论,当有腹痛部位不固定,腹满时减,兼手足逆冷、苔薄白、脉沉伏等症。

【临床应用】

大建中汤常用于虚寒性吐利以及慢性胃炎、胃痉挛、消化性溃疡、内脏下垂等病证。此外,对于疝瘕或蛔虫引起的寒性腹痛,或因寒结而大便不通者,也有一定效果。

4. 寒积积滞

【原文】

脅下偏痛,發熱[①],其脉紧弦,此寒也,以温藥下之,宜大黃附子湯。(15)

大黃附子湯方

大黃三兩　附子三枚(炮)　細辛二兩

上三味,以水五升,煮取二升,分温三服;若强人,煮取二升半,分温三服。服後如人行四五里,進一服。

【校勘】

①发热:《脉经》无此二字。

【释义】

本条论述寒实内结的腹满痛证治。胁下包括两胁及腹部。胁下偏痛,谓一侧胁下痛,而非两侧胁下俱痛。紧弦脉主寒主痛,是寒实内结之征。发热,因其脉不浮不滑,可知既非阴盛阳浮之兆,也非外感表邪之象,更非阳明腑实之征,而是阴寒内盛,阳气被遏,营卫失调的反映。本证虽大便不通,胁下偏痛,却有别于第1条所述"不满者必便难,两胠疼痛"。其区别在于:前者为虚寒,当温补,故曰"虚寒从下上也,当以温药服之";本条为实寒,当温下,故曰"寒也,以温药下之,宜大黄附子汤"。方中大黄泻下通便,附子、细辛温阳散寒止痛,并制大黄寒凉之性。三药相合,温通大便而泻内结寒实,为后世温下剂的祖方。

【辨治思维与要领】

寒实内结以胁腹疼痛、大便不通、脉弦紧为主要特征。

临床应重视药物配伍。一方之中是寒温并用,还是寒温单用,应据证情而定。大黄附子汤中细辛与附子同用,温阳散寒,合大黄治寒实积聚于里,属温阳通便法。若细辛、附子配麻黄,则为麻黄附子细辛汤,属温经解表法。可见药物配伍灵活是张仲景用药的特色之一。

腹满有寒热虚实之不同,且病因、病位复杂。仲景举例论及实证有偏胀、偏积、兼表之别,虚证有在脾、兼饮之异,并先后提出厚朴七物汤、附子粳米汤、厚朴三物汤、大柴胡汤、大承气汤、大建中汤、大黄附子汤、赤丸等八方证,看似杂乱无序,实寓对比、鉴别之意,示人只有掌握了辨证论治的方法,才能做到胸有成竹,准确施治。

【临床应用】

大黄附子汤常用于治疗以胸腹绞痛、脐痛拘挛急迫为主症的病证,如慢性痢疾、慢性肾功能不全、肠梗阻等属寒实内结者。

二、寒疝

1. 阴寒痼结

【原文】

腹痛,脉弦而紧,弦则衞氣不行,即惡寒,緊則不欲食,邪正相搏,即爲寒疝。寒疝繞臍痛,若發則白汗[1] 出,手足厥冷,其脉沉弦者,大烏頭煎主之。(17)

烏頭煎方

烏頭(大者)五枚(熬,去皮,不㕮咀)

上以水三升,煮取一升,去滓,内蜜二升,煎令水氣盡,取二升,强人服七合,弱人服五合。不差,明日更服,不可一日再服。

【校勘】

①白汗:《医统正脉》本作"白津",赵开美本作"自汗"。

【注释】

[1] 白汗:剧痛时出的冷汗。

【释义】

本条论述寒疝的病机和证治。本条自"腹痛"至"即为寒疝"论寒疝的病机。腹痛而见弦紧之脉主寒邪凝结,阳气虚衰不能行于外而恶寒,阳气衰于内则不欲食,寒气内结则绕脐部发生剧痛。"寒疝绕脐痛"以下论寒疝证治。此时脉象由弦紧而转为沉弦,说明里阳与阴寒相搏进一步深入,疼痛逐渐加重,气机闭塞,阴阳之气难以顺接,因而四肢逆冷,冷汗淋漓。一般兼见唇青面白、舌淡苔白等症。故用大乌头煎破积散寒止痛。方中以大辛大热的乌头力起沉寒痼冷,温通经脉,缓急止痛;佐蜂蜜缓急补虚,延长药效,并制乌头之毒性。两药相合,则成专治沉寒痼冷所致腹痛肢厥的要方。另《外台秘要》所出的解急蜀椒汤由蜀椒、附子、干姜、半夏、粳米、甘草、大枣组成,主治同大乌头煎,但药性、药力均相对和缓,可供临床参考运用。

【辨治思维与要领】

阴寒痼结寒疝的主症是阵发性绕脐剧痛。寒疝脉象不一,轻者微弦(第1条),重者弦紧,危者沉弦。本条所论重证可伴见面白唇青、汗出肢冷等症。

用峻猛之剂应注意兼顾体质,防止毒副作用。大乌头煎性势力峻,方后云"强人服七合,弱人服五合,不差,明日更服,不可一日再服",可知其药性峻烈,用时宜慎。

【临床应用】

大乌头煎为辛热峻剂,可治疗内寒较重的胃肠神经官能症、胃肠痉挛、痛痹等。

【医案举例】

一男子,年七十余。自壮年患疝瘕,十日五日必一发,壬午秋大发,腰脚挛急,阴卵偏大,欲入腹,绞痛不可忍。先生诊之,作大乌头煎饮之。斯须,眩瞑气绝,又顷之,心腹鸣动,吐出水数升,即复故,尔后不复发。(陆渊雷. 金匮要略今释[M]. 北京:人民卫生出版社,1955.)

2. 血虚内寒

【原文】

寒疝腹中痛,及胁痛里急者①,当归生姜羊肉汤主之。(18)

当归生姜羊肉汤方

当归三两　生姜五两　羊肉一斤

上三味,以水八升,煮取三升,温服七合,日三服。若寒多者,加生姜成一斤;痛多而呕者,加橘皮二两,白术一两。加生姜者,亦加水五升,煮取三升二合,服之。

【校勘】

①寒疝……里急者:《外台秘要》引《伤寒论》作"寒疝腹中痛引胁痛,及腹里急者"。

【释义】

本条论述血虚内寒的寒疝证治。寒疝多因腹中寒甚而发,多以绕脐剧痛为特点。本条寒疝腹中痛引及胁肋,并伴筋脉拘急,是因肝脉失去气血的温煦与濡养,其痛多轻缓,且喜温喜按,故用药性平和的当归生姜羊肉汤养血散寒。方中当归养血,生姜散寒,遵《素问•阴阳应象大论》"形不足者,温之以气;精不足者,补之以味"之经旨,选用血肉有情之品羊肉补虚生血。当然,临证尚须随症加减,如方后注明寒甚者重用生姜,以增散寒止痛之功;痛甚且呕者加白术、橘皮,健脾行气,和胃止呕。

【辨治思维与要领】

寒疝有阳虚、血亏之异。其鉴别除应询问有无急慢性失血病史外,主要取决于脉证。因于阳虚阴盛者,病危重,多表现为绕脐剧痛、唇青肢厥、出冷汗等;因于血亏气耗者,病轻缓,多表现为腹胁引痛、筋脉拘急等。

治寒疝有逐寒、温经之别。阴寒内盛者,治当力起沉寒,方以峻猛之剂大乌头煎为主;因于血虚内寒者,治从温经散寒,方以平和之剂当归生姜羊肉汤为主。

临床治病应充分发挥医食同源的作用。生活中的谷肉果菜对治疗疾病都有一定的辅助作用。仲景用当归生姜羊肉汤治疗血虚寒疝为临床做了示范。

【临床应用】

当归生姜羊肉汤多用作食疗强身,尤其是产后及失血后的调养。因此,本方除治疗寒疝外,现代临床还常用于治疗血虚内寒性产褥热、产后恶露不尽、肌衄、久泻以及低血压性眩晕、十二指肠球部溃疡等,使用时应酌情加味。

3. 寒疝兼表

【原文】

寒疝腹中痛,逆冷,手足不仁,若身疼痛,灸刺诸药不能治,抵当①[1]乌头②桂枝汤主之。(19)

乌头桂枝汤方

乌头

上一味,以蜜二斤,煎减半,去滓。以桂枝汤五合解之[2],令得一升后,初服二合;不知,即服三合,又不知,复加至五合。其知者,如醉状,得吐者,为中病。

桂枝汤方

桂枝三两(去皮)　芍药三两　甘草二两(炙)　生姜三两　大枣十二枚

上五味,㕮咀,以水七升,微火煮取三升,去滓。

【校勘】

①抵当：《备急千金要方》无此二字。

②乌头：《备急千金要方》作"秋干乌头实中者五枚,除去角"。

【注释】

[1] 抵当："只宜"之意。

[2] 解之：混合、稀释之意。

【释义】

本条论述寒疝兼表证的证治。条文先以"寒疝腹中痛,逆冷,手足不仁"说明其证当属第 17 条因里寒所致寒疝之大乌头煎证。唯其阴寒内盛、阳衰失展的程度比大乌头煎证严重,以致手足由逆冷而至麻痹不仁;后以"身疼痛"一句,揭示其证由外感寒邪所诱发,故须用双解表里寒邪之法,方用乌头桂枝汤。方中大乌头煎起沉寒以缓急痛,桂枝汤和营卫以解表寒。方中未注明乌头用量,一般认为当从《备急千金要方》,作五枚为宜。

现就寒疝三方证的鉴别归纳如下（表 3-10-3）：

表 3-10-3　寒疝三方证的鉴别

	当归生姜羊肉汤证	大乌头煎证	乌头桂枝汤证
主症	胁腹绵绵作痛	发作性绕脐剧痛	绕脐剧痛且身痛
兼症	里急	肢冷汗出	肢冷不仁
病机	血虚有寒	阳虚阴盛	表里俱寒
治法	养血散寒	起沉寒而缓急痛	双解表里寒邪

【辨治思维与要领】

本条寒疝表里同病的辨证关键是腹痛、逆冷、身疼痛。其中"身疼痛",示其证兼外感表寒,这是仲景述证的又一特点。

乌头用量应据痛证的轻重缓急而定。查仲景用乌头的方剂,有大乌头煎、乌头桂枝汤、乌头汤、赤丸、乌头赤石脂丸五首。乌头的用量以主治寒疝与寒湿历节的前三方为最大,均用五枚,以求力猛而速止剧痛;以主治寒饮腹痛的第四方为中等,用二两,主要赖细辛相助而止痛;以主治心痛重证的第五方为最小,用一分,与大辛大热的附子、蜀椒、干姜相伍,共同发挥止痛作用。可见仲景所用乌头的剂量系据疼痛的轻重缓急而灵活变化的。

乌头桂枝汤煎服方法与服后观察的要点,从其方后注可知有三:一是乌头必须蜜煎,以减其毒性,并延长药效;二是服用时从小剂量递增,不知者可渐增用量,以知为度;三是注意服药后反应,如醉、呕吐,为中病"瞑眩"反应,提示沉寒痼冷已温散,阳气能伸展,绝对不可再服,否则必致中毒。如出现中毒症状则务必积极救治。

【临床应用】

乌头桂枝汤常用于痛风、风湿与类风湿性关节炎、坐骨神经痛等辨证属于风寒湿邪外侵且以寒邪为甚者。此外,如治疗腹股沟斜疝,痛引睾丸、少腹者,可加橘核、荔枝核、小茴香等;腹中攻痛不解者,加吴茱萸、川椒、乌药等。有人还用本方合人参养营汤治疗血栓闭塞性脉管炎属寒凝血滞、经脉壅塞之证,多获良效。

【医案举例】

袁某,青年农妇。体甚健,经期准,已有子女三四人矣。一日少腹大痛,筋脉拘急而未少安，虽按亦不住，服行经调气药不止，迁延十余日，痛益增剧。迎余治之，其脉沉紧，头身痛，肢厥冷，时有汗出，舌润，口不渴，吐清水，不发热而恶寒，脐以下痛，痛剧则冷汗出，常常有冷气向阴户冲去，痛处喜热敷。此由冷气积于内，寒气搏结而不散，脏腑虚弱，风冷邪气相击，则腹痛里急而成纯阴无阳之寒疝。窃思该妇经期如常，不属于血凝气滞，亦非伤冷食积，从其脉紧肢厥而知为表里俱寒……处以乌头桂枝汤：制乌头 12g，桂枝 18g，芍药 12g，甘草 6g，大枣 6 枚，生姜 3 片，水煎，兑蜜服。上药连进 2 帖，痛减厥回，汗止人安。换方当归四逆加吴茱萸生姜汤……以温经通络，清除余寒，病竟愈。（赵守真. 治验回忆录 [M]. 北京：人民卫生出版社，1962.）

小　　结

1. 腹满虚实寒热的辨证关键及治法　腹满不减且拒按（按之疼痛），属实热，治用下法；腹满时减且喜按（按之不痛），属虚寒，治用温法。

2. 实热性腹满的证治　兼表证，表邪入里而甚于里，积滞壅于肠，治宜表里双解，方用厚朴七物汤。

3. 虚寒性腹满的证治　寒饮逆满证，治宜温中化饮，方用附子粳米汤；脾虚寒盛证，治宜温阳建中，方用大建中汤。

4. 寒实积滞之证，治宜温下寒积，方用大黄附子汤。此方为温下剂的祖方。

5. 寒疝的证治　寒疝多为阴寒痼结所致虚寒性腹痛，典型证候为发作性绕脐痛、肢冷汗出、脉沉紧等，治宜起沉寒，缓急痛，方用大乌头煎；如兼表寒证，治宜起沉寒，和营卫，方用乌头桂枝汤；如兼血虚证，治宜养血散寒，方用当归生姜羊肉汤。

【复习思考题】

1. 简述腹满病虚实辨证要点。
2. 试述腹满四方证的异同。
3. 大建中汤证辨证要点及病机、治法是怎样的？
4. 大黄附子汤证病机、辨证、治法的要点是什么？

第十一节　五脏风寒积聚病脉证并治第十一

本篇论述五脏风寒、五脏死脉（真脏脉）、三焦各部病证及积、聚、䅽气的鉴别。以上诸病均与五脏有关，故合为一篇讨论。原文五脏风寒部分脱简较多，脾中寒、肾中风、肾中寒和肺、脾、肝、肾四脏"所伤"未论及，三焦各部病证和积聚病证亦略而不详，唯对肝着、脾约、肾着的证治论述较为具体，是本篇之重点。

一、五脏病证治举例

（一）肝着
【原文】
肝著 [1]，其人常欲蹈其胸上 [2]，先未苦時，但欲飲熱，旋覆花湯①主之。臣億等校諸本旋覆花湯方，皆同。（7）

旋覆花湯方

旋覆花三兩　葱十四莖　新絳少許

上三味,以水三升,煮取一升,頓服之。

【校勘】

①旋覆花汤:原本缺药物及服法,现将《妇人杂病脉证并治》篇所载移于此。

【注释】

[1]肝著(zhuó,音着):肝经气血郁滞,着而不行所致之病证。著,同"着",本义为附着、依附,此处引申为留滞之意。

[2]蹈其胸上:蹈,原为足踏之意,此处指用手推揉按压,甚则捶打胸部。

【释义】

本条论述肝着的证治。肝着是由于肝脏受邪而疏泄失常,其经脉气血郁滞,着而不行所致,主要表现为胸胁痞闷不舒,甚或胀痛、刺痛。若用手揉按、捶打胸部,可暂时使气机舒展,促进气血运行而缓解症状,故"其人常欲蹈其胸上"。本病初起在气分,若得热饮可使气机通利,痛苦减轻。迨至病成,渐及血分,由于经脉瘀滞,虽得揉按或热饮亦无益,宜用旋覆花汤治疗。方中旋覆花下气而善通肝络,新绛活血行瘀,葱茎通阳散结。三药合用,共奏行气活血、通阳散结之效。

关于新绛,有的医家认为是染成大红色的绯帛(有谓茜草初染,也有谓猩猩血、藏红花汁、苏木染成),陶弘景则认为是新割之茜草。证之临床,以茜草易新绛治疗肝着,确有疗效。

【辨治思维与要领】

肝着以胸胁痞闷或胀痛、刺痛为辨证要点,病变初起喜热饮或揉按、捶打胸部。

肝着病机为肝经气血瘀滞,着而不行,故"通"是治疗肝着的要领。

【临床应用】

目前临床上常用本方加活血化瘀、理气宣络之品治疗肋间神经痛、慢性肝胆疾患、慢性胃炎、冠心病等,也有医家用本方配合祛风药治疗偏头痛和面瘫。

【医案举例】

于某,男,36岁,1980年6月23日初诊。病家自述强力负重后出现左侧胸胁疼痛如刺,痛处不移,且入夜更甚,夜寐不安,以手按揉稍舒,咽喉略燥,喜热饮,舌质偏黯,脉沉涩。治拟活血祛瘀,疏肝通络。旋覆花(包)18g,茜草根6g,归尾、郁金各9g,青葱5支。服药3剂后,胸胁疼痛大减,夜寐随之亦转安宁。续用原方3剂,巩固治之而愈。(何若苹.中国百年百名中医临床家丛书•何任[M].北京:中国中医药出版社,2001:206.)

(二)脾约

【原文】

趺陽脉浮而濇,浮則胃氣强,濇則小便數,浮濇相搏,大便則堅,其脾爲約[1],麻子仁丸主之。(15)

麻子仁丸方

麻子仁二升　芍藥半斤　枳實一斤　大黄一斤　厚朴一尺　杏仁一升

上六味,末之,煉蜜和丸梧子大,飲服十丸,日三,以知爲度。

【注释】

[1]其脾为约:指胃强脾弱,脾被胃所约束。

【释义】

本条论述脾约的病机和证治。跌阳脉用以候脾胃。脉浮是举之有余，主胃热气盛；脉涩指按之涩滞而不流利，主脾阴不足。由于胃强脾弱，脾不能为胃行其津液而肠道失润，故大便干结；胃热气盛，迫使津液偏渗膀胱，故小便频数。治用麻子仁丸泄热润燥，缓通大便。方中麻子仁、杏仁、芍药润燥滑肠，大黄、枳实、厚朴泄热通便，炼蜜为丸可甘缓润肠。诸药合用，使燥热得泄，津液恢复，脾约可愈。

本条也见于《伤寒论·辨阳明病脉证并治》篇。其中"大便则坚"，《伤寒论》作"大便则硬"，可前后结合起来理解。

【辨治思维与要领】

凭脉辨证当据脉象的具体情况而定。跌阳脉在足背两筋之中，动脉应手处，为足阳明胃经之冲阳穴，以候脾胃之气，现在临床少用。但对危重患者，诊察胃气之强弱仍有参考价值。《金匮要略》中"跌阳脉浮而涩"前后共有两处，一是本条"浮则胃气强，涩则小便数"，一是《呕吐哕下利病脉证治》篇第5条讨论"胃反"时，述"浮则为虚，涩则伤脾"。前后互参，本条说明胃热气盛当浮而有力，而胃反条说明胃阳不足当浮而无力。故临证诊脉之时不仅要注意脉之体状，还应诊察脉之力势，以别虚实。

脾约证以大便干结，小便频数，食欲旺盛，跌阳脉浮涩为辨证要点。

麻子仁丸组方的要领是泄热通腑、滋阴润肠并用，为攻中润下之法。

【临床应用】

目前本方除用于治疗脾约外，现代临床上多用于习惯性便秘、老年性便秘、腹部及肛门手术后便秘、糖尿病伴有排便困难、尿频等，属胃强脾弱、肠燥津亏者。

（三）肾着

【原文】

肾著之病，其人身體重，腰中冷，如坐水中，形如水狀，反不渴，小便自利，飲食如故，病屬下焦，身勞汗出，衣—作表裏冷濕，久久得之，腰以下冷痛，腹重如帶五千錢①，甘薑苓术湯主之。（16）

甘草乾薑茯苓白术湯方

甘草 白术各二兩 乾薑 茯苓各四兩

上四味，以水五升，煮取三升，分溫三服，腰中即溫。

【校勘】

①腹重如带五千钱：《脉经》《备急千金要方》作"腰重如带五千钱"。

【释义】

本条论述肾着的成因和证治。肾着由寒湿痹着腰部所致，因腰为肾之外府，故名肾着。其成因为劳动汗出，湿衣贴身，致使寒湿侵袭，阳气痹阻。症见腰中冷，如坐水中，形如水状，腰以下冷痛，腰重如带五千钱。因病属下焦，但未及内脏，故口不渴，小便自利，饮食如故。因其病不在肾之本脏，而在肾之外府，治疗时只需将经络肌肉的寒湿祛除，则肾着可愈。方中干姜配甘草温中散寒，茯苓配白术健脾祛湿。四药合用，共奏温中健脾、散寒除湿之功。因主治肾着，故又名肾着汤。

【辨治思维与要领】

肾着由寒湿侵袭腰部所致，主症是腰及腰以下部位冷、痛、沉重、口不渴等。

治疗肾着病的要领是：在应用健脾化湿药物基础上，加用散寒化湿的干姜,故姜、苓、术的配伍是其关键。

【临床应用】

本方除用于治疗肾着外,现代临床上主要用于治疗寒湿型腰痛、腰椎间盘突出、慢性盆腔疼痛及慢性腹泻等。

【医案举例】

冯某,男,54 岁。患腰部冷痛,如坐水中,饮食少思,大便稀溏,舌苔白滑,脉象濡缓。此寒湿着于腰部肌肉之分,腰为肾之府,即《金匮要略》所谓"肾着"之病。治宜温中散寒,健脾燥湿,用甘姜苓术汤：干姜 6g,甘草 3g,茯苓 10g,白术 12g,服 5 剂,并配合温灸理疗,食欲好转,大便成条。仍用原方加党参 12g,再服 5 剂,腰痛亦止。(谭日强. 金匮要略浅述[M]. 北京：人民卫生出版社,1981.)

二、积、聚、槃气

【原文】

问曰：病有积、有聚、有槃氣[1],何謂也？師曰：積者,藏病也,終不移；聚者,府病也,發作有時,展轉痛移,爲可治；槃氣者,脅下痛,按之則愈,復發爲槃氣。諸積[2]大法,脉來細而附骨者,乃積也。寸口,積在胸中；微出寸口,積在喉中；關上,積在臍旁；上關上,積在心下；微下關,積在少腹；尺中,積在氣衝[3]。脉出左,積在左；脉出右,積在右；脉兩出,積在中央。各以其部處之。(20)

【注释】

[1] 槃气：指水谷之气停积留滞,土壅侮木,肝气郁结的疾病。

[2] 诸积：泛指由气、血、痰、食、虫等积滞所引起的多种疾病,包括《难经·五十六难》所称五脏之积,即心积伏梁、肝积肥气、脾积痞气、肺积息贲、肾积奔豚。

[3] 气冲：即气街,穴名,在脐腹下横骨两端。此处指部位。

【释义】

本条论述积、聚、槃气的区别和积病的主要脉象。积和聚都是指体内包块,但两者有别。积为脏病,推之不移,痛有定处,病属血分,病程较长,病情较重,治疗较难。聚为腑病,聚散无常,痛无定处,病属气分,病程较短,病情较轻,治疗较易。槃气则是由于饮食停滞,土壅侮木,肝气郁结所致。其主症为胁下胀痛,按之则减,过后复发。治应疏肝理气,消食导滞。积病在脏属阴,故脉来细而沉伏。

至于"寸口,积在胸中……各以其部处之"一段,主要是根据脉出之部位以定积的部位,可供参考。

【辨治思维与要领】

注意鉴别诊断,保证辨病的准确,对于正确治疗及推断预后有重要的作用。积、聚、槃气三者都有胀痛的症状。槃气为谷气壅塞,故按之则胁痛减；聚为气滞,故胀痛位置游移不定；积为血瘀在脏,故结块有形,痛有定处。

据脉判断病位是张仲景诊病的特点之一。但要做到据脉辨证,需要长期临床实践的积累,才能真正做到"各以其部处之"。此外,据脉辨证尚需四诊合参,如此方能保证辨证的准确。

小　　结

1. 本篇是《金匮要略》残缺最多的一篇，但对肝着、脾约、肾着病的理法方药论述完备。肝着为肝经气血郁滞，阳气痹结所致，以胸胁痞闷、疼痛为主要表现，治用旋覆花汤行气活血，通阳散结，叶天士"辛润通络"法实源于此；脾约为胃强脾弱，燥热伤津所致，以大便干结、小便频数为主要表现，治用麻子仁丸泄热润燥，缓通大便；肾着为寒湿侵袭腰部，阳气痹阻不通所致，以腰及以下部位冷痛、沉重为主要表现，治用甘姜苓术汤温中散寒，健脾除湿。

2. 本篇扼要指出了积、聚、䅽气的特点。积病在脏在血，病深难治；聚病在腑在气，病浅可治；䅽气是饮食所伤，肝胃气滞，其病易治。

【复习思考题】

1. 试述肝着的病机、症状及治法方药。
2. 脾约证为何大便坚而小便反数？
3. 试述肾着的病因病机、主证及治法方药。

第十二节　痰饮咳嗽病脉证并治第十二

本篇重点论述痰饮。所论咳嗽，仅指由痰饮引起的一个症状，而不包括所有的咳嗽。因饮邪所致的咳嗽是支饮的主症之一，将其冠于篇名之中，提示四饮之中支饮为其重点。

痰饮有广义与狭义之分：篇名之"痰饮"为其总称，属广义，赅痰饮、悬饮、溢饮、支饮四类。四饮之中的"痰饮"属狭义，仅指饮邪停留于肠胃的病变。"痰饮"作为病名是张仲景首创。虽名曰"痰饮"，实质上重在论饮，而"痰"字只是修饰限定"饮"的形容词。因在汉晋唐时期，"痰"字与"淡""澹"相通。《说文解字》曰"澹，水摇也"，说明水饮具有运行流动之特性。因此，《金匮要略》所论"痰饮"与宋代杨仁斋《仁斋直指方》中"稠浊者为痰，清稀者为饮"的概念是不同的。

痰饮病总的治则是"以温药和之"。本篇提出了温、汗、利、下等具体治法以及痰饮咳嗽之随证应变法则，对后世临床实践有重要的指导意义。

一、四饮与主症

【原文】

問曰：夫飲有四，何謂也？師曰：有痰飲，有懸飲，有溢飲，有支飲。（1）

問曰：四飲何以爲异？師曰：其人素盛今瘦[1]，水走腸間，瀝瀝有聲[2]，謂之痰飲；飲後水流在脅下，咳唾引痛，謂之懸飲；飲水流行，歸於四肢，當汗出而不汗出，身體疼重，謂之溢飲；咳逆倚息[3]，短氣不得卧，其形如腫，謂之支飲。（2）

【注释】

[1] 素盛今瘦：谓痰饮病人在未病之前身体丰满，既病之后身体消瘦。

[2] 沥沥有声：水饮在肠间流动时所发出的声音。

[3] 咳逆倚息：咳嗽气逆，不能平卧，须倚床呼吸。

【释义】

以上两条论述痰饮的分类和四饮的主症,为全篇之提纲。篇名冠以"痰饮",而开篇首条则称"夫饮有四",说明重在论"饮"。痰饮又可分为痰饮、悬饮、溢饮和支饮四种类型,即总病名为"痰饮",具体辨证中又有痰饮一证,所以"痰饮"一词的解释有广义与狭义之分。前者是四种痰饮的总称,后者仅指痰饮留于肠胃的一种类型。痰饮病的形成与人体水液代谢失常密切相关,多由肺、脾、肾气化失常,三焦通调水道失职,影响体内水液的运化、敷布和排泄,水饮停留于不同部位而形成,尤其以脾气虚不能为胃游溢精气为主要病机。仲景对痰饮病的分类,是以病位、症状和饮邪流动之态势为基础,并结合病因病机综合考虑的。

痰饮是水饮聚于胃肠,与脾关系密切。由于水饮的流动与气相击,故肠间发出沥沥声响。健康人运化正常,饮食入胃以后化为精微,充养全身,故肌肉丰盛。今脾运不及,饮食不化精微,反停聚而成为痰饮,致肌肉不得充养,所以形体消瘦。

悬饮是水饮流注于胁下,累及肝肺。胁下为肝之居所,肝经支脉贯膈,上注于肺,饮邪潴留于胁下,循经上逆射肺,致肝气不升,肺气不降,气机逆乱则产生咳嗽,并牵引胁下作痛。

溢饮是水饮阻于四肢肌表,责之肺脾之脏。因脾主肌肉,肺主皮毛,若脾阳不运,则水饮外溢四肢;渗溢肌肤之水饮本可随汗液排泄,若肺失宣降,腠理开阖失职,当汗而不能汗,阻遏营卫的运行,则致身体疼痛而重滞。

支饮是水饮停留于胸膈,影响心肺。饮聚胸膈,凌心射肺,肺失宣降,心阳被遏则咳嗽气逆,短气不能平卧,须倚床呼吸;肺合皮毛,水随气逆,故兼见外形如肿。

四饮的鉴别要点如下表(表3-12-1):

表3-12-1　痰饮、悬饮、溢饮、支饮的鉴别

	痰饮	悬饮	溢饮	支饮
病位	胃肠	胁下	四肢肌表	胸膈
病机	脾阳虚弱,水谷不化饮,留于胃肠	水停胁下,肝肺气机不利,升降失常,气饮相搏	水饮流于四肢肌表,肌腠闭塞,壅阻于经络肌肉	饮停胸膈,水邪壅肺,气机不利
主症	素盛今瘦,肠间沥沥有声,胸胁支满,目眩,短气,脐下悸,吐涎沫	咳唾,胁下引痛	当汗出而不汗出,发热恶寒,身热疼重	咳逆倚息,短气不得卧,其形如肿,冒眩,心下悸,腹满

二、治疗原则

【原文】

病痰飲者,當以溫藥和之。(15)

【释义】

本条论述痰饮病的治疗大法。这里所指的痰饮为广义痰饮。痰饮病的形成,是因为肺脾肾三脏阳气虚弱,气化不利,水液停聚。饮为阴邪,遇寒则聚,遇阳则行,得温则化。同时,阴邪最易伤人阳气,阳被伤则寒饮难于运行。反之,阳气不虚,温运正常,饮亦自除。所以,治疗痰饮需借助于"温药"以振奋阳气,开发腠理,通调水道。阳气振奋,既可温化饮邪,

又可绝痰饮滋生之源。开发腠理、通调水道是疏通祛邪之道,使饮邪能从表从下分消而去。"和之"是指温药不可太过,亦非燥之、补之。专补碍邪,过燥伤正,故应以和为原则,寓调和人体阳气,实为治本之法。

【辨治思维与要领】

"温药和之"是痰饮病的基本治法。

由于痰饮病以本虚标实为病理特征,故临床治疗时应具体分析。若是正虚,则有治脾与治肾之别;若是邪实,则有行、消、开、导等治法。行者,行其气也;消者,消其痰也;开者,开其阳也;导者,导饮邪从大小便出也。此即《金匮要略方论本义》"言和之,则不专事温补,即有行消之品"之意。

三、四饮证治

(一) 痰饮

1. 饮停心下

【原文】

心下有痰飲,胸脅支滿[1],目眩,苓桂术甘湯主之。(16)

茯苓桂枝白术甘草湯方

茯苓四兩　桂枝　白术各三兩　甘草二兩

上四味,以水六升,煮取三升,分温三服,小便则利。

【注释】

[1] 胸胁支满:胸胁有支撑胀满感。

【释义】

本条论述痰饮停留心下的证治。心下,即胃之所在,故此当属狭义痰饮证。饮停中州,阻碍气机,浊阴不降,弥漫于胸胁则支撑胀满;清阳不升,浊阴上蒙清窍则头昏目眩。病机属脾胃阳虚,痰饮中阻。治用苓桂术甘汤温阳化饮,健脾利水。方中茯苓淡渗利水,化饮降浊,为治饮病之要药,桂枝辛温通阳,振奋阳气以消饮邪,两药合用,可温阳化饮;白术健脾燥湿,甘草和中益气,两药相伍,补土制水。本方是温阳化饮的主要方剂,亦是"温药和之"的具体运用。

【辨治思维与要领】

本证主要临床表现除胸胁支满、目眩外,从方后注推知,当有小便不利。小便不利,饮无去路,停于中则满,逆于上则眩。渗利水湿,使邪有出路,故方中重用茯苓。

【临床应用】

本方临床应用十分广泛,常用于慢性支气管炎、支气管哮喘、脑积水、内耳眩晕症、神经衰弱等属脾虚有痰饮和冠心病、风心病、肺心病、心肌炎等水饮上泛者。亦可用本方加浙贝母、百部、旋覆花、枳壳、桃仁、地龙等治疗百日咳。

2. 饮及脾肾

【原文】

夫短氣,有微飲[1],當從小便去之,苓桂术甘湯主之方見上;腎氣丸亦主之方見脚氣中。(17)

【注释】

[1] 微饮:饮邪之轻微者。

【释义】

本条论述微饮在脾、在肾的不同证治。微饮是水饮轻微者，即上文所谓"水停心下，微者短气"之证。饮邪虽轻微，但其本在脾肾之阳不化，须早为图治。水饮内停，妨碍气机升降则短气，气化不行则小便不利。要使气机畅达，必先除其水饮。尤在泾《金匮要略心典》指出："欲引其气，必蠲其饮。"治水饮可用利小便的方法，故"当从小便去之"是本证治法。化气利小便，使气化水行，饮有去路，则短气之症自除。但饮邪的形成，有因中阳不振，不能运化水湿，水停为饮者，其本在脾，必兼见胸胁支满、头晕目眩、心下悸动等症，治宜健脾渗湿，通阳利水，方用苓桂术甘汤；亦有下焦阳虚，不能化气行水，以致水气上泛心下者，其本在肾，兼见畏寒足冷、腰酸、少腹拘急不仁等症，治宜温肾蠲饮，化气行水，方用肾气丸。两方皆属"温药和之"之治，但治脾、治肾则各有不同。现将苓桂术甘汤证与肾气丸证的鉴别归纳如下（表3-12-2）：

表3-12-2　苓桂术甘汤证与肾气丸证的鉴别

	苓桂术甘汤证	肾气丸证
症状	胸胁支满，目眩，心下悸动	畏寒足冷，腰酸，少腹拘急不仁
病机	脾阳虚不能运化水湿，水停心下	肾阳虚不能化气行水，水泛心下
治法	健脾渗湿，通阳利水	温肾蠲饮，化气行水

【辨治思维与要领】

仲景治疗饮病善用温阳化饮之法，通过振奋脾肾阳气，以恢复脾肾对津液代谢的调节，并利水消饮，为祛饮外出开通水道。常用药物组合是桂枝配茯苓，二药相合达到通阳化气，利水消饮的目的。

本条原文虽曰"当从小便去之"，但从两方功效来看，并非单纯利小便，而是温阳化气。因此，张仲景旨在通过温阳化气达到通利小便、祛除饮邪的目的。

（二）悬饮

【原文】

脉沉而弦者，懸飲內痛[1]。（21）

病懸飲者，十棗湯主之。（22）

十棗湯方

芫花（熬[2]）　甘遂　大戟各等分

上三味，搗篩，以水一升五合，先煮肥大棗十枚，取八合，去滓，內藥末。強人服一錢匕，羸人[3]服半錢，平旦[4]溫服之；不下者，明日更加半錢，得快下後，糜粥自養。

【注释】

[1]内痛：胸胁部牵引疼痛。

[2]熬：用文火焙干的一种炮制方法。《说文解字》："熬，干煎也。"

[3]羸人：身体瘦弱的人。

[4]平旦：日出之时，即早晨。

【释义】

本条论述悬饮的脉证与治疗。脉沉为病在里，弦脉主饮癖积聚，主痛。悬饮为饮邪积聚在内（胸胁之间），阻碍气机的升降，气与饮相搏击，故胸胁牵引作痛。由于悬饮为"饮癖结积在内"，故非猛力"蠲饮破癖"之剂不能获效。尤在泾说"十枣汤蠲饮破癖，其力颇猛"，为治疗悬饮的有效方剂。本条对悬饮症状与十枣汤适应证叙述简单，当与《伤寒论》第152条合参，以了解其全貌。十枣汤证以心下痞、硬满、引胁下痛为主症，常伴有头痛、干呕、短气、脉沉有力等。初起往往有恶寒发热等表证，可先服小青龙汤以解表。表解里未和，可用十枣汤。十枣汤中甘遂善行经隧水湿，大戟善泄脏腑水湿，芫花善攻胸胁癖饮。三药均为攻逐破水猛药，无论水饮留积在胸腹胁下还是脏腑腠理，均能排出。由于三药均有毒性，药性猛烈，易损伤正气，故配以大枣健脾扶正，使峻下而不伤正。

【辨治思维与要领】

十枣汤的配伍要领是在应用芫花、大戟、甘遂逐饮泻浊的同时，重用大枣以使峻下而不伤正。之所以名十枣汤，一是强调大枣于本方中的配伍作用，即安中益脾制水，缓和三药峻猛伤正之烈性；二是强调大枣的剂量必须用够，既要选用肥大者，还必须用足10枚，如量少则难以承担上述之重任。由此可见，取名十枣汤，寓意深刻。

使用药物剂量的多少应根据患者体质以及服药后的反应而定，这在使用峻猛有毒药物时尤需注意。不同体质的人对峻猛有毒之药的耐受能力有很大差异，因此服用剂量必须因人而异。本条"强人服一钱匕，羸人服半钱"，旨在强调体质壮实者用量应大，体质虚弱者用量宜小。"不下者，明日更加半钱"，说明使用峻猛有毒之品应十分慎重，根据患者服药后的反应，明确药量不够时，才可加量。否则若连续用药，必蓄积过量而伤正。这也体现了张仲景因人制宜的论治思维。

掌握服药时间，对提高疗效、减轻某些药物不良反应有一定的作用。本方宜"平旦温服"，因平旦乃阳气生发之时，乘势温服，有助于水饮的祛除，减少对正气的克伐，以及防止或减轻恶心呕吐等副作用。

【临床应用】

本方临床用法为：以诸药为末，装入胶囊，每日1次，每次1.5～3g，早晨空腹用枣汤送服，五六日为1疗程。常用于渗出性胸膜炎、肝硬化、急慢性肾炎、晚期血吸虫病所致的胸水、腹水或全身水肿之体质尚实者。还可用于小儿肺炎、胃酸过多症。但用本方获效后应抓紧善后调治，否则胸腹水或水肿易复发。

【医案举例】

张某，女，21岁，咳喘胸痛已10余日，午后发热，咳痰黏稠。入院后体温38～39℃，胸部透视为"渗出性胸膜炎"，行胸腔穿刺2次，胸腔积液未见减轻，转中医治疗。病者咳嗽气喘，胸中引痛，脉滑实。此水积胸胁之间，病名悬饮，宜峻下其水，投以十枣汤。服1剂，泻水约两痰盂，咳喘遂减，体温亦下降，饮食增加。隔3日再投1剂，复下水甚多，症状消失，痊愈出院。（福建省中医研究所. 福建中医医案医话选编：第二辑[M]. 福州：福建人民出版社，1963.）

（三）溢饮

【原文】

病溢飲者，當發其汗，大青龍湯主之；小青龍湯亦主之。（23）

大青龍湯方

麻黃六兩（去節）　桂枝二兩（去皮）　甘草二兩（炙）　杏仁四十個（去皮尖）　生薑三

兩　大棗十二枚　石膏如鷄子大（碎）

上七味，以水九升，先煮麻黃，減二升，去上沫，內諸藥，煮取三升，去滓，溫服一升，取微似汗。汗多者，溫粉粉之。

小青龍湯方

麻黃三兩（去節）　芍藥三兩　五味子半升　乾薑三兩　甘草三兩（炙）　細辛三兩　桂枝三兩（去皮）　半夏半升（湯洗）

上八味，以水一斗，先煮麻黃，減二升，去上沫，內諸藥，煮取三升，去滓，溫服一升。

【释义】

本条论述溢饮的证治。溢饮多因感受风寒外邪，或口渴暴饮，肺气闭郁，饮溢四肢肌表，当汗出而不汗出所致，可见发热恶寒，身体疼重，治当因势利导，采用发汗法，使外溢肌表的水湿从汗而解。但同一溢饮，有外感风邪、内有郁热和外感风寒、内停水饮之异，故必须同病异治。前者除主症外，兼有无汗而喘、烦躁、其脉浮紧，当以大青龙汤发汗，兼清泄郁热。方中麻黄配桂枝、杏仁、生姜发汗解表，宣肺散饮；麻黄配石膏清泄郁热；炙甘草、大枣和中实脾。后者兼有胸脘痞闷、干呕、咳喘、痰稀量多，其脉弦紧或弦滑，当以小青龙汤发汗，兼温化里饮。方中麻黄配桂枝发汗解表散饮，配细辛、干姜、半夏温化寒饮，降逆镇咳；芍药、五味子酸收，以防麻、辛、姜、夏辛温发散太过，耗伤正气；炙甘草配芍药酸甘化阴，避免辛温之品温燥伤津。

大小青龙汤证同中有异，相同的是均为表里同病；症状均有恶寒发热，身体疼重；病机均与外感风寒，肺失宣降，饮溢四肢有关。现鉴别如下（表3-12-3）：

表3-12-3　大青龙汤证与小青龙汤证的鉴别

	大青龙汤证	小青龙汤证
症状	无汗而喘，烦躁而渴，脉象浮紧，舌苔薄黄	咳喘痰多，胸痞干呕，脉象弦紧，舌苔白滑
病机	外寒内热，表证偏重	外寒内饮，表证较轻
治法	散寒化饮，清热除烦	温里化饮，止咳平喘

【辨治思维与要领】

仲景治疗杂病的发汗，多用微汗。溢饮的治则是"当发其汗"，但只宜微汗，不可峻汗。故大青龙汤用麻、桂，伍以重镇辛寒之石膏，既清泄郁热，又变峻汗为微汗。若汗出过多者，宜用温粉以救之。小青龙汤虽用麻、桂、姜、辛、夏等辛温发散之品，又配芍药、五味子、甘草等酸甘化阴之品以制之，目的在于"取微似汗"，散邪而不伤正。

【临床应用】

小青龙汤除治疗表寒内饮证外，即使无表证，只要属于寒饮咳喘者即可用之。诸如流行性感冒、急慢性支气管炎、肺炎、冷哮喘、百日咳、急性胃炎、眼病（结膜炎、泪囊炎、虹膜炎之类）等。本方在临证应用时，剂量不宜过大。如发表为主，剂量宜轻；温里行水为主，剂量可略大，个别药物如麻黄、桂枝、五味子、细辛等分量应灵活掌握。如有高血压、动脉硬化、心动过速，当慎用麻黄，但可加用肉桂。桂枝用于解表发汗时用量宜轻（2～3g）；如作镇痛温通，用量可稍大（6～9g）。细辛用于透表散寒，剂量可稍大；用于镇痛温通，一般中等剂量即可。五味子用量不宜过大，如有喘而冒汗，量可稍加大。

大青龙汤常用于流行性感冒、肺炎、支气管哮喘、流行性脑脊髓膜炎、麻疹、胸膜炎、急性关节炎、丹毒、急性胃炎、急性皮肤病性浮肿、急性眼病以及急性热性病初起,属表寒内热者。如见高热烦躁者,则石膏用量应大。

（四）支饮

【原文】

呕家本渴,渴者爲欲解。今反不渴,心下有支飮故也,小半夏湯主之《千金》云:小半夏加茯苓湯。（28）

小半夏湯方

半夏一升　生薑半斤

上二味,以水七升,煮取一升半,分温再服。

【释义】

本条论述饮邪停聚于胃而致呕吐的预后和治法。此呕吐是因饮邪停留心下,胃失和降,饮随胃气上逆所致。所呕之物多为清水涎沫。根据呕吐后渴与不渴的反应,可判断心下支饮的预后:口渴者为饮随呕去,胃阳来复,是饮病欲解之征;口不渴者,为心下支饮虽可因呕而有部分排出,但未能尽除,饮邪内阻,故"不渴"。心下仍有支饮者,治疗用小半夏汤散寒化饮,降逆止呕。方中半夏辛温,涤痰化饮,降逆止呕,为治饮病的要药;生姜辛散,温中降逆,消散寒饮,又能抑制半夏之悍性。孙思邈说:"生姜,呕家之圣药,呕为气逆不散,故用生姜以散之。"

【辨治思维与要领】

仲景组方具有药味少、药力专一的特点,小半夏汤是其代表方。方中半夏与生姜相伍,具有很好的降逆止呕作用,故小半夏汤被后世誉为治呕之祖方。

通过药物配伍及其煎煮减轻药物的毒副作用是仲景常用的方法。本方半夏虽为生用,但配以生姜,能制半夏之悍。其次,方后注云"以水七升,煮取一升半"者,乃久煮浓煎之法,也可减缓生半夏之毒性。目前临床上半夏多制用。

【临床应用】

治疗上凡梅尼埃病、贲门痉挛、幽门梗阻、胃扭转、胃癌、胃炎、胰腺炎、胆囊炎、尿毒症等,或因放疗、化疗引起的呕吐及神经性呕吐,符合本方证者均可以小半夏汤为主,随症加减治之。

【原文】

卒嘔吐,心下痞,膈間有水,眩悸者,小半夏加茯苓湯主之①。（30）

小半夏加茯苓湯方

半夏一升　生薑半斤　茯苓三兩一法四兩

上三味,以水七升,煮取一升五合,分温再服。

【校勘】

①小半夏加茯苓汤主之:原本无"小"字,据《外台秘要》补。

【释义】

本条论述饮邪致呕兼眩悸的证治。"膈间有水"已明示病因与病位,虽主在膈,实波及胸与胃。因偶触寒邪,膈间水饮随胃气上逆则突然呕吐;水饮内停,饮阻气滞则心下痞;水饮上泛,清阳不升则头目昏眩;水气凌心则心悸。治疗用小半夏加茯苓汤蠲饮降逆,宁心镇悸。

【辨治思维与要领】

同为呕吐，但病位不一，病机不同，治疗也有区别。本方与小半夏汤均治因饮邪导致的呕吐，但小半夏汤证为饮停心下，饮阻气逆致呕，本方证为饮停膈间，外邪偶触，胃气上逆致呕。一个"卒"字，表示病发突然，病势偏急，呕吐较剧，并有痞、眩、悸之症，用药又增导水下利之茯苓。由此可知，本方主治病证重于小半夏汤证，其蠲饮降逆之力也胜于小半夏汤。

小　　结

1. 痰饮病的形成，与脾、肺、肾有关，尤其是与脾的关系密切。脾失健运，水饮内停；肺失宣降，不能通调水道；肾阳不足，气不化水，影响三焦水道的通利，均可导致痰饮病的发生。

2. 痰饮有广义与狭义之分。篇题的痰饮属于广义，包括痰饮、悬饮、溢饮和支饮四饮在内，是痰饮病的总称；四饮之中的痰饮属于狭义痰饮，仅指饮邪停于胃肠的病变。

3. 四饮是根据水饮停聚人体的部位以及主要症状的不同而进行分类的，饮停胃肠为痰饮，饮在胁下为悬饮，饮溢体表四肢为溢饮，饮停胸膈为支饮。这种分类方法简明并且方便灵活，篇中方剂又可以互相通用。例如，十枣汤既可用于悬饮，又可用于支饮；小青龙汤既可治支饮，又可治溢饮；小半夏加茯苓汤既可用于痰饮，又可用于支饮。

4. 痰饮的治疗原则是"当以温药和之"。一方面，饮为阴邪，非阳不化，饮既停留，又非阳不运。另一方面，饮病变化多端，还需根据标本虚实，表里寒热，分别采用温化、发汗、利小便、逐水等方法治疗。痰饮是本虚标实之证，必须标本兼顾才能适合病情。篇中用苓桂术甘汤、肾气丸健脾温肾，为治本之法。饮邪上犯，用小半夏汤、小半夏加茯苓汤以治其标；兼有表证，用大、小青龙汤以发汗；饮邪深痼难化，用十枣汤以去其实。

【复习思考题】

1. 简述四饮的主症与病机。
2. 何谓痰饮病？
3. 苓桂术甘汤如何体现"病痰饮者，当以温药和之"这一治法？

第十三节　消渴小便不利淋病脉证并治第十三

本篇所论述的消渴、小便不利和淋病，大都有口渴或小便异常的表现，病变部位主要在肾与膀胱，有的方治可以通用，故合为一篇论述。论述的重点是消渴和小便不利。

消渴病以口渴多饮、多食易饥、小便频多、久则形体消瘦为主要特征。本篇所论消渴病的病机，突出了胃热、肺胃津伤、肾虚三个方面，为后世将消渴病分为上、中、下"三消"奠定了基础；所创制的方药，亦成为后世消渴病治疗的典范。小便不利，指小便短少或排尿不畅，是许多疾病过程中的症状。本篇所涉内容，既可见于伤寒太阳、阳明病，也可见于杂病。病变均与肾和膀胱有关。淋病是以小便淋沥涩痛为主的病证。

本节所论仅涉消渴的主证和治疗。

一、病机与脉证

【原文】

寸口脉浮而迟,浮即為虚,遲即為勞,虚則衛氣不足,勞則榮氣竭。趺陽脉浮而數,浮即為氣[1],數即消穀[2]而大堅①—作緊,氣盛則溲數,溲數即堅,堅數相搏,即為消渴。(2)

【校勘】

①大坚:《医宗金鉴》《金匮要略方论本义》等均作"大便坚"。

【注释】

[1] 浮即为气:此脉浮非邪气在表,而是胃气亢盛。

[2] 数即消谷:趺阳脉数,是热结于中,胃热盛则消谷而善饥。《灵枢·师传》曰:"胃中热则消谷。"

【释义】

本条论述消渴病的病机和症状。寸口脉浮则卫气不足,迟则营气亏损,浮迟并见,则为营卫俱虚。由于消渴病属于内伤日久所致,正气已伤,故脉浮而无力,乃阳虚气浮之象,曰"浮即为虚""虚则卫气不足"。迟因营血不足,血脉不充,故曰"迟即为劳""劳则荣气竭"。营卫气血俱不足,卫虚气浮不敛,营虚燥热内生,心移热于肺,心肺阴虚燥热,于是形成上消证。

趺阳脉候胃,当沉而和缓。今反见浮数,是胃气亢盛之病脉,故曰"浮即为气"。数脉主热,为胃热有余。热盛于内,气蒸于外,故脉浮数。胃热盛则消谷善饥;热盛津伤,肠道失润,则大便干结;中焦有热,津液转输不利,偏渗膀胱,则小便频数。"坚数相搏,即为消渴",是概括消渴病的形成机制。胃热亢盛,则肠燥便坚,溲数津亏;津亏肠燥,阳亢无制,则胃热更炽。两者相互影响,是形成消渴病的主要机制。

本条前半段,《诸病源候论》引于"虚劳候"中,《医宗金鉴》谓当在《血痹虚劳病脉证并治》篇中。亦有注家认为本条是通过脉象阐述营卫虚竭,心移热于肺,日久形成虚劳内热的上消病,借以说明消渴病后期脉证病机与虚劳病相类,可与本条后半部分互为补充。

【辨治思维与要领】

上消以口渴多饮为主症,因于心肺阴虚燥热;中消以消谷善饥、小便数、大便坚为主症,缘于胃热气盛。本条原文中寸口脉浮而迟,趺阳脉浮而数,进一步体现出张仲景据脉论理的诊疗思维。

【原文】

趺陽脉數,胃中有熱,即消穀引食①,大便必堅,小便即數。(8)

【校勘】

①引食:《金匮要略心典》《金匮要略论注》《金匮要略浅注》作"引饮"。

【释义】

本条继续论述消渴的病机与脉证。趺阳脉数是胃热之征,主症见消谷善饥、渴欲饮水。热盛津伤,大肠失其濡润,故大便坚硬。饮水虽多,脾失转输,肾失制约,水液直趋于下,故小便频数。本条与第2条都是胃热气盛所致,亦即后世所说的中消证。

本条原置第7条"淋之为病"后,《金匮要略心典》疑为"错简",而《金匮要略讲义》(李克光主编)则谓:"本条小便频数,茎中不痛,与淋病茎中涩痛者不同,其重见于此者,示人以与淋病鉴别也。"

二、证治

1. 肺胃热盛，津气两伤

【原文】

渴欲飲水，口乾舌燥者，白虎加人參湯主之方見中喝中。（12）

【释义】

本条论述肺胃热盛、津气两伤消渴的证治。肺胃热盛，伤及津液，可出现渴欲饮水、口干舌燥等症，恰似后世所说的"上消"。热能伤津，亦易耗气，气虚不能化津，津亏无以上承，故口干舌燥而渴。水入虽能暂时解渴，但热不除，则依然津亏而欲饮。治以白虎加人参汤，清热益气，生津止渴。《素问·气厥论》说"心移热于肺，传为鬲消"，与本证有些类似。

【临床应用】

本方可治渴饮不解、消谷善饥、小便频数而甜的消渴病及小便频多无甜味的尿崩症。如渴饮不解者，加天花粉、黄连、葛根；舌红绛无苔者，加麦冬、生地、玄参、玉竹、鲜石斛；口干舌燥者，加藕汁、生地汁，或用荸荠汁、梨汁等生津增液。临床上还常用本方治疗中暑、风湿热、糖尿病等属于热盛而津气两伤者。

2. 肾气亏虚

【原文】

男子消渴，小便反多，以飲一斗，小便一斗 [1]，腎氣丸主之方見脚氣中。（3）

【注释】

[1] 饮一斗，小便一斗：形容饮水多，小便亦多。

【释义】

本条主要论述下消的证治。上消和中消多为热证，唯下消寒热皆有。下消不仅见于男子，女子亦有。条文指明"男子"，强调下消多见于男子而已。肾藏精，为水火之宅，主水液。肾阳虚、肾阴虚、肾阴阳两虚均可导致下消。本条所述为肾阳虚下消证。肾虚阳气衰微，不能蒸腾津液以上润，故口渴；不能化气以摄水，水尽下趋，故小便反多，亦即"以饮一斗，小便一斗"。用肾气丸补肾之虚，温养其阳，以恢复蒸津化气之功，则消渴自除。

【辨治思维与要领】

病异证同可异病同治。肾气丸在《血痹虚劳病脉证并治》篇和《痰饮咳嗽病脉证并治》篇中均治小便不利，在本篇则治小便过多。前者因肾气不足，膀胱气化不利；后者为肾气不足，不能化气以摄水。虽然表现不同，但病本则一。

肾气丸的组方特点是在干地黄、山药、山萸肉滋阴药基础上加附、桂温阳，旨在补阳为主，方法却是阴中求阳。

【临床应用】

肾气丸证，除条文所述症状外，还可见腰酸足肿、阳痿、羸瘦、渴喜热饮、小便清长，或尿有甘味，脉沉细无力、尺部尤弱，舌淡苔少乏津等。临证可酌加天花粉、黄精、枸杞子、天冬润燥填精，人参、黄芪、五味子、覆盆子、鹿角胶益气温肾。方中桂枝改用肉桂。茯苓、泽泻为淡渗利尿药，故用量应小。若并见胃热者，亦可与白虎加人参汤合用。

本方对肾气不足引起的淋病、糖尿病、尿崩症后期、老年人小便频数或尿失禁、小儿遗尿诸病证，均有良效。

3. 上燥下寒水停

【原文】

小便不利者，有水氣[1]，其人苦渴①，栝樓瞿麥丸主之。（10）

栝樓瞿麥丸方

栝樓根二兩　茯苓　薯蕷各三兩　附子一枚（炮）　瞿麥一兩

上五味，末之，煉蜜丸梧子大，飲服三丸，日三服；不知，增至七八丸，以小便利，腹中溫爲知。

【校勘】

①苦渴：原作"若渴"，据《医统正脉》改。

【注释】

[1] 水气：此指水湿之邪。

【释义】

本条论述上燥下寒的小便不利证治。肾主水而司气化，肾与膀胱相表里。肾阳虚，不能蒸化津液，津不上承，上焦反生燥热，故其人口渴，饮水不止。阳虚不化，水滞不行，故小便不利，也可以出现腰以下水肿。从方后"腹中温为知"可推测，本证有腹中冷等下焦虚寒之证。治以瓜蒌瞿麦丸润燥生津，温阳利水。瓜蒌根润燥生津而止渴；山药甘淡益脾而制水；茯苓、瞿麦淡渗以利水；附子温肾阳而化气，使肾阳复而气化有权。气化行则水道利，津液上达，诸症即平。

肺脾肾三脏兼顾，蜜丸递进，实为肾气丸之变制。但本方重在滋阴润燥、蒸津利水，而肾气丸旨在阴中求阳，蒸津摄水，各有所长。

【辨治思维与要领】

据方测证，瓜蒌瞿麦丸证在上可见眩晕、烦热、失眠，在下可有畏寒肢冷、腹冷、腰以下肿等症。

瓜蒌瞿麦丸温阳不伤津，润燥不碍阳，淡渗不劫阴，温润利水并行不悖，是其配伍特点。

【临床应用】

因阳弱气化不利，水停不行，症见上喘、中胀、下癃的慢性肾炎、尿毒症、心源性水肿，可在本方基础上加椒目、沉香、车前子、怀牛膝。现代临床多用于产后水肿、石淋及前列腺肥大所致的癃闭、小便不利。

小　　结

消渴病是以口渴多饮，多食易饥，小便频多，久则身体消瘦为临床特征的一种疾病。对于消渴的病因病机，本篇认为系胃热、肾虚及肺胃津伤所致。治疗上用肾气丸补肾气，主治下消，白虎加人参汤清热生津，主治上消、中消，为后世治疗消渴病奠定了基础。

【复习思考题】

1. 消渴病的病机有哪些？

2. 简述肺胃热盛消渴病主要症状与治疗方药。

3. 肾虚消渴病主要症状及治疗方药是什么？

4. 肾气丸证与瓜蒌瞿麦丸证有何异同？

第十四节　水气病脉证并治第十四

本篇主要论述水气病的脉因证治。水气病是人体水液运行障碍,水湿停聚,泛溢于身体各个部位而形成的以水肿为主证的疾病。篇中将水气病分为风水、皮水、正水、石水及黄汗,讨论了发病机制,在治疗上明确提出了发汗、利小便,以及攻下逐水的治法,并重点论述了风水、皮水、气分、黄汗的证治。另外,本篇还提到五脏水和气分、水分、血分等概念以及相应的证治。

一、分类与辨证

(一)四水与黄汗

【原文】

師曰:病有風水、有皮水、有正水、有石水、有黃汗。風水,其脉自浮,外證骨節疼痛,惡風;皮水,其脉亦浮,外證胕腫[1],按之没指,不惡風,其腹如鼓①,不渴,當發其汗。正水,其脉沉遲,外證自喘;石水,其脉自沉,外證腹滿不喘。黃汗,其脉沉遲,身發熱,胸滿,四肢頭面腫,久不愈,必致癰膿。(1)

【校勘】

① 其腹如鼓:《诸病源候论》作"腹如故而不满"。

【注释】

[1] 胕肿:胕,通"肤"。胕肿,指肌肤浮肿。《素问·水热穴论》:"上下溢于皮肤,故为胕肿。胕肿者,聚水而生病也。"

【释义】

本条论述水气病分类、主症及风水、皮水的治法,黄汗的转归。

风水起于外邪袭表,肺气不宣,通调失职,以至于水湿泛溢于肌表,故病初有明显的表证,如脉浮、恶风、骨节疼痛等。文中未提及发热、身肿等情况,乃省文。

皮水因肺失通调,脾失健运,而水停肌肤、四肢而肿势加重,症见肢体肿甚,按之没指。皮水非外邪所致,故不恶风,提示无表证,可与风水相鉴别。腹如鼓而不满不渴,可知水湿在表,未入里,未化热。风水与皮水均在表,治当因势利导,从汗而解。

正水是肾阳不足,阳虚蒸腾气化不足而水聚于内,上射于肺,可见腹满而喘,脉沉迟。石水脉沉为阳虚而水停于里,又水寒凝结于下,见少腹硬满如石,故名。水聚于下,未影响到上,故不喘。阳虚阴凝,水液不循常道,故正水、石水均可见身肿之症。喘否是两者鉴别要点之一。

黄汗病以汗出色黄如柏汁为主症。因其初起有发热、四肢头面肿等,故当与风水相鉴别。黄汗病起于外受水湿,水湿留滞于肌肤,营卫郁滞,故见脉沉迟、发热而四肢头面肿。湿从热化,郁蒸营分,日久不愈,又可发为痈脓。

【辨治思维与要领】

本条论述四水与黄汗,说明水气病的形成与肺失通调,脾失运化,肾失开合、蒸化失职有关,亦与三焦相关。风水与皮水,其病在表在上,属阳水,二者鉴别在于恶风与否,有无表证;正水与石水属虚实夹杂,其病在里偏下,属阴水,二者鉴别之处在于喘与否。

黄汗与历节黄汗，均有汗出色黄，二者鉴别在于后者汗出仅限于发病关节部位，且关节疼痛剧烈，甚至伴有关节变形。

（二）血分、水分与气分

1. 血分、水分

【原文】

問曰：病有血分水分，何也？師曰：經水前斷，後病水，名曰血分，此病難治；先病水，後經水斷，名曰水分，此病易治。何以故？去水，其經自下①。（20）

【校勘】

①問曰……其經自下：邓珍本无此条，此据《脉经·平妊娠胎动血分水分吐下腹痛证》补入。

【释义】

本条论述女子病水有血分、水分之别以及治则与预后。先见经闭，后病水气，因经血闭阻不通，影响水液运行而致水肿，称血分。先病水肿，后见经闭，因水液内停，影响营血流行而致经闭，称水分。血分因其病位深，病情复杂，病程长，难以速效故难治，治疗应以祛瘀利水为原则。水分因其病较轻浅，相对血分而言易治，故祛除水邪，经水自通。

【辨治思维与要领】

血分、水分都可以有闭经和水肿症状，二者鉴别是以先病水分或先病血分为依据。

血分难治，因为病深；水分易治，缘于病浅。

【临床应用】

在治疗上，血分证可酌用当归芍药散、下瘀血汤，抵当汤等；水分证可酌用大黄甘遂汤，加泽兰、益母草、没药、当归、细辛等。

2. 气分

【原文】

師曰：寸口脉遲而濇，遲則爲寒，濇爲血不足。趺陽脉微而遲，微則爲氣，遲則爲寒。寒氣不足[1]，則手足逆冷；手足逆冷，則榮衛不利；榮衛不利，則腹滿脅鳴①相逐；氣轉膀胱，榮衛俱勞；陽氣不通即身冷，陰氣不通即骨疼；陽前通[2]則惡寒，陰前通則痹不仁。陰陽相得，其氣乃行，大氣[3]一轉，其氣乃散；實則失氣，虛則遺尿，名曰氣分。（30）

【校勘】

①脅鳴：《金匮要略直解》《金匮要略方论本义》及《医宗金鉴》均作"肠鸣"，宜从。

【注释】

[1] 寒气不足：指阴寒内盛而气血不足。

[2] 前通：此作"不通"解。

[3] 大气：指膻中之宗气。

【释义】

本条讨论气分病的病机、证候和治疗原则。寸口脉迟而涩，趺阳脉微而迟，提示上中二焦阳气不足，气血俱虚且阴寒内盛，可见手足逆冷、腹满肠鸣、身冷恶寒、骨节疼痛、肌肤麻木不仁等阴阳相失之候。因气有虚实之别，故见气实则矢气，气虚则遗尿，水肿兼此证提示病在气分。

"阴阳相得，其气乃行，大气一转，其气乃散"是气分病致肿的治疗原则。即营卫之气调畅,运行不息,大气振奋,水湿消散。

【辨治思维与要领】

根据阳虚阴盛、阳气不通的病机,气分除了手足逆冷、腹满肠鸣、骨疼恶寒外,也可见水液内停外泛的症状。

气分的治疗着重于温通阳气,散寒行水。该治则还适用于阳虚水停的水气病。

【临床应用】

本条的治疗大法不仅适用于水气病,还可指导阴寒内盛,阳气不通的血痹、虚劳、胸痹、痿证、痢疾、血崩等疾病的治疗,其理论基础为"五脏元真通畅,人即安和"。

二、发病机制

【原文】

脉浮而洪,浮则爲風,洪則爲氣,風氣相搏。風强[1]則爲隱疹,身體爲癢,癢爲泄風[2],久爲痂癩[3];氣强[4]則爲水,難以俯仰。風氣相擊,身體洪腫,汗出乃愈。惡風則虛,此爲風水;不惡風者,小便通利,上焦有寒,其口多涎,此爲黄汗。(2)

【注释】

[1] 风强:即风邪盛。

[2] 泄风:由风邪外泄而致瘾疹身痒,故名。

[3] 痂癩:化脓结痂,有如癩疾。

[4] 气强:即水气盛。

【释义】

本条论述风水的发病机制、风水与黄汗的鉴别。脉浮而洪,提示风邪和水气相合,与卫气相争于表。其转归有二:若风邪偏盛,风热湿毒侵入营血,则发为瘾疹,肌肤发痒,此为邪有外泄之势,故称"泄风"。瘙痒日久,热毒腐溃肌肤而成痂癩。若水气偏盛,水为风激而溢于肌肤则为肿,甚者胀满喘促,难以俯仰,此为风水,亦当发汗乃愈。

风水与黄汗的区别在于风水恶风,由外邪袭表,也可来自表虚,而黄汗却无恶风。黄汗见小便通利,为膀胱气化尚未受阻。上焦有寒,其口多涎,为感受寒湿以后,营卫阻遏,津液停聚所致。

三、治法——利小便、发汗

【原文】

師曰:諸有水者,腰以下腫,當利小便;腰以上腫,當發汗乃愈。(18)

【释义】

本条论述水气病利小便与发汗的治法。凡水气病,若见腰以下肿,则为阴,属里,水湿之邪在里在下,故用利小便法,使水湿通过小便而排出。若见腰以上肿,为阳,属表,水湿之邪在表在上,故用发汗法,使水湿通过汗液而散除。

【辨治思维与要领】

治病当因势利导。凡病位在上在表,遵"其在皮者,汗而发之",使用汗法;凡病位在下在里,按"其下者,引而竭之",采用利小便的方法。本条治法即因势利导,亦即《内经》"开鬼门,洁净府"的具体体现。

利小便与发汗皆有祛除水湿、宣通气机的作用,但临床应用时,两者并非截然分开。如对腰以上肿发汗宣散时,可适当配合少量利小便之品;对腰以下肿利小便时,可适当配合少量发汗之品。两法合用,可相得益彰。

四、证治

(一)风水

1. 表虚

【原文】

風水,脉浮身重,汗出惡風者,防己黃芪湯主之。腹痛者加芍藥。(22)

防己黃芪湯方①:方見濕病中。

【校勘】

①防己黃芪湯方:邓珍本原载药物及煮服法,除白术三分及无加减法外,余同湿病该方。

【释义】

本条论述风水表虚的证治。风水在表,泛溢肌肤,见脉浮、身重;汗出恶风是由表虚卫气不固所致。本证乃因卫表气虚,风水犯表而成,治疗用防己黄芪汤益气固表,利水除湿。方中防己利水,黄芪益气固表,白术健脾化湿,生姜、大枣调和营卫,甘草和中。

【辨治思维与要领】

异病同治。本条与《金匮要略·痉湿暍病脉证治》篇第22条仅"水"与"湿"一字之差。风湿在表,以全身关节疼痛肿重为主症;风水犯表,以一身面目肿、按之凹陷不起为主症。两者病虽不同,但表虚卫气不固的病机相类,故异病同治。

本条脉浮、汗出恶风与桂枝汤相类似,唯身重水肿为鉴别点。

【临床应用】

本方在临床上常用于急、慢性肾炎,也可用于其他原因引起的水肿,如特发性水肿、妊娠水肿,还可用于原因不明的头面四肢虚浮。若患者有明显外感症状时,可配以祛风药,如防风等;若脾虚证明显者,可增健脾之品。临证时祛风止痛用木防己,利水退肿用汉防己。

2. 夹热

【原文】

風水惡風,一身悉腫,脉浮不渴①,續自汗出,無大熱,越婢湯主之。(23)

越婢湯方

麻黄六兩　石膏半斤　生薑三兩　大棗十五枚　甘草二兩

上五味,以水六升,先煮麻黄,去上沫,内諸藥,煮取三升,分溫三服②。惡風者加附子一枚炮,風水加术四兩。《古今錄驗》。

【校勘】

①不渴:《金匮要略心典》作"而渴",宜从。

②分温三服:《备急千金要方》其下有"覆取汗"。

【释义】

本条论述风水夹热的证治。风水之病,因风致水,津液停聚于肌肤,故见脉浮、恶风、一身悉肿。邪已化热见口渴。风热之邪性偏开泄,迫津外出故自汗出。表热随汗出泄,表无热而里有热。方用越婢汤散邪清热,发越水气。方中重用麻黄,配生姜以宣散发越,配辛凉的石膏以发越水气,兼清郁热,甘草、大枣和中以助药力。若肿势较甚者,可加白术健脾除湿,麻黄、白术相配,并行表里之湿,可增强利水退肿之效。恶风者加附子。此恶风由汗多伤阳所致,故用附子温经回阳止汗。

以上两方皆用于风水证治,均可见脉浮、汗出、恶风等,但在病机、治法及用药上有很大不同,现鉴别如下(表3-14-1):

表3-14-1 越婢汤证与防己黄芪汤证的鉴别

鉴别点	越婢汤证	防己黄芪汤证
主症	一身悉肿,恶风汗出,口渴脉浮	脉浮身重,无大热,汗出恶风
病机	风水夹郁热	风水兼表虚
治法	发汗利水,兼清郁热	益气固表,利水祛湿
药物	麻黄、石膏、姜、枣、草	防己、黄芪、白术、姜、枣、草

【辨治思维与要领】

本方证除了原文所述之外,在临床上当有头面部及上半身浮肿,并伴恶寒、发热、身痛、咳喘胸闷、咽痛口渴,尿少色黄,苔薄白或黄白相间而润,脉浮数或弦滑等症。

【临床应用】

越婢汤及越婢加术汤多用于急性肾炎所引起的水肿、特发性水肿,以及阴痒糜烂、流行性出血热、癃闭、声哑等;临证时可加连翘、益母草、生姜皮、茯苓、萆薢、白鲜皮等以增强清热利水消肿之功。

【医案举例】

史某,男,8岁。1962年4月4日初诊。1个月前,继感冒高热数日后,全身出现浮肿。经某医院尿常规检查:尿蛋白(+++),白细胞(+),颗粒管型1%～2%(高倍视野),诊为急性肾小球肾炎。服西药治疗半月余不效,来我院就诊。症见:头面四肢高度浮肿,眼睑肿势尤甚,形如卧蚕,发热汗出,恶风口渴,咳嗽气短,心烦溲赤,舌质红,苔薄黄,脉浮数,体温39.5℃。证属风水泛滥,壅遏肌肤。治宜宣肺解表,通调水道。方用越婢汤加味:麻黄10g,生石膏20g,炙甘草6g,生姜4片,大枣4枚,杏仁10g,水煎服。1962年4月7日二诊:浮肿见消,咳嗽大减,仍汗出恶风,体温38.5℃,尿蛋白(++),未见红白细胞及管型。舌苔转白,脉浮缓,效不更方,原方加苍术8g,3剂。药后热退肿消,诸症悉除,尿检正常,遂停药。以后追访年余,疗效巩固,病未复发。(王明五,张永刚.经方治疗风水 [J]. 北京中医,1985,4(5):20.)

(二)皮水

1. 夹热

【原文】

裹水[①]者,一身面目黄肿[②],其脉沉,小便不利,故令病水。假如小便自利,此亡津液,故令渴也。越婢加术汤主之方见下[③]。(5)

【校勘】

①里水:《脉经》在本条后有小字"一云皮水"。

②黄肿:《脉经》作"洪肿"。

③方见下:《医统正脉》本作"方见中风",当是。

【释义】

本条论述皮水夹热的证治。皮水的形成与肺失通调、脾失健运有关。水液不循常道输布,故面目周身肿甚,脉沉,小便不利。治疗用越婢汤发汗散水,兼清郁热,配白术以加强除湿之效。

本条"假如小便自利,此亡津液,故令渴也"一句属插笔,意在强调若见小便自利而渴,此为津液已有亡失,虚实夹杂,不可单用发汗散水之法。

2. 气虚阳郁

【原文】

皮水爲病,四肢腫,水氣在皮膚中,四肢聶聶動[1]者,防己茯苓湯主之。(24)

防己茯苓湯方

防己三兩　黃芪三兩　桂枝三兩　茯苓六兩　甘草二兩

上五味,以水六升,煮取二升,分溫三服。

【注释】

[1] 聶聶動:形容动而轻微。聶,树叶动貌。

【释义】

本条论述皮水气虚阳郁的证治。脾主四肢,脾阳不足则水液留滞于皮肤之中,故见四肢肿盛;卫阳被水湿郁滞,水气相击,阳气欲伸,两相交争,则见四肢聶聶动。治疗用防己茯苓汤通阳化气,分消水湿。方中防己、黄芪走表祛湿,是行皮中水气主药;桂枝、茯苓通阳利水;黄芪、桂枝温通表阳、振奋卫气;甘草协黄芪健脾。

防己茯苓汤与防己黄芪汤均治水气在表,同用防己、黄芪、甘草走表行水,现鉴别如下(表3-14-2):

表3-14-2　防己茯苓汤证与防己黄芪汤证的鉴别

鉴别	防己茯苓汤证	防己黄芪汤证
主症	四肢肿,聶聶动,小便不利	脉浮身重,汗出恶风
病机	水气壅盛于肌肤,阳气郁滞	水湿停滞于肌肤,表虚不固
治法	温阳化气,表里分消	益气固表,除湿利水
药物	防己,黄芪,甘草,桂枝,茯苓	防己,黄芪,甘草,白术,大枣,生姜

【临床应用】

本方主治脾肺气虚、水湿内停、阳郁于内导致的水气病。其主症为四肢浮肿,可伴肿处局部轻微颤动,小便不利,或兼乏力等。可用本方治疗属气虚阳郁证的急、慢性肾炎,尿毒症,肾病综合征,特发性水肿,营养不良性水肿,关节炎、妊娠子痫等病。

(三)黄汗

1. 营卫郁滞,湿热阻遏

【原文】

問曰:黃汗之爲病,身體腫一作重,發熱汗出而渴,狀如風水,汗沾衣,色正黃如檗汁,脉自沉,何從得之?師曰:以汗出入水中浴,水從汗孔入得之,宜芪芍桂酒湯主之。(28)

黄芪芍药桂枝苦酒汤方

黄芪五两　芍药三两　桂枝三两

上三味,以苦酒一升,水七升,相和,煮取三升,温服一升,当心烦,服至六七日乃解。若心烦不止者,以苦酒阻故也。一方用美酒醯代苦酒。

【释义】

本条论述黄汗病的病因、证治。汗出时,腠理开泄,卫表空虚,水寒之气入侵,水湿阻滞肌肤可见肤肿,营卫不和,湿郁化热可见发热,湿热交争可见汗出色黄,气不化津则症见口渴等。治疗用芪芍桂酒汤固表祛湿,调和营卫,兼泄营热。方中重用黄芪实卫走表,配以桂枝、芍药调和营卫,振奋卫阳,苦酒即米醋,用以泄营中郁热。四药合用,卫阳得固,营阴得益,水湿得祛,气血得通,黄汗得愈。

黄汗与风水均见水肿,汗出,骨节疼痛等,但二者病机证治不同。现鉴别如下(表3-14-3):

表3-14-3　黄汗与风水的鉴别

鉴别	黄汗	风水
主症	汗出色黄沾衣,身肿,发热,骨节疼痛,不恶风,脉沉迟	脉浮,恶风,骨节疼痛,头面肿迅及全身,四肢肿而凹陷不起
病因	汗出入水中浴,水从汗孔入	风邪袭表
病机	表卫不固,水湿滞于肌腠,湿郁化热,湿热交蒸	外邪犯表,肺失通调
治法	固表祛湿,和营卫,泄郁热	发汗宣肺散水

【临床应用】

本方加减治疗黄汗病的临床个案报道不少。在具体应用时,清利可用茵陈、山栀子、车前子、虎杖;渗湿可用茯苓、薏苡仁、泽泻等;敛汗用浮小麦、龙骨、牡蛎等。本方亦可用于急性黄疸性肝炎见黄汗者。

2. 气虚湿盛阳郁

【原文】

黄汗之病,两胫自冷;假令發熱,此屬歷節。食已汗出,又身常暮[①]盗汗出者,此勞[②]氣也。若汗出已反發熱者,久久其身必甲錯;發熱不止者,必生惡瘡。若身重,汗出已輒輕者,久久必身瞤,瞤即胸中痛,又從腰以上必汗出,下無汗,腰髋弛痛,如有物在皮中狀,劇者不能食,身疼重,煩躁,小便不利,此爲黃汗,桂枝加黃芪湯主之。(29)

桂枝加黃芪湯方

桂枝　芍藥各三兩　甘草二兩　生薑三兩　大棗十二枚　黃芪二兩

上六味,以水八升,煮取三升,溫服一升,須臾飲熱稀粥一升餘,以助藥力,溫服[③]取微汗;若不汗,更服。

【校勘】

①暮:《医统正脉》本字后有"卧"字。

②劳:《医统正脉》作"荣"。

③温服:《医统正脉》作"温覆"。

【释义】

本条深入论述黄汗病的证治及与历节、劳气的鉴别。

黄汗由内侵之水湿下注膝胫，营卫郁遏，阳气不能通达，故虽有身热，但两胫自冷；这与湿热留注于关节，局部肿热、活动受限的历节不同。食后汗出，暮晚盗汗，是胃气不足，阴虚有热的劳气，属虚劳病；与阳郁热而汗出之黄汗不同。阳郁之热会因汗出而减轻，若黄汗出而热不减，日久必耗损营血，肌肤失养而见甲错。湿热郁蒸不已，营热邪毒相合，亦可腐溃肌肤而成恶疮。此与第1条"久不愈，必致痈脓"相呼应。

湿盛则身重，但汗出之后，湿随汗泄，一般身重会减轻，此乃黄汗特征。然汗出耗气伤阳，则见肌肉膶动；阳气不足，胸阳痹阻而有痛感。黄汗病，以肌表汗出异常为主，故腰以上汗出，腰以下无汗，且下半身腰髋部肌肉松弛，疼痛乏力。阳欲行而被郁，汗欲出而不能，故皮中如有物作痒之状。若病情加剧，伤及胃气则饮食受限；肌表湿盛则疼痛肿重；膀胱气化不行则小便不利；诸症加剧则心烦不安。治用桂枝加黄芪汤调和营卫，益气除湿。方中桂枝汤既能调和营卫，解散外邪，又能调和阴阳，恢复气化；黄芪协桂枝走表，通达阳气，祛除水湿。嘱药后饮热稀粥并温覆以助药力，使全身微微汗出，则营卫调和，阳气畅达，其病可愈。

本方与芪芍桂酒汤均治黄汗，皆有桂枝、芍药、黄芪，调营卫、固表气。现归纳要点如下（表3-14-4）：

表3-14-4　芪芍桂酒汤证与桂枝加黄芪汤证的鉴别

鉴别	芪芍桂酒汤证	桂枝加黄芪汤证
主症	汗沾衣，色正黄如柏汁，身肿，发热，汗出而渴	身疼重，腰以上汗出，下无汗，腰髋弛痛，不能食
病机	表虚而湿滞，热郁于肌腠	营卫失调，阳郁而水湿停滞
治法	固表祛湿，和营卫，泄郁热（正治法）	兼调和营卫，通阳散湿（变治法）
药物	黄芪五两，芍药三两，桂枝三两，苦酒一升	桂枝、芍药各三两，甘草二两，生姜三两，大枣十二枚，黄芪二两

【临床应用】

本方适用于营卫失调、气虚湿盛阳郁所致的黄汗。其主症为汗出色黄染衣、两胫冷、身疼重、腰以上汗出、腰以下少汗或无汗、小便不利等。也可用于符合上述证候的黄疸病、自主神经功能失调、白细胞减少症、自汗盗汗、过敏性鼻炎等。

（四）气分

1. 阳虚阴凝

【原文】

氣分，心下堅，大如盤，邊如旋杯，水飲所作，桂枝去芍藥加麻辛附子湯主之。（31）

桂枝去芍藥加麻黃細辛附子湯方

桂枝三兩　生薑三兩　甘草二兩　大棗十二枚　麻黃　細辛各二兩　附子一枚（炮）

上七味，以水七升，煮麻黃，去上沫，内諸藥，煮取二升，分温三服，當汗出，如蟲行皮中，即愈。

【释义】

本条论述阳虚阴凝气分病的证治。原文强调了心下坚的症状,触之脘腹,似有盘杯之状,此为阳气虚衰,阴寒凝聚,水气留滞而成。治疗用桂枝去芍药加麻辛附子汤以温通阳气,散寒化饮。本条接在第30条之后,有一定的承接关联之意。第30条阐述了气分的病机与临床见症,本条接续其后,补述心下坚之症,并出方治,故本方证除了心下坚以外,还应有手足逆冷、腹满肠鸣、骨节疼痛、恶寒身冷等症。

【辨治思维与要领】

方药的化裁应根据病情的轻重而定。本条阳衰阴凝的气分病用桂枝去芍药加麻黄细辛附子汤治疗。桂枝汤去芍药,一是芍药性微寒而酸收,非本证所宜;二是去芍药则甘辛温通之力增,再加麻黄细辛附子汤则温经散寒之效更强,体现了"大气一转,其气乃散"的精神。

【临床应用】

本方温阳散寒之力强,临床上凡内脏功能衰退而见水肿,如风心病、肺心病、肝硬化腹水、肝肾综合征、风湿性或肺源性或充血性水肿等属阳虚阴凝者,皆可加减使用。陈修园《时方妙用》在本方基础上加一味知母,称为消水圣愈汤,为治水肿所常用。

2. 脾虚气滞

【原文】

心下坚,大如盤,邊如旋盤,水飲所作,枳术湯主之。(32)

枳术湯方

枳實七枚　白术二兩

上二味,以水五升,煮取三升,分温三服,腹中軟,即當散也。

【释义】

本条论述脾虚气滞气分病的证治。本条与31条比较,仅有边如旋"盘"与"杯"不同,乃"水饮散漫之状"(《金匮要略直解》),治疗却大相径庭。病机为脾虚气滞,脾运失司,水湿痞结于心下,当有上腹部胀闷或疼痛等症。治以枳术汤行气散结,健脾化饮。方中枳实行气散结消痞,白术健脾燥湿化饮,二药相合,健运脾气以消除水湿。

现将两方证列表鉴别如下(表3-14-5):

表3-14-5　桂枝去芍药加麻辛附子汤证与枳术汤证的鉴别

鉴别	桂枝去芍药加麻辛附子汤证	枳术汤证
主症	心下坚,大如盘,边如旋杯	心下坚,大如盘,边如旋盘
兼症	手足逆冷,腹满肠鸣,恶寒身冷,骨节疼痛	脘腹痞满而胀
病机	阳气虚衰,阴寒内盛,水寒凝结于心下	脾虚气滞,水饮痞结于心下
治法	温阳散寒,行气利水	行气散结,健脾化饮

【临床应用】

本方用于治疗脾虚气滞、水饮痞结所致的心下痞满。本方加人参、茯苓、陈皮、生姜,即是《痰饮咳嗽病脉证并治》篇中的《外台》茯苓饮,可"消痰气,令能食",有益气健脾、行气蠲饮之效。后世在枳术汤中加荷叶以升胃气,并改为丸剂,方便使用。

小　结

1．水气病以身体浮肿为主症。其形成与肺、脾、肾、三焦、膀胱等气化失调关系密切。依据病因病机和病变部位的不同，除风水、皮水、正水、石水、黄汗之外，还有五脏水以及气分、水分、血分等。

2．对于水气病的治法，本篇重视"因势利导"，提出了发汗、利小便和逐水三大治法，此可看作对《内经》"开鬼门""洁净府""去宛陈莝"的继承与发展。但这些治法以祛邪为主，对于阳虚水泛的情况，可参考"大气一转，其气乃散"，或结合痰饮病的温药之用，以温运为主。"血不利则为水"，对于顽固性水肿的治疗也颇有启发。

3．水气病的证治，篇中详略不一。风水与皮水多用汗法，如风水表虚的防己黄芪汤；若内有郁热者，当用越婢汤、越婢加术汤。皮水湿盛阳郁的防己茯苓汤等。黄汗若属表虚不固，湿遏热伏于肌腠者，当用补气固表，宣阳化湿，佐以清泄郁热的芪芍桂酒汤；若属营卫失调、水湿郁滞者则用调和营卫、宣阳去湿的桂枝加黄芪汤。气分的治疗有桂枝去芍药加麻黄细辛附子汤和枳术汤的不同。这些证治都充分体现了仲景的治疗思想，对于指导临床实践有实用价值。

【复习思考题】

1．《金匮要略》治风水、皮水为何以汗法为主？在何种情况下，风水、皮水禁用汗法？试结合原文说明之。

2．试述血分、水分的区别，其中何证易治？为什么？

3．水气病的治疗大法有哪些？

4．试比较防己茯苓汤与防己黄芪汤的异同。

5．试比较桂枝去芍药加麻辛附子汤与枳术汤的异同。

第十五节　黄疸病脉证并治第十五

本篇论述了黄疸病的脉证及治疗。黄疸病以目黄、身黄、小便黄为主症。有谷疸、酒疸、女劳疸之分。其病因有湿热、寒湿、火劫、燥结、女劳以及虚黄等，但以湿热居多。治疗以清利湿热为主，汗、吐、下、和、温、清、消、补八法贯穿其中。

一、病因病机、分类与辨证

【原文】

寸口脉浮而缓，浮则爲風，缓则爲痹，痹非中風，四肢苦煩[1]，脾色必黄，瘀熱以行。（1）

【注释】

[1] 苦烦：重滞不舒之意。

【释义】

本条论述湿热黄疸的发病机制。寸口脉浮而缓，在伤寒是太阳表虚的脉象，在杂病"浮则为风"可理解为浮脉主热，缓脉主湿应脾。"痹非中风"为插笔，"痹"指湿热蕴闭于脾，并非风寒湿杂至之痹证。仲景恐人误认脉浮为外感，故插入以示区别。

脾主四肢、肌肉，脾有湿热，四肢必感重滞不舒；如湿热蕴积，蒸迫于血分，行于体表，必然发为黄疸，故云"脾色必黄，瘀热以行"。

【辨治思维与要领】

"脾色必黄，瘀热以行"高度概括黄疸病的病因病机，说明黄疸病位在脾，与血分有关；湿热互为因果是黄疸病的重要病理机制，湿热入于血分是湿热黄疸形成的最关键病机。如《金匮要略浅注补正》云："瘀热以行，一瘀字，便见黄皆发于血分……"因此，黄疸治疗应重视活血凉血祛瘀，酌情加入凉血活血药物，可提高疗效。

【临床应用】

本条对后世治疗黄疸病具有重要指导意义。关幼波提出"治黄必治血，血行黄易却，治黄需解毒，毒解黄易除；治黄要化痰，痰化黄易散"。提示清利湿热为常法，可依据病情突出活血、化痰、解毒等。

二、证治

（一）谷疸

【原文】

穀疸之爲病，寒熱不食，食即頭眩，心胸不安，久久發黃，爲穀疸，茵陳蒿湯主之。（13）

茵陳蒿湯方

茵陳蒿六兩　　栀子十四枚　　大黃二兩

上三味，以水一斗，先煮茵陳，減六升，内二味，煮取三升，去滓，分温三服。小便當利，尿如皂角汁狀，色正赤，一宿腹減，黃從小便去也。

【释义】

本条论述谷疸证治。谷疸属胃热脾湿为病，湿热交蒸，营卫不和，故形寒发热，非表证。湿热内蕴脾胃，运化失司，则食欲减退。若勉强进食，食入不化，反而助湿生热，湿热上熏，则食即头眩，心胸不安。日久湿热深陷血分，则为谷疸。

谷疸除上述症状外，可伴见腹满、小便不利、大便秘结或不爽，汗出不彻等症。治疗用茵陈蒿汤。方中茵陈蒿清热利湿，栀子清三焦而利水道，大黄泄热通便，化瘀退黄。三药合用，使瘀热湿浊从小便排泄。

《伤寒论》第236条有阳明病变证湿热发黄用茵陈蒿汤。两者可前后联系起来学习。

【辨治思维与要领】

"久久发黄"提示，湿热发黄有一个郁蒸的过程，如及时清热利湿，可避免黄疸的发生，此属治未病。

关于茵陈蒿汤的作用，有谓开郁解热，非攻里者；有谓此方利下，使湿从大小二便而出者。根据此方共三味药，均属苦寒，茵陈之量三倍于大黄且先煎，可知该方不在攻下，而在清利湿热，使湿热之邪从小便而去，故方后云"尿如皂角汁状""黄从小便去也"。大黄仅用二两，并与栀子同下，说明其用不在通腑攻下，而是泄热逐瘀。

【临床应用】

茵陈蒿汤是治疗湿热黄疸的主方，现代临床多用于急性黄疸性肝炎、亚急性黄色肝萎缩及重型肝炎，还用于新生儿溶血病、母婴 ABO 血型不合性先兆流产、妊娠合并肝内胆汁淤积症、崩漏、血液透析患者皮肤瘙痒症、原发性肝癌栓塞化疗后发热、复发性口腔溃疡等证属湿热者,常可取得较好疗效。

应用本方时须注意:阴黄及湿重于热者忌用,孕妇慎用。本方虽然退黄效果明显,但终属苦寒之品,易于伤胃,因此要中病即止,不可过剂,否则反使病情迁延难愈。

(二)黄疸

1. 湿重于热

【原文】

黄疸病,茵陳五苓散主之—本云茵陳湯及五苓散并主之。(18)

茵陳五苓散方

茵陳蒿末十分　五苓散五分方見痰飲中

上二物和,先食飲方寸匕,日三服。

【释义】

本条论述黄疸病湿重于热的治法。只言"黄疸病",未指出症状,以方测证,当有形寒发热、恶心纳呆、小便短少或不利、苔腻不渴等症,故用茵陈五苓散利水清热,去湿退黄。方中五苓散化气行水,茵陈清利湿热。

【辨治思维与要领】

临床上黄疸病除首先区别阴黄、阳黄外,还需进一步在湿热阳黄的基础上区分湿盛、热盛或湿热俱盛。

【临床应用】

本方临床上适用于治疗湿重于热的黄疸。湿重难化,可加藿香、佩兰、蔻仁以芳香化湿,宣利气机;食滞不化,可加炒枳实、白术、神曲、莱菔子等;呕重者,可加半夏、陈皮以和胃降逆;腹大腹胀者,可加大腹皮、厚朴、木香等。

2. 热盛里实

【原文】

黄疸腹滿,小便不利而赤,自汗出,此爲表和裏實,當下之,宜大黃硝石湯。(19)

大黃硝石湯方

大黃　黃蘗　硝石各四兩　栀子十五枚

上四味,以水六升,煮取二升,去滓,内硝,更煮取一升,頓服。

【释义】

本条论述黄疸病热盛里实的证治。黄疸腹满,为邪热传里,里热成实;小便不利而赤,是湿郁化热,膀胱气化不利;自汗出,是里热壅盛,迫津外出。"此为表和里实"一句是辨证的结论,既概括大黄硝石汤证的病机,又对该病证的病位与虚实作了判断。表和无病,里热已成实,治疗以攻下法通腑泄热,用大黄硝石汤。方中栀子、黄柏清里泄热,大黄、硝石攻下瘀热,全方共奏清热通便、利湿退黄之功。

【辨治思维与要领】

本方适用于黄疸热重于湿,里热成实者。结合第8条原文,常见临床表现有身黄如橘子色,自汗出,溲赤,腹部满胀疼痛拒按,大便干结,苔黄脉沉实,或见发热烦喘,胸满口燥,肚热等症。

"表和里实"说明无表证,里热已成实,故云"当下之"。反之,里热未成实者,则不可使用本方。

【临床应用】

本方常用于急性病毒性肝炎大便燥结者。黄疸鲜明者常合用茵陈蒿汤加强其清热利湿退黄之功。如症见胁痛胀满者，加郁金、川楝子、青皮等；小便短赤而少者，加滑石、冬葵子等；若阳明热结，潮热谵语，便秘，黄疸色深，脉沉实者，可用芒硝软坚泄热，以急下存阴。

（三）黄疸兼证

【原文】

诸病黄家，但利其小便；假令脉浮，当以汗解之，宜桂枝加黄芪汤主之方见水气病中。（16）

【释义】

本条论述黄疸的治疗大法，并提出黄疸兼表虚的证治。因"黄家所得，从湿得之"，无论寒湿、湿热、湿瘀发黄，湿邪贯穿始终，故治法是通利小便，既能排泄湿邪，又能祛除热邪。若黄疸初起，证见恶寒发热、脉浮自汗，为卫表气虚，湿郁于表，非内热影响，故可汗解，宜用桂枝汤调和营卫，加黄芪扶正，兼去水湿。若湿热兼表实而发黄的，可用《伤寒论》麻黄连轺赤小豆汤。

【辨治思维与要领】

治黄疸应知常达变。黄疸由湿热蕴结，"诸病黄家，但利其小便"，这是常法；假令黄疸初起伴恶寒发热、汗出脉浮，属表虚内热不重者，可用桂枝加黄芪汤，这是变法。

异病可同治：桂枝加黄芪汤，在《金匮要略·水气病脉证并治》篇用治黄汗，本条则用治黄疸表虚。

【临床应用】

本方除用于黄疸初起，伴有恶寒发热、脉浮自汗的表证外，还常用于虚人外感汗多、湿疹、中耳炎、蓄脓症、痔瘘、脐炎、小儿汗多易外感、放化疗后以及原因不明之白细胞减少者。

小　　结

黄疸病以目黄、身黄、小便黄为其特征。黄疸治疗应首先从病机分析，明确其证是属湿盛于热、热盛于湿还是湿热俱盛。如湿热俱盛者用茵陈蒿汤清泄湿热；湿偏盛者用茵陈五苓散利湿清热；热偏盛且病偏于下者用大黄硝石汤通腑泄热。黄疸见有表虚证，有桂枝加黄芪汤之用。

【复习思考题】

1. 试述谷疸的病因病机及其主症。
2. 茵陈蒿汤、大黄硝石汤均治疗湿热黄疸，其性质和病位有何不同？
3. 如何理解"脾色必黄，瘀热以行"？

第十六节　惊悸吐衄下血胸满瘀血病脉证治第十六

本篇论述惊、悸、吐血、衄血、下血和瘀血等病，胸满仅是瘀血的伴见症状，不是独立的疾病。上述病证均与心和血脉关系密切，故合篇讨论。

惊与悸有别。惊指惊恐，精神不定，卧起不安；悸是自觉心中跳动不安。惊发于外，多自外来，悸在于内，多自内生。但惊与悸又互有联系，突然受惊必然导致心悸，心悸又易见惊恐,故常惊悸并称。

血证是本篇论述的重点。吐血、衄血、下血和瘀血皆为血脉之病,属血证范围,因其发病机制和病变部位不同,故证有寒热虚实之分,治有温凉补泻之异。本篇还提出瘀血主症以及"当下之"的治疗原则。

本节仅节选吐衄下血内容。

一、虚寒吐血

【原文】

吐血不止者,柏葉湯主之。(14)

柏葉湯方

柏葉　乾薑各三兩　艾三把

上三味,以水五升,取馬通汁一升,合煮取一升,分温再服。

【释义】

本条论述虚寒吐血的证治。吐血日久不止,如证属中气虚寒,血不归经,可见吐血日久不愈,血色淡红或黯红,面色萎黄或苍白,神疲体倦,舌淡苔白,脉虚无力等症状。治宜温中止血,方用柏叶汤。柏叶清降,折血逆上之势,又能收敛以止血;干姜、艾叶温阳守中,使阳气振奋而能摄血;马通汁性微温,可引血下行以止血。四味合用,共奏温中止血之效。

【辨治思维与要领】

本证吐血多以日久不止、色淡不鲜为主要特点,以方测证,当伴见面色萎黄或苍白、神疲体倦、舌淡苔白、脉虚无力等中焦虚寒表现。

柏叶汤虽以"柏叶"为名,但并非主治热性吐血,而是取柏叶清降止血之功,以止血为第一要务。柏叶用量不宜太大,干姜、艾叶用量不可太小,炒炭疗效更佳。

【临床应用】

临床多用于上消化道出血、胃溃疡、十二指肠溃疡、肝硬化、食管静脉曲张出血、肺结核出血、血小板减少性紫癜等,证属中气虚寒、失于统摄者。古人常用马通汁止血,目前常用童便、灶心土代之,其效亦佳。

二、热盛吐衄

【原文】

心氣不足[①],吐血、衄血,瀉心湯主之。(17)

瀉心湯方:亦治霍亂。

大黃二兩　黃連　黃芩各一兩

上三味,以水三升,煮取一升,頓服之。

【校勘】

①心气不足:《备急千金要方》作"心气不定"。宜从,即心烦不安之意。

【释义】

本条论述热盛吐衄的证治。心藏神,主血脉,若心火亢盛,扰乱心神于内,迫血妄行于上,则见心烦不安、吐血、衄血,伴面赤、溲赤、口渴、便干等症。治以泻心汤清热泻火而止血。方中黄连长于泻心火,黄芩泻上焦火,大黄苦寒降泄,三药合用,直折其热,使火降则血亦自止。

柏叶汤与泻心汤均治吐血,但有寒温之别,现将两方证列表鉴别如下(表3-16-1):

表3-16-1 柏叶汤证与泻心汤证鉴别

鉴别	柏叶汤证	泻心汤证
病机	中气虚寒、气不摄血	火热亢盛、迫血妄行
主症	吐血不止,血色黯红,面色苍白或萎黄,形倦神疲,舌淡苔白,脉微弱无力	心烦不安,吐衄,血色鲜红,来势较急,面赤口渴,烦躁便秘,舌红苔黄,脉数有力
治法	温中止血	凉血止血

《伤寒论》有大黄黄连泻心汤主治"心下痞,按之濡,其脉关上浮者"。据宋代林亿方后注可知,大黄黄连泻心汤中当有黄芩,与《金匮要略》泻心汤组成相同,但两方的煎服法不同,故作用有异。大黄黄连泻心汤"以麻沸汤二升,渍之须臾,绞去滓,分温再服"。不用煎煮是取其清淡之性味以清心火,泻胃热,消痞满。而《金匮要略》泻心汤是"以水三升,煮取一升,顿服之",取其降火止血之功,不可不知。

【辨治思维与要领】

本方的特点是药味少而作用专一。药仅三味,未用止血之药而收止血之功,只因三药合用,直折其热,使火降血止。正如唐容川所言:"泻心即是泻火,泻火即是止血。"

方中大黄除泄热外,还有逐瘀之功,用于血证尤为精当,有止血不留瘀之意。

【临床应用】

本方适用于火热充斥,迫血妄行的吐血、衄血、便血、尿血等多种出血证。辨证当把握是暴病、新病,除出血一症外,尚兼见心中烦热,或热痛,面红,唇红,吐血鲜红,舌红苔黄,脉数有力等。泻心汤对符合上述证候的上消化道出血其效尤佳。本方还可用于胃脘痞塞、胃脘痛、糜烂性胃炎、食管炎、精神分裂症、癫狂、胆囊炎、胆石症、细菌性痢疾、口腔炎、痤疮、结节性红斑、带状疱疹、银屑病等多种疾病属火热炽盛者。

服用本方应注意两点:一是服药次数,当遵方后注"顿服之"之嘱,不宜多服,以免伤正。二是善后处理,血止后当立即采用甘寒养胃,益气养血法等善后。

三、虚寒便血

【原文】

下血,先便後血,此遠血也,黃土湯主之。(15)

黃土湯方亦主吐血、衄血。

甘草 乾地黃 白术 附子(炮) 阿膠 黃芩各三兩 竈中黃土半斤

上七味,以水八升,煮取三升,分溫二服。

【释义】

本条论述虚寒便血的证治。下血,指血从下窍而出者,即大便出血。大便在先,便血在后,出血部位离肛门较远,故称为远血。病由中焦脾气虚寒,统摄无权而血渗于下所致。治宜黄土汤温脾摄血。方中灶心土又名伏龙肝,温中涩肠止血;白术、甘草健脾补中;制附子温阳散寒,虽无止血作用,却有助于中阳恢复而达到止血作用;干地黄、阿胶滋阴养血以止血;黄芩苦寒,作为反佐,防温燥动血。本方刚柔相济,温阳不伤阴,滋阴不碍阳,共奏温中止血之功。

【辨治思维与要领】

黄土汤与柏叶汤均能温中止血。但柏叶汤证特点为血势上出，故以侧柏叶清降止血，主治吐血，病位在胃；黄土汤证特点为阴血下渗，故用灶心土涩肠止血，主治便血，病位在肠，两证同中有异。

本方配伍用药当关注两点：一是在使用味辛性热的附子、白术、灶心黄土中，配苦寒的黄芩坚阴；二是在止血主方中，伍养血补血之干地黄、阿胶。提示治虚寒性出血，当注意避免温燥动血、伤血，毕竟血属阴，不耐温燥太过。

【临床应用】

本方适用于脾气虚寒，不能统血所致的便血，其主症是血色紫黯，并伴腹痛，喜温喜按，面色无华，神疲懒言，四肢不温，舌淡脉细虚无力等。临床上黄土汤可治疗符合上述证候的各种出血证，如吐血、衄血、崩漏、血尿等。涉及上消化道出血、肺结核与支气管扩张咯血、消化道肿瘤出血、肛裂出血、血小板减少性紫癜、功能失调性子宫出血、先兆流产等疾病。此外，本方还可用于痛经、泄泻、呕吐，辨证属脾胃虚寒、肾阳不足者。出血多者，酌加三七、阿胶、白及、艾叶；气虚甚者，加党参、黄芪；虚寒甚者，加炮姜、肉桂、补骨脂，去黄芩或改用黄芩炭。本方还可加赤石脂，以增强温补涩血之效。

四、湿热便血

【原文】

下血，先血後便，此近血也，赤小豆當歸散主之方見狐惑中。（16）

【释义】

本条论述湿热便血的证治。下血，出血在先，大便在后，出血的部位离肛门较近，故称为近血。症见下血鲜红或有黏液，腹痛，大便不畅，苔黄腻，脉濡数。近血的形成，多因湿热蕴于大肠，灼伤阴络，迫血下行所致。此即《素问·生气通天论》"肠澼为痔"，后世称之为"脏毒""肠风"。治以赤小豆当归散清热利湿，活血止血。

本方与黄土汤均治便血，但有虚实寒热之分。本方所治之近血属大肠湿热，灼伤阴络；而黄土汤所治之远血为脾气虚寒，失于统摄所致。现将两方证列表对比如下（表3-16-2）：

表3-16-2 赤小豆当归散证与黄土汤证的鉴别

鉴别	赤小豆当归散证	黄土汤证
主症	先血后便，下血鲜红，黏液，大便不畅，苔黄腻，脉数	先便后血，下血紫黯，便溏腹痛，面色无华，神疲乏力，手足不温，舌淡脉细
病机	大肠湿热，迫血下行	中气虚寒，统摄无权
治法	清利湿热，化瘀止血	温中涩肠止血
药物	赤小豆、当归、浆水	灶心土、白术、炮附子、甘草、干地黄、阿胶、黄芩

【辨治思维与要领】

远血、近血的辨证，除以出血与排便的先后为依据外，应结合出血部位、时间、颜色、血量，以及全身脉症综合考虑。

赤小豆当归散方两味药品均无止血功效,但两者合之能收敛止血,以赤小豆清热解毒利湿,当归引血归经,意在审因论治。当归活血,具有止血不留瘀的特点。

【临床应用】

赤小豆当归散常用于痔疾、肛裂等病,证属湿热蕴阻大肠者。临床以下血、血色鲜红或有黏液,并伴有大便不畅为主症。使用时可酌加槐花、金银花、紫花地丁;便血日久不止者,可酌加炒椿根白皮、侧柏炭;湿热偏重者,可酌加黄柏、苦参、知母等。赤小豆当归散现代临床多用于狐惑病酿脓、结节性红斑等病证。

小　　结

血证临证时可根据病情的寒热虚实,灵活运用。如吐血不止属虚寒者,用柏叶汤温中止血;吐衄属热盛者,用泻心汤苦寒清热,泻火止血。下血,属虚寒远血者,用黄土汤温脾摄血;属湿热近血者,用赤小豆当归散清利湿热,活血止血。

【复习思考题】

1. 泻心汤中并无止血之品,为何能治吐衄血证?
2. 黄土汤与侧柏叶汤均治疗虚寒型出血,为何一治吐血,一治便血?

第十七节　呕吐哕下利病脉证治第十七

本篇论述呕吐、哕、下利病的脉因证治。呕吐是指由胃气上逆所致的以呕吐为主症的一类病证。哕即呃逆,为胃膈气逆所致。下利包括泄泻和痢疾。本篇论述病证均属胃肠疾患,在病机上为脾胃运化升降失职,但亦有肾阳不足,肝胆疏泄失司所致。

根据《素问·太阴阳明论》"阳道实,阴道虚"理论,凡属实证、热证者,多责之于胃肠,治以和胃降逆,通腑去邪;属虚证、寒证者,多责之于脾肾,治以健脾温肾。此对于临床实践有重要的指导意义。

本节仅节选呕吐、哕内容。

一、呕吐

(一)成因与脉证

饮邪致呕

【原文】

先嘔却渴者,此爲欲解。先渴却嘔者,爲水停心下,此屬飮家。嘔家本渴,今反不渴者,以心下有支飮故也,此屬支飮。(2)

【释义】

本条论述水饮致呕的辨证。脾胃虚弱,健运失常,饮停于中,影响气机升降,胃气上逆,内停之饮亦随之而出。若呕吐而饮邪得去,胃阳恢复,出现口渴,这种先呕而后口渴者,为饮去阳复,病欲解之征。相反,先渴而后呕,是因饮停于中,气化不利,津液不能上承而口渴;渴而多饮,更令中阳失运,饮不得化,饮阻气逆则呕吐。这种先渴而因饮水助邪致呕的,属内停之饮所致,故曰"此属饮家"。

经常呕吐的患者，津液耗伤，本应口渴，今反不渴，乃饮邪停留于心下，以致呕吐频作，故云"此属支饮"。本条见症可用小半夏汤或小半夏加茯苓汤治疗。

【辨治思维与要领】

通过辨呕、渴的先后关系以及呕而不渴，说明水饮致呕的辨证关键在于口渴与否。呕而渴，为饮却阳复；呕而不渴，为饮盛阳弱；渴而呕，为饮阻阳郁，水停心下。临证时需四诊合参，辨其呕吐物为清稀涎沫，或水食混杂，以及呕后腹胀、恶心、脘痞是否减轻，来判断饮邪去否。

（二）证治

1. 寒饮呕吐

【原文】

諸嘔吐，穀不得下者，小半夏湯主之方見痰飮中。（12）

【释义】

本条论述寒饮停胃呕吐的治法。呕吐虽病因诸多，其病机皆为胃失和降，胃气上逆。本条之呕吐、谷不得下当是胃中停饮，脾胃升降失调，寒饮上逆所致，故以呕吐清稀痰涎为特点，治疗方用小半夏汤散寒化饮，和胃降逆止呕。方中半夏开饮结而降逆气，生姜散寒和胃以止呕吐。

【辨治思维与要领】

小半夏汤见于痰饮病、黄疸误下后致哕以及本条寒饮呕吐，病机均为水停于胃。方中"诸"，不能理解为"凡"，而应结合小半夏汤主治范围来理解。因本方具有较强的和胃、降逆之功，经过适当的配伍变化，可以治疗各种呕吐，故后世医家称此方为止呕祖方。

【临床应用】

小半夏汤经过配伍，可治疗各种原因导致的呕吐，常用于急慢性胃炎、幽门不全梗阻、幽门水肿等，证属水饮内停者。

2. 虚寒胃反

【原文】

胃反嘔吐者，大半夏湯主之《千金》云：治胃反不受食，食入即吐。《外臺》云：治嘔，心下痞鞕者。（16）

大半夏湯方①

半夏二升（洗完用） 人參三兩 白蜜一升

上三味，以水一斗二升，和蜜揚之二百四十遍，煮藥取升半②，溫服一升，餘分再服。

【校勘】

①大半夏汤方：此五字原脱，据赵开美本补。

②煮药取升半：赵开美本作"煮取二升半"，可从。

【释义】

本条论述虚寒胃反的治法。胃反呕吐的主要症状是朝食暮吐，暮食朝吐，宿谷不化。其病机为中焦虚寒，脾胃功能失调，水谷不能腐熟运化。胃气不降则呕，脾不化气生津，肠失濡润，故大便燥结如羊屎。用大半夏汤和胃降逆，补虚润燥。方中重用半夏开结降逆，人参、白蜜补虚润燥。

【辨治思维与要领】

应用大半夏汤方的主症是"朝食暮吐，暮食朝吐，宿谷不化"。但据证分析，当兼见心下痞硬、面色不华、倦怠乏力、舌淡苔白、脉弱等症状。

【临床应用】

本方加减后可治神经性呕吐、急性胃炎、胃及十二指肠溃疡、贲门痉挛、胃扭转、胃癌等。久病血亏而大便如羊屎者,加当归、火麻仁、郁李仁;郁久化热伤阴,热伤阴络而便血,兼见口干者,加黄芩、麦门冬、白及;上腹部隐痛,大便色黑而无热者,为气虚便血之证,加生黄芪、白及;胸腹胀满,便秘者,加枳实、厚朴、槟榔;因情志不畅,时发呕吐,嗳气者,加乌药、青皮、陈皮;面色白,畏寒肢冷明显者,加川椒、生姜。

3. 胃肠实热

【原文】

食已即吐者,大黄甘草汤主之。《外台》方,又治吐水。(17)

大黄甘草汤方

大黄四两　甘草一两

上二味,以水三升,煮①取一升,分温再服。

【校勘】

①煮:原作"者",据赵开美本改。

【释义】

本条论述胃肠实热呕吐的证治。"食已即吐",是食入于胃,旋即尽吐而出。实热壅阻胃肠,腑气不通,以致在下则肠失传导而便秘,在上则胃气不降,且火性急迫上冲,故食已即吐。治用大黄甘草汤泄热去实,使实热去,大便通,胃气和,则呕吐自止。方中大黄荡涤肠胃实热,推陈出新;甘草缓急和胃,安中益气,使攻下而不伤胃。

本条与大半夏汤证都有呕吐而食谷不下之症,但病机不同,治法迥异。本条为胃肠实热壅滞,虽能食,但"食入即吐";大半夏汤为脾胃虚寒,不能消谷,故见朝食暮吐,暮食朝吐,宿谷不化。前者治以通腑泄热,后者治以补虚降逆。

【辨治思维与要领】

"食已即吐"是应用本方的关键。据证分析,临床当有胃肠实热的见症,如口渴、口臭、便秘、苔黄、脉实等。

【临床应用】

本方常用于呕吐属胃肠实热者,可用于急慢性胃炎、急性胆囊炎、急性胰腺炎、急性阑尾炎、肠梗阻等证属胃肠实热者。呕甚者加竹茹、瓦楞子、芦根等;热甚者加山栀、黄连、黄芩等;大便秘结者加芒硝;吐出物酸苦者,宜合用左金丸。此外,本方加减对疔疮发背、泌尿系感染等亦有良效。

4. 寒热错杂

【原文】

呕而肠鸣,心下痞者,半夏泻心汤主之。(10)

半夏泻心汤方

半夏半升(洗)　黄芩　乾薑　人参各三两　黄连一两　大枣十二枚　甘草三两(炙)

上七味,以水一斗,煮取六升,去滓,再煮取三升,温服一升,日三服。

【释义】

本条论述寒热错杂的呕吐证治。症见上有呕吐,下有肠鸣,中有痞阻,乃寒热互结于中焦,升降失调所致。胃气上逆则呕,脾失健运则肠鸣、泄泻。因其病变在中焦,故"心下痞"为其主要特征。方用半夏泻心汤散结除痞,和胃降逆。方中半夏、干姜散寒降逆,黄芩、黄连苦降清热,人参、甘草、大枣补益中气。诸药合用,辛开苦降,中焦畅通,诸症自愈。该方也见于《伤寒论》149条。

【辨治思维与要领】

本条寒热互结于中焦,以心下痞为辨证的关键。临床可兼见恶心、呕吐、纳呆、腹胀等症。

半夏泻心汤的组方特点是辛开苦降,其中半夏、干姜为辛开,黄芩、黄连为苦降。后世苦辛宣泄、苦降辛开、苦降辛通等说,实源于此。

【临床应用】

本方广泛应用于急性胃炎、消化性溃疡、慢性肠炎、消化不良、慢性胆囊炎、慢性胰腺炎等病,证属寒热互结于中焦者。若痛者,可加芍药甘草汤;泛酸可加左金丸;大便秘结可加大黄;胃火盛者加蒲公英,重用黄连。

5. 饮阻气逆

【原文】

胃反,吐而渴欲飲水者,茯苓澤瀉湯主之。(18)

茯苓澤瀉湯方《外臺》云:治消渴脈絕,胃反吐食之,有小麥一升。

茯苓半斤　澤瀉四兩　甘草二兩①　桂枝二兩②　白朮三兩　生薑四兩

上六味,以水一斗,煮取三升,內澤瀉,再煮取二升半,溫服八合,日三服。

【校勘】

①二兩:《外台秘要》卷六作"炙,一两"。

②桂枝二兩:《外台秘要》卷六作"桂心三两"。

【释义】

本条论述饮阻气逆而呕渴并见的证治。"胃反",乃反复呕吐之意。本证因胃有停饮,失其和降,则上逆而吐;饮停不化,津不上承,故口渴欲饮;因渴而饮,脾虚不运,更助饮邪,饮动于内,升降失常,故呕吐加重。如此愈吐愈饮,愈饮愈渴,致呕吐不止的胃反现象,以茯苓泽泻汤健脾利水,化气散饮。方中茯苓、泽泻淡渗利水而扶脾,辅以桂枝通阳化气,生姜温胃散饮,白术、甘草健脾化湿,安中和胃。诸药合用,使气化水行,则呕渴自止。

本证"吐而渴欲饮水",与五苓散"渴欲饮水,水入则吐"颇为相似。然五苓散证重点在于膀胱气化失职,以小便不利为主症,治以化气利水;茯苓泽泻汤证重点在于脾虚不运,胃有停饮,以呕渴并见为主症,治以温胃化饮止呕。

【辨治思维与要领】

辨治呕吐,重在求本,不能见呕止呕。本方化饮止呕,故临证可兼有头眩、心下悸等饮邪内停的症状。

本证属饮阻气逆,其主症为呕吐清涎,呕后渴,以愈呕愈饮,愈饮愈渴,反复不止为特点,病久当有浮肿,大便溏薄或不畅,精神萎靡,兼有头眩、心悸,舌质淡红,苔润薄,脉缓滑。

【临床应用】

本方常用于急性胃炎、胃肠炎、胃神经官能症和其他消化道疾患。呕吐甚者,加砂仁、半夏以理气降逆止呕;呕吐清水不止,加吴茱萸以温中降逆止呕;脘腹胀满、苔厚者,去白术,加苍术、厚朴以行气除满;脘闷不食者,加白蔻仁、砂仁以化浊开胃。

【医案举例】

一妇二十四五，患呕吐，三四日或四五日一发，发必心下痛，如此者二三月，后至每日二三发，甚则振寒昏迷，吐后发热。诸医施呕吐之治或驱蛔之药无效。余诊之，渴好汤水甚，因与茯苓泽泻汤，令频服少量，自其夜病势稍缓，二十余日诸症悉退。（陆渊雷. 金匮要略今释 [M]. 北京：人民卫生出版社，1955.）

二、哕

证治

1. 胃寒气逆

【原文】

乾嘔、嗽，若手足厥者，橘皮湯主之。（22）

橘皮湯方

橘皮四兩　生薑半斤

上二味，以水七升，煮取三升，溫服一升，下咽即愈。

【释义】

本条论述胃寒气逆而干呕、哕的证治。干呕与呃逆均是胃气失和，其气上逆所致，但其证候有寒热虚实之分。若寒气滞于胸膈，胸阳不展，寒气上逆则呕；寒气闭阻于胃，中阳被郁，阳气不达四末，则手足厥冷。治以橘皮汤散寒降逆，通阳和胃。方中橘皮理气和胃，生姜散寒降逆止呕，二味合用，使寒去阳通，胃气和降，则干呕、哕与厥冷自愈，故方后云"下咽即愈"。

【辨治思维与要领】

哕证有寒热虚实之分，新病实证易治，久病见哕，证多危重。本证之厥非阴盛阳微，乃胃阳抑郁不能伸展，一般表现为轻度的寒冷感，为暂时性的，且无恶寒之象，其呃声沉缓，得热则减，得寒则剧。

【临床应用】

本方常用于急性胃炎、幽门不全梗阻、神经性呕吐等胃寒气逆所致的呃逆、呕吐。若呕哕胸满，虚烦不安者，加人参、甘草；里寒甚，四肢厥冷明显者，加吴茱萸、肉桂以温阳散寒降逆；夹有痰滞，脘闷嗳腐，泛吐痰涎，加厚朴、半夏、枳实、陈皮、麦芽等以行气祛痰导滞；兼气机阻滞，胃脘闷胀，呃逆频作，加木香、旋覆花、代赭石以增其理气降逆、和胃止呃之力；哕逆久作不愈，夹瘀血者，酌加桃仁、红花、当归、川芎、丹参。

2. 胃虚有热

【原文】

嗽逆者，橘皮竹茹湯主之。（23）

橘皮竹茹湯方

橘皮二升①　竹茹二升　大棗三十枚　生薑半斤　甘草五兩　人參一兩

上六味，以水一斗，煮取三升，溫服一升，日三服。

【校勘】

①二升：《医统正脉》本作"二斤"。

【释义】

本条论述胃虚有热呃逆的证治。原文叙证较简，以药测证，可知本条所论之呃逆是因胃中虚热,气逆上冲所致,故可伴有虚烦不安、少气乏力、口干、手足心热、脉虚数等症。治用橘皮竹茹汤补虚清热,和胃降逆。方中橘皮理气健胃,和中止呕;生姜降逆开胃;竹茹清热安中,止呕逆;人参、甘草、大枣补虚和中。六味相合,虚热得除,胃气和降,则哕逆自愈。

【辨治思维与要领】

本篇论治呃逆涵盖胃寒气逆和胃虚有热两种类型,其治有理气和胃、清热补虚之法。这些为后世哕病的寒热虚实辨证论治奠定了基础,对哕病的深入研究有一定的指导意义。本篇治哕诸法及其方药,同样可用于呕吐。

【临床应用】

本方临床常用于反流性胃炎、膈肌痉挛、慢性消化道疾病、妊娠恶阻、幽门不全梗阻,以及神经性呕吐、腹部手术后呃逆不止等属于胃虚夹热者。呃逆不止者,加枳实、柿蒂等;胃热较重者,加黄连、山栀;兼痰热者,加竹沥、天竺黄、鱼腥草;兼瘀血者,加桃仁;因呕吐胃阴不足,口渴,舌红苔少,脉细数者,加麦冬、石斛、芦根、沙参以滋养胃阴,降逆止咳。

小　结

1. 本篇论述呕吐、哕的辨证论治。根据呕吐的病因、病机,其证有虚寒、实热、寒热错杂及饮邪的不同,治疗当分清标本缓急、虚实寒热以及病势发展,不可见呕止呕。其中胃反呕吐,以大半夏汤温润补虚,和胃降逆。

2. 哕的证治,病机为胃气上逆,但因寒、热的不同,有橘皮汤和橘皮竹茹汤之异,临证应辨明寒热虚实。

【复习思考题】

1. 橘皮汤和橘皮竹茹汤两方如何运用?

2. 欲吐者不可下之,为何食已即吐者可用大黄甘草汤?

3. 试述胃反的证治。

第十八节　疮痈肠痈浸淫病脉证并治第十八

本篇论述疮痈、肠痈、金疮、浸淫疮四种疾病的辨证论治和预后。因都属于外科疾病,故合为一篇论述。疮,古为"创",《说文解字》:"创,伤也,疡也。"故疮有二意:一为外伤,即所谓"金疮";一为疮疡之总称。痈分内外:发自体表肌肤者为外痈,如疮痈;生自体内脏腑者为内痈,如肠痈。疮痈,指外部痈肿。浸淫疮为浸淫蔓延、溢出黄水、痛痒难忍的一种皮肤病。本篇所论疮痈的辨证虽仅两条,但有临床指导意义。所论肠痈的辨证治疗,对后世影响深远,为本篇的重点。金疮有方无证,浸淫疮虽列有方名,但缺药物组成,可作研究参考。

本节仅节选肠痈病内容。

一、脓成证治

【原文】

腸癰之爲病,其身甲錯[1],腹皮急,按之濡,如腫狀,腹無積聚,身無熱,脉數,此爲腸內

有癰膿^①，薏苡附子敗醬散主之。（3）

薏苡附子敗醬散方

薏苡仁十分　附子二分　敗醬五分

上三味，杵爲末，取方寸匕，以水二升，煎減半，頓服小便當下。

【校勘】

①肠内有痈脓：原作"腹内有痈脓"，据《医统正脉》本改。

【注释】

[1] 身甲错：即肌肤甲错。

【释义】

本条论肠痈脓已成的证治。肠痈患者营血内耗，不能濡养肌肤，故其身粗糙如鳞甲交错。痈脓内结于肠，气血郁滞于腹，故腹皮虽急但按之濡软，这与癥瘕积聚之证有所不同，应予鉴别。邪毒化脓，病在局部，故全身无热。热毒内结，耗伤气血，正不胜邪，故脉数而无力，用薏苡附子败酱散治之。方中薏苡仁排脓消肿，开壅利肠；少用附子振奋阳气，辛热散结；佐以败酱草解毒排脓。三味相伍，排脓解毒，散结消肿。

【辨治思维与要领】

肠痈应与腹内积聚相鉴别。肠内痈脓，按之如肿状，濡软不坚；积聚则按之肿块较硬。

痈脓已成，气血损伤，应注意顾护阳气，但又不可过于辛热助邪，故仲景轻用附子，有其深意。

【临床运用】

本方常用于阑尾脓肿、慢性阑尾炎，也用于腹壁、腹腔、盆腔内的多种慢性化脓性炎症，如慢性盆腔炎、慢性附件炎、卵巢囊肿、前列腺炎、精囊炎。本方还可用于腹部以外的痈脓，如支气管胸膜瘘、肝脓肿等。腹痛甚者加白芍，发热加金银花，局部化脓明显者加天花粉、金银花、白芷，大便干者加大黄，瘀血明显者加桃仁，热毒明显者加蒲公英、紫花地丁、红藤，脘闷口黏纳差者加藿香、砂仁、茯苓，腹胀明显者加木香、厚朴、炒莱菔子等。

二、脓未成证治

【原文】

腸癰者，少腹腫痞，按之即痛如淋，小便自調，時時發熱，自汗出，復惡寒。其脉遲緊者，膿未成，可下之，當有血。脉洪數者，膿已成，不可下也。大黃牡丹湯主之。（4）

大黃牡丹湯方

大黃四兩　牡丹一兩　桃仁五十個　瓜子半升　芒硝三合

上五味，以水六升，煮取一升，去滓，内芒硝，再煎沸，頓服之，有膿當下；如無膿，當下血。

【释义】

本条论述肠痈脓未成的证治。肠痈多发于右下腹阑门。热毒内聚，营血瘀滞，肠腑气机失调，经脉不通，故少腹肿痞，拘急拒按，按之则如小便淋痛之状。因其病位在肠而不在膀胱，故小便正常，虽按之如淋痛之状，实非淋病。热毒结聚，正气与邪抗争，故时时发热，自汗出，恶寒。脉迟紧者，为有力之脉象。李时珍《濒湖脉学》论肠痈实热之脉时云"微涩而紧，未脓，当下"，说明此脉乃热伏血瘀，气血郁滞所致。此时虽热毒结聚，气血腐化，但脓尚未成,应急予攻下通腑,荡热逐瘀,消肿排脓,用大黄牡丹汤治之。药后大便带血,为热毒外泄之征。若延至后期,脉见洪数,为热毒已聚,脓已形成,气血已伤,不可再行攻下,以免脓毒溃散。

大黄牡丹汤用大黄、芒硝泻热通腑,逐瘀破结;牡丹皮、桃仁凉血化瘀;瓜子排脓消痈。诸药合用,有泻热通腑、化瘀排脓、消肿散结的作用。

原文"大黄牡丹汤主之"一句为倒装文法,应在"脓未成,可下之"之后,前后倒置,意在正反并举,强调鉴别有脓无脓的重要及治疗之不同。方中瓜子,有人认为系瓜蒌子,性味甘寒,入肺、胃、大肠经,可润肺化痰,开结滑肠,用于实热肠痈,供参考。

关于大黄牡丹汤证与薏苡附子败酱散证,日人丹波元坚在《金匮玉函要略述义》中指出:"大黄牡丹汤,肠痈逐毒之治也;薏苡附子败酱散,肠痈排脓之治也。盖疡医之方,皆莫不自此二端变化,亦即仲景之法则也。"现将两者鉴别归纳如下(表3-18-1):

表 3-18-1 大黄牡丹汤证与薏苡附子败酱散证鉴别

	大黄牡丹汤证	薏苡附子败酱散证
主症	少腹肿痞,按之即痛如淋,发热,自汗出,恶寒,小便自调	其身甲错,腹皮急,按之濡,如肿状,腹无积聚,身无热,脉数
病机	热毒蓄结肠中,血瘀成痈,未成脓或脓初成,属里热实证	肠痈脓已成未溃,热毒未尽,阳气不行,属里虚夹热证
治法	荡热逐瘀,消肿排脓,攻下通腑	排脓消肿,通阳散结,清热解毒

【辨治思维与要领】

肠痈与淋证鉴别的关键在于小便是否通利。小便自调,即非淋证。

治疗肠痈应把握攻下的时机。肠痈已成,未化脓可用攻下;肠痈成脓者,慎用攻下。

【临床应用】

本方可用于急性阑尾炎,包括急性单纯性阑尾炎、早期化脓性阑尾炎、急性阑尾炎合并局限性腹膜炎、阑尾周围脓肿等,还可用于急性胆囊炎、急性肝脓肿、盆腔残余脓肿、急慢性盆腔炎、血栓性外痔等。腹痛明显者,加芍药、制乳香、制没药以和营止痛;腹胀明显者,加厚朴、木香、枳实、槟榔以宽肠行气,破积去滞;腹壁紧张疼痛者,加青皮、延胡索、川楝子以行气止痛;伴大便下血者,加地榆、槐角、荆芥炭以凉血止血;脓已成未溃者,加白花蛇舌草、败酱草、薏苡仁、天花粉以清热解毒,消肿排脓;肿块久结不散者,加炮山甲、皂角刺、白芷、牡蛎以散结消肿。

小　结

肠痈的辨证治疗,可运用触诊,以少腹肿痞的软硬与腹内积聚相鉴别。通过问诊,从小便自调与否,与淋证相鉴别。并根据病程的长短,肌肤是否失养而出现甲错,发热与无热,脉沉紧、洪数、数等,来判断肠痈是脓未成、脓已成,还是肠内有痈脓。如脓未成或脓成初期属急性里热实证者,当用大黄牡丹汤攻下通腑,荡热逐瘀,消肿排脓;肠内有痈脓,体虚邪恋者,当用薏苡附子败酱散排脓消肿,通阳散结,清热解毒。

【复习思考题】

1. 如何诊断肠痈脓成与否?
2. 薏苡附子败酱散证与大黄牡丹汤证有何异同?

第十九节 趺蹶手指臂肿转筋阴狐疝蛔虫病脉证治第十九

本篇论述趺蹶、手指臂肿、转筋、阴狐疝、蛔虫五种病证,其中以蛔虫病之蛔厥为重点。这五种病证性质各异,既不便于归类,又不能各自成篇,故在论述内科杂病、外科病之后,合为一篇论述。

本节仅节选蛔虫病部分。

一、蛔虫病

【原文】

蚘蟲之為病,令人吐涎,心痛,發作有時[1],毒藥不止,甘草粉蜜湯主之。(6)

甘草粉蜜湯方

甘草二兩　粉一兩　蜜四兩

上三味,以水三升,先煮甘草,取二升,去滓,内粉、蜜,攪令和,煎如薄粥,温服一升,差即止。

【注释】

[1] 发作有时:指蛔动则腹痛,蛔静则痛止,休作有时。

【释义】

本条论述蛔虫病的症状及缓治之法。吐涎为口吐清水,《灵枢·口问》篇曰:"虫动则胃缓,胃缓则廉泉开,故涎下。"心痛是指上腹部疼痛。蛔虫动则痛作,静则痛止,所以发作有时,此为蛔虫病心腹痛的特点。毒药不止,表明已用过毒药杀虫,但未取得效果。所以改用安蛔缓痛之剂以缓解疼痛,等到病势稳定后,再用杀虫之剂治疗。甘草粉蜜汤的甘草、粉、蜜皆是甘平安胃之药,服后可以安蛔缓痛。

关于方中之"粉",后世有人认为是铅粉,但因铅粉有毒,且方后注云"煎如薄粥",则当为米粉更确切。

【辨治思维与要领】

蛔虫腹痛剧烈时,宜先安蛔止痛,当用米粉类"甘以缓之"。如虫静时,宜杀蛔驱蛔,可用铅粉,但铅粉有剧毒,用时宜慎。

【医案举例】

余曾仿《金匮要略》甘草粉蜜汤之意治愈 1 例蛔厥患儿。该患儿系 3 岁女童,因腹痛,其父给服"一粒丹"若干,腹痛转剧,呈阵发性,痛时呼号滚打,甚则气绝肢冷,并吐出蛔虫 10 余条。住院后一面输液以纠正水与电解质紊乱,一面服中药以安蛔。处方:山药 30g,甘草 60g,共研为极细末,放入白蜜 60g 中,加水适量稀释之,令频频喂服。初起随服随吐,吐出蛔虫 40 余条,此后呕吐渐止,并排便数次,所排泄之物,粪便无几,悉为虫团。前后经吐泻排虫达 300 余条,病好告愈。(郭霭春,刘公望. 急重病证治验四则 [J]. 广西中医药,1983(4):6.)

二、蛔厥

【原文】

蚘厥[1]者,当吐蚘,令①病者静而复时烦,此爲藏寒,蚘上入膈[2],故烦。须臾复止,得食而呕,又烦者,蚘闻食臭出,其人当自吐蚘。(7)

蚘厥者,烏梅丸主之。(8)

烏梅丸方

烏梅三百個 細辛六兩 乾薑十兩 黃連一斤 當歸四兩 附子六兩(炮) 川椒四兩(去汗) 桂枝六兩 人參 黃蘗各六兩

上十味,异捣筛,合治之,以苦酒渍烏梅一宿,去核,蒸之五升米下,饭熟,捣成泥,和藥令相得,内臼中,與蜜杵二千下,丸如梧子大,先食飲服十丸。日三服②,稍加至二十丸。禁生冷滑臭等食。

【校勘】

①令:《伤寒论》作"今"。

②日三服:原无"日"字,据《医统正脉》本补。

【注释】

[1]蛔厥:蛔虫病因腹痛剧烈而致的四肢厥冷。

[2]膈:此处并非指胸膈,而是指近胸膈的部位,如上腹部的胆道等。

【释义】

本条论述蛔厥的证治。蛔厥是因蛔虫扰动,腹痛剧烈而致的手足厥冷。由于内脏虚寒,蛔虫上扰胸膈,故出现烦躁吐蛔等寒热错杂的症状。治宜寒温并用,杀虫安蛔。蛔虫有得酸则静、得辛则伏、得苦则下的特性,故方中重用乌梅,并用醋渍,以安蛔止痛,并能敛肝泄热,为君药;大辛大热之川椒、细辛、附子、干姜、桂枝温下部脾肾肠中之寒,使脏温蛔安;黄连、黄柏乃苦寒之品,既可下蛔,又可清上部心肝之热;人参、当归补气养血,扶正安脏。全方共奏温脏安蛔下虫、祛邪扶正之功。

蛔厥与《伤寒论》脏厥不同,脏厥为脉微而厥,周身肤冷,躁无宁时,乃真阳极虚,脏气垂绝之候,用四逆汤、白通加猪胆汁汤之类救治;蛔厥为手足厥冷,静而时烦,得食而呕,较脏厥为轻,故用乌梅丸温脏安蛔,杀虫扶正。本条与《伤寒论》338条基本一致,仅有个别文字出入,可联系起来理解。

【辨治思维与要领】

蛔厥辨证的关键是手足厥冷伴有呕吐,甚则吐蛔虫,神情时烦时静。

乌梅丸以酸味之乌梅为主药,因蛔得酸则静。寒温并用、苦辛相合是其组方特点。

【临床应用】

乌梅丸现代临床常用于胆道蛔虫症、蛔虫性肠梗阻、胆汁反流性胃炎、反流性食管炎、慢性结肠炎、胆囊鞭毛虫症、十二指肠壅积症、胆汁性肝硬化继发肝肾综合征、宫颈癌术后呕吐、妇女崩漏、经期头痛等,均有较好疗效。乌梅丸以安蛔为主,若要增强其杀虫作用,可酌加使君子、苦楝根皮、榧子、槟榔等。若热重者,可去附子、干姜;寒重者,可减黄连,去黄柏;呕吐者可加半夏、生姜;腹痛甚者,可加白芍、甘草;腹胀甚者,可加厚朴、木香;便秘者,可加大黄。

小　结

蛔虫病常见三种情况：一般性的腹痛，脉反洪大，无热证者，应与非蛔虫性腹痛相鉴别；用毒药杀虫治疗后，仍不得效，依然口吐清涎，腹痛发作有时者，可用甘草粉蜜汤和胃缓痛；因腹痛剧烈致四肢逆冷，且静而时烦，反复发作，吐蛔，属蛔厥证者，可用乌梅丸泄肝清胃，温脏安蛔，杀虫扶正。

【复习思考题】

试述蛔厥的证治。

第二十节　妇人妊娠病脉证并治第二十

本篇专论妇女妊娠期间常见疾病的证治。内容涉及妊娠与癥病的鉴别，癥病漏下，妊娠呕吐、腹痛、胞阻、小便难、水气、胎动不安、伤胎等病证的诊断和治疗。

本节仅节选妊娠与癥病的鉴别、妊娠呕吐、腹痛、胞阻、胎动不安内容。

一、胎与癥的鉴别及癥病的治疗

【原文】

妇人宿有癥病 [1]，经断未及三月，而得漏下不止，胎动在脐上者，爲癥痼害。妊娠六月动者，前三月经水利时，胎也。下血者，後断三月，衃 [2] 也。所以血不止者，其癥不去故也，当下其癥，桂枝茯苓丸主之。（2）

桂枝茯苓丸方

桂枝　茯苓　牡丹（去心）　桃仁（去皮尖，熬）　芍药各等分

上五味，末之，炼蜜和丸，如兔屎大，每日食前服一丸。不知，加至三丸。

【注释】

[1] 癥病：腹内有瘀阻积聚形成包块的疾病。

[2] 衃（pēi，音胚）：一般指色紫而黯的瘀血，此作为癥病的互辞。

【释义】

本条论述妊娠与癥病的鉴别及癥病漏下的治疗。妇女素有癥病，停经不到三个月，又漏下不止，并觉脐上似乎有胎动，其实这不是真正的胎动，而是癥积作祟，故曰"为癥痼害"。一般胎动均在受孕五个月左右出现，且此时其部位应在脐下，不会在脐上。如果怀孕六个月感觉有胎动，且停经前三个月月经正常，受孕后胞宫按月增大，当属胎孕。若前三个月经水失常，后三个月又经停不行，胞宫也未按月增大，复见漏下不止，这是癥痼造成的。宿有癥积，血瘀气滞，所以经水异常，渐至经停。瘀血内阻，血不归经，则漏下不止。癥积不去，漏下难止，宜消癥化瘀，使瘀去血止，用桂枝茯苓丸治疗。方中桂枝、芍药通调血脉，丹皮、桃仁活血化瘀，茯苓渗湿利水。

对于本条，历代注家多从癥胎互见释之，即宿有癥病，又兼受孕，并因癥病致孕后下血不止，故均以"有故无殒"作为使用本方的理论依据。但从临床实际看，即便胎癥互见出现先兆流产下血，也当以安胎为要而非消癥。故解释为胎癥的鉴别及癥病的治疗，既符合文

义，又切合临床。

【辨治思维与要领】

本条妊娠与癥病的鉴别应从三方面考虑：即停经前月经是否正常，胎动出现的时间和部位是否与停经月份相符合，小腹按之柔软不痛还是疼痛有块。足见张仲景诊断的谨慎，提醒医者诊察须细心全面，不能妄下诊断。

癥病下血的辨证要点有三：一是素有癥病，如常见小腹胀满疼痛，或有癥块；二是经行异常，如闭经数月后又出现漏下不止；三是有下血色黯夹块及舌质紫黯等瘀血症状。

本方体现了水血同治的特点。癥病瘀积既久，必然阻遏气机，妨碍津液代谢，常可继发水湿停聚，患者出现疑似胎动的脐上跳动感乃水邪上泛之征，故治疗时不仅要活血化瘀，还应兼以渗利水湿。方中桃仁、桂枝、茯苓就是为了发挥这些作用。

治疗癥瘕痼疾宜用丸剂缓消。原方炼蜜为丸，意在缓消癥积。因癥积为有形痼疾，非短期能除。若用汤剂，既恐药力偏急，久服伤正，又虑服之不便而难以坚持，故多选择丸剂。其他如治疟母用鳖甲煎丸、治虚劳用大黄䗪虫丸，皆寓有此意。

本方毕竟属于化瘀消癥之剂。原文方后注提示本方用于漏下不止时，药量宜轻，以免量大力猛，导致崩中。

【临床应用】

本方临床应用广泛，凡属瘀阻兼湿滞或瘀痰互结的病证，都可用之。临床常用于子宫肌瘤、卵巢囊肿、子宫内膜异位症、乳腺增生、附件炎性包块、前列腺增生、肝囊肿、脂肪肝、输卵管阻塞性不孕症以及痛经、闭经、人流后恶露不尽等符合上述病机者。

二、恶阻证治

【原文】

妊娠呕吐不止，乾薑人参半夏丸主之。（6）

乾薑人参半夏丸方

乾薑　人参各一兩　半夏二兩

上三味，末之，以生薑汁糊爲丸，如梧子大，飮服十丸，日三服。

【释义】

本条论述恶阻重证的证治。恶阻本是妇女妊娠常有的反应，多由妊娠时冲脉之气较盛，上逆犯胃所致。妊娠反应多持续时间不长，一般可不药而愈。本证呕吐不止，反应较重，而且持续时间长，一般药物又不易治愈，属于恶阻重证。故宗"有故无殒"之意，用干姜人参半夏丸治疗。方中干姜温中散寒，人参扶正补虚，半夏、生姜汁蠲饮降逆，和胃止呕。四药合用，共奏温中散寒、化饮降逆之功。以方测证，本证应属寒饮中阻、脾胃虚寒的恶阻。

【辨治思维与要领】

胃虚寒饮恶阻重证的辨证要点，除见呕吐不止，呕吐物多为清水或涎沫外，常伴口淡不渴，或渴喜热饮，纳少，头眩心悸，倦怠嗜卧，舌淡苔白滑，脉弦或细滑等。

妊娠时应慎用半夏。对于用半夏治疗妊娠恶阻，历代医家均有争议。后世一些医家曾将其列为妊娠忌药，然半夏止呕作用明显，凡属胃虚寒饮的恶阻，临证也可谨慎使用。需要注意的是，一要使用制半夏，且剂量严格按照药典规定使用。二要与人参（或党参）、白术、甘草、干姜、生姜等配伍应用。

原方制剂特点值得借鉴。以生姜汁糊为丸剂，一是借生姜汁化饮降逆之功，增强疗效；二是便于受纳。现在临床多改作汤剂，在服药时加入生姜汁数滴。若呕吐剧烈，汤丸难下，可将诸药碾为细末，频频用舌舔服。

【临床应用】

本方临床主要用于脾胃虚寒、痰饮上逆之妊娠恶阻，常加陈皮、白术、砂仁等。若兼伤阴者，可加石斛、乌梅。本方也可治疗寒饮停胃的腹痛、呕吐、痞证、眩晕等，常合苓桂术甘汤。

三、腹痛证治

【原文】

妇人怀妊，腹中疞痛[1]，当归芍药散主之。（5）

当归芍药散方

当归三两　芍药一斤　茯苓四两　白术四两　泽泻半斤　芎䓖半斤一作三两

上六味，杵爲散，取方寸匕，酒和，日三服。

【注释】

[1] 疞（jiǎo，音绞）痛：腹中急痛。

【释义】

本条论述妊娠肝脾失调腹痛的证治。原文仅指出主症腹中痛。据方测证，可知此妊娠腹痛是由肝脾失调、气血郁滞湿阻所致。肝藏血，主疏泄，脾主运化水湿，妊娠时血聚胞宫养胎，肝血相对不足，则肝失调畅而气郁血滞，木不疏土，脾虚失运则湿生。治用当归芍药散养血调肝，渗湿健脾。方中重用芍药补养肝血，缓急止痛，当归助芍药补养肝血，川芎行血中之滞气，三药共以调肝；泽泻用量亦较重，意在渗利湿浊，白术、茯苓健脾除湿，三者合以治脾。肝血足则气条达，脾运健则湿邪除。

对于本条的主症腹中疞痛，《汉语大字典》解作"腹中绞痛"；而徐忠可则谓"疞痛者，绵绵而痛，不若寒疝之绞痛，血气之刺痛也"；《金匮要略校注语译》又认为"疞痛，即拧着痛"。其实临床上不必拘泥于其痛是腹中拘急，还是绵绵而痛，腹中绞痛，或是拧着痛，关键在于确定其病机为肝脾失调、气郁血滞湿阻。

【辨治思维与要领】

当归芍药散的临床表现包括两方面：一是肝血虚少的表现，如面唇少华，头昏，目眩，爪甲不荣，肢体麻木，腹中拘急而痛，或绵绵作痛，或月经量少，色淡，甚至闭经等。二是脾虚湿阻的见症，如纳少体倦，白带量多，面浮或下肢微肿，小便不利或泄泻等。同时，可见舌淡苔白腻或薄腻，脉弦细。

本方养血调肝，渗湿健脾，体现了肝脾两调、血水同治的特点。

川芎为血中气药，味辛走窜。当归芍药散治妊娠病时，方中川芎的用量宜小。且可加仙鹤草、艾叶等止血安胎。

【临床应用】

本方广泛用于妇科、内科、五官科、外科等病证，但其病机都属肝脾失调、气郁血滞湿阻。妇科病如胎位不正可加续断、菟丝子、桑寄生、大腹皮、苏叶、陈皮等，先兆流产可加川断、桑寄生、菟丝子、苎麻根，功能失调性子宫出血以及多种原因引起的阴道出血可加茜草、仙鹤草、黑蒲黄等,慢性盆腔炎可加白花蛇舌草、红藤、薏苡仁,特发性浮肿、妊娠高血压综合征、羊水过多等可加猪苓、陈皮、大腹皮、广木香、砂仁。

四、胞阻证治

【原文】

師曰:婦人有漏下[1]者,有半産[2]後因續下血都不絕者,有妊娠下血者。假令妊娠腹中痛,爲胞阻[3],膠艾湯主之。(4)

芎歸膠艾湯方一方加乾薑一兩。胡洽治婦人胞動無乾薑。

芎藭　阿膠　甘草各二兩　艾葉　當歸各三兩　芍藥四兩　乾地黃四兩

上七味,以水五升,清酒三升,合煮,取三升,去滓,内膠,令消盡,温服一升,日三服。不差,更作。

【注释】

[1] 漏下:妇女经血非时而下,淋漓不断如漏。

[2] 半产:即小产。

[3] 胞阻:指妊娠下血伴腹痛的病证。

【释义】

本条论述妇人冲任脉虚三种下血的证治。妇人下血之证,一为经水淋漓不断的漏下,二为半产后的下血不止,三为妊娠胞阻下血。"假令"两字是承"有妊娠下血者"而言,意指若妊娠下血而又腹痛者,即属胞阻。因妊娠时阴血下漏,以致不能入胞养胎,"而阻其化育",故称胞阻。以上三种下血虽出现于不同的病证,但病机皆属冲任脉虚,阴血不能内守。冲为血海,任主胞胎,冲任虚损,不能约束经血,故淋漓漏下或半产后下血不止;冲任虚而不固,胎失所系,则妊娠下血,腹中疼痛。以上皆可用胶艾汤调补冲任,固经安胎,异病同治。方中阿胶补血止血,艾叶温经止血,两药均能安胎。干地黄、芍药、当归、川芎养血和血,甘草调和诸药,清酒助行药力。诸药合用,具有养血止血、固经安胎、调补冲任之功。《太平惠民和剂局方》中的补血调经要方四物汤就是由胶艾汤减去阿胶、艾叶、甘草而成,故芎归胶艾汤可视为补血剂之祖方。

【辨治思维与要领】

本方所治三种下血病,以冲任虚损、血虚兼寒最为适宜。方中的艾叶、当归、川芎皆为辛温之品,又有辛温行滞的清酒同煎,若纯属血分有热或癥瘕为害导致下血者,非本方所宜。

芎归胶艾汤主治的妇女下血,其临床表现都具有下列特点:血色浅淡或黯淡,质清稀,常伴头晕目眩、神疲体倦、舌淡、脉细等。

【临床应用】

本方常用于多种妇科出血病,包括崩漏、产后恶露不绝、胎漏、胎动不安、滑胎等,涉及功能失调性子宫出血、先兆流产、习惯性流产等疾病。其病机多与冲任脉虚、气血两亏、血分虚寒有关,临床应随症化裁。腹不痛者,可去川芎;血多者,酌减当归用量,并加贯众炭、地榆炭;气虚伴少腹下坠者,加党参、黄芪、升麻;腰酸痛者,加杜仲、川断、桑寄生;胎动不安者,加苎麻根。本方还可用于胎位不正等。

五、胎动不安证治

1. 血虚湿热

【原文】

妇人妊娠,宜常服当归散主之。(9)

当归散方

当归　黄芩　芍药　芎䓖各一斤　白术半斤

上五味,杵爲散,酒飲服方寸匕,日再服。妊娠常服即易产,胎无苦疾。产後百病悉主之。

【释义】

本条论述血虚湿热胎动不安的治法。妇人妊娠后,最需重视肝脾两脏。因胎在母腹,全赖气血以养之。肝血足则胎得养,脾运健则气血充。若肝血不足,脾运不健,酿湿蕴热,则胞胎失养,甚至可导致胎动不安,故用当归散养血健脾,清热除湿,祛病安胎。妊娠肝血下注胞宫养胎,肝血不足,故用当归、芍药补肝养血;配川芎行血中之气,补而不滞;白术健脾除湿;黄芩坚阴清热。诸药合用,使血虚得补,湿热得除,收到邪去胎自安、血足胎得养的效果。

原文"常服"两字宜活看。妊娠肝脾不调,血虚湿热者常服之,确能清化湿热,安胎保产;若孕妇体健无病,胎有所养,胎元自安,则无须服药。对方后"妊娠常服即易产,胎无苦疾。产后百病悉主之",亦应从肝虚脾弱、血虚湿热着眼,并非产后百病都可用当归散。

【辨治思维与要领】

后世医家将白术、黄芩视为安胎圣药,盖出于此。但这两味药仅适宜于脾虚失运、湿热内蕴而致胎动不安者,并非安胎通用之品。

当归散证的临床表现应有胎动下坠或妊娠下血,或腹痛,或曾经半产等,并伴神疲肢倦,口干口苦,纳少,面黄形瘦,大便或结或溏,舌尖微红或苔薄黄,脉细滑。

本方用于胎动不安或预防滑胎时,川芎用量宜小,一般为3~6g。

【临床应用】

临床上常用本方治妊娠腹痛和胎漏(先兆流产)。加补肾之品,如生熟地、桑寄生、续断、菟丝子、阿胶、杜仲等,可预防习惯性流产。加茵陈、大黄、丹参等,还可预防母婴血型不合之新生儿溶血病。

2. 脾虚寒湿

【原文】

妊娠養胎,白术散主之。(10)

白术散方①见《外臺》。

白术四分　芎䓖四分　蜀椒三分(去汗)　牡蠣二分

上四味,杵爲散,酒服一錢匕,日三服,夜一服。但苦痛,加芍药;心下毒痛,倍加芎䓖;心烦吐痛,不能食飲,加细辛一两,半夏大者二十枚。服之後,更以醋漿水服之;若嘔,以醋漿水服之;復不解者,小麥汁服之。已後渴者,大麥粥服之。病雖愈,服之勿置。

【校勘】

①白术散方:《外台秘要·胎数伤及不长方三首》引《古今录验》疗妊娠养胎,白术散方"为"白术,芎䓖各四分,蜀椒三分汗,牡蛎二分……忌桃李雀肉等",并附小注曰:"裴伏张仲景方出第十一卷中。"可从。

【释义】

本条论述脾虚寒湿的养胎方法。古人虽有多种养胎方法，但一般都是借防治疾病以收安胎的效果。若孕妇素体健康，则无须服药养胎。唯禀赋薄弱，屡为半产或漏下，或已见胎动不安或漏红者，需积极治疗，此即所谓养胎或安胎。方中白术健脾除湿，川芎和肝舒气，蜀椒温中散寒，牡蛎收敛固涩，合而用之，共收温中除湿、健脾安胎之功。

原文"妊娠养胎"是泛指之词，白术散只适用于脾虚而寒湿中阻之人，通过治病而达到养胎安胎的作用。

本方与当归散都是去病安胎之剂，兹比较如下（表3-20-1）：

表 3-20-1 白术散证和当归散证鉴别

	白术散证	当归散证
症状	胎动不安，伴脘腹冷痛，便溏，带下量多，舌淡苔白润或滑，脉缓滑	胎动不安，伴口干口苦，心烦失眠，舌尖微红或苔薄黄，脉细滑
病机	脾虚寒湿	湿热血虚
治法	温中除湿，健脾安胎，重在健脾	养血健脾，清热除湿，重在补血安胎

【辨治思维与要领】

从当归散与白术散皆借调理肝脾以去病养胎可以看出，妊娠养胎宜重视肝脾。因为胎赖母血以养，而肝主藏血，脾为气血生化之源，故应注意调养肝脾。

妊娠病用白术散的常见症状包括脘腹疼痛，恶心呕吐，不思饮食，肢倦，便溏，带下量多，甚至胎动不安，舌淡，苔白润或滑，脉缓滑。

小 结

1. 妊娠与癥病的鉴别，应从三方面考虑，即停经前三个月月经是否正常，胎动出现的部位和时间是否与停经月份相吻合，腹部柔软无痛还是疼痛有块。若属于癥病漏下不止，当消瘀化癥，用桂枝茯苓丸。

2. 妊娠恶阻，属胃虚寒饮者，用干姜人参半夏丸温中散寒，化饮降逆。对妊娠腹痛的辨治，应注意其疼痛性质与兼证。若腹中拘急，或绵绵作痛，或腹中绞痛，属肝脾失调，气郁血滞湿阻者，用当归芍药散养血调肝，健脾除湿。妊娠下血伴腹痛者，名胞阻，属冲任虚寒的，用胶艾汤养血止血，固经安胎，调补冲任。因母病致胎动不安的，宜祛病安胎。其中偏血虚湿热者，用当归散养血健脾，清化湿热。偏脾虚寒湿者，用白术散温中除湿，健脾安胎。

3. 本篇对妊娠病的调治体现了三个特点：一是重视肝脾，如当归芍药散、当归散、白术散都调治肝脾。二是宗"有故无殒"之旨，治病不拘于有身孕，如用药不避半夏等。三是勿损胎元，如用半夏时十分重视配伍，并且多选用丸、散剂型，以避免伤胎。

【复习思考题】

1. 临床如何应用桂枝茯苓丸？

2. 试述妊娠胞阻的证治。

3. 当归散和白术散的功效有何异同？

第二十一节 妇人产后病脉证治第二十一

本篇论述了妇人产后常见病的证治。首先指出新产妇人有痉病、郁冒与大便难三病，继而论述了产后腹痛、产后中风、烦乱呕逆及下利虚极等的证治。治法上，既强调针对产后气血亏虚的特点以补其不足，又要根据临床证候，因证制宜，体现了勿忘于产后、不拘泥于产后的辨治思路。

本节仅节选产后三病、产后腹痛、产后中风、烦乱呕逆及下利虚极内容。

一、产后三病

【原文】

问曰：新产妇人有三病，一者病痉，二者病郁冒[1]，三者大便难，何谓也？师曰：新产血虚，多汗出，喜中风，故令病痉；亡血复汗，寒多，故令郁冒；亡津液，胃燥[2]，故大便难。（1）

【注释】

[1]郁冒：头昏眼花，郁闷不舒。郁，郁闷不舒；冒，头昏目不明，如有物冒蔽。

[2]胃燥："胃"泛指胃与肠。由于津液耗伤，胃肠失濡而致燥结成实。

【释义】

本条论述产后三病的形成机制。痉病、郁冒、大便难是妇人产后容易发生的三种病证，乃产后亡血伤津、气血不足所致。产后痉病由于新产失血过多，复加汗出，腠理不固，感受风邪，化燥伤津，以致筋脉失濡，拘急成痉，表现为筋脉挛急抽搐，甚至角弓反张、口噤不开等症，与《痉湿暍病脉证治》篇所论痉病症状虽同，但病因不一。《痉湿暍病脉证治》之痉由外感误治伤津，筋脉失养引起；本病为产后亡血伤津，复感风邪，筋脉失养所致。

郁冒多由产后失血、多汗，寒邪乘虚侵袭，郁闭于里，阳气不能伸展外达，反逆而上冲所致，以头眩目瞀、郁闷不舒为主症。郁冒与产后血晕不同。产后血晕以突然发作的头昏眼花、不能坐起、甚则昏厥不省人事为特点，若抢救不及时可致死亡。

大便难亦由产后失血多汗，损耗津液，肠胃失润，传导失司而成。

【辨治思维与要领】

产后痉病、郁冒和大便难虽临床表现各不相同，但亡血伤津的病机则一，故在治疗上均须注意养血护津。

二、产后腹痛

1. 血虚里寒

【原文】

产后腹中㽲痛，当归生姜羊肉汤主之；并治腹中寒疝，虚劳不足。（4）

当归生姜羊肉汤方见寒疝中。

【释义】

本条论述产后血虚里寒的腹痛证治。血虚夹寒之腹痛，当具有腹部绵绵作痛、喜温喜按的特点，故以当归生姜羊肉汤养血补虚，温中散寒。当归生姜羊肉汤妙用羊肉，取其血肉有情，大补气血，散寒止痛，配以当归养血补虚，生姜温中散寒。全方共奏补虚养血、散寒止痛之功。体现了《内经》"形不足者，温之以气；精不足者，补之以味"之旨。

本证与妇人妊娠病当归芍药散证的主症同为"腹中疠痛"，但病机不同。彼为肝虚血郁、脾虚湿滞，用当归芍药散养血疏肝、健脾除湿；本证为血虚内寒，用当归生姜羊肉汤养血补虚、温中散寒，体现了同病异治的精神。

【辨治思维与要领】

只要证候相同，异病也可同治。当归生姜羊肉汤除治疗产后腹痛外，还可治疗寒疝腹痛、虚劳腹痛属血虚兼寒者。

本证为血虚里寒，故应抓住其腹痛绵绵、喜温喜按的特点。若小腹刺痛拒按，脉沉涩属瘀血阻滞，则非本方所宜。

【临床应用】

当归生姜羊肉汤除用于产后血虚里寒之腹痛、血虚寒疝外，还常用于阳虚血寒之痛经、月经后期量少、不孕症及阳虚有寒的脘腹疼痛。本方是膳食疗法的祖方之一，可作为阳虚有寒之人的食疗方。

2. 气血瘀滞

【原文】

產後腹痛，煩滿不得臥，枳實芍藥散主之。（5）

枳實芍藥散方

枳實（燒令黑，勿太過） 芍藥等分

上二味，杵爲散，服方寸匕，日三服，并主癰膿，以麥粥下之。

【释义】

本条论述产后气血郁滞腹痛的证治。产后腹痛有虚实之异，上条所述腹痛绵绵，喜温按，为里虚寒证。本条腹痛兼烦满不得卧，属里实。证因满痛俱见，病势较剧，故有不得安卧之症，因产后恶露不尽，致气血郁滞，且气滞重于血滞，故治以行气散结、和血止痛的枳实芍药散。方中枳实理气散结，炒黑入血分，能行血中之气；芍药和血止痛；大麦粥和胃安中，使破气之品不耗气伤中。三药合用，使气血得畅，则腹痛烦满诸症可除。本方乃排脓散去鸡子黄、桔梗加麦粥组成，亦可排脓散结，故方后云"并主痈脓"。唐容川曰："并主痈脓者，脓乃血所化，此能行血中之滞故也。"

【临床应用】

本方为行气和血散结之剂，对气滞血凝、恶露不尽者有良效。临床上除用于产后气血郁滞之腹痛外，凡气血郁滞、气机不畅的腹痛均可加减使用。

3. 瘀血内结

【原文】

師曰：產婦腹痛，法當以枳實芍藥散，假令不愈者，此爲腹中有乾血着臍下，宜下瘀血湯主之。亦主經水不利。（6）

下瘀血湯方

大黃二兩 桃仁二十枚 蟅蟲二十枚（熬，去足）

上三味，末之，煉蜜合爲四丸，以酒一升，煎一丸，取八合，頓服之。新血 [1] 下如豚肝。

【注释】

[1] 新血：新下之瘀血。

【释义】

本条论述产后瘀血内结腹痛的证治。产后腹痛属气血郁滞者，当用枳实芍药散行气和血。假如药后病不愈者，可知病情较重，已非枳实芍药散所宜。究其原因，当为产后恶露不尽，瘀血内阻胞宫。症见少腹刺痛拒按，痛处固定不移，按之有块，舌紫黯或有瘀点瘀斑，脉沉涩，当用下瘀血汤破血逐瘀。方中大黄荡逐瘀血，桃仁润燥活血化瘀，䗪虫破结逐瘀。三药相合，破血之力峻，故以蜜为丸，缓和药性；以酒煎药，引入血分，助行药势。服药后，所下之血色如豚肝，是药已中病、瘀血下行的表现。本方还可治瘀血内结所致的经水不利。

本条与上条均属产后实证腹痛，然上条为气血郁滞之腹痛，胀甚于痛；本条乃瘀血内结，痛甚于胀，且疼痛如刺，按之尤甚，恶露量少不行。

【辨治思维与要领】

试探性治疗是临床常用的治法之一。临床证候是十分复杂的，如辨证一时难以明确，即可采用试探性治疗，根据治疗后的反应来辨清证候，调整治法。本条产后腹痛似属气血郁滞，投以枳实芍药散，然药后证情改善不明显，再仔细审察，才明确"此为腹中有干血着脐下"，故改用下瘀血汤治疗。这就是应用试探性治疗后，重新辨清证候，调整治法的过程。

下瘀血汤证属干血着于脐下，故临床当有少腹刺痛不移、拒按，或按之有块，舌黯，脉涩等症。

【临床应用】

本方常用于产后恶露不下、闭经、盆腔炎、宫外孕等属瘀血内结者。产后恶露不下属正虚邪实者，可与人参汤、四君子汤、当归补血汤合用。本方作为活血化瘀的基础方，适当加减还可治疗多种与瘀血有关的病证，如慢性肝炎、肝硬化、跌打损伤、肠粘连等。

三、产后中风

1. 太阳中风

【原文】

產後風，續之數十日不解，頭微痛，惡寒，時時有熱，心下悶，乾嘔汗出。雖久，陽旦證[1]續在耳，可與陽旦湯即桂枝湯方，見下利中。（8）

【注释】

[1] 阳旦证：成无己云"阳旦，桂枝汤别名也"。故阳旦证即桂枝汤证，此处指太阳中风表证。

【释义】

本条论述产后中风持续不愈的证治。产后营卫皆虚，易感风邪，可致太阳中风表证。如持续数十天仍见头痛、恶寒、汗出、时发热，并兼干呕、心下闷等症状，乃产后体虚感邪，正气不能祛邪外出，但邪亦不甚，故病程迁延数十日。此时若太阳中风表证仍在，仍可用桂枝汤解表祛风，调和营卫。

后世注家对阳旦汤有不同认识：成无己认为阳旦汤即桂枝汤，徐忠可、尤在泾认为阳旦汤即桂枝汤加黄芩，魏念庭、陈修园认为阳旦汤乃桂枝汤加附子。根据本条所述头痛、恶寒、发热、自汗等症状来看，似以桂枝汤为宜，亦可根据临床情况随证选用。

【辨治思维与要领】

临床辨治应以证候为凭，不必拘泥于病程的长短。本条病程持续数十日不解，仍见恶寒、头痛、发热等太阳中风症状,虽有心下闷,表示邪有入里之势,但与其表证相比,居次要地位,故仍主以桂枝汤。条文"虽久,阳旦证续在耳",提示以证候为依据的辨治思路。

2. 阳虚中风

【原文】

產後中風發熱,面正赤,喘而頭痛,竹葉湯主之。(9)

竹葉湯方

竹葉一把　葛根三兩　防風　桔梗　桂枝　人參　甘草各一兩　附子一枚(炮)　大棗十五枚　生薑五兩

上十味,以水一斗,煮取二升半,分溫三服,溫覆使汗出。頸項強,用大附子一枚,破之如豆大,煎藥揚去沫。嘔者,加半夏半升洗。

【释义】

本条论述产后中风兼阳虚的证治。产后气血大虚,卫外不固,复感外邪,以致正虚邪实。发热头痛为病邪在表之征,面赤气喘乃虚阳上越之象,如此虚实错杂证,若单纯解表祛邪,易致虚阳外脱,若扶正补虚,又易助邪碍表,故用竹叶汤扶正祛邪,标本兼顾。方中竹叶甘淡轻清为君,辅以葛根、桂枝、防风、桔梗疏风解表,人参、附子温阳益气,甘草、生姜、大枣调和营卫。诸药合用,共奏扶正祛邪、表里兼顾之功。方后注"温覆使汗出",说明服用本方当注意加衣被温覆,使风邪随汗而出。至于颈项强急者重用附子以扶阳祛风,呕者加半夏以降逆止呕,示人当根据病情变化随症治之。

【辨治思维与要领】

本条的辨证要点为:既有"发热、头痛"之太阳中风表证,又见"面赤、气喘"之阳虚上逆证。

【临床应用】

竹叶汤为产后发热常用的扶正祛邪方剂,临证时可用于产后外感、虚人外感、产后缺乳等病。

四、虚热烦呕

【原文】

婦人乳中[1]虛,煩亂嘔逆,安中益氣,竹皮大丸主之。(10)

竹皮大丸方

生竹茹二分　石膏二分　桂枝一分　甘草七分　白薇一分

上五味,末之,棗肉和丸,彈子大,以飲服一丸,日三夜二服。有熱者,倍白薇;煩喘者,加柏實一分。

【注释】

[1]乳中:乳,《脉经》作"产"。乳中谓在草蓐之中,亦即产后。

【释义】

本条论述产后虚热烦呕的证治。妇人产后耗气伤血,复因哺乳,使阴血更亏。阴血不足,虚热内扰心神,则心烦意乱;热犯于胃则呕逆。故用竹皮大丸清热降逆,安中益气。方中竹茹味甘微寒,清热除烦止呕;石膏辛甘寒,清热除烦;白薇苦咸寒,善清阴分虚热;桂枝虽辛温,但用量极轻,少佐之以防清热药伤阳,与甘药合用辛甘化阳,更能助竹茹降逆止呕;

甘草、大枣安中,补益脾胃之气,使脾气旺则津血生。若虚热甚,可重用白薇以清虚热;虚热烦喘,加柏实宁心润肺。

【辨治思维与要领】

竹皮大丸的组方特点值得重视。首先,方中甘草用量重达七分,而余药相合仅六分,复以枣肉和丸,意在使脾气复,胃气和,达到益气安中之效。其次,竹茹、石膏、白薇三味相合共五分,意在清热除烦降逆。再者,桂枝辛温,用量极少,仅占全方药量的1/13(不包括枣肉用量),既能助竹茹降逆,又佐寒凉之品从阴引阳。

【临床应用】

本方除用于产后气阴两虚心烦呕逆外,还可用于妊娠呕吐、神经性呕吐等属阴虚有热者。近年来用本方治疗更年期综合征、癔症、失眠、小儿夏季热、男性不育症、阳痿等。

五、热利伤阴

【原文】

产後下利虚極,白頭翁加甘草阿膠湯主之。(11)

白頭翁加甘草阿膠湯方

白頭翁二兩　黃連　蘗皮　秦皮各三兩　甘草　阿膠各二兩

上六味,以水七升,煮取二升半,内膠,令消盡,分溫三服。

【释义】

本条论述产后热利伤阴的证治。产后阴血不足,又兼下利,更伤其阴,故曰"虚极"。白头翁汤为治疗热利下重的主方。以方测证,当有发热腹痛、里急后重、下利脓血、肛门灼热等湿热壅滞肠道症状,且病在产后,尚有体倦、口干、脉虚等症。证属虚实夹杂,故用白头翁汤清热止痢;阿胶养血益阴;甘草补虚和中,并能缓解白头翁汤之苦寒,使清热不伤阴,养阴不恋邪。

【辨治思维与要领】

发热腹痛,里急后重,下利脓血黏液,口干喜饮,脉细数或虚数为产后热利伤阴的辨证要点。

【临床应用】

本方除可用于产后热利下重外,对于久利伤阴或阴虚血弱而病热利下重者,均可使用。

小　结

1. 本篇主要论述妇人产后常见疾病的证治。妇人产后有三个特点:一是亡血伤津,气血不足;二是恶露排泄不畅易留滞为瘀,若淋漓不尽,则更伤气血;三是正气不足,腠理空虚,易感外邪。此即形成产后多虚、多瘀、易外感的病理特征。

2. 本篇根据产后亡血伤津的病机特点,提出新产三病:痉病、郁冒、大便难。三者虽主症不同,病机有异,具体治法也不尽相同,但养血复阴、顾护津液的治疗思路则一。

3. 产后腹痛为本篇的重点,辨证有寒热虚实的不同,治疗有温凉补泻之异。血虚里寒,腹中绵绵作痛,治以当归生姜羊肉汤养血补虚,散寒止痛;若气血郁滞,腹痛且胀,烦满不得卧,用枳实芍药散行气散结,和血止痛;属瘀血内结,少腹坚痛拒按,或按之有硬块者,用下瘀血汤破血逐瘀,散结止痛。

4. 产后感邪有中风、热利等病证,治有桂枝汤、竹叶汤、白头翁加甘草阿胶汤等方。其所见证候、辨治用药,均反映了产后病的特点。

5. 产后病的治疗,既要照顾妇人产后的病机特点,又不可拘泥于产后,仍应以辨证为依据。

【复习思考题】

1. 何谓妇人新产三病?其病因病机是什么?

2. 产后腹痛三方证应如何鉴别?

3. 阳旦汤、竹叶汤皆治产后中风,两方的证治有何异同?

第二十二节　妇人杂病脉证并治第二十二

本篇论述妇人杂病的病因、证候及治法。其病因不外乎虚、积冷、结气;病证有热入血室、梅核气、脏躁、月经病、带下病、腹痛、转胞及前阴诸疾;论治原则有审阴阳、分虚实、行针药;具体有内治法和外治法,内治可用汤、丸、散、酒等剂,外治则有针刺、洗剂、坐药及润导之法。这些均为后世辨治妇人杂病奠定了重要基础。

本节仅节选成因、证候与治则及梅核气、脏躁、月经病、带下病内容。

一、成因、证候与治则

【原文】

婦人之病,因虛、積冷、結氣,爲諸經水斷絕,至有歷年,血寒積結,胞門[1]寒傷,經絡凝堅。(8上)

【注释】

[1] 胞门:即"子宫"。

【释义】

本条为妇人杂病的总纲,对妇人杂病的病因病机、临床表现及治疗原则都作了纲领性的论述。引起妇女杂病的原因有很多,但概括起来,不外虚、积冷、结气三个方面。虚指气虚血少,气虚不能生血摄血,血少则无以营养冲任;积冷指寒冷久积,阳气虚衰,凝结不散;结气指由情志刺激导致的气机郁结。这三者之中任何一方面失常,日久均会导致妇女杂病,如月经不调等。

二、证治

(一)梅核气

【原文】

婦人咽中如有炙臠[1],半夏厚朴湯主之。(5)

半夏厚朴湯方《千金》作胸滿,心下堅,咽中帖帖,如有炙肉,吐之不出,吞之不下。

半夏一升　厚朴三兩　茯苓四兩　生薑五兩　乾蘇葉二兩

上五味,以水七升,煮取四升,分溫四服,日三夜一服。

【注释】

[1] 炙臠(luán,音栾):肉切成块名臠,炙臠即烤肉块。

【释义】

本条论述痰凝气滞于咽中的证治，即后世所称"梅核气"。妇人自觉咽中有物梗塞，咯之不出，吞之不下，但于饮食吞咽无碍，可伴有胸闷叹息等症。本病多由情志不畅，气郁生痰，痰气交阻，上逆于咽喉之间而成。多见于妇女，男子亦可见。治疗用半夏厚朴汤解郁化痰，顺气降逆。方中半夏、厚朴、生姜辛以散结，苦以降逆；辅以茯苓利饮化痰；佐以苏叶芳香宣气解郁。合而用之使气顺痰消，则咽中炙脔感可以消除。

【辨治思维与要领】

梅核气临床表现多种多样，其主症为咽中如有异物梗阻不适，咯之不出，吞之不下，但于饮食吞咽无碍。

【临床应用】

临床上本病患者常精神抑郁，并伴有胸闷、喜叹息等肝郁气滞之症，可用本方合逍遥散加减，或加入香附、陈皮、郁金等理气之品，也可加化痰药，如瓜蒌仁、杏仁、海浮石等以提高疗效。

本方除治疗梅核气外，还可用于痰凝气滞而致的精神病、咳喘、胃脘痛、呕吐及胸痹等。

（二）脏躁

【原文】

妇人藏躁，喜悲伤欲哭，象如神灵所作，数欠伸，甘麦大棗汤主之。（6）

甘麥大棗汤方

甘草三兩　小麥一升　大棗十枚

上三味，以水六升，煮取三升，温分三服。亦補脾氣。

【释义】

本条论述脏躁的证治。脏躁是因脏阴不足，虚热躁扰所致。一般表现为精神失常，无故悲伤欲哭，频作欠伸，神疲乏力，常伴有心烦失眠、情绪易于波动等。本病初起多由情志不舒或思虑过度，肝郁化火，久则伤阴耗液，心脾两虚所致。甘麦大枣汤补益心脾，宁心安神。方中小麦养心安神，甘草、大枣甘润调中而缓急。

脏躁原文未指明为何"脏"，对此注家解说不一：如《医宗金鉴》认为脏即心脏；曹颖甫认为是肺脏；沈明宗、尤在泾、唐容川等认为是子脏；陈修园则认为五脏属阴，不必拘于何脏。以陈氏之说较为全面，可参之。

【辨治思维与要领】

脏躁的临床主症为情志不宁，如无缘无故地悲伤欲哭，其次是体倦、数欠伸。

治疗脏躁应该运用甘润之品，因其能"滋脏气而止其燥也"。

【临床应用】

脏躁病多见于妇女，亦可见于男子。临床常用本方治疗神经精神疾患，如神经衰弱、癔症、更年期综合征、精神分裂症等。还可治疗小儿盗汗、夜啼、厌食等。其中小麦用量宜大。临床上本方常与百合地黄汤、酸枣仁汤、小柴胡汤、半夏厚朴汤、六味地黄汤、温胆汤等方联合应用。

（三）月经病

【原文】

問曰：婦人年五十所，病下利①數十日不止，暮即發熱，少腹裏急，腹滿，手掌煩熱，唇口

乾燥，何也？師曰：此病屬帶下。何以故？曾經半產，瘀血在少腹不去。何以知之？其證唇口乾燥，故知之，當以温經湯主之。（9）

温經湯方

吴茱萸三兩　當歸二兩　芎藭二兩　芍藥二兩　人参二兩　桂枝二兩　阿膠二兩　生薑二兩　牡丹皮（去心）二兩　甘草二兩　半夏半升　麥門冬一升（去心）

上十二味，以水一斗，煮取三升，分温三服。亦主婦人少腹寒，久不受胎，兼取崩中去血，或月水來過多，及至期不來。

【校勘】

①下利：程云來与吴謙等多数注家认为当是"下血"，可从之。

【释义】

本条论述妇人冲任虚寒夹有瘀血而致崩漏的证治。下利，吴谦等认为当是"下血"。妇人五十岁左右气血已衰，冲任脉虚，经水当绝。今下血数十日不止，此属崩漏。从唇口干燥来判断，系体内有瘀血，乃重申《惊悸吐衄下血胸满瘀血病脉证治》篇对瘀血的诊断。究其病因，可由冲任虚寒、曾经半产、瘀血停留于少腹所致。瘀血不去，故见少腹里急、腹满，或伴有刺痛、结块等症。冲任本虚，加之漏血数十日，阴气一伤再伤，以致阴虚生内热，故见暮则发热，手掌烦热。瘀血不去则新血不生，津液无以上润，故见唇口干燥。当用温经汤温养气血，活血祛瘀，兼以滋阴清热。方中吴茱萸、桂枝、生姜温经散寒，通利血脉；阿胶、当归、川芎、芍药、丹皮活血祛瘀，养血调经；麦冬养阴润燥而清虚热；人参、甘草、半夏补中益气，降逆和胃。诸药共奏温补冲任、养血祛瘀、扶正祛邪之功，使瘀血去而新血生，虚热消则诸症除。

本条"病下利数十日不止"之下利，亦有注家认为是大便下利，如尤在泾说："此为瘀血作利，不必治利，但去其瘀而利自止。"可供参考。

【辨治思维与要领】

温经汤证的辨证要点是由瘀血内阻所致的腹满痛，崩漏不止，并在此基础上兼有气血不足之症。

治瘀血内阻的崩漏，除辨清瘀血的部位、程度外，还要考虑年龄以及是否有其他兼证，综合施治。

人体血气得温则行，故凡瘀血不属热证的，均可适当加用温药。本方证兼虚，故采用温养、温通方法，以发挥祛瘀的协同作用。

【临床应用】

本方是妇科调经的祖方，经少能通，经多能止，子宫虚寒者能受孕。正如方后注云，本方亦疗"妇人少腹寒，久不受胎，兼取崩中去血，或月水来过多，及至期不来"。临床上温经汤常用于治疗月经不调、痛经、赤白带下、崩漏、胎动不安、不孕等病证。也可用于男子精室虚寒、精少、精子活动率差所致的不育症，以及睾丸冷痛、疝气等，颇有效验。

【医案举例】

周某，女，51岁，河北人，1960年5月7日初诊。患者已停经3年，于半年前偶见漏下，未予治疗，1个月后，病情加重，经水淋漓不断，经色浅，夹有血块，时见少腹冷痛。唐山市某某医院诊为"功能失调性子宫出血"，经注射止血针，服用止血药，虽止血数日，但少腹胀满时痛，且停药后复漏下不止。又服中药数10剂，亦罔效。身体日渐消瘦，遂来京诊治。

诊见面色㿠白，五心烦热，午后潮热，口干咽燥，大便秘结。7 年前曾小产 1 次，舌质淡红，苔薄白，脉细涩。证属冲任虚损，瘀血内停。治以温补冲任，养血祛瘀，投以温经汤。吴茱萸 9g，当归 9g，川芎 6g，白芍 12g，阿胶 9g（烊化），丹皮 6g，半夏 6g，生姜 6g，炙甘草 6g，麦冬 9g。服药 7 剂，漏下及午后潮热减轻，继服上方，随症稍有加减。服药 20 剂后，漏下忽见加重，夹有黑紫血块，血色深浅不一，腹满时轻时重，病家甚感忧虑。岳老诊其脉象转为沉缓，五心烦热、口干咽燥等症大为减轻，即告病家，脉症均有好转，下血忽见增多，乃为佳兆，系服药之后，体质增强，正气渐充而带血行之故。此瘀血不去，则新血不生，病亦难愈。并嘱继服原方 6 剂，隔日 1 剂。药后连续下血块 5 日，之后下血渐少，血块已无，腹胀痛基本消失。又服原方 5 剂，隔日服。药后下血停止，唯尚有便秘，但亦较前好转，以麻仁润肠丸调理 2 周而愈。追访 10 年，未见复发。（王明五，岳沛芬. 岳美中验案选录 [J]. 北京中医，1985，4（1）：7.）

（四）带下病

【原文】

蛇床子散方，温陰中坐藥。（20）

蛇床子仁

上一味，末之，以白粉少許，和令相得，如棗大，綿裹内之，自然温。

【释义】

本条论述寒湿带下的外治法。蛇床子性温味苦，有暖宫除湿、止痒杀虫的作用。以方测证，应有带下清稀、腰酸重坠、阴中瘙痒、自觉阴中冷等症状。此由阴寒湿浊之邪凝着下焦所致，故用蛇床子散为坐药，直温其受邪之处，以助阳暖宫，逐阴中寒湿，杀虫止痒。方中白粉，一说为米粉，可作为外用药的赋形剂；另一说为铅粉，功专杀虫。

【临床应用】

蛇床子散多作洗剂外用。《医宗金鉴·妇科心法要诀》主张内服桂附地黄丸，外用蛇床子、吴茱萸、干姜等分为末，绵裹纳入阴中，有效。

小　结

1. 本篇论述了妇人杂病的病因、证候及治疗法则，还论述了妇人常见的梅核气、脏躁、月经病、带下病等证治。

2. 妇人杂病的病因为虚、积冷、结气。对月经病的论述，属于瘀血者，可用温经汤。梅核气与气滞痰凝有关，脏躁与情志有关，半夏厚朴汤、甘麦大枣汤均有较好疗效。

3. 本篇治疗方法多种多样。内治法中的汤剂、丸剂、散剂，外治法有纳药阴中，开妇科病外治法之先河，给后人以很大启发。

【复习思考题】

1. 怎样理解妇人杂病的病因病机？

2. 梅核气的病机、主症、治法和主方是什么？

3. 何谓脏躁，其病机、主症、治法和主方是什么？

4. 试述温经汤证的病机及证候。

第四章　温病学精选

温病条辨自序

夫立德、立功、立言，圣贤事也。瑭何人斯，敢以自任？缘瑭十九岁时，父病年余，至于不起，瑭愧恨难名，哀痛欲绝，以为父病不知医，尚复何颜立天地间，遂购方书，伏读于苦块之余。至张长沙"外逐荣势，内忘身命"之论，因慨然弃举子业，专事方术。越四载，犹子巧官病温，初起喉痹，外科吹以冰硼散，喉遂闭，又遍延诸时医治之，大抵不越双解散、人参败毒散之外，其于温病治法，茫乎未之闻也，后至发黄而死。瑭以初学，未敢妄赞一词，然于是证，亦未得其要领。盖张长沙悲宗族之死，作《玉函经》，为后世医学之祖，奈《玉函》中之《卒病论》，亡于兵火，后世学者，无从仿效，遂至各起异说，得不偿失。又越三载，来游京师，检校《四库全书》，得明季吴又可《温疫论》，观其议论宏阔，实有发前人所未发，遂专心学步焉。细察其法，亦不免支离驳杂，大抵功过两不相掩，盖用心良苦，而学术未精也。又遍考晋唐以来诸贤议论，非不珠璧琳琅，求一美备者，盖不可得，其何以传信于来兹！瑭进与病谋，退与心谋，十阅春秋，然后有得，然未敢轻治一人。癸丑岁，都下温疫大行，诸友强起瑭治之，大抵已成坏病，幸存活数十人。其死于世俗之手者，不可胜数。呜呼！生民何辜，不死于病而死于医，是有医不若无医也，学医不精，不若不学医也。因有志采辑历代名贤著述，去其驳杂，取其精微，间附己意，以及考验，合成一书，名曰《温病条辨》，然未敢轻易落笔。又历六年，至于戊午，吾乡汪瑟庵先生促瑭曰：来岁己未湿土正化，二气中温厉大行，子盍速成是书，或者有益于民生乎！瑭愧不敏，未敢自信，恐以救人之心，获欺人之罪，转相仿效，至于无穷，罪何自赎哉！然是书不出，其得失终未可见，因不揣固陋，黾勉成章，就正海内名贤，指其疵谬，历为驳正，将万世赖之无穷期也。

淮阴吴瑭自序

温病学是研究温病发生发展规律及其预防和诊治方法的一门学科。由于温病学是由大量的温病学专著汇集而成，所以本教材选择最具代表性和影响力的温病学原著——叶天士《温热论》、薛生白《湿热病篇》及吴鞠通《温病条辨》，从中精选原文 80 条作为教学内容，其中《温热论》16 条、《湿热病篇》22 条、《温病条辨》42 条。

第一节　《温热论》精选

一、温病大纲

【原文】

溫邪上受，首先犯肺，逆傳心包。肺主氣屬衛，心主血屬營，辨營衛氣血雖與傷寒同，若論治法則與傷寒大异也。（1）

【释义】

本条论述温病证治总纲。条文概括了温病的病因、感邪途径、初发病位、传变趋势，以及温病与伤寒治法的区别。

叶氏明确提出温病的病因是温邪。所谓温邪，是具有温热性质的一类外感致病因素的总称，其包括范围较广，除了四时六淫之邪从热而化的风热、暑热、湿热、燥热以及传统所谓寒邪伏藏化温的温热病邪外，还包括了具有温热性质的"疠气"和"温毒"等。温病之所以不同于风寒类外感病，主要是因为它有不同于其他疾病的特殊致病因素——温邪。温邪的特异性质，主要表现在：一是温邪从外侵入人体而发病，与内伤疾病的病因有本质不同；二是其性质属热，有别于伤寒等风寒性质外感病的病因；三是不同温邪多有特定的侵犯人体的途径和病变部位，如风热病邪多首犯手太阴肺，暑热病邪多径犯阳明，湿热病邪多困足太阴脾，燥热病邪多犯肺经等；四是不同的温邪致病后的临床表现各异。而对温邪特异性的判断，主要还是根据发病后的临床表现，通过"审证求因"而确定。

温邪感邪途径为"上受"，包括空气相染，从呼吸道入侵。古代医家提出"口鼻之气通乎天气"，并认识到"一人病气，足充一室"。通过呼吸，温邪可经呼吸道侵入人体而发病。由于鼻气通于肺，所以从呼吸道入侵的温邪，初起病变多在上焦手太阴肺。如叶天士明确指出："大凡吸入之邪，首先犯肺。"口气通于胃，温邪通过饮食从口腔而入，可直接侵犯脾胃。古代医家认识到病邪经口而入，多系饮食不洁所致。如《诸病源候论》说："人有因吉凶坐席饮啖，而有外邪恶毒之气，随食饮入五脏，沉滞在内，流注于外，使人肢体沉重，心腹绞痛，乍瘥乍发。以其因食得之，故谓之食注。"湿温、霍乱等湿热性质温病，其感邪途径属于这一类型。

温病发病多先犯上焦肺卫。风热病邪具有升散、疏泄的特性，人身肺位最高，开窍于鼻，外合皮毛，与卫气相通，主一身之表，故风热侵犯人体，肺经首当其冲，肺受邪袭，卫表亦为邪郁。正如叶天士所谓："肺位最高，邪必先伤。"故风热病邪致病初起，出现发热，微恶风寒，头痛，少汗，咳嗽，口微渴，苔薄白，舌边尖红，脉浮数等肺卫表证。

温病病情传变有顺传、逆传两种趋势。条文提出"逆传"，是指邪不外解，由肺卫直接内陷心包，造成病情在短期内急剧转化，病势重险。"顺传"是相对于"逆传"而言，其义叶氏未明确指出，结合叶天士《三时伏气外感篇》"盖足经顺传，如太阳传阳明"之语理解，当指上焦肺卫之邪下传中焦阳明气分。

叶天士将《内经》及前人有关营卫气血生理与病理等方面的论述加以引申发挥，结合自己的临床实践，对温病发生发展规律进行总结，将卫气营血的概念用于温病病机演变规律、病程发展阶段的分析，对温病的病理变化及证候类型进行高度的概括，提出温病病变有卫气营血证候之不同。心肺同居上焦，肺主一身之气，与卫气相通；心主一身之血，营气通于心。在温病过程中肺与心包的病变必然影响到卫气营血，出现不同的证候。从而创立了卫气营血辨证理论体系，既是分析温病发生发展病机演变规律的理论基础，又是指导临床辨证论治的依据，对温病学说的发展产生了巨大影响。

虽然《伤寒论》中也有营卫、气血的相关证治，但叶天士所述卫气营血的内涵与其区别较大，故治疗方法也各不相同。

【辨治思维与要领】

历代医家长期以来对温病病因的认识，主要根据"外感不外六淫"之传统病因学说，特别还从《内经》的"冬伤于寒，春必温病"之论出发，把寒邪作为温病的病因。刘河间则从六气皆能化火的观点出发，把外感热病的病因扩大到六淫之邪从热而化者。明代医家吴又可继承了前人关于"疠气"致病的病因理论，提出"疠气"是引起温疫的原因，突破了"六淫"这一传统认识的局限。另外还有医家根据某些温病初起可见皮肤红肿溃烂或透发斑疹等热毒表现，而提出了"温毒"病因说。总之，六淫之邪从热而化者，寒邪内伏而化热者属于温邪，而疠气与温毒亦都具有温邪的特点，所以也都属于温邪的范畴。

对温邪侵入途径的认识，是历代医家长期临床观察的结果。明清之前，大多数医家根据《内经》有关"皮毛主一身之表"的理论，以及外感病初起多有皮毛开合失司见症，多认为外邪侵袭人体都是从皮毛而入。明清以后，随着温病学说的发展，不少医家通过反复的临床观察和实践，逐渐认识到温邪犯人的途径除了传统认识的"邪从皮毛而入"之外，更多见的还是从口鼻而入。如叶天士说："温邪上受，首先犯肺。"即指明了温邪的感染途径主要在于"上受"，即通过口鼻而侵犯人体。薛生白也说："湿热之邪从表伤者十之一二，由口鼻入者十之八九。"这种认识突破了传统观念的束缚，更加符合临床实际，是对温病受邪途径理论的新发展。

【原文】

大凡看法，衞之後方言氣，營之後方言血。在衞汗[1]之可也，到氣才可清氣[2]，入營猶可透熱轉氣[3]，如犀角、玄參、羚羊角等物，入血就恐耗血動血，直須涼血散血[4]，如生地、丹皮、阿膠、赤芍等物。否則，前後不循緩急之法[5]，慮其動手便錯，反致慌張矣。（8）

【注释】

[1] 汗：指"汗法"。这里具体指用辛凉药物疏解卫分病邪。

[2] 清气：指用辛寒、苦寒药物，清泄气分里热的方法，即"清气法"。

[3] 透热转气：在清解营分邪热剂中伍以轻清透泄之品，使营分邪热外透气分而解的治疗方法。

[4] 凉血散血：运用清热凉血和活血化瘀散血之品，以清散血分瘀热的治疗方法。

[5] 缓急之法：指治疗中应分清"卫、气、营、血"，按疾病的发展顺序，抓住主要矛盾，采取积极措施，急者、主要者先治，而缓者、次要者后治。

【释义】

本条论述卫气营血病机的浅深层次及卫气营血证候的治疗大法。

叶氏继承《内经》中有关营卫气血生理功能及浅深不同层次分布的论述，进一步揭示在病理情况下卫气营血证候浅深层次的不同。人体的卫气营血关系密切，卫气属阳，营血属阴，气之表者为卫，营之深者为血。卫气营血证候之间也有着不可分割的联系，卫分证属表证,但有内在脏腑的病理基础。气分证较卫分证病位深一层,其病理变化以脏腑功能失调为主。所以卫分证不解,很容易转化为气分证。营分证和血分证之间,病理变化联系密切,如叶天士所说:"营分受热,则血液受劫。"气分证转变为营血分证,其病理变化是由以脏腑的功能失调为主,转变为以脏腑的实质损害为主,病情更为深重。可见,卫气营血证候病机反映了病变的浅深、病情的轻重。具体而言,卫分证病位最浅,邪在表,持续时间也短,病情最轻;气分证病邪已入里,病位深一层,病情较卫分证为重,此时正盛邪实,邪正剧争,若治疗及时,每可祛邪外出,使疾病好转痊愈;营分证和血分证,病位深,不仅营血耗伤,而且心神受到影响,病情较危重。一般血分证的病情最为深重。

　　叶天士根据温病卫气营血不同阶段的病理变化,提出"在卫汗之可也,到气才可清气,入营犹可透热转气⋯⋯入血就恐耗血动血,直须凉血散血"的治疗原则。邪在卫分主要用"汗"法治疗,"汗"法即解表透邪之法,温病卫分证主要以辛凉透表为主,一般不用辛温发汗之品。"到气才可清气"强调了清气之法是针对邪入气分之证而用,不可过早或过量使用寒凉药物。由于气分阶段病邪性质较复杂,且病位各有不同,所以其治疗除了清气法之外,往往尚需使用化湿、攻下、和解、宣气等法。邪在营分以"透热转气"法为主,即在清营之剂中配伍轻清宣透之品,如银花、连翘、竹叶等,使营分邪热能透出气分而解。血分证治疗既要清热凉血,又要活血散瘀。一方面是针对血分证中每有瘀血形成的病机特点,另一方面也是为了避免凉血之品可能引起的妨碍血行之弊。

　　【辨治思维与要领】

　　一般而言,温邪袭表,肺卫失畅,只宜辛凉之剂解表散邪,忌用麻黄汤、桂枝汤等辛温之剂发汗。若误用辛温,则不啻抱薪救火,可导致热势鸱张,病情加剧。正如吴鞠通所说:"太阴温病,不可发汗,发汗而汗不出者,必发斑疹;汗出过多者,必神昏谵语。"但是,在临床具体运用辛凉解表法时,却不是绝对禁用辛温之品,有时可适当配伍,以适应病情需要。如作为辛凉解表代表方的银翘散,方中即配伍荆芥、豆豉两味辛温药,意在增强全方疏表达邪之力;又如新加香薷饮,其适应证是暑湿内蕴兼有寒邪外束肌表之证,故以辛温芳香,既可疏表散寒,兼能祛暑化湿之香薷为主药。当然在辛温药物的选择上,应力求选用温而不燥、解表而不伤阴之品。

　　叶天士一再强调"到气才可清气",把握"才"字的关键是不能过早使用。现在临床上对于清热药物如银花、连翘、黄连、黄芩等运用非常多,而且有时候用的剂量也非常大。特别对患者体温比较高、有热象者更是如此。但实际上有时候体温高并不一定是里热证,可能只是表热证。所以一定要防止过早地用一些寒凉药物来治疗。临床常见一些感冒的病人,过早使用抗生素以后,导致感冒迁延难愈。原因是抗生素的滥用,相当于非常寒凉的药,遏制了邪气外达。所以要谨防过早使用寒凉清热药物。

　　营分病变较气分证为深,较血分证为浅,处于病势进退的枢机时刻,其既有外转气分之机,又有内陷血分之可能。因此,营分证治疗的关键就在于促使营热外出气分,而不使其内陷血分。犀角(已禁用,以水牛角代)、玄参、羚羊角等药虽能凉营泄热,但无透邪之力,若是只投以凉泄之品,反有凉遏冰伏,留邪不去之弊。只有在凉营泄热基础上,配以连翘、银花、竹叶等轻清透泄之品,才有助于营分邪热的外透。这种透热转气治法实际也是中医学因势利导、给邪以出路的治疗学思想在营分证治疗中的体现。

　　凉血散血是叶天士针对温邪入血,动血耗血而制定的治疗原则,我们不能仅从字面上把它片面地理解为单纯的清血热、散瘀血,这个治则全部内涵应该包括清热解毒、养阴生津、凉血止血和活血化瘀,这四者是不可分割的。

二、邪在肺卫

【原文】

蓋傷寒之邪留戀在表,然後化熱入裏,溫邪則熱變最速,未傳心包,邪尚在肺,肺主氣,其合皮毛,故云在表。在表初用辛涼輕劑,挾風則加入薄荷、牛蒡之屬,挾濕加蘆根、滑石之流。或透風於熱外,或滲濕於熱下,不與熱相搏,勢必孤矣。(2)

【释义】

本条论述伤寒与温病传变的区别及温邪在表及其夹风、夹湿的不同治法。

伤寒为感受寒邪,寒为阴邪,其性凝滞,故初起病邪常留恋在表,寒郁逐步化热入里而转化为里热证,需时较长;温病初起邪热在表,传变迅速,可即刻入里,甚者逆传心包,致病情骤变。

温邪在表,犯于肺卫,当辛凉轻剂,辛以宣透,凉以清热,可选银翘散、桑菊饮等方。万不可辛温助热,反生他患。

在表之温邪易于夹风或夹湿,夹风加薄荷等辛散疏解,以透风于热外;夹湿加芦根、滑石等甘淡渗湿,以渗湿于热下,两解湿与热,以免湿热相搏,不易解除。

【辨治思维与要领】

温病与狭义伤寒虽然同属外感热病,但因证脉治完全不同,临床必须严格鉴别。在病因方面,温病是感受温邪而发病,伤寒是感受寒邪而发病。在感邪途径方面,温邪多从口鼻而入,先犯手太阴肺经或中焦脾胃;寒邪多从皮毛而入,先犯足太阳膀胱经。在病机方面,由于温为阳邪,化热极速,易伤阴液,故病之后期易出现肺胃阴伤或肝肾阴涸之证;寒为阴邪,化热较慢,易伤阳气,故病之后期易出现太阴、少阴阳衰之证。在证治方面,由于温病包括了一年四季发生的多种温热疾病,故选择多发于春季的风温与伤寒进行比较:风温病初起,邪犯肺卫,肺气失宣,表现为发热微恶风寒,无汗或少汗,头痛咳嗽,口微渴,舌边尖红,苔薄白欠润,脉浮数等,治宜辛凉清透以疏风散热;伤寒初起,寒邪束表,卫阳被郁,表现为恶寒重,发热头痛,关节疼痛,口不渴,舌苔薄白而润,脉浮紧等,治宜辛温发汗以祛风散寒。风温病程中阴伤较明显,须处处顾护阴液;而伤寒病程中,寒邪易伤阳气,故须注意保护阳气。风温后期尤须注重滋养肺胃之阴,伤寒后期则多用温补太阴或少阴之法。详见风温与狭义伤寒鉴别表(表4-1-1)。

各种温病致病原因和初起表现虽不相同,但通过"审证求因",其临床证候所反映出的病因性质,却不外温热和湿热两类。叶天士对温病辨夹风、夹湿分别治疗实开辨别温热类温病和湿热类温病之先河。温热类温病有风温、春温、暑温、秋燥、大头瘟、烂喉痧、暑热疫、温疟等。这类温病虽然发病季节和感受的时令温邪不同,但本质上都是温热性质的病邪为患,大多发病较急,发展较快,临床症状发热显著,易损伤津液,病情严重者可出现热邪内陷引起昏迷、抽搐的危重局面,所以温热类温病的治疗应以清热保津为原则。湿热类温病主要包括湿温、伏暑、湿热疫、霍乱等。这类温病,在病因上都是湿热相兼为患,有的表现为湿中蕴热,湿重热轻,有的表现为湿郁热蒸两者俱盛。湿为阴邪,性质腻滞,致病虽与热相合,但初起大多湿邪偏重,所以起病一般较缓,发展较慢,初起发热和伤津征象均不显著,治疗重在化湿透热。

表 4-1-1　风温与伤寒（狭义）鉴别表

	风温	伤寒
病因	风热病邪	风寒病邪
病机特点	初起邪犯肺卫，继则肺胃热盛，甚则热陷心营，后期易伤肺胃阴液	初起寒束于表，郁闭卫阳，继则寒邪化热内传入里，后期易伤脾肾阳气
初起证候	呈表热证，发热重，恶寒轻，口渴，咳嗽，无汗或少汗，苔薄白舌边尖红，脉浮数	呈表寒证，恶寒重，发热轻，头痛身痛，无汗，苔薄白，脉浮紧
初起治法	辛凉解表	辛温解表
初起用方	银翘散、桑菊饮等	麻黄汤、桂枝汤等
后期治法	滋养肺胃	温补脾肾
后期用方	沙参麦冬汤等	理中丸、四逆汤等

有两点须注意：一是温热类温病虽属纯热无湿者，但有时在病变过程中也可兼夹湿邪为患。如风温病中可见风热夹湿，暑温病中亦常有暑热夹湿之证等。而湿热类温病虽为湿与热相合为患，但湿热类温病中也有不兼夹湿邪的病证，如伏暑病即可见到初起发于营分而病变过程中不兼夹湿邪的情况。所以温热类温病与湿热类温病的区分只是相对而言。二是湿热类温病在发展过程中随着湿邪化燥，热邪化火，其病邪性质也就由湿热相兼转化为纯热无湿的火热之邪，临床表现和病机变化与温热类温病殊途同归，基本相同。所以温病虽有温热、湿热之分类，但不能把其完全对立起来，而应在掌握了温热、湿热这两大"纲"的基础上，抓住不同类型温病的辨治要领，这样临床上才能正确地进行辨证施治和把握其发展转归。现将温热类温病与湿热类温病进行比较（表 4-1-2）。

表 4-1-2　温热类温病和湿热类温病比较表

	温热类温病	湿热类温病
病邪性质	纯热无湿（如风热、暑热、燥热）	湿热相兼（如湿热、暑湿等）
发病部位	多为肺卫，亦可发于阳明气分或营血分	多为脾胃，亦可发于少阳
起病、传变及病程特点	起病较急，传变较快，病程一般不长	起病较缓，传变较慢，病程较长，缠绵难解
证候特点	热象显著，易出现化燥伤阴征象。初起多见肺卫表证或里热亢盛证；继之易见肺胃气分证，以及热入营分、热闭心包、热盛动风、热盛动血等热入营血的里热证候；后期则多见阴液耗伤，出现肺胃阴伤，甚至肝肾真阴亏损证	初起发热及伤阴表现均不明显，而阳气被遏征象较著，多表现为湿重热轻，见上、中焦卫气同病之证；继之则留恋气分，困阻脾胃，弥漫三焦，以中焦为病变重心，出现湿热并重或热重于湿之证；后期既可化燥伤阴，出现腑实、营血分证，亦可因湿盛伤阳，出现湿胜阳微证
治疗特点	以清热救阴为大法，宜用辛凉、辛寒、苦寒、甘寒、咸寒等方药	以化湿清热为大法，宜用芳香、苦温、苦寒、淡渗等方药
代表病种	风温、春温、暑温、秋燥、大头瘟、烂喉痧等	湿温、暑温夹湿、伏暑等

【原文】

不爾，風挾溫熱而燥生，清竅[1]必乾，謂水主之氣[2]不能上榮，兩陽相劫也。濕與溫合，蒸鬱而蒙蔽於上，清竅爲之壅塞，濁邪害清也。其病有類傷寒，其驗之之法，傷寒多有變證，溫熱雖久，在一經不移，以此爲辨。（3）

【注释】

[1]清窍：指头面部目、耳、鼻、口诸窍。

[2]水主之气：此处泛指津液。

【释义】

本条承上文进一步论述温邪夹风、夹湿的证候表现以及与伤寒的鉴别要点。

风与热两种阳邪交炽，更易耗伤津液，致口、鼻等清窍干燥；湿与热合，热蒸湿动，熏蒸向上，蒙蔽清窍，致耳聋、鼻塞等，两者均造成清窍不适，但夹风清窍则干，夹湿清窍则塞，证候表现不同。

温热夹湿证，初起见恶寒、发热、头身疼痛等症，与伤寒颇为相似，但实属两类性质不同的外感热病。从传变来看，湿热一证，因湿邪黏腻，转化较慢，其证在较长时间内往往无显著变化；相对而言，伤寒初起留恋在表，然后化热入里，可传入少阳、阳明、三阴，病情多变。可见两者病情传变不同，临床可以此为辨。

【辨治思维与要领】

湿温是感受湿热病邪引起的急性外感热病。初起以身热不扬，身重肢倦，胸闷脘痞，苔腻脉缓为主要特征。病变始终以脾胃为中心，起病较缓，病势缠绵，病程较长。好发于气候炎热、雨湿较盛的夏秋季节。湿热之邪侵犯人体多由口鼻而入，由肌表而入者较少。正如薛生白所说："湿热之邪，从表伤者十之一二，由口鼻入者，十之八九。"因湿为土之气，而脾为湿土之脏，胃为水谷之海，两者同属中土，湿土之气同类相召，故湿热之邪侵犯人体，多中焦阳明、太阴受病，以脾胃为病变中心。由于湿为阴邪，其性重浊黏腻，难于速化，与热相合，蕴蒸胶着，缠绵难解，所以湿温病多起病较缓，传变较慢，病势缠绵，病程较长，故叶天士说"温热虽久，在一经不移，以此为辨"。

三、流连气分

【原文】

若其邪始終在氣分流連者，可冀其戰汗透邪，法宜益胃，令邪與汗并，熱達腠開，邪從汗出。解後胃氣空虛，當膚冷一晝夜，待氣還自溫暖如常矣。蓋戰汗而解，邪退正虛，陽從汗泄，故漸膚冷，未必即成脫證。此時宜令病者，安舒靜臥，以養陽氣來複，旁人切勿驚惶，頻頻呼喚，擾其元神，使其煩躁。但診其脈，若虛軟和緩，雖倦臥不語，汗出膚冷，卻非脫證；若脈急疾，躁擾不臥，膚冷汗出，便爲氣脫之證矣。更有邪盛正虛，不能一戰而解，停一二日再戰汗而愈者，不可不知。（6）

【释义】

本条论述温邪流连气分的治疗大法和战汗的病机、表现、预后、护理及与脱证的鉴别。

温邪流连气分多出现于邪既不外解，又未入营，此时邪未去而正未衰，邪正相持，治疗可通过战汗来透达邪气。如何助其战汗？"法宜益胃"，即用轻清之品清气生津，宣展气机，并灌溉汤水，使能作汗，经过汗出，宣通腠理，使邪热随汗出透达于外。

战汗是由于邪气流连气分已久,正气未虚,犹能奋起祛邪,邪正剧争所致。其表现为先全身战栗,甚或肢冷脉伏,战后不久,全身大汗。战汗的转归有三:其一,战后汗出热退,但见肢冷,倦卧不语,脉虚软和缓,为暂时性阳虚,待阳气来复,自可恢复;其二,战后脉疾,躁扰不卧,肢冷而仍汗出不止,是正气大伤欲脱,预后不良;其三,也可有一战不解,或转而复热,需待一二日再作战汗而愈。战汗的护理,须保持环境安静,安舒静卧,利于阳气自复,万不可频繁呼唤,扰乱元神,不利于正气恢复。

由于战汗与脱证均可出现大汗、肤冷、倦卧等症状,且战汗后也可造成脱证,因此需加以辨识。其鉴别点在于脉象与神志:战汗后脉静,神情安卧是邪退正虚之象;脉急疾,甚或沉伏,或散大不还,或虚而结代,神志不清,躁扰不安,则为脱证。

【辨治思维与要领】

战汗是热势持续壮盛日久的病人突然先出现全身战栗,继之全身大汗淋漓,汗出后热势骤降。本症为邪气久在气分留连,邪正相持,正气奋起鼓邪外出之征象。温病过程中发生战汗往往是疾病发展的转折点。战汗后的病情发展可有几种转归:战汗后,热退身凉,脉象平和,神清气爽,为正能胜邪,病情向愈之佳象。如吴又可《温疫论》所说"凡疫邪留于气分,解以战汗";战汗后,身热不退,烦躁不安,为病邪未衰,也有可能经过一段时间后再发生战汗,即叶天士所说"更有邪盛正虚,不能一战而解,停一二日再战汗而愈者,不可不知";战汗后,身热骤退,但冷汗淋漓不止,肢体厥冷,躁扰不卧或神情委顿,脉急疾或微弱,此为正不胜邪,病邪内陷而阳气外脱之象。此外,还有全身虽然发生战栗而无汗出者,多因中气亏虚,不能升发托邪所致,预后较差。如吴又可说:"但战而不汗者危,以中气亏微,但能降陷,不能升发也。"

"汗出肤冷"与"肤冷汗出":叶氏把战汗后汗出邪退的临床表现称为"汗出肤冷",而把脱证的临床表现称为"肤冷汗出",颇有深意。"汗出肤冷"者,强调通过战汗,蒸蒸发热之体,得汗后,肌肤渐凉,体温渐至正常,随之汗亦渐收,此为邪解正虚之象;而"肤冷汗出"则为阳气大伤,肌肤凉冷,犹汗出不止,冷汗淋漓,此即为脱证之象,如见于战汗后,为阳气外脱之象,此时每见汗出不止,体温虽降而脉急疾,烦躁不安,甚至可见神昏、痉厥。当然,在临床上还应结合全身的表现进行全面分析。

邪气始终留连气分,可冀战汗透邪,法宜益胃。对于"益胃",叶氏未作进一步解释。王孟英认为,益胃之意为"疏瀹其枢机,灌溉汤水","直待将战之时,始令多饮米汤或白汤,以助其作汗之资"。后人也提出益胃之法如雪梨浆、五汁饮、桂枝白虎等方,热甚者食西瓜,战时饮米汤白水,每多从补益胃气、胃阴入手,尤其重视养阴以作汗源。

四、邪留三焦

【原文】

再論氣病有不傳血分,而邪留三焦,亦如傷寒中少陽病也。彼則和解表裏之半,此則分消上下之勢,隨證變法,如近時杏、朴、苓等類,或如溫膽湯之走泄。因其仍在氣分,猶可望其戰汗之門戶,轉瘧之機括。(7)

【释义】

本条论述邪留三焦的病因、病机、治疗及转归。

湿热之邪久羁气分,既不外解,也不内陷营血分,可留于三焦。三焦主气机升降出入,通行水道。邪留三焦，则湿阻热郁，气机郁滞，水道不利。

三焦属手少阳，故邪留三焦多见寒热起伏，胸满腹胀等症状。其表现与伤寒少阳病相似，但病机实不相同。伤寒少阳病为邪在半表半里，足少阳胆经枢机不利；温病邪留三焦，虽亦属少阳为病，但为湿热夹痰阻遏上、中、下三焦气机，一身气机不利。

邪留三焦，使得上、中、下三焦湿阻、热郁、气滞，可用杏、朴、苓或温胆汤宣上、畅中、渗下，使痰湿从上、中、下三焦分而消之，即所谓分消走泄。

邪留三焦的转归有：治疗得法，气机宣通，痰湿得化，分消祛邪而愈；也可通过战汗，令邪与汗并，战汗祛邪而出；或通过转为寒热往来如疟状，逐渐外达而解；结合后文"三焦不得从外解，必致成里结"，三焦病证亦可转为里结阳明证。

【辨治思维与要领】

温病"邪留三焦"的特点。三焦属手少阳，总司人体气化作用，主气机升降出入，如《难经•六十六难》说："三焦者，原气之别使也，主通行三气，经历于五脏六腑。"三焦是人体饮食水谷，特别是水液通行的道路，如《素问•灵兰秘典论》说："三焦者，决渎之官，水道出焉。"因而，温邪羁留于三焦，势必引起人体气机郁滞，水道不利，水液潴留而生痰湿，痰湿与温邪互结于三焦，又进一步加重了三焦气机的失调，因而湿热既是邪留三焦之因，也是邪留三焦之果，二者可互相影响。邪留三焦常见于各种湿热性温病病程中，临床上可出现寒热起伏，胸满腹胀，溲短，苔腻等见症。

温病"邪留三焦"的治疗方法为"分消上下"。所谓分消上下之势，是因三焦一病则上、中、下三焦气机郁滞，痰湿内阻，故其治应疏导三焦气机的运行，同时渗泄郁阻于三焦的痰湿，可用开上、宣中、导下的方法以宣展三焦气机，利湿化痰，祛除上中下三焦之病邪。对于邪留三焦所用的方药，叶氏提出了杏、朴、苓等类以及温胆汤（陈皮、半夏、茯苓、甘草、竹茹、枳实、生姜、大枣）。可见所取之方药皆为理气、化痰、利湿之品。当然，叶氏所列方药仅为举例，在临床上对邪留三焦者，应分析其热重还是湿重，以气滞为主还是以湿阻为主，病位重点在上、在中，还是在下。根据不同情况施治，此即叶天士强调的"随证变法"。

【临床应用】

温胆汤为治疗胆郁痰扰所致不眠、惊悸、呕吐以及眩晕的常用方。现代临床常用本方治疗神经官能症、急慢性胃炎、消化性溃疡、慢性支气管炎、梅尼埃病、围绝经期综合征、癫痫等属胆郁痰扰者。若心热烦甚者，加黄连、山栀、豆豉以清热除烦；失眠者，加琥珀粉、远志以宁心安神；惊悸者，加珍珠母、生牡蛎、生龙齿以重镇定惊；呕吐呃逆者，酌加苏叶或梗、枇杷叶、旋覆花以降逆止呕；眩晕，可加天麻、钩藤以平肝息风；癫痫抽搐，可加钩藤、全蝎以息风止痉。

【医案举例】

许某，女，27 岁，近两年来恶心，呕吐，量不多，纳少，厌油，便溏，精神委顿，肢倦乏力，两胁胀痛不适，时咳逆上气。因其爱人患有肝炎，自疑相染，于 1978 年 1 月 3 日赴首都医院就诊。经检查：皮肤巩膜无黄染，心肺正常，腹平软，肝肋缘下可触及，脾未及，肝功能正常，HBsAg（阴性），上消化道钡剂造影未见异常。服西药月余未效，亦经中医诊治，服香砂六君子等温中散寒之剂，亦未见好转，于 1978 年 2 月 8 日转我院就诊。

患者除上述诸症外，面色萎黄，询知发病于产后 5 个月，系由情志抑郁，饮食不慎而起。舌质红，尖有溃疡，苔薄白，脉细弦滑。审证切脉，认为此乃肺胃阴虚，肝木横逆，过胃犯肺，胃失和降所致。拟先清肃苦降以制肝，和胃化痰以治标。方拟温胆汤合苏叶黄连汤意化裁。

苏叶 4.5g（后下）　黄连 2.5g　枇杷叶 9g　半夏 9g　茯苓 15g　竹茹 9g　炒枳壳 9g　生甘草 3g　6 剂。

药后呕吐止，饮食少进，唯舌红苔少，时有咳逆。肺胃阴虚之象毕露，遂即转入甘凉濡润柔肝和胃之治，仿沙参麦冬饮合一贯煎意化裁加炮姜一味以反佐之，药用：沙参 12g　麦冬 9g　石斛 9g　竹茹 12g　山药 15g　茯苓 12g　杞果 9g　川楝子 9g　炮姜 3g　10 剂。

三诊时舌质转润，苔见薄白，脉亦缓和，诸症均减，精神见充，纳谷日增，以参苓白术散意增损，以善后调理。（陶广正，高春媛. 古今名医医案选评 [M]. 北京：中国中医药出版社，1997.）

五、里结阳明

【原文】

再論三焦不得從外解，必致成裏結。裏結于何，在陽明胃與腸也。亦須用下法，不可以氣血之分，就不可下也。但傷寒邪熱在裏，劫爍津液，下之宜猛；此多濕邪內搏，下之宜輕。傷寒大便溏爲邪已盡，不可再下；濕溫病大便溏爲邪未盡，必大便硬，慎不可再攻也，以糞燥爲無濕矣。（10）

【释义】

本条论述邪留三焦发展成里结阳明的治法以及湿温与伤寒之下法的不同。

邪留三焦，经分消走泄，邪不外解，可里结于阳明胃肠，治疗当用下法。但所用下法与伤寒阳明腑实证的下法不同。伤寒腑实证为寒邪化热入里，劫烁津液，形成燥屎而大便干结不通，下之要快要猛，以急下存阴；湿热积滞搏结肠腑则便溏，非有燥屎形成，下之宜轻宜频。伤寒腑实证大便溏为燥屎已去，不可再攻；湿温大便转硬方为湿邪已尽，不可再下。

【辨治思维与要领】

湿热夹滞，阻结肠道的辨证要点为身热稽留，胸腹灼热，呕恶，便溏不爽，色黄如酱，苔黄垢腻，脉滑数。湿热积滞郁蒸，故身热稽留；湿热积滞阻结肠道，传导失司，故便溏不爽，色黄如酱，其气秽臭；湿热郁蒸于内，则胸腹灼热；湿热郁阻气机而碍于胃，胃气上逆，则呕恶；苔黄垢腻、脉滑数，为湿热积滞于里之象。可见本证与伤寒阳明腑实证，两者病位均在胃肠，皆可以下法逐邪，但病机不尽相同。

本证为湿热夹滞之证，非阳明腑实，故不宜用三承气汤苦寒峻下或咸寒软坚。若误投承气峻下速下，不仅暑湿难以清化，且徒伤正气。又因本证为湿热夹滞胶结肠道，非一次攻下所能奏效，每须连续攻下，故使用攻下之剂宜轻、宜缓，即所谓"轻法频下"。

临床运用轻下之剂往往至热退苔净，便硬成形，湿热积滞尽去方止。正如叶天士《温热论》所云："伤寒邪热在里，劫烁津液，下之宜猛；此多湿邪内搏，下之宜轻。伤寒大便溏为邪已尽，不可再下；湿温病大便溏为邪未尽，必大便硬，慎不可再攻也，以粪燥为无湿矣。"

【临床应用】

湿热积滞相互胶结，阻于肠道，非通导不能祛之；湿热内蒸，胶着难解，非清化不能除之。临床可选用枳实导滞汤（《重订通俗伤寒论》），导滞通下，清暑化湿。方中有大黄、枳实、厚朴、槟榔通腑泄热，理气化湿，推荡积滞；山楂、六曲消导化滞，理气和中；黄连、连翘、紫草清热解毒，木通利湿清热，甘草调和诸药。临床多用此法治疗慢性结肠炎、轻中度胰腺炎、肠易激综合征、肛肠术后大便不畅、小儿肠系膜淋巴结炎等。

【医案举例】

赵某，女，46 岁。10 年前病痢疾后，大便常带有大量黏垢，寒温不节或者食物油腻过多，则出现脓血便及腹痛，按之痛甚，医院检查后确诊为结肠溃疡，服中西药颇多，但效果不明显。根据其便脓血、腹痛及里急后重等，辨证为湿滞肠道，气血凝结为患，投以通因通用法，通肠去垢。方用：槟榔 9g，木香 6g，枳壳 9g，大黄 9g，黄芩 12g，黄连 6g，神曲 9g，茯苓 9g，生薏苡仁 30g，泽泻 9g。初服两剂时，觉腹中痛感增加，但便已觉爽。服药 5 剂后，痛泻皆轻。服 20 剂后，便中黏液基本消失，便通畅，改用木香槟榔丸，每次 10g，日 2 次，约半年许，便垢腹痛均未复见，遂停药。1 年后随访未复发。（印会河. 中医内科新论 [M]. 太原：山西人民出版社，1983.）

【原文】

再人之體，脘在腹上，其地位處於中，按之痛，或自痛，或痞脹，當用苦泄，以其入腹近也。必驗之於舌：或黃或濁，可與小陷胸湯或瀉心湯，隨證治之；或白不燥，或黃白相兼，或灰白不渴，慎不可亂投苦泄。其中有外邪未解，裏先結者，或邪鬱未伸，或素屬中冷者，雖有脘中痞悶，宜從開泄，宣通氣滯，以達歸於肺，如近俗之杏、蔻、橘、桔等，是輕苦微辛，具流動之品可耳。（11）

【释义】

本条论述湿热结于胃脘的主症及辨治。胃脘部出现疼痛、压痛或痞满胀闷，即为痞证。此为湿热结于胃脘，胃脘气机郁滞而致，因其入腹已近，治疗当用苦泄法。然而引起脘痞疼痛原因不一，治法亦不同，临床当通过舌象分辨：如舌苔黄浊，是湿热痰浊互结，用苦泄法，苦寒泄降以清热化痰除湿，可以根据痰热互结之程度，选用小陷胸汤、或泻心汤类方，随症加减。若见舌苔白而不燥，或黄白相兼，或灰白不渴者，为痰湿郁阻，或表未解、里已结，或阴邪壅滞、阳气不化，及素禀中焦虚寒者，虽均可见脘痞，却不可轻投苦泄之品，宜用开泄法，如以杏仁、蔻仁、橘皮、桔梗等轻苦微辛、流动之品理气宣通化湿。

【辨治思维与要领】

温病过程中出现胃脘胀满、疼痛不适多与湿浊、痰饮、食滞、瘀热等邪气内阻，气机失调有关。胃脘痞满，或有疼痛，苔垢腻者，多为湿热痰浊或食滞内阻，气机郁滞；胃脘硬满疼痛，按之痛，多为结胸证；胃脘至少腹硬满而痛不可近，为大结胸证；胃脘痞满，按之疼痛，嗳腐吞酸者，多为食滞于中；脘腹胀满，得嗳气则舒，多为邪阻中焦，脾胃升降失司，气机郁滞；脘腹胀满不甚，伴见身热不扬，呕恶，舌苔厚腻，为湿热中阻。此时辨证的关键在辨舌苔，如舌苔黄浊，表明湿热并重或热重于湿，当用苦泄，代表方如小陷胸汤或泻心汤；如舌苔白而不燥，或黄白相兼，或灰白不渴，表明湿重于热，宜用开泄，即轻苦微辛，理气宣通化湿，如杏仁、蔻仁、橘皮、桔梗等。

开泄法是针对湿邪痰浊阻于胃脘，尚未化热的一种治法。即用杏仁、蔻仁、橘皮、桔梗等宣展气机之品，开通气滞，泄化痰湿浊邪；苦泄法是针对湿热痰浊互结于胃脘的一种治法，即取苦辛通降之品以宣通气机，化湿泄热，因势利导，达邪下行。开泄法与苦泄法的区别，详见表4-1-3。

表4-1-3　开泄法与苦泄法鉴别表

	开泄法	苦泄法
适应证	中焦湿阻气滞，苔白而不燥，或黄白相兼，或灰白不渴，湿重于热	湿热或痰热阻于胸脘，气机郁滞，舌苔黄浊
病机特点	湿重于热	湿已化热
作用	轻苦微辛，流气化湿	苦寒清化泄降（辛开苦降）
方剂	三仁汤	小陷胸汤或半夏泻心汤
药物	杏仁、蔻仁、橘皮、桔梗等	枳实、川连、全瓜蒌、半夏等
药性特点	偏苦温	偏苦寒

【临床应用】

小陷胸汤为叶氏"苦泄法"的代表方，用以治疗湿热病以胃脘按之痛，或自痛，或痞胀，舌苔黄或浊为特点的湿热痞证。现代临床常用本方加减治疗呼吸系统的肺炎咳嗽，消化系统的慢性胃炎、胃溃疡、胆囊炎，甚至心血管系统冠心病心绞痛，糖尿病等，辨证为痰热互结，气机不畅者。泻心汤为叶氏用于治疗湿热互结于胃脘之痞证，证候偏火热内扰者，临床常用本方辨治积热型的慢性胃炎、消化道溃疡出血、糖尿病肾病等。

【原文】

再前云舌黄或濁，須要有地之黄，若光滑者，乃無形濕熱中有虚象，大忌前法。其臍以上爲大腹，或滿或脹或痛，此必邪已入裏矣，表證必無，或十只存一。亦要驗之於舌，或黄甚，或如沉香色，或如灰黄色，或老黄色，或中有斷紋，皆當下之，如小承氣湯；用檳榔、青皮、枳實、元明粉、生首烏等。若未見此等舌，不宜用此等法，恐其中有濕聚太陰爲滿，或寒濕錯雜爲痛，或氣壅爲脹，又當以別法治之。（12）

【释义】

本条进一步论述痞证用苦寒法及腑实证的辨舌要点。

苔黄腻浊，紧贴舌面，刮之不去，称之为"有地之黄"，是湿热痰浊结滞之征，治当用苦泄法；若苔黄而光滑，刮之即去，虽内有湿热，但中气已虚，则不可施以苦泄，以免苦寒损伤中气。

脐上大腹部出现胀满疼痛，若并见舌苔黄甚，或如沉香色，或如灰黄色，或老黄色，或中有断纹，是邪已入里，里结阳明，治当攻下，可用小承气汤加槟榔、青皮、枳实、元明粉、首乌等通导之品。仅大腹胀满，而未见上述种种舌苔，说明病变非腑实所致，是另有他因，如太阴脾湿停聚，或寒湿错杂，或气壅不通，均可出现大腹胀满疼痛，又当以他法治疗，切忌滥用攻下。

【辨治思维与要领】

湿热痞证之黄浊苔须为"有地之黄"。所谓有地之黄即为有根之黄，舌面的黄浊苔不易刮去，这是湿热痰浊结滞的佐证，见此舌苔方可治以苦泄法。若见舌苔黄而光滑，或呈浮垢状，刮之即去，属黄而无根，为湿热内阻而中气已伤，治疗则不可纯用苦寒泄降，以防苦寒再伤脾胃。

温病过程中，出现腹满或胀或痛，多为邪热入里，内结肠腑而致阳明腑实之证，由于实邪内阻，腑气失于通降，致腹部胀满疼痛。邪既已入里，一般表证已解，即使微有表证，其病变中心也已在里。而判断阳明腑实证的重要依据在于舌象的变化，如舌苔黄甚，或如沉香色，或如灰黄色，或老黄色，或中有断纹，即是邪已入里，阳明腑实的确证，治当攻下，可用小承气汤加槟榔、青皮、枳实、元明粉、首乌等攻下腑实之品。但如临床上患者没有出现上述舌象变化，则不能盲目使用苦寒攻下之剂，因为腹胀疼痛还可因太阴脾湿不化、寒湿内阻、气机壅滞等诸多原因而导致，当然其他原因引起的腹胀疼痛患者不会出现热结腑实的舌苔表现，再结合全身的症状表现，不难鉴别。临床上可根据腹胀疼痛的具体病机特点，分别采用健脾化湿、温阳化湿或疏理气机等相应治法，故叶天士强调"又当以别法治之"。

六、邪入营血

【原文】

前言辛凉散風，甘淡驅濕，若病仍不解，是漸欲入營也。營分受熱，則血液受劫，心神不安，夜甚無寐，或斑點隱隱，即撤去氣藥。如從風熱陷入者，用犀角、竹葉之屬；如從濕熱陷入者，犀角、花露之品，參入涼血清熱方中。若加煩躁，大便不通，金汁亦可加入，老年或平素有寒者，以人中黃代之，急急透斑爲要。（4）

【释义】

本条承前论述温邪陷入营血的主症与治法。

温邪在卫，夹风或夹湿，治不得效，则可能深入而陷入营血。由此可见，邪陷入营血的原因在于邪热较盛或正气不足，正不胜邪，邪气不能外解，内陷入营。

心主血属营，营血有热，必致心神不安，夜甚无寐；营热窜扰血络，则斑点隐隐。营热内盛，临床还常伴有身热夜甚，时有谵语，舌绛，脉细数等见症。

营分证的治疗当注意以下几点：其一，撤去气药。邪已入营，前之辛凉散风、甘淡祛湿法不宜继续使用。其二，清营凉血，泄热透斑。清营凉血选用犀角（已禁用，以水牛角代），从风热陷入者，加用竹叶之类透泄之品；从湿热陷入者，加用花露之类芳化之品。其三，若热盛化火成毒，瘤结于里时，治疗可加金汁清火解毒，老人或素体虚寒，不耐金汁极凉之性者，加人中黄清解热毒，以泄热外达，使斑疹得透。

【辨治思维与要领】

营分证的概念。营分证是温邪犯于营分，导致以营热阴伤，扰神窜络为主要病理变化的一类证候类型。温邪深入营分，多以人体脏器组织的实质损害为主，而相关的功能失调更为严重。

营分证的临床特征。发热类型为身热夜甚，不同于卫分证的发热与微恶风寒并见，也不同于气分证的但恶热不恶寒；营分证一般都可见到程度不等的神志异常，轻则心烦不寐，重则时有谵语；或营热窜络，而出现斑点隐隐；舌质红绛是判断温邪传入营分的重要标志，正如叶天士说："其热传营，舌色必绛。"其中以身热夜甚，心烦谵语，或斑点隐隐，舌质红绛为辨证要点。

营分证形成的主要途径。一是气分的邪热不得清泄，或气分湿热病邪化燥化火，传入营分；二是肺卫之邪乘虚内陷营分；三是内伏于营分的伏邪外发；四是温邪不经卫气分而直接深入营分，如暑邪直犯心营等。营分证的病理特点为：营热阴伤，扰神窜络。

营分证的临床类型。营分证的临床类型以热灼营阴和热闭心包为主，二者的主要区别取决于邪热侵入心包的程度，只有营热阴伤而神志变化轻微的为营热证，神志变化严重的为热闭心包证。此外，湿热病邪（或暑湿病邪）化燥入营时，其病机变化基本同于营分证，但往往兼有余湿阻滞气分，临床除见有身热夜甚，不同程度的神志异常，舌红绛等营分热炽的症状外，还可见到脘痞、苔腻等湿阻的症状，实际属于气营同病。

营分证转归。营分证一般多为温病的极期或后期阶段，病变较气分证为深，较血分证为浅，因此有外透气分和深入血分的不同转归。营分邪热转出气分，表现为原有的营分证表现消失，出现一派气分证表现；营分邪热进一步深入血分，则出现诸如斑疹大量透发、多部位出血等动血症状。这两种不同的转归，主要取决于营热阴伤的程度及治疗是否得当。此外，还可以因营热亢盛，严重影响脏腑功能，继而导致实质损害，如内陷手足厥阴出现神昏谵语、动风等症状，进一步发展可引起正气外脱的危重后果。

营分证治法用药。邪热传入营分，其治法不宜继续运用辛凉散风、甘淡祛湿等卫、气分的药物，应用清营透热之法，即叶氏所说在凉血清热方中加清营解毒透邪之品。从风热陷入者，用犀角（已禁用，以水牛角代）、竹叶等，重在透泄邪热；从湿热陷入者，用犀角（已禁用，以水牛角代）、花露，重在清泄芳化。若见烦躁、大便不通等症，为热毒极盛，并瘟结在里，可加入金汁清火解毒。但由于金汁性极寒凉，对老年人阳气不足者，或素体虚寒者必须慎用，或用人中黄代替。目前临床治疗营分证，多选用吴鞠通《温病条辨》的清营汤为代表方，其实清营汤也是叶天士治疗营分证经验的归纳与体现。

【临床应用】

"急急透斑为要"是叶天士针对营分热毒极盛，瘟结难解而致斑疹外透不畅，烦躁不安，大便干燥不通者提出的治疗原则，通过清营解毒而透化斑疹，可用犀角（已禁用，以水牛角代）、竹叶、金汁或人中黄等药。

犀角功擅清营凉血，清热解毒，为治疗热入营血分的要药，现临床多用水牛角替代，用量加倍。

竹叶清气而善于透泄邪热，如《药品化义》载："竹叶清香透心，微苦凉热，气味俱清。《经》曰：治温以清。专清心气，叶锐能散，味淡利窍，使心经热邪分解。主治暑热消渴，胸中热痰，伤寒虚烦，咳逆喘促，皆用为良剂也。又取色青入胆，气清入肺，是以清气分之热，非竹叶不能；凉血分之热，除柏叶不效。"

花露有认为系为银花或荷花等蒸馏而成之露，其性芬芳而具有清热化湿之效，对于热已入营而余湿不净者甚为合适。

【原文】

若斑出熱不解者，胃津亡也，主以甘寒，重則如玉女煎，輕則如梨皮、蔗漿之類。或其人腎水素虧，雖未及下焦，先自彷徨矣，必驗之於舌，如甘寒之中加入鹹寒，務在先安未受邪之地，恐其陷入易易耳。（5）

【释义】

本条论述斑出热不解的原因与证治，并提出"务在先安未受邪之地"的"治未病"理念。

阳明胃热若深入营血，迫血外溢可导致肌肤外发斑疹。斑出邪热有外泄之机，理应热势下降。如热势不降，多为邪热炽盛，耗伤胃津，津液不足，水不济火，水亏火旺所致，治疗当以甘寒生津，兼清阳明，轻者可予梨皮、蔗浆之类，重者可予玉女煎两清气营，生津养阴。

素体肾水不足之人，温邪最易乘虚深入下焦，劫烁肾阴。即可在未及下焦之前，在治疗所用甘寒之剂中加入咸寒之品以滋肾阴，防患于未然，是控制病变发展的一种积极举措。

【辨治思维与要领】

"务在先安未受邪之地"。本意是指斑出而热不解，且素体肾水不足之人，因正虚之地邪热易犯，邪热最易乘虚深入下焦为患，故治疗用甘寒之品清热滋胃的同时，预先加入咸寒之品滋养肾阴，肾阴得充，抵御外邪有力，则邪热不易深入，疾病不致进一步恶化，防患于未然。这是温病治疗中治未病思想的具体体现，是张仲景"见肝之病，知肝传脾，当先实脾"理论的进一步发展。

甘寒与咸寒的区别。温病所感受的温邪属阳邪，最易耗伤阴液，病至后期，每有明显的阴伤之象，多出现肺胃阴伤或肝肾阴虚之证。甘寒与咸寒治法均是通过滋养阴液来补充人体阴液耗伤以治疗阴虚证候的一种治法，又称养阴法、滋阴法，属于八法中"补法"的范围。甘寒法是用甘寒濡润生津之品以滋养肺胃津液。主治温病后期邪热已退，肺胃津液耗伤之证。症见口咽干燥，干咳少痰，或干呕而不思食，舌苔干燥或舌质光红无苔等。代表方剂如沙参麦门冬汤、益胃汤，病情轻者可用梨皮、蔗汁等。咸寒法则用甘寒、咸寒、酸寒及血肉有情之品以填补肝肾阴液，又称为"滋补肝肾法"。主治温病后期，温邪久羁而劫灼肝肾真阴，邪少虚多之证。症见低热面赤，手足心热甚于手足背，口干咽燥，神倦欲眠，或心中憺憺大动，舌绛少苔，或干绛枯萎，脉虚细或结代等。代表方剂如加减复脉汤。在甘寒滋阴的基础上，酌加玄参、知母、阿胶、龟板等咸寒之品滋补肾阴，防邪深入。

【临床应用】

叶天士对"胃津亡"重症的治疗选用"如玉女煎"，后世学者认为并非玉女煎原方，而是遵其组方之意，重在两清气营，生津养阴，当以白虎加生地法或犀角地黄合白虎法为主。现代临床上可选吴鞠通《温病条辨》的玉女煎去牛膝、熟地加细生地、元参方为代表方。方中生石膏、知母清气分邪热，玄参、生地、麦冬清营滋阴，共奏清气凉营，滋阴养液之效，实寓白虎汤合增液汤之意。本方广泛运用于胃热阴虚之糖尿病、甲状腺功能亢进、复发性口腔溃疡、三叉神经痛等。

七、湿邪致病

【原文】

且吾吴湿邪害人最广，如面色白者，须要顾其阳气，湿胜则阳微也，法应清凉，然到十分之六七，即不可过于寒凉，恐成功反弃，何以故耶？湿热一去，阳亦衰微也；面色苍者，须要顾其津液，清凉到十分之六七，往往热减身寒者，不可就云虚寒，而投补剂，恐炉烟虽熄，灰中有火也，须细察精详，方少少与之，慎不可直率而往也。又有酒客裹湿素盛，外邪入里，里湿为合。在阳旺之躯，胃湿恒多；在阴盛之体，脾湿亦不少，然其化热则一。热病救阴犹易，通阳最难，救阴不在血，而在津与汗；通阳不在温，而在利小便，然较之杂证，则有不同也。(9)

【释义】

本条论述湿邪的致病特点及湿邪为病的治疗大法和注意点。

湿邪有外湿、内湿之分。外湿自外感受而来，其产生有一定的地域性。吴地水网地带，自然环境中湿气较重，多湿邪为患。推而广之，凡地势低平，气候潮湿、湖泊密布地域，均容易产生湿邪。内湿多由脾胃失健，自内而生。嗜酒之人体内湿盛，一旦再受外湿，内外相合，酝酿成病。可见湿邪伤人，是内外之湿相合为病。

感受湿热之邪，治疗总以清热利湿为法，但要重视患者的体质：素体阳虚者，治疗时须顾护阳气,药用到十分之六七即止,以免寒凉过度,重伤阳气,造成阳气虚衰的不良结局;阴虚火旺者,治疗时须顾护津液,药用到十分之六七时,若见热减身凉,不可误认为是虚寒而贸然温补,以防炉烟虽熄,灰中有火。

湿热证病发后随人体体质的不同,转归各异:在阳旺之体,湿邪多从热而化,病多归于阳明胃,转为热重湿轻之证,后期容易化燥伤阴;在阴盛之人,阳气偏衰,痰湿素盛,邪多从湿而化,病多留恋太阴脾,易成湿重热轻证,后期容易寒化伤阳,湿盛阳微。

温邪最易伤阴,故滋阴法于温病邪热渐退,阴液耗伤之时普遍使用,主以补阴,辅以退热,阴生则热退,热退津自复,故"热病救阴犹易"。通阳法只有在湿热性温病中才有运用的机会,因湿邪易阻遏阳气,清热化湿用药既不能过于寒凉,不利于清解湿邪,又不可过于温燥,以免助热伤津,寒温法度不易把握;且湿性黏腻,缠绵难解,难以速去,故"通阳最难"。

温病救阴、通阳与一般杂病不同:温病救阴的目的不在于滋补阴血,而在于生津养液与防止汗泄过多损伤津液;通阳并不是用热药温补或温通阳气,而在于化气利湿,通利小便,使湿邪得以从小便而去,故曰"通阳不在温,而在利小便"。

【辨治思维与要领】

"外邪入里,里湿为合"是湿热病发病特点。

湿热病发展的一般规律是化热化燥。湿温病初起,湿热外遏肌表,内蕴脾胃,以湿中蕴热,邪遏卫气为主要病理变化。其后,卫表见症逐渐消除,则病机以湿热郁蒸气分为主,病位重心在中焦脾胃。湿热郁阻脾胃,其病有偏于脾和偏于胃之分。病偏于脾者,证候表现为湿重于热;病偏于胃者,则证候表现为热重于湿。一般而言,在病程的前期阶段,多表现为湿重于热,随着病程的发展,湿邪逐渐化热,则逐渐转化为热重于湿。故叶天士说:"然其化热则一。"

中气的盛衰,影响着湿热的转化。湿热病病程中湿邪的转化取决于中气的盛衰。叶天士说:"在阳旺之躯,胃湿恒多;在阴盛之体,脾湿亦不少。"薛生白也强调:"中气实则病在阳明,中气虚则病在太阴。"即指素体中阳偏旺者,则湿邪易于热化而病变偏于阳明胃;素体中阳偏虚者,则邪从湿化而病变偏于太阴脾。若中阳之盛衰无明显偏颇,则大多发为湿热并重之证。

辨别湿热轻重。湿温病在气分阶段可分湿重于热、湿热并重、热重于湿三种常见证候类型。湿重于热者,多见身热不扬,头重如裹,身重肢倦,胸闷脘痞,便溏,苔白腻或白滑,脉濡缓;湿热并重者,多见发热汗出不减,口渴不欲多饮,脘痞呕恶,心中烦闷,便溏色黄,小便短赤,脉濡数;热重于湿者,多见热势较高,汗出不解,渴不多饮,口苦而黏,大便不畅或下利黏垢,臭秽异常,小便短赤,舌质红,苔黄腻,脉滑数。其中,舌苔的变化能够较直观地反映湿与热的轻重,临证时应仔细观察舌苔的变化加以区别。

祛湿清热是湿热病的基本治法。由于湿热病邪致病具有湿与热的两重性,所以湿、热必须兼治。正如吴鞠通所说:"徒清热则湿不退,徒祛湿则热愈炽。"但清热与祛湿药物在药性方面恰恰相反,清热药大多苦寒,祛湿药大多温燥,因此,湿温病具体治法的确立当根据湿热之偏盛程度、湿热所在部位以及证候的虚实而灵活运用,还应充分考虑患者的素体体质,"面色白者,须要顾其阳气,湿胜则阳微也,法应清凉,然到十分之六七,即不可过于寒凉,恐成功反弃,何以故耶?湿热一去,阳亦衰微也;面色苍者,须要顾其津液,清凉到十分之六七,往往热减身寒者,不可就云虚寒,而投补剂,恐炉烟虽熄,灰中有火也,须细察精详,方少少与之,慎不可直率而往也"。

正因为在湿热病的治疗中有湿有热,用药又相互掣肘,叶氏才有"热病救阴犹易,通阳最难"之告诫。

"救阴不在血,而在津与汗"。温邪入里,热炽伤津,耗伤营血等是温病的病机特点,因此,温病的治疗重心在祛邪以救阴,即在祛邪的同时应顾护阴津,慎发汗以存津,防止汗泄太过伤阴津。王孟英说:"言救阴须用充液之药,以血非易生之物,而汗需津液以化也。"补血药厚重黏腻,用其救阴,不但血不能生,津难得充,反而会恋邪助邪,故叶氏强调温病"救阴不在血,而在津与汗"。

"通阳不在温,而在利小便"。湿热蕴滞中焦,阻滞气机,阳气不通,而致脘痞腹胀,甚至肢冷不温等,治宜清热化湿,宣通气机,使湿祛而阳无所困,自然宣通;而湿热之邪以小便为其外泄之路,"治湿之法,不利小便非其治也",故叶氏云"通阳不在温,而在利小便",强调淡渗利湿法在祛湿中的重要性。通阳"不在温"不能认为祛湿不用温性药物,因祛湿药物中不乏温性之品,如理气化湿、苦温燥湿、芳香化湿等药,只是此等药物与辛热温阳药物作用不同而已。

八、辨斑疹白㾦

【原文】

凡斑疹初見,須用紙撚[1] 照見胸背兩脅。點大而在皮膚之上者爲斑,或雲頭隱隱[2],或瑣碎小粒者爲疹,又宜見而不宜見多。按方書謂斑色紅者屬胃熱,紫者熱極,黑者胃爛[3],然亦必看外證所合,方可斷之。(27)

【注释】

[1] 纸撚:撚(niǎn,音捻),搓成的条状物。纸撚为把纸搓成条,点燃以照明。

[2] 云头隐隐:指斑疹的出现,像天空中的浮云,朵朵露头,但又不显。

[3] 胃烂:此处代表斑之病机,斑色黑为阳明胃热极甚,故称胃烂。

【释义】

本条论述斑与疹的形态区别及斑疹色泽诊察要点。

斑疹初起时,多见于胸背两胁。斑与疹是两种不同形态的皮疹:斑点大而平铺于皮肤之上;疹呈琐碎小粒,如云头隐隐,高出皮肤。

斑疹外发,是温病邪入营血阶段的常见表现,提示里之邪热可借机外达,故"宜见",但密集而出,说明邪热深重,故"不宜见多"。

温病发斑为阳明热毒,内迫营血,外溢肌肤所致,故观察其色泽可以判断其热毒的浅深程度:色红表示胃热盛,色紫表示热势加重,为热极;色黑为胃腑火毒极甚,即斑颜色越深,热毒越重,故称为"胃烂"。临床又有"红轻,紫重,黑危"之说。但也不能仅凭色泽的浓淡来判断轻重,临证必须结合全身证候,综合分析,方能准确判断。

【辨治思维与要领】

斑与疹的形态区别。斑,点大成片,平摊于皮肤,有触目之形,而无碍手之质,压之色不退,消退后不脱屑;疹,点小呈琐碎小粒,形如粟米,突出于皮肤之上,抚之碍手、压之而色退,消退后多脱屑。斑与疹可一起出现,故前人经常举斑以赅疹,或称为疹而实指斑,也有统称为斑疹者。

斑疹的分布。斑多先起于胸腹,继而分布于四肢。疹的外发因病的不同有多种形式。如麻疹,一般先起自上腭、口腔,继而布于耳后、头面及背部,再则布于胸腹四肢,3～4日内,以手足心见疹为出齐;丹痧则多先见于颈项,渐及胸、背、腹部及四肢,一日之内即可蔓延全身。

斑疹的色泽往往可以反映出邪正虚实和病情的顺逆。斑疹色泽红活荣润者为顺,标志着邪热壅滞不甚,血行较畅,正气尚盛,邪热有外透之机;色艳红如胭脂,提示血热炽盛。斑疹色紫赤如鸡冠花,为营血热毒深重的表现。斑疹色黑,属火毒极盛的重险之象。色黑而光亮者,提示热毒虽亢盛,但气血尚充,治疗得法,尚可救治;色黑而隐隐,四旁赤色,为火郁内伏,但气血尚活,用大剂清凉透发,也有转为红色而成可救者;色黑而晦黯,属元气衰败而热毒痼结之象,救治较难,预后甚差。总之,斑疹色泽愈深,其病情越重。如雷少逸所说:"红轻,紫重,黑危。"但也必须结合临床的其他见症作综合分析。

斑疹分布的疏密可反映热毒的轻重与正气的盛衰。斑疹分布稀疏均匀,为热毒轻浅,一般预后良好;斑疹分布稠密,甚至融合成片者,为热毒深重,预后不佳。故叶天士称斑疹"宜见而不宜见多"。"宜见"是指斑疹的透发提示邪热得以外透;"见多"是指斑疹过于稠密,热毒深重,提示病情危重。

斑疹的形态与病情轻重、预后好坏有一定的关系,尤其能够反映热毒能否顺利外泄的态势。斑疹松浮洋溢,如洒于皮面者,为邪毒外泄之象,预后大多良好,属顺证;斑疹紧束有根,从皮面钻出,如履透针,如矢贯的者,为热毒深伏,痼结难出之象,预后大多不良,属逆证。斑点中心低凹坑烂,为瘀热痼结,血脉瘀阻,不能外达,预后极差。

【原文】

若斑色紫,小點者,心包熱也;點大而紫,胃中熱也。黑斑而光亮者,熱勝毒盛,雖屬不治,若其人氣血充者,或依法治之,尚可救;若黑而晦者必死;若黑而隱隱,四旁赤色,火鬱內伏,大用清涼透發,間有轉紅成可救者。若夾斑帶疹,皆是邪之不一,各隨其部而泄。然斑屬血者恒多,疹屬氣者不少。斑疹皆是邪氣外露之象,發出宜神情清爽,爲外解裏和之意;如斑疹出而昏者,正不勝邪,內陷爲患,或胃津內涸之故。(29)

【释义】

本条进一步论述斑疹的色泽诊察要点、病机及预后。

诊察斑疹之色泽,若斑疹形小色紫,为心包热盛;点大而紫,为胃热炽盛。黑色较紫色热势更为深重,随着热势的加重以及体内气血盛与衰的不同,预后不一:若斑黑仍有光泽,热毒虽盛,但机体气血尚充,治疗得法,尚可救治;斑黑而隐隐,四旁色赤,为火毒郁伏,但气血尚活,大剂清凉透发,也有可救者;斑色黑而晦黯无泽,为热毒极盛,元气衰败,预后不佳。

从外发斑疹机制而言,斑多为阳明热毒内迫营血,迫血妄行,血从肌肉而出所致;疹多为气分肺热波及营血,血从血络外出所致,故谓"斑属血者恒多,疹属气者不少"。

斑疹外发后患者神情清爽,脉静身凉,系邪热能借斑疹外透,预后良好;发出后神志昏迷,脉微身冷,系正不胜邪,热毒内陷,或胃津枯涸,水不制火,火毒过盛所致,预后不佳。

【辨治思维与要领】

斑疹的成因。斑疹皆为邪热波及营血之征象。如章虚谷所说:"热闭营中,故多成斑疹。"斑为阳明热炽,内迫营血,血从肌肉外溃所致,其病位主要在胃;疹为邪热郁肺,内窜营分,血从肌肤血络而出所致,其病位主要在肺。故陆子贤说:"斑为阳明热毒,疹为太阴风热。"可见斑与疹的形成,在病位上有肺、胃之异,在病机上有浅、深之别。

斑疹的色泽、形态、分布与脉症的动态变化,可以判断邪正消长、病情的顺逆。斑疹色泽由红变紫,甚至变为紫黑,提示热毒逐渐加重,病情转重,反之则为病情渐轻之象;形态由松浮而变得紧束有根,为热毒渐深,毒火郁闭之兆,病情属逆,反之则为热毒外达之象;分布由稀疏而转为融合成片,为热毒转盛之象;如甫出即隐,则为正不胜邪,热毒内陷之兆。

斑疹既是邪热波及或深入营血的重要标志,也说明邪热有外透之机,诊察斑疹透发后的表现对判断邪正盛衰消长甚为重要。斑疹透发,热势下降,神情清爽,为邪热外达,外解里和之象,预后较好;斑疹发出,热势不减或反升,或斑疹甫出即隐,病势反而加重,伴见神志昏愦、肢厥、脉伏者,为正不胜邪,毒火内闭的凶兆,其证属逆,预后多不良。

【临床应用】

对于斑疹治疗应"大用清凉透发",是指采用大剂的清营凉血之品,代表方如清营汤、犀角地黄汤、加减玉女煎、化斑汤、清瘟败毒饮等,具有清营泄热,凉血解毒,滋养阴液,通络散血等作用。研究表明此类治法具有抗感染、消炎、中和内毒素、改善微循环、减轻血管内微血栓形成,镇静、强心等作用。如营热内盛,以清营汤为主,可配合板蓝根、大青叶、石膏等清泄邪热;如气营两燔者,方用玉女煎去牛膝、熟地加细生地、元参方;气血两燔之轻症可用化斑汤;气血两燔,热毒亢盛之重症当用清瘟败毒饮。临床上肾综合征出血热、流行性乙型脑炎、登革热、钩端螺旋体病等热盛气血者,寻常型或红皮病型银屑病、黏膜皮肤淋巴结综合征、眼底出血属于营血有热者,或热盛导致的结膜炎出血、牙龈红肿出血、血小板减少性紫癜等,均可选用本法治疗。

【医案举例】

赵某某,女,12岁,学生,1978年2月11日下午因"高热、头痛,剧烈呕吐1天"由门诊急诊入院。患者2天前出现发热头痛,微恶寒,心烦口渴,曾在某医院诊治,效果不显。今晨各症加重,呕吐频频,下午由家人送至急诊。

入院时查体:体温40℃,脉搏120次/min,呼吸30次/min,血压94/62mmHg,神志尚清,肌肤可见红色斑点,颈项强直,克尼格征阳性,布鲁辛斯基征阳性,脑脊液检查外观浑浊,白细胞数1 800/mm^3,中性粒细胞百分比92%,淋巴细胞百分比8%,蛋白定性强阳性。血分析检查:白细胞21 300/mm^3,中性粒细胞百分比86%,淋巴细胞百分比9%,单核细胞百分比5%。皮肤瘀点涂片发现脑膜炎球菌。诊断为流行性脑脊髓膜炎。入院后曾用青霉素、链霉素、磺胺等药物。

12日请中医会诊时,患者高热,烦躁不安,间有谵语,面色红赤,头痛如裂,颈项强直,汗出,肌肤发斑,呼吸气粗,口渴欲饮,呕吐时作,舌红苔黄,脉象弦数。诊为春温。其胃热炽盛,内迫营血,且有动风之势。治宜清胃解毒,凉血化斑,佐以息风。方用化斑汤加减。

水牛角30g,玄参12g,生石膏45g,知母9g,大青叶15g,芦根25g,钩藤9g(后下),蚤休15g,地龙6g,姜竹茹6g,甘草2g。上下午各1剂。

13日,体温38.8℃,热势稍减,呕吐已止,肌肤斑点稍退,仍有头痛,颈稍强。依上方再服2剂,复渣再煎。

15日,诸症俱减,唯午后微热,神疲无力,口渴间有恶心,大便干燥难解,舌红,苔薄黄而干,脉虚而数。此为邪热渐解,余邪未尽,津气俱伤,肠失濡润。治当以清热生津,益气降逆,增液润燥。方用竹叶石膏汤合增液汤加减。

竹叶 6g，生石膏 30g，法半夏 5g，玄参 20g，麦冬 10g，太子参 12g，石斛 9g，天花粉 9g，甘草 2g，生地 15g。病情稳定，带药出院调治。（秦书礼，栗德林，段钦权，等. 叶氏《温热论》的临床应用 [M]. 哈尔滨：黑龙江科学技术出版社，1986.）

【原文】

然而春夏之间，濕 [1] 病俱發疹爲甚，且其色要辨。如淡紅色，四肢清 [2]，口不甚渴，脉不洪數，非虛斑即陰斑。或胸微見數點，面赤足冷，或下利清穀，此陰盛格陽於上而見，當溫之。（28）

【注释】

[1] 湿：疑是"温"字之误。

[2] 四肢清：四肢发凉。

【释义】

本条论述虚斑、阴斑的表现与治疗。温病病变中尚可出现虚斑和阴斑，虚斑与阴斑皆斑色淡红，隐而不显，分布稀疏，胸背仅见数点。虚斑由阳气虚衰，虚火浮越所致，其特点是斑呈淡红色，同时伴见四肢清冷，口不甚渴，脉不洪数等症；阴斑由阴寒内盛，格阳于上而成，其特点是仅胸前微见数点，伴见面赤足冷或下利清谷等症。

虚斑和阴斑都属阴证发斑，唯阴斑虚寒之证更甚，且有格阳见证。阴斑的本质为内真寒，外假热，治当以温阳之剂散寒消斑。

【辨治思维与要领】

临床应注意温病热入营血而致的阳斑与虚斑、阴斑的鉴别。温病中见此阴斑，多为治疗中过用寒凉，或误用吐下，导致中气亏虚，阴寒下伏，致无根失守之火载血上行，溢于肌肤所致。其斑色淡红，隐而不显，分布稀疏，往往仅在胸背微见数点，同时伴见四肢厥冷，口不甚渴，面赤足冷，下利清谷，脉不洪数等症，治宜回阳救逆，引火归原。

【医案举例】

高某，男性，50 岁，1961 年 2 月门诊就诊。

病人数月来皮肤不断出现紫斑，手背四肢较多，西医诊断为血小板减少性紫癜，血小板仅 30×10^9/L 左右，曾服用西药甚多，效果不好，又服中药，病势仍无转机，经介绍就诊。查阅病例，往昔所用皆为生地、阿胶、白芍、当归、麦冬、旱莲草、仙鹤草、大小蓟、蒲黄炭、玄参、犀角（已禁用，以水牛角代）等凉血止血药。细观病人，面色萎黄，疲乏无力，心烦夜寐不安，舌淡苔腻，胸闷不思食，每天只进食一二两，溲略黄，大便数日未行，两脉沉弱小数，按之不畅。证属中阳不足，脾胃运化无权，血虚气弱，发为阴斑。治疗益气扶脾阳，摄其血从本治疗，宗归脾汤法。干姜 5g，党参 10g，肉桂 3.5g，炙甘草 10g，黄芪 15g，白术 15g，当归 15g，五味子 5g。3 剂。

3 日后二诊，病人自述：药后已得安寐，饮食增加至早餐二两，中餐三两，晚餐二两，大小便已通畅。查其肌肤，阴斑基本未再出，前出者已消失大部分，脉象濡滑有神，舌苔白滑润泽，再以前法增损。黄芪 50g，党参 25g，肉桂 10g，炙甘草 15g，白术 20g，当归 15g，炒枣仁 20g，茯苓 20g，龙眼肉 50g，10 剂。

经一个月治疗，阴斑消失，从未再出新点，纳食、睡眠、二便皆正常，血小板增至 100×10^9/L 左右。后续观察 10 余年未复发。（秦书礼，栗德林，段钦权，等. 叶氏《温热论》的临床应用 [M]. 哈尔滨：黑龙江科学技术出版社，1986.）

【原文】

再有一種白㾦，小粒如水晶色者，此濕熱傷肺，邪雖出而氣液枯也，必得甘藥補之。或未至久延，傷及氣液，乃濕鬱衛分，汗出不徹之故，當理氣分之邪。或白如枯骨者多凶，爲氣液竭也。（30）

【释义】

本条论述白㾦的形态、病机、证治与预后。白㾦为皮肤上出现的白色如粟米大小的颗粒，高出皮肤，内含浆液，消退后有皮屑脱落。白㾦为湿热郁蒸于气分，由肺外达肌肤所致，故白㾦是辨识湿热证的重要依据，治疗以清热利湿为主。白㾦可随汗泄而反复透发，容易耗伤气液，此时治疗当予甘平清养之剂培补气液。白㾦颗粒饱满，色如水晶者，俗称"晶㾦"，表明体内气液虽有耗伤，但未至大伤，预后尚好；一旦气液枯竭，㾦可色如枯骨，即为"枯㾦"，属正气大伤，预后较差。

【辨治思维与要领】

白㾦的形态和分布。白㾦为皮肤上出现的一种细小白色疱疹，形如粟米，色如珍珠，突出于皮肤，一般内含有透明浆液，所以外观晶莹。白㾦一般多分布于颈、胸、腹部，四肢较少见，头面部更少见，在消退时可有细小的皮屑脱落。

白㾦的成因。白㾦是湿热郁阻气分，失于开泄，蕴蒸于肌表所形成的。即叶天士所说的"湿热伤肺"和"湿郁卫分，汗出不彻之故"。其虽发生于肌表，病变部位并不在卫分而在气分。王孟英说："湿热之邪，郁于气分，失于轻清开泄，幸不传及他经，而从卫分发白㾦者，治当清其气分之余邪。"

白㾦的临床特点。白㾦常见于湿热性温病病邪在气分流连，湿热之邪酝酿日久者，一般不见于病之初起。当湿热久蕴气分，白㾦每随发热与出汗而透发，同时湿热也有外达之机。但因湿热之邪性质黏腻滞着，非出一批白㾦所能透尽。所以常随着身热增高，汗出而透发一批，热势稍退但不久又转盛，再次汗出透发，如此反复，可透发多次。一般在透发之前，每因湿热郁蒸而有胸闷不舒等症，白㾦透发之后，病邪有外达之机，胸闷等症状也可暂时得以减轻。

白㾦的诊断意义。一是辨病证性质。在温病过程中如见到白㾦透发，即是诊断湿热之邪在气分的重要依据。多见于湿温、暑湿、伏暑等湿热性温病，尤其在对这些病证误用滋腻之品，或失于轻清开泄时更为多见。二是辨津气盛衰。通过对白㾦色泽、形态的观察，有助于判断患者津气的盛衰。白㾦晶莹饱绽，颗粒清楚明亮，称为"水晶㾦"，在白㾦透发后，每见热势递减，神情清爽，为津气充足，正能胜邪，邪却外达之佳象；如白㾦空壳无浆，如枯骨之色，称为"枯㾦"，每并见身热不退，神志昏迷，或神倦气怯，黏汗自出，脉微弱或细数等症，属津气衰竭，正不胜邪，邪气内陷的危险征象。此外，还偶可见到发而内含脓样浆液者，称为"脓㾦"，属热毒极盛之象，病情亦多危重。

【临床应用】

白㾦的治疗当"理气分之邪"，但叶氏未提及具体方药。吴鞠通在《温病条辨》中焦篇66条指出"湿郁经脉，身热身痛，汗多自利，胸腹白疹，内外合邪，纯辛走表，纯苦清热，皆在所忌，辛凉淡法，薏苡竹叶散主之"。此处所述之白疹，即为白㾦。病邪虽在表，但与表证不同，也与一般的肌表风湿有别，所以对本证的治疗，忌用纯辛发表，也忌用纯苦清热，而当用"辛凉淡法"，方用薏苡竹叶散，竹叶、连翘清宣表湿，白蔻仁、茯苓理气和中，薏苡仁、滑石、白通草淡渗利湿,通过清宣、疏解、淡渗并用,使郁于肌表的湿热得以宣解和从小便而去。临床上以此方加减辨治汗疱疹、湿疹、湿热型手足口病等,多获良效。

【医案举例】

徐某某,男,62 岁,干部,1991 年 12 月 17 日就诊。患者全身皮肤瘙痒 2 月,以夜为甚,曾服清热散风,补血祛风,养血润燥等方不效,瘙痒与日俱增,抓之出血,夜难安寐,脘满纳少,小便短黄,舌红,苔黄滑厚,脉弦滑数。证属风湿热邪,郁遏肌肤。治宜清宣渗湿,祛风止痒。用薏苡竹叶散加味:薏苡仁 15g,淡竹叶、滑石、茯苓、白菊花、白蒺藜各 9g,连翘、大青叶各 15g,白蔻仁 3g,蝉蜕、通草各 6g。服 6 剂后,皮肤仅有微痒,胃脘稍满,小便淡黄,舌红,苔黄滑,脉弦滑略数。以原方去白蔻仁,加丹参 12g,麦芽 9g,续进 5 剂痊愈。(彭述宪,彭巍. 薏苡竹叶散治验举隅 [J]. 北京中医,1998,17(3):34.)

小　　结

《温热论》是温病学理论体系的奠基之作,本节选取其中 16 条原文,基本内容包括以下几方面:其一,阐明了温病的病因、感邪途径及传变形式,并进一步明确了温病与伤寒的区别。其二,揭示了温病的发生发展规律,形成了卫气营血辨证论治理论体系。其三,丰富和发展了辨舌、辨斑疹白㾦等温病诊断学的内容。通过阐释温热夹风、夹湿的证候特点,温邪流连气分、邪留三焦、里结阳明的病机和治法,邪入营血的辨治,以及湿邪致病的特点及治疗大法等,较为全面地为温病辨证论治提供了范例,备受后人推崇,至今仍有重大的临床指导价值。

【复习思考题】

1. 为什么说温病"辨营卫气血虽与伤寒同,若论治法则与伤寒大异也"? 温病与伤寒初起治法有何不同?

2. 怎样理解卫气营血治则中的"汗之""清气""透热转气""凉血散血"?

3. 叶天士论述的邪正交争之战汗,有哪些不同的转归? 临床如何正确处理?

4. 温病下法和伤寒下法有何不同?

5. 如何理解"救阴不在血而在津与汗"?

6. 在温病的治疗中如何掌握"先安未受邪之地"?

7. "通阳不在温而在利小便"的含义是什么?

8. 如何区别运用开泄法与苦泄法?

第二节　《湿热病篇》精选

一、湿热病提纲

【原文】

濕熱證,始惡寒,後但熱不寒,汗出胸痞,舌白,口渴不引飲。(1)

自注:此條乃濕熱證之提綱也。濕熱病屬陽明太陰經者居多,中氣實則病在陽明,中氣虛則病在太陰。病在二經之表者,多兼少陽三焦,病在二經之裏者,每兼厥陰風木。以少陽厥陰同司相火，陽明太陰濕熱內鬱，鬱甚則少火皆成壯火，而表裏上下充斥肆逆，故是證最易耳聾、乾嘔、發痙、發厥。而提綱中不言及者，因以上諸證，皆濕熱病兼見之變局，而非濕熱病必見之正局也。始惡寒者，陽爲濕遏而惡寒，終非若寒傷於表之惡寒，後但熱不寒，則鬱而成熱，反惡熱矣。熱盛陽明則汗出，濕蔽清陽則胸痞，濕邪內盛則舌白，濕熱交蒸則舌黃，熱則液不升而口渴，濕則飲內留而不引飲。然所云表者，乃太陰陽明之表，而非太陽之表。太陰之表四肢也，陽明也；陽明之表肌肉也，胸中也。故胸痞爲濕熱必有之證，四肢倦怠，肌肉煩疼，亦必并見。其所以不乾太陽者，以太陽爲寒水之腑，主一身之表，風寒必自表入，故屬太陽。濕熱之邪，從表傷者，十之一二，由口鼻入者，十之八九。陽明爲水穀之海，太陰爲濕土之臟，故多陽明太陰受病。膜原者，外通肌肉，內近胃腑，即三焦之門戶，實一身之半表半裏也。邪由上受，直趨中道，故病多歸膜原。要之濕熱之病，不獨與傷寒不同，且與溫病大異。溫病乃少陰太陽同病，濕熱乃陽明太陰同病也。而提綱中不言及脉者，以濕熱之證，脉無定體，或洪或緩，或伏或細，各隨證見，不拘一格，故難以一定之脉，拘定後人眼目也。

濕熱之證，陽明必兼太陰者，徒知臟腑相連。濕土同氣，而不知當與溫病之必兼少陰比例。少陰不藏，木火內燔，風邪外襲，表裏相應，故爲溫病。太陰內傷，濕飲停聚，客邪再至，內外相引，故病濕熱。此皆先有內傷，再感客邪，非由腑及臟之謂。若濕熱之證，不挾內傷，中氣實者，其病必微，或有先因於濕，再因飢勞而病者，亦屬內傷挾濕，標本同病。然勞倦傷脾爲不足，濕飲停聚爲有餘，所以內傷外感孰多孰少，孰實孰虛，又在臨證時權衡矣。

【释义】

本条论述湿热病提纲。条文列举了湿热病初起的典型症状，自注则重点分析了湿热病的发生发展规律和病变特点。

湿热病的致病因素和感邪途径：湿热病的致病因素是湿热病邪，在夏秋气候炎热，雨水较多，天暑下迫，地湿上蒸之际，特别容易形成。东南沿海地区，地势低洼，临海傍水，气候温暖潮湿，湿气偏重，故湿邪致病较多。湿热之邪伤人，多从口鼻而入，此外也可由皮毛而入，所以湿热之邪"从表伤者十之一二，由口鼻入者十之八九"，这一认识与叶天士"温邪上受"之说也相吻合。

湿热病的发病机制：湿热病的发生多有内外之邪相引的特点。素体湿邪内盛，则容易感受外在之湿热之邪，正如叶天士所说"里湿素盛，外邪入里，里湿为合"。当然这一观点并非绝对，因为内湿有轻有重，脾胃内伤程度亦有差异。素体脾胃功能健旺而无里湿者，也可感受湿热之邪，发为湿热病；脾胃内伤较甚而湿邪内停者，更易招致湿热侵犯，发为湿热病。可见湿热发病内外合邪，标本同病，虚实相兼，病情相对较重。

湿热病的病位：湿性属土，脾胃为土脏，湿土之气同气相求，同类相召，故"多阳明、太阴受病。"证之于临床在湿热病过程中自始至终都有轻重不等的胸闷、脘痞、呕恶、腹泻等脾胃症状，所以湿热病属阳明太阴经者居多，其中素体中阳偏盛者，病位多在胃，素体中阳不足者，病位多在脾，故曰"中气实则病在阳明，中气虚则病在太阴"，病位在脾者多表现为湿重于热，病位在胃者多表现为热重于湿。

湿热病病理演变的一般规律：初期，邪困太阴、阳明之表，继则邪传中焦气分，湿热困阻脾胃，气机郁滞；尚可传入手少阳三焦经或足少阳胆经，出现湿热困阻少阳胆腑、三焦之候，导致干呕、耳聋等病症；湿热困阻中焦脾胃，可传入手厥阴心包经或足厥阴肝经，出现湿浊蒙蔽心包证、湿滞肝经动风证，导致发痉、发厥。如薛氏所说："病在二经之表者，多兼少阳、三焦，病在二经之里者，每兼厥阴风木……最易耳聋、干呕、发痉、发厥。"

湿热病的初起证候：始恶寒，后但热不寒，汗出胸痞，舌白，口渴不引饮。始恶寒为湿困肌表，阳为湿遏；后但热不寒系邪在气分，湿郁成热；汗出为湿热郁蒸之象；胸痞为湿蔽清阳，气机阻滞所致；舌白为湿邪内盛的表现；口渴不引饮为湿热内阻，津不上承的表现；脉或洪或缓或伏或细说明湿热病变过程中，病机演变较为复杂，故脉象不定。此外，湿邪困阻肌表，还可见四肢倦怠，肌肉烦疼等临床表现。

湿热病表证与伤寒表证的区别：两者都可有恶寒发热等表证的表现，但二者在病位和病理性质方面有一定的差异。伤寒表证为太阳之表，病位在皮毛，病机为寒邪束表，经气郁滞，腠理闭塞，故头痛，身痛，无汗，脉浮紧等症状较为显著。湿热病表证为太阴阳明之表，病位在四肢、胸中，病机为湿邪困阻，气机不畅，故四肢倦怠，肌肉烦疼，胸痞等症状较为明显。

湿热病与温热类伏气温病的区别：薛氏认为"湿热之病，不独与伤寒不同，且与温病大异"。这里所说的"温病"主要是指伏气温病的春温。春温为少阴太阳同病，邪伏少阴，少阴之水不足而厥阴风火内盛，感受外邪而发病。湿热病则是太阴阳明同病，湿热之邪犯于脾胃而发病。所以在临床上的表现两者虽都有发热、恶寒，但春温病初起里热亢盛，湿热病初起则表湿症状明显，所以并不难区别。薛氏通过对温、湿的辨异，使湿热病自成体系，从而为温病辨治明确分为温热、湿热两大类奠定了基础。

自注提出了湿热病正局与变局的概念。"正局"的主要表现即条文所列的六种见症，自注讨论了"正局"见症的病机及湿热病兼见的"变局"，正局、变局的区别在于，病变在脾胃气分者为正局，若病变涉及心肝肾，或出现营血分病变，则多归于变局。

【辨治思维与要领】

湿热病初起的典型症状："始恶寒，后但热不寒，汗出胸痞，舌白，口渴不引饮。"此外尚有四肢倦怠，肌肉烦痛等。

薛氏在自注中指出了湿热病轻重预后与是否伴有中气内伤有关，提出中气实者其病必微。但此"中气实"与"中气实则病在阳明"的含义不同，是指脾胃尚健，里湿不盛之人，即使外感湿邪而患湿热病，多数病轻而易愈。

【临床应用】

本条构建了湿热病三焦辨证体系，为临床辨治湿热病奠定了理论和临床基础，对指导临床实践具有重要意义。

二、邪在卫表

【原文】

濕熱證，惡寒無汗，身重頭痛，濕在表分。宜藿香、香薷、羌活、蒼術皮、薄荷、牛蒡子等味。頭不痛者，去羌活。(2)

自注：身重惡寒，濕遏衛陽之表證，頭痛必挾風邪，故加羌活，不獨勝濕，且以祛風。此條乃陰濕傷表之候。

【释义】

本条论述"阴湿"伤表证治。所谓"阴湿"是指尚未化热之湿邪。其伤于表，卫阳为之所郁遏，故见恶寒无汗；湿阻气机，故见身重头痛。因病位在表，湿未化热，故应用藿香、苍术皮、香薷等芳香辛散之品，佐羌活以祛风胜湿，薄荷、牛蒡子宣透卫表。

"因于湿，首如裹"，湿热病一般以头重头胀者为多，头痛乃夹风邪所致。羌活药性温燥，易于助热化燥，头不痛者，说明夹风之象不明显，故头不痛者去羌活。

【辨治思维与要领】

湿为阴邪，性近于寒，故其不夹热者可称为"阴湿"。

【临床应用】

"阴湿"伤表的临床表现为恶寒无汗，身重头痛。治宜芳香辛散，宣化湿邪。可选藿香、苍术皮、香薷、羌活、薄荷、牛蒡子等药。

【原文】

濕熱證，惡寒發熱，身重，關節疼痛，濕在肌肉，不爲汗解。宜滑石、大豆黃卷、茯苓皮、蒼术皮、藿香葉、鮮荷葉、白通草、桔梗等味，不惡寒者，去蒼术皮。（3）

自注：**此條外候與上條同，惟汗出獨異，更加關節疼痛，乃濕邪初犯陽明之表。而即清胃脘之熱者，不欲濕邪之鬱熱上蒸，而欲濕邪之淡滲下走耳。此乃陽濕傷表之候。**

【释义】

本条论述"阳湿"伤表证治。"阳湿"是与"阴湿"相对而言的，指湿已化热，湿中蕴热郁于肌表，热象较为明显。湿滞肌表，故有恶寒，身重等症；湿中蕴热，故见发热，汗出；湿着肌肉，故身重关节疼痛，湿性黏滞，与热交混，故不能随汗而解。治宜宣化湿邪，配合泄热之品。药用藿香叶、苍术皮芳香宣化，配合滑石、大豆黄卷、茯苓皮、通草、荷叶等渗湿泄热。若不恶寒，说明卫表郁闭不甚，或湿邪化热，热象转甚，故不宜使用苍术皮。

【辨治思维与要领】

"阴湿"伤表与"阳湿"伤表病位虽同而病性却异，临床应注意区别。恶寒、发热的孰轻孰重可作为区别两者的指征之一，但恶寒与发热为自觉症状，较难准确衡量轻重程度，所以临床还需结合全身症状全面分析。

【临床应用】

"阳湿"伤表的临床特点为恶寒而伴有发热，且汗出不解，治宜芳化透散配合淡渗凉泄，药用藿香叶、苍术皮、滑石、大豆黄卷、茯苓皮、通草、荷叶等。

【原文】

濕熱證，胸痞發熱，肌肉微疼，始終無汗者，腠理暑邪內閉。宜六一散一兩，薄荷葉三、四分，泡湯調下即汗解。（21）

自注：**濕病發汗，昔賢有禁。此不微汗之，病必不除。蓋既有不可汗之大戒，複有得汗始解之治法，臨證者當知所變通矣。**

【释义】

本条论述湿热病初起湿热郁于肌表的证治。湿热病初起，湿热之邪郁于肌表，卫气郁闭不宣，可见发热无汗，肌肉微疼；湿热蕴结，气机不宣，故胸痞不适。因邪势不甚，病情不重，故其发热较轻，且不见恶寒。治疗当以疏解肌表，清利湿热为主，药用薄荷、六一散，方中滑石解肌清热，滑窍利湿，甘草清热和中，薄荷透解风热。

薛氏治疗本证采用泡汤调服方法，一为薄荷不宜久煎，泡汤服有利于保持药性；二为本证属病变早期，且病势较轻，治疗时药力不宜过猛，方药采用泡服之法，以取其轻清宣透之妙，达轻可去实的目的。

湿热病初起有禁汗之戒,一是指湿邪在表者不可用麻黄、桂枝等辛温之品峻发其汗,若误用之不仅湿邪不易去,反而有伤阴助热之弊;二为湿温初起即使见表证,其病变中心仍在脾胃,其表证乃为脾胃之表,所以不能只治其表而不治其脾胃之邪。

【辨治思维与要领】

本证邪势不甚,病情不重,故仅以薄荷、六一散泡汤调服。根据湿热病的特点,临床上亦不可忽视可能出现的脾胃症状,随证治之。

【临床应用】

暑湿郁于肌表的临床特点为胸痞发热,肌肉微疼,始终无汗,治疗当以疏解肌表,清利湿热为主,药用薄荷、六一散等。

临床运用泡汤调服方法应掌握以下几点:一是病势轻浅,大多用于病变早期,或者恢复期;二是用药质地较轻,气味芳香辛散。

三、邪在气分

(一)邪在上焦

【原文】

濕熱證,初起壯熱口渴,脘悶懊憹,眼欲閉,時譫語。濁邪蒙閉上焦,宜湧泄,用枳殼、桔梗、淡豆豉、生山栀,無汗者加葛根。(31)

自注:此與第九條宜參看,彼屬餘邪,法當輕散;此則濁邪蒙閉上焦,故懊憹脘悶。眼欲閉者,肺氣不舒也。時譫語者,邪鬱心包也。若投輕劑,病必不除。《經》曰:"高者越之。"用栀豉湯湧泄之劑,引胃脘之陽而開心胸之表,邪從吐散。

【释义】

本条论述湿热浊邪蒙蔽上焦的证治。本证的病机为湿热浊邪蒙蔽上焦气分,湿热困阻气分则壮热口渴,胸闷;脘闷懊憹为湿郁上焦胸膈,气机不畅;眼欲闭而时谵语为湿热浊邪上蒙清阳,扰及神明而致。治疗当清宣上焦气机,透化湿热之邪。药用枳壳、桔梗、淡豆豉、生山栀等轻开上焦之气,使气化则湿亦化。

需要注意的是,本证的"壮热"是相对于湿热病初起热势不显而言,非指阳明气分热盛证之高热,大汗口渴等,此为湿热困阻气分所致。此外,"眼欲闭"为神情淡漠,精神不振的表现,乃湿热蒙蔽清阳,困遏心神所致,在湿热病中常可出现,与肺气不舒无直接关系。

【辨治思维与要领】

本证病势较轻,邪势不甚,虽有谵语亦为偶尔发生,故可用上述清灵之品。眼欲闭,时谵语乃湿热浊邪蒙闭清阳,欲陷心包之象,其舌苔应为黄腻,与热陷心营,神昏谵语,舌质纯绛鲜泽者的病机及证候不同,临床上需注意鉴别。

自注中言本证治疗仿栀豉汤之意,栀豉汤并无涌泄作用,故称本法为"涌泄",似不妥当。

【临床应用】

本证属湿浊蒙上,根据病证特点,临床用药可佐以石菖蒲、郁金等化湿开窍。无汗者亦可加藿香等以助透表。

【原文】

濕熱證,初起即胸悶不知人,瞀亂[1]大叫痛,濕熱阻閉中上二焦。宜草果、檳榔、鮮菖蒲、芫荽、六一散各重用,或加皂角,地漿水[2]煎。(14)

　　自注：此條乃濕熱俱盛之候。而去濕藥多清熱藥少者，以病邪初起即閉，不得不以辛通開閉爲急務，不欲以寒凉凝滯氣機也。

　　【注释】

　　[1] 瞀乱：瞀（mào，音冒），视物不明，甚至昏蒙。瞀乱为视物不明，心中闷乱，甚至神识昏蒙。

　　[2] 地浆水：把新汲水倒入约三尺深的黄土坑，俟其沉淀后，取清液用。有清暑解毒的作用。

　　【释义】

　　本条论述湿热秽浊阻闭上中二焦证治。湿热秽浊郁闭上中二焦，清阳闭阻不行，机窍闭塞，气机逆乱，则胸闷不知人，瞀乱大叫痛。治以辛开理气化湿，芳香辟秽解毒为要，用草果、槟榔辛开理气，菖蒲、芫荽芳香辟秽，六一散清利湿热，皂角、地浆水辟秽解毒。

　　【辨治思维与要领】

　　本证发病急骤，病势较重，多发生于夏秋季节暑湿偏盛之时。俗称"发痧"，《时病论》中称之为"痧气"，属湿热病证的一种特殊类型。临床可伴见头胀、头重、恶心、欲呕吐不得、腹胀、苔白腻垢浊等症状。

　　【临床应用】

　　薛氏所列上述辛通开泄之品，意在以开闭为急务，去湿药多清热药少者，旨在避免凉遏之弊，可供临证参考。

　　（二）邪在中焦

　　【原文】

　　濕熱證，寒熱如瘧，濕熱阻遏膜原。宜柴胡、厚朴、檳榔、草果、藿香、蒼术、半夏、乾菖蒲、六一散等味。（8）

　　自注：瘧由暑熱內伏，秋凉外束而成。若夏月腠理大開，毛竅疏通，安得成瘧。而寒熱有定期，如瘧證發作者，以膜原爲陽明之半表半裏，熱濕阻遏，則營衞氣爭，證雖如瘧，不得與瘧同治，故仿又可達原飲之例，蓋一由外凉束，一由內濕阻也。

　　【释义】

　　本条论述湿热阻遏膜原证治。湿热邪伏膜原，见恶寒发热交替，或寒热起伏似疟状，并伴见脘腹痞闷，舌苔白腻甚至满布垢浊，舌质红绛或紫绛，为湿热秽浊郁闭之象。用药仿吴又可达原饮以疏利透达膜原之邪。药用槟榔、厚朴、草果苦温燥湿，辛开气机，直达膜原，透达湿热秽浊；配苍术、半夏、干菖蒲加强燥湿化浊之力，柴胡疏解半表半里之邪。本方清热之力较弱而燥湿之性较强，用于寒甚热微之证较为适宜。

　　【辨治思维与要领】

　　本证的辨证要点是寒热如疟，舌苔白厚如积粉。

　　草果、槟榔、厚朴是直达膜原、捣其窝巢之害的要药。本方药性偏于温燥，临床应用时须辨证准确，并应注意中病即止。

　　【临床应用】

　　现代临床常用本方治疗疟疾、肠伤寒、肝炎、胆囊炎等。临床上可根据湿热轻重灵活化裁，如湿邪不重，可酌减苍术、藿香、半夏、石菖蒲等味；如热邪偏重，可酌加黄芩、知母、芍药等味。

【医案举例】

患者艾某某，女，59 岁，因"发热伴头痛 7 天"就诊。其间曾于外院就诊，检查示：血常规未见明显异常；尿沉渣显示隐血（2+）；肝功能示白蛋白 35.8g/L，前白蛋白 112mg/L，天冬氨酸转氨酶 37U/L；血糖、血脂、电解质未见异常。心肌酶谱：乳酸脱氢酶（LDH）340U/L、肌酸激酶（CK）19U/L，肌钙蛋白未见异常。血凝全套：凝血酶原时间（PT）14.3s，国际标准化比值（INR）1.18，活化部分凝血活酶时间（APTT）40.9s。糖化血红蛋白：5.09%。心电图：窦性心律；完全性右束支传导阻滞。脑磁共振成像（MRI）增强：双侧额叶多发点状缺血腔梗灶。脑脊液常规未见异常。脑脊液生化：氯 132.3mmol/L。诊断为"病毒性脑膜炎"，予抗病毒、止痛治疗后患者症状未见明显好转。诊时见：患者表情痛苦，以手抱头，憎寒壮热，不思饮食，恶心欲呕，大便黏腻，小便频数，舌红，苔如积粉，脉弦滑。时值盛夏，空气湿热，是湿热之邪蕴蒸膜原所致，治疗以祛湿化痰、清热养阴为法。处方如下：槟榔 15g，厚朴 15g，草果 10g，知母 15g，赤芍 15g，黄芩 6g，甘草 12g，杏仁 12g，白蔻仁 15g，陈皮 10g，茯苓 15g，薏苡仁 15g，枳壳 15g。7 剂后患者发热、头痛、饮食较前好转，积粉苔渐退。效不更方，继续予上方 5 剂以巩固疗效，复诊时患者上述症状俱除。（何华，姜蕊，林腊梅. 达原饮加减临床验案三则 [J]. 湖北中医杂志，2017，39（9）：43-44.）

【原文】

濕熱證，舌遍體白，口渴，濕滯陽明。宜用辛開，如厚朴、草果、半夏、乾菖蒲等味。（12）

自注：此濕邪極盛之候。口渴乃液不上升，非有熱也。辛泄太過即可變而爲熱，而此時濕邪尚未蘊熱，故重用辛開，使上焦得通，津液得下也。

【释义】

本条论述湿浊阻滞中焦脾胃证治。湿邪极盛而尚未化热，则舌遍体白，即舌上满布白腻之苔；湿浊阻遏，津液不升则口渴；因无下利之症，故称之为"湿滞阳明"。本证尚可有脘痞、呕恶、腹胀等湿浊内阻见症。治宜厚朴、草果、半夏、干菖蒲等辛开理气，燥化湿浊。

【辨治思维与要领】

本证的辨证要点是舌苔白腻、口渴但不欲饮。

本方适用于湿浊极盛的初起，如果湿渐化热即不可用，否则易助热化火，致生变证。

【临床应用】

湿热病出现口渴要注意辨析，如果口渴伴随舌苔白腻，多是湿浊阻滞、津液不升，治宜辛温开闭，可用本方治疗；如果口渴伴随舌苔白厚而干燥，多伴津液受伤，治宜养阴降浊，需酌加沙参、麦冬、石斛、天花粉等甘寒生津之品。

【原文】

濕熱證，初起發熱，汗出胸痞，口渴舌白，濕伏中焦。宜藿梗、蔻仁、杏仁、枳殼、桔梗、鬱金、蒼术、厚朴、草果、半夏、乾菖蒲、佩蘭葉、六一散等味。（10）

自注：濁邪上干則胸悶，胃液不升則口渴。病在中焦氣分，故多開中焦氣分之藥。此條多有挾食者，其舌根見黃色，宜加瓜蔞、楂肉、萊菔子。

【释义】

本条论述湿热阻于中焦，始见化热，湿重于热证治。本证虽称"初起"，实际上多从初起的邪遏卫气发展而来。湿遏中焦气机则胸脘痞满，湿阻津液不得上升则口渴不欲饮，湿重则见白滑白腻之苔，湿热交蒸则汗出而热不减。治宜宣气化湿，药用杏仁、桔梗轻宣肺气，苍术、厚朴、草果、半夏燥湿化浊,郁金、菖蒲、藿梗、枳壳、佩兰、蔻仁芳香化湿辟秽,六一散清利湿热。若见舌根黄腻、嗳腐吞酸、便溏不爽等湿热积滞胶结胃肠的表现,宜加入山楂、莱菔子、瓜蒌等消食导滞之品。

【辨治思维与要领】

本证的辨证要点是发热汗出,胸痞,口渴,舌苔白腻。

本证湿中蕴热,虽有热邪,不可早投大剂寒凉,郁闭气机,使湿浊难化,当先开泄其湿,而后清热,或适当配以清热。

【临床应用】

现代临床常用本方法治疗肠伤寒、副伤寒、某些肠道沙门菌属感染或病毒感染、胃肠型感冒等病。若热邪较重,症见舌尖红、小便短赤,可酌加黄连、连翘、芦根、淡竹叶等味加强清热之力。

【医案举例】

张某,男,65 岁。1936 年 8 月 11 日就诊。雨后天晴,起居不慎,感邪致病,今觉身热头晕,胸脘满闷,周身酸楚乏力,微有恶心,胃不思纳,小溲不畅,舌白苔腻,脉象濡滑略数。此暑热外迫,湿阻中上二焦,气机不畅,当芳香宣化,辛开苦泄。处方:鲜佩兰(后下)10g、鲜藿香(后下)10g、大豆卷 10g、半夏 10g、厚朴 6g、陈皮 6g、川连 3g、六一散(布包)10g。1 剂。二诊(1936 年 8 月 12 日):药后遍体小汗,身热渐退,头晕已减,周身酸楚亦轻,但中脘仍闷,略有恶心,舌白苔腻,脉象濡滑,再以前方加草豆蔻 1g、杏仁 10g。连服 3 剂而愈。(赵绍琴. 温病浅谈 [M]. 北京:人民卫生出版社,1986.)

【原文】

濕熱證,舌根白,舌尖紅,濕漸化熱,餘濕猶滯。宜辛泄佐清熱,如蔻仁、半夏、乾菖蒲、大豆黃卷、連翹、綠豆衣、六一散等味。(13)

自注:此濕熱參半之證。而燥濕之中,即佐清熱者,亦所以存陽明之液也。上二條憑驗舌以投劑,爲臨證時要訣,蓋舌爲心之外候,濁邪上熏心肺,舌苔因而轉移。

【释义】

本条论述湿渐化热,余湿犹滞证治。舌根白,舌尖红,为湿渐化热,而热势尚不太甚,薛氏自注为"湿热参半"之证,实际上仍属湿重热轻之证。临床上还可见胸痞、恶心呕吐、身热有汗不解、脉濡数等。治宜清热与化湿并施,以半夏燥湿,蔻仁、干菖蒲芳香化湿,豆卷、绿豆衣、连翘、六一散清热利湿。

【辨治思维与要领】

本证的辨证要点是舌尖红,舌苔中根部白腻。

本证中湿已化热易耗伤津液,但余湿尚在,若妄投滋润又有助湿之弊,佐以清热可达到保津存液的目的,如薛氏自注所言:"即佐清热者,亦所以存阳明之液也。"

【临床应用】

现代临床常用本法治疗副伤寒、某些肠道感染或病毒感染、胃肠型感冒等病。若热邪偏盛,可酌加栀子、淡竹叶;若热邪灼津,口渴苔燥者,可酌加芦根、沙参等。

【原文】

濕熱證,壯熱口渴,自汗,身重,胸痞,脉洪大而長者,此太陰之濕與陽明之熱相合,宜白虎加蒼术湯。(37)

自注：**热渴自汗，阳明之热也；胸痞身重，太阴之湿兼见矣；脉洪大而长，知湿热滞於阳明之经，故用苍术白虎汤以清热散湿，然乃热多湿少之候。白虎汤仲景用以清阳明无形之燥热也，胃汁枯涸者，加人参以生津，名曰白虎加人参汤；身中素有痹气者，加桂枝以通络，名曰桂枝白虎汤，而其实意在清胃热也。是以后人治暑热伤气身热而渴者，亦用白虎加人参汤；热渴汗泄，肢节烦疼者，亦用白虎加桂枝汤；胸痞身重兼见，则於白虎汤中加入苍术以理太阴之湿；寒热往来兼集，则於白虎汤中加入柴胡，以散半表半里之邪。凡此皆热盛阳明，他证兼见，故用白虎清热，而复各随证以加减。苟非热渴汗泄，脉洪大者，白虎便不可投。辨证察脉，最宜详审也。**

【释义】

本条论述热重于湿证治。壮热口渴，自汗，脉洪大而长者，为阳明热盛之象；胸痞，身重，为太阴脾湿未化之征。治宜白虎加苍术汤，清泄阳明胃热，兼化太阴脾湿。若身热而渴，背微恶寒者，为阳明热盛，兼津气两虚，用白虎加人参汤以清阳明胃热，兼益气生津；若热渴汗泄，肢节烦疼者，为阳明热盛，兼经脉痹阻，用白虎加桂枝汤以清阳明胃热，兼通络行痹；若兼见寒热往来者，为阳明热盛，兼表里失和，用白虎加柴胡汤以清阳明胃热，兼和解表里。

【辨治思维与要领】

本证的辨证要点是发热，汗出，口渴，胸痞，身重，脉大。

薛氏自注谓："苟非热渴汗泄，脉洪大者，白虎便不可投。"但在临床上不必拘泥四大症俱见才能使用白虎汤，只要证属阳明热盛者便可灵活应用。

【临床应用】

现代临床常用本方治疗流行性乙型脑炎、中暑、钩端螺旋体病、急性化脓性扁桃腺炎、严重急性呼吸综合征及其他肺部感染、痛风急性期等。若湿邪较甚，加藿香、佩兰、大豆黄卷、滑石、通草等；若热象明显，可加清热燥湿药，如黄连、黄芩。

【医案举例】

裘左，湿温八天，壮热有汗不解，口干欲饮，烦躁不寐，热盛之时，谵语妄言，胸痞泛恶，不能纳谷，小便浑赤，舌苔黄多白少，脉象弦滑而数。苍术白虎汤加减：生石膏三钱，肥知母一钱五分，枳实一钱，通草八分，制苍术八分，茯苓皮三钱，竹茹一钱五分，飞滑石三钱，仙半夏一钱五分，芦根一尺（去节），荷梗一尺。二诊时脉洪数较缓，壮热大减，稍能安寐，口干欲饮，胸闷泛恶，不能纳谷，舌苔腻黄渐化，伏温渐解而蕴湿犹留中焦，故参入芳香淡渗之品，使湿热有出路。三诊时，热退数日后复转寒热似疟，从和解少阳，芳香淡渗而治。（武进县医学会. 丁甘仁医案 [M]. 上海：上海科学技术出版社，2001.）

（三）邪在下焦

【原文】

濕熱證，數日後自利，溺赤，口渴，濕流下焦。宜滑石、豬苓、茯苓、澤瀉、萆薢、通草等味。（11）

自注：下焦屬陰，太陰所司。陰道虛故自利，化源滯則溺赤，脾不轉津則口渴。總由太陰濕勝故也。濕滯下焦，故獨以分利爲治，然兼證口渴胸痞，須佐入桔梗、杏仁、大豆黃卷開泄中上，源清則流自潔，不可不知。以上三條，俱濕重於熱之候。

濕熱之邪不自表而入，故無表裏可分，而未嘗無三焦可辨，猶之河間治消渴亦分三焦者是也。夫熱爲天之氣，濕爲地之氣，熱得濕而愈熾，濕得熱而愈橫。濕熱兩分，其病輕而緩，濕熱兩合，其病重而速。濕多熱少則蒙上流下，當三焦分治，濕熱俱多則下閉上壅而三焦俱困矣。猶之傷寒門二陽合病、三陽合病也。蓋太陰濕化、三焦火化，有濕無熱止能蒙蔽清陽，或阻於上，或阻於中，或阻於下，若濕熱一合，則身中少火悉化爲壯火，而三焦相火有不起而爲虐者哉？所以上下充斥，内外煎熬，最爲酷烈。兼之木火同氣，表裏分司，再引肝風，痙厥立至。胃中津液幾何，其能供此交征乎？至其所以必屬陽明者，以陽明爲水穀之海，鼻食氣，口食味，悉歸陽明。邪從口鼻而入，則陽明爲必由之路。其始也，邪入陽明，早已先傷其胃液，其繼邪盛三焦，更欲資取於胃液，司命者可不爲陽明顧慮哉？

或問木火同氣，熱盛生風，以致痙厥，理固然矣。然有濕熱之證，表裏極熱，不痙不厥者，何也？余曰：風木爲火熱引動者，原因木氣素旺，肝陰先虧，内外相引，兩陽相煽，因而動張。若肝腎素優，并無裏熱者，火熱安能招引肝風也！試觀産婦及小兒，一經壯熱便成痙瘲者，以失血之後，與純陽之體，陰氣未充，故肝風易動也。

或問曰：亦有陰氣素虧之人，病患濕熱，甚至斑疹外見，入暮譫語，昏迷而不痙不厥者，何也？答曰：病邪自盛於陽明之營分，故由上脘而熏胸中，則入暮譫妄。邪不在三焦氣分，則金不受囚，木有所畏，未敢起而用事，至於斑屬陽明，疹屬太陰，亦二經營分熱極，不與三焦相干，即不與風木相引也。此而痙厥，必胃中津液盡涸，耗及心營，則肝風亦起，而其人已早無生理矣。

【釋義】

本条论述湿流下焦，泌别失职证治。湿热流注下焦，大肠传导失司，则大便下利；膀胱气化失司，泌别失职，则小便短赤；湿热困阻，津不上承，则口渴。治用茯苓、猪苓、泽泻导水下行，通利小便；滑石利水通淋；草薢分利湿浊；通草清热利水。佐入桔梗、杏仁、大豆黄卷意在宣开上焦肺气，气化则湿亦化，"源清则流自洁"。

薛氏提出"热得湿而愈炽，湿得热而愈横"，指出湿热证以湿蕴热蒸为主要病理变化；湿热交蒸有上蒙清窍、下蕴膀胱的特点，湿多热少可蒙上流下，弥漫三焦；湿热俱盛则可下闭上壅而三焦俱困。湿热化燥化火可内陷营血，深入手足厥阴，出现斑疹，窍闭神昏，动风抽搐等重症；湿从热化，亦常可损伤阴液。治疗宜清热化湿并举，"湿热两分，其病轻而缓，湿热两合，其病重而速"。

【辨治思维与要领】

本证的辨证要点是小便短赤，大便稀糜，口渴。

本证的自利是由于湿热之邪流于下焦，大肠传导失司所致，与脾虚完谷不化、湿热内蕴便下黄臭不同；小便短赤是由于湿热之邪流于下焦，膀胱气化不利所致，与热结津枯和肺气郁闭的小便短少不同。

【临床应用】

现代临床常用本方法治疗伤寒、副伤寒、痢疾及其他肠道感染性疾病等。若兼见口渴、胸痞，肺气不化者，佐加桔梗、杏仁、大豆黄卷；若小便短赤不利，甚至疼痛，佐加蒲公英；若大便稀溏，佐加苍术、大腹皮、麦芽。

【原文】

濕熱證，四五日，忽大汗出，手足冷，脉細如絲或絶，口渴，莖痛，而起坐自如，神清語亮。乃汗出過多，衛外之陽暫亡，濕熱之邪仍結，一時表裏不通，脉故伏，非真陽外脱也。宜

五苓散去术加滑石、酒炒川连、生地、芪皮等味。（29）

自注：此條脉證，全似亡陽之候，獨於舉動神氣得其真情。嘻！此醫之所以貴識見也。

【释义】

本条论述湿热蕴阻下焦，卫阳暂亡证治。湿热病程中突然见大汗出，手足冷，脉细如丝或绝之症，证似阴盛阳亡之象。但本证患者起坐自如，神清语亮，口渴，茎痛，则为湿热蕴结下焦，表里阳气不能交通，汗多卫阳暂亡，阴液耗伤之征。治用四苓加滑石、黄连，清热利湿，通利小便；芪皮固护卫气；生地滋养阴液。

【辨治思维与要领】

本证的辨证要点是患者忽然出现大汗出，手足冷，脉细如丝，但同时口渴，阴茎内疼痛，神志清楚，语言正常及行动如常。可见，"起坐自如、神清语亮"和"茎内疼痛"是本证得出"卫外之阳暂亡，湿热之邪仍结"结论的关键。

【临床应用】

现代临床常用本方治疗伤寒、副伤寒、痢疾等。若汗出不止、手足逆冷，可酌加人参、麦冬、五味子、制附片、龙骨、牡蛎等。

四、邪入营血

【原文】

濕熱證，壯熱口渴，舌黃或焦紅，發痙，神昏譫語或笑，邪灼心包，營血已耗。宜犀角、羚羊角、連翹、生地、玄參、鉤藤、銀花露、鮮菖蒲、至寶丹等味。（5）

自注：上條言痙，此條言厥。溫暑之邪本傷陽氣，及至熱極逼入營陰，則津液耗而陰亦病，心包受灼，神識昏亂。用藥以清熱救陰，泄邪平肝爲務。

【释义】

本条论述湿热化燥，内陷心营的证治。舌焦红，神昏谵语或笑，发痉，同时伴有壮热口渴，为湿热化燥，内陷营血，热闭心窍，引动肝风所致。治宜清热凉血，息风开窍，滋养阴液。药用犀角（已禁用，以水牛角代）、生地黄、玄参清心凉营，滋阴养液；银花露、连翘清气泄热，透热转气；羚羊角、钩藤凉肝息风；至宝丹、菖蒲芳香宣窍，辟秽化浊。

【辨治思维与要领】

本证的辨证要点是神昏谵语，发痉，壮热口渴，舌红苔黄。

从壮热、口渴、苔黄提示本证气分仍有热邪，而条文所选药物清气分邪热似乎不足，若热势壮盛，口渴甚者，当加入石膏、知母等味。

【临床应用】

现代临床常用本方法治疗肠伤寒、恙虫病、肾综合征出血热、钩端螺旋体病、登革热等。若神昏狂躁，舌黑短缩，可酌加人中黄、桃仁、丹参，并送服安宫牛黄丸；若出血明显，可酌加地榆炭、侧柏炭、茜草根等。

【原文】

濕熱證，壯熱煩渴，舌焦紅或縮，斑疹，胸痞，自利，神昏痙厥，熱邪充斥表裏三焦。宜大劑犀角、羚羊角、生地、玄參、銀花露、紫草、方諸水 [1]、金汁、鮮菖蒲等味。（7）

自注：此條乃痙厥中之最重者，上爲胸悶，下挾熱利，斑疹痙厥，陰陽告困。獨清陽明之熱，救陽明之液爲急務者，恐胃液不存，其人自焚而死也。

【注释】

[1] 方诸水：又名明水，方诸为古代在月下承取露水的器具名称。一说方诸水用大蚌，磨之令热，向月取之则水生，即当明月当空时取蚌体分泌之汁液，性甘寒无毒，功能止渴除烦，明目定心。

【释义】

本条论述湿热化燥，热邪充斥气血及表里三焦的证治。壮热烦渴为气分热炽，舌焦红或缩，斑疹为热燔血分，热毒充斥上焦则胸痞，下迫大肠则自利，窜入厥阴则神昏痉厥。治宜清热解毒，凉血养阴，息风开窍。以犀角（已禁用，以水牛角代）、生地黄、玄参清营凉血，解毒救阴；银花露、紫草、金汁、方诸水清热解毒，羚羊角凉肝息风，鲜菖蒲芳香开窍。

【辨治思维与要领】

本证的辨证要点是壮热烦渴，舌红绛，神昏痉厥，斑疹，胸痞，自利。

对本证的治疗，薛氏提出了"独清阳明之热，救阳明之液为急务"的治疗原则。因为湿热化燥后，如同温热病一样，亦最虑伤阴，阴液不竭，其人不死，存得一份阴液，便有一生机。

【临床应用】

现代临床常用本方法治疗肾综合征出血热、钩端螺旋体病、登革热等。若神昏痉厥重者，可合用温病"三宝"；若壮热、口渴较甚，提示气分热邪炽盛，可合用白虎汤。

【原文】

濕熱證，經水適來，壯熱口渴，譫語神昏，胸腹痛，或舌無苔，脉滑數，邪陷營分。宜大劑犀角、紫草、茜根、貫衆、連翹、鮮菖蒲、銀花露等味。（32）

自注：熱入血室，不獨婦女，男子亦有之，不第涼血，并須解毒，然必重劑乃可奏功。

【释义】

本条论述湿热化火，热入血室证治。湿热化火，邪热下陷，恰逢妇女月经适来，热与血结，形成热入血室之证。表现为胸腹痛，当以少腹部疼痛尤为显著，谵语神昏，壮热口渴，舌无苔。治宜犀角（已禁用，以水牛角代）、紫草、连翘、银花露、贯众凉血解毒，鲜菖蒲辟秽开窍，茜根活血散瘀。

【辨治思维与要领】

本证的辨证要点是壮热口渴，神昏谵语，胸腹痛，脉滑数。

薛生白提出热入血室男子亦有之，提示邪热下陷，热与血结，气血两燔之证，病位不一定在胞宫，还可以在大小肠、膀胱等。

【临床应用】

现代临床常用本方法治疗肠伤寒、恙虫病、肾综合征出血热、钩端螺旋体病、登革热等。若小腹疼痛拒按、谵语如狂、大便不下，可酌用大黄、桃仁、牡丹皮、赤芍、土鳖虫等；若壮热口渴等气分热盛，可酌用生石膏、知母等。

【原文】

濕熱證，上下失血或汗血，毒邪深入營分，走竄欲泄。宜大劑犀角、生地、赤芍、丹皮、連翹、紫草、茜根、銀花等味。（33）

自注：熱逼而上下失血、汗血，勢極危而猶不即壞者，以毒從血出，生機在是，大進涼血解毒之劑，以救陰而泄邪，邪解而血自止矣。血止後，須進參、芪善後乃得。汗血即張氏所謂肌衄也。《內經》謂"熱淫於內，治以鹹寒"。方中當增入鹹寒之味。

【释义】

本条论述湿热化火，深入营血，迫血妄行证治。阳络伤则血外溢见衄血，吐血；阴络伤则血内溢见便血，溺血；血从肌肤而出则为汗血。治宜凉血解毒，行瘀止血，用犀角地黄汤凉血化瘀，银花、连翘、紫草清热解毒，茜草活血行瘀。

薛氏认为邪热可随动血而外出，"邪解而血自止"，强调清除血中热毒在热入血分治疗中的重要性。

【辨治思维与要领】

本证的辨证要点是全身多部位出血。

本证出血系血热所致，重用凉血之品，热清阴复，瘀消络和，出血自止，忌用炭类或收涩止血药，防涩滞留瘀，热闭血热更重。

至于文中所说的血止后要进参、芪等甘温大补之品以善后，不可一概而论，如果属出血后阳气随之耗伤者，可以用参、芪以补气，但对于血止后热邪未尽或虚热内生者，滥用参、芪反易助热伤阴。

【临床应用】

现代临床常用本方治疗急性感染性疾病的危重症，亦常用于皮肤病变、脑血管病变，如血小板减少性紫癜、过敏性紫癜、银屑病、脑出血等。若昏谵较重，加安宫牛黄丸清心开窍以苏神志；若出血显著，加蒲黄、侧柏叶、茜草、白茅根等，以增强凉血止血的作用；若兼动风抽搐者，加羚羊角、菊花、钩藤、童便等，以清热凉肝息风。

五、善后调理

【原文】

濕熱證，數日後脘中微悶，知飢不食，濕邪蒙繞三焦。宜藿香葉、薄荷葉、鮮荷葉、枇杷葉、佩蘭葉、蘆尖、冬瓜仁等味。（9）

自注：此濕熱已解，餘邪蒙蔽清陽，胃氣不舒。宜用極輕清之品，以宣上焦陽氣。若投味重之劑，是與病情不相涉矣。

【释义】

本条论述湿热病后期余湿未尽，胃气未醒证治。余湿蒙蔽清阳，胃气不舒，可见脘中微闷，知饥不食等症。治用藿香叶、佩兰叶、鲜荷叶芳香化湿，醒脾舒胃；薄荷叶、枇杷叶轻清透泄余热；芦根、冬瓜仁清化未尽余湿。全方轻清灵动，芳化余湿，鼓舞中气。后世称本方为薛氏五叶芦根汤。

【辨治思维与要领】

本证的辨证要点是身热已退，或有低热，脘中微闷，知饥不食，苔薄腻，脉象濡弱或缓。

此证为湿热病恢复期，虽有脾胃呆顿，但为余湿困阻所致，不可使用浓浊味厚质重之药，恐腻滞不化，反生变证。同时须注意饮食清淡，以免病情反复。

【临床应用】

现代临床常用本方治疗急慢性胃肠炎、小儿厌食症等。若伴低热不退，微烦，酌加竹叶、滑石、通草；若周身酸楚，酌加杏仁、苡仁、大豆黄卷、滑石等药；若寒湿较盛，困倦乏力，加苍术、茯苓；若食欲不振，可酌加白扁豆、炒鸡内金、神曲、炒麦芽等。

【医案举例】

唐某,女,45 岁。因发热月余而于 1986 年 10 月 13 日应诊。患者起病隐匿,渐至高热。按湿热外感治疗,热势减,但体温徘徊于 36.1~37.8℃之间,20 余日不退。就诊前用三仁汤加减,疗效似有若无。症见:低热多发于午后,热退时伴少量出汗,不饥厌食,脘闷,渴喜热饮,倦怠,稍坐片刻即头晕目眩,舌质淡苔白黄微腻,脉濡。证属湿热余邪不尽。用薛方 1 剂(即五叶芦根汤),热退。尽 3 剂,食量大增,诸证消失。(刘庆田,唐惕凡. 薛氏五叶芦根汤运用体会 [J]. 广西中医药,1994,17(1):36-37.)

【原文】

濕熱證,十餘日,大勢已退,唯口渴,汗出,骨節痛,餘邪留滯經絡。宜元米湯泡於术,隔一宿,去术煎飲。(19)

自注:病後濕邪未盡,陰液先傷,故口渴身痛。此時救液則助濕,治濕則劫陰。宗仲景麻沸湯之法,取氣不取味,走陽不走陰,佐以元米湯養陰逐濕,兩擅其長。

【释义】

本条论述湿热病后期余邪留滞经络证治。湿热病后期,患者热退神清,但仍有骨节痛、口渴、汗出等临床表现,此乃湿热损伤阴液,余湿留滞经络所致,治疗采用元米汤泡於术的方法。

【辨治思维与要领】

本证的辨证要点是湿热病后期的骨节疼痛、汗出、口渴。

阴虚夹湿是本证的关键,薛氏用元米汤泡於术,而不采用煎煮的方法,目的在于养阴而不碍湿,化湿而不伤阴。

【临床应用】

现代临床常用本方治疗类风湿关节炎、痛风等。若湿滞经络较甚,骨节疼痛明显,可酌情加入防己、薏苡仁、络石藤、丝瓜络、秦艽等化湿通络之品。

【原文】

濕熱證,按法治之,數日後,或吐下一時并至者,中氣虧損,升降悖逆。宜生穀芽、蓮心、扁豆、米仁、半夏、甘草、茯苓等味,甚者用理中法。(22)

自注:升降悖逆,法當和中,猶之霍亂之用六和湯也。若太陰憊甚,中氣不支,非理中不可。

【释义】

本条论述湿热病后期中气亏损,升降悖逆证治。湿热病后期中气亏损,脾失升运,胃失和降,可出现吐下一时并至,治宜轻补中虚,降逆和胃。以莲心、扁豆、甘草健脾,生谷芽、半夏和胃降逆,薏苡仁、茯苓利湿。吐泻若属脾胃虚寒者,用理中汤温中散寒。

【辨治思维与要领】

本证的辨证要点是呕吐下利。

脾以升为健,胃以降为和,脾升胃降共同枢转中焦。若湿热壅遏,脾胃升降悖逆,脾不升清则下利,胃失和降则呕吐。

【临床应用】

现代临床常用本方法治疗胃肠功能紊乱。若湿中蕴热,小便浑浊或短赤,可酌加滑石、薏苡仁、通草等;若肝木来袭,腹痛吐泻,可酌用白芍、木香、炒白术、防风等。

【原文】

濕熱證,按法治之,諸證皆退,惟目瞑則驚悸夢惕,餘邪內留,膽氣未舒。宜酒浸郁李仁、薑汁炒棗仁、豬膽皮等味。(27)

自注:滑可去著,郁李仁性最滑脫,古人治驚後肝系滯而不下,始終目不瞑者,用之以下肝系而去滯。此證借用,良由濕熱之邪留於膽中,膽爲清虛之府,藏而不瀉,是以病去而內留之邪不去,寐則陽氣行於陰,膽熱內擾,肝魂不安,用郁李仁以泄邪而以酒行之,酒氣獨歸膽也。棗仁之酸,入肝安神,而以薑汁制,安神而又兼散邪也。

【释义】

本条论述湿热病后期胆热内扰,神魂不安证治。湿热病后期湿热余邪未净,留滞肝胆,上扰心神,可见目瞑则惊悸梦惕,治宜清泄胆经余邪,安神定惊,药用酒浸郁李仁泄邪下行,"酒气独归胆",故用酒制;姜汁炒枣仁,以安神定惊;猪胆皮清泄肝胆余邪。

【辨治思维与要领】

本证的辨证要点是睡眠不安,惊悸梦惕。

薛生白提出湿热病"在二经之表者,多兼少阳三焦"。本证即是湿热病后期,湿热渐净,热邪留滞少阳胆腑,胆热扰神所致,故治疗重在清泄胆经郁热。

【临床应用】

现代临床常用本方法治疗失眠、焦虑症等。若胸痞苔腻,可酌用藿香、厚朴、陈皮、茯苓、滑石等;若惊悸较重,可酌加生龙骨、生牡蛎;若口苦呕恶,可酌加栀子、龙胆草、黄芩、钩藤等。

【原文】

濕熱證,曾開泄下奪,惡候皆平,獨神思不清,倦語不思食,溺數,唇齒乾。胃氣不輸,肺氣不布,元神大虧。宜人參、麥冬、石斛、木瓜、生甘草、生穀芽、鮮蓮子等味。(28)

自注:開泄下奪,惡候皆平,正亦大傷,故見證多氣虛之象。理合清補元氣,若用膩滯陰藥,去生便遠。

【释义】

本条论述湿热病后期肺胃气阴两虚证治。神思不清,倦语,为元气大伤,气虚未复之象;不思饮食说明胃之气阴亏虚;溺数为肺阴不足,肺气通调不畅所致;唇齿干乃胃津不得上承。治宜"清补"元气。以人参益气生津;麦冬、石斛、木瓜、甘草酸甘化阴,滋养肺胃阴液;生谷芽、鲜莲子和中醒胃。后世称此方为薛氏参麦汤。

【辨治思维与要领】

本证的辨证要点是神思不清,倦语不思食,溺数,唇齿干。

【临床应用】

现代临床常用本方治疗中暑、慢性疲劳综合征等。若口渴汗出,心烦溺赤,暑湿内留者,可酌用王氏清暑益气汤;若久热不退,可酌加白薇、地骨皮、青蒿以退虚热。

小　结

《湿热病篇》的主要学术贡献可归纳为以下几点:一是明确湿热病的病因、发病部位和病机中心。指出了湿温病的致病邪气是"湿热之邪",感受途径主要从口鼻而入,确立了湿热病的病变部位在中焦脾胃,"湿热病以阳明太阴经者居多"。二是完善了湿热病三焦辨治体系。上焦湿热证，治宜轻清芳化；中焦湿热证，太阴湿盛者，治宜辛开，阳明热多者，治宜清热燥湿，湿邪伤阴者，治湿与养阴同用；下焦湿热证，治宜疏利渗下。薛氏关于湿热证三焦分治的理论及方药，奠定了湿热病三焦辨证论治的基础，后世称为"水湿三焦辨证"。三是按湿热多少划分证候和确立治法。文中对"有湿无热""湿多热少""湿热俱多""热多湿少"各证的划分，为临床辨证诊治湿热病提供了依据。四是分别轻重缓急，精心遣方用药。薛氏立法制方师古而不泥古，创制了许多配伍精当、疗效卓著的方剂。总之，《湿热病篇》为辨治湿热病奠定了理论和临床基础，深刻影响了后世医家认知湿热病的思路与方法。

【复习思考题】

1. 结合《湿热病篇》第一条及自注，试述湿热病的发生发展规律及病变特点。
2. 如何理解湿热病"中气实则病在阳明，中气虚则病在太阴"？
3. 何谓阴湿、阳湿？如何治疗？
4. 如何理解《湿热病篇》提出的"源清则流自洁"？
5. 如何理解湿热蒙上流下的特征？
6. 如何理解湿热病后期出现的"目瞑则惊悸梦惕"表现？如何辨治？

第三节　《温病条辨》精选

一、温病大纲及三焦治则

【原文】

温病者：有風溫、有溫熱、有溫疫、有溫毒、有暑溫、有濕溫、有秋燥、有冬溫、有溫瘧。（上焦篇1）

此九條，見於王叔和《傷寒例》中居多，叔和又牽引《難經》之文以神其說。按時推病，實有是證，叔和治病時，亦實遇是證。但叔和不能別立治法，而敘於《傷寒例》中，實屬蒙混，以《傷寒論》爲治外感之妙法。遂將一切外感悉收入《傷寒例》中，而悉以治傷寒之法治之。後人亦不能打破此關，因仍苟簡，千餘年來，貽患無窮，皆叔和之作俑[1]，無怪見駁於方有執、喻嘉言諸公也。然諸公雖駁叔和，亦未曾另立方法，喻氏雖立治法，仍不能脫卻傷寒圈子，弊與叔和無二，以致後人無所遵依。本論詳加考核，準古酌今，細立治法，除傷寒宗仲景法外，俾四時雜感，朗若列眉[2]；未始非叔和有以肇其端，東垣、河間、安道、又可、嘉言、天士宏其議，而瑭得以善其後也。

風溫者，初春陽氣始開，厥陰行令，風夾溫也。溫熱者，春末夏初，陽氣弛張，溫盛爲熱也。溫疫者，屬氣流行，多兼穢濁，家家如是，若役使然也。溫毒者，諸溫夾毒，穢濁太甚也。暑溫者，正夏之時，暑病之偏於熱者也。濕溫者，長夏初秋，濕中生熱，即暑病之偏於濕者也。秋燥者，秋金燥烈之氣也。冬溫者，冬應寒而反溫，陽不潛藏，民病溫也。溫瘧者，陰氣先傷，又因於暑，陽氣獨發也。

按：諸家論溫，有顧此失彼之病，故是編首揭諸溫之大綱，而名其書曰《溫病條辨》。

【注釋】

[1] 作俑：指创始，但具贬义。

[2] 朗若列眉：所见真切，如眉毛那样显而易见。

【释义】

本条主要论述温病的概念及范围。本条明确提出温病包括风温、温热、温疫、温毒、暑温、湿温、秋燥、冬温、温疟等九种疾病，是多种外感热病的总称。初春之时感受风热之邪，先犯于肺卫，以肺卫表热证为主者称风温。与叶天士"春月受风，其气已温"的学术思想一脉相承。须注意的是我们现在所说的风温是一年四季可见，春冬多见，这一点与吴氏所言不同。春末夏初之时，气候由温转热，感受温热病邪，以里热证为主者称温热，此处所谓的温热与现时春温相类。感受了疫疠之气而成，病中多兼夹秽浊邪气，发病后可以相互传染而造成流行者称温疫。温邪之中夹有毒邪，患病后的临床特征为头面肿大，或咽喉肿痛糜烂，或有皮肤红肿发斑等局部肿毒表现者称为温毒。暑温、湿温吴氏皆归为暑病。但盛夏时节，天暑下迫，地湿上蒸，感受暑热病邪，初起以阳明热盛证候为主要表现者称暑温；夏末秋初，感受了湿热病邪，初起以湿盛证候为主要表现者称湿温。秋燥是在秋季天高气爽，气候干燥的情况下，感受燥热病邪而致的一种温病。冬温是冬季气候应寒反暖，阳气不能潜藏，形成风热病邪所致与风温表现相似的温病。温疟是指人体的阴气先已耗伤，在夏季又感受了暑邪，主要表现为阳热亢盛的一种疟疾。这九种温病，虽然发生于不同季节，但都具有温热性质，因此都属于温病的范畴。

【辨治思维与要领】

温病的发生具有季节性特点。即指温病在特定季节条件下发生或流行，如温热发生于春季、暑温发生于夏季、秋燥发生于秋季等；或某些温病多发生于某一季节，如风温多发于冬春、湿温多发于夏秋等。这主要是由于各种温邪的形成及其致病与四季的不同气候条件密切相关。不同季节由于气候特点及变化不同，所形成的温邪也各不相同。如春季气候温暖多风，易形成风热病邪，故多风温之病；夏季气候酷热，暑气炎蒸，易形成暑热病邪，故多暑温之病；长夏天气虽热，但湿气亦重，易形成湿热病邪，故多湿温之病等。另外，不同季节不同的气候变化，可对人体的防御功能产生影响，造成人体对病邪反应性的差异。如冬春季节肺卫功能降低，容易导致风热病邪侵犯肺卫，病变以上焦为主；夏秋季节热盛湿重，人体脾胃功能呆滞，易导致湿热病邪侵犯脾胃，病变以中焦为主。由此可见，温病的季节性特点，主要是不同季节气候变化对病邪产生、传播和对人体功能影响的结果。

温病分为温热类和湿热类辨治。温病按其病证性质是否兼湿可分为温热与湿热两大类。其实际意义在于掌握温病温热、湿热的病证特点，有助于抓住不同类型温病的辨治要领，从而正确地进行辨证施治和把握其发展转归。温热类温病有风温、温热（春温）、暑温（暑温本证）、秋燥、温毒、冬温等。湿热类温病有暑湿、湿温、伏暑等。

【原文】

凡病温者，始於上焦，在手太陰。（上焦篇 2）

傷寒由毛竅而入，自下而上，始足太陽。足太陽膀胱屬水，寒即水之氣，同類相從，故病始於此。古來但言膀胱主表，殆未盡其義。肺者，皮毛之合也，獨不主表乎（按人身一臟一腑主表之理，人皆習焉不察。以三才大道言之：天爲萬物之大表，天屬金，人之肺亦屬金，肺主皮毛，經曰皮應天，天一生水；地支始於子，而亥爲天門，乃貞元之會；人之膀胱爲寒水之腑；故俱同天氣，而俱主表也）！治法必以仲景六經次傳爲祖法。溫病由口鼻而入，自上而下，鼻通於肺，始手太陰。太陰金也，溫者火之氣，風者火之母，火未有不克金者，故病始於此，必從河間三焦定論。再寒爲陰邪。雖《傷寒論》中亦言中風，此風從西北方來，乃觱發[1]之寒風也，最善收引，陰盛必傷陽，故首鬱遏太陽經中之陽氣，而爲頭痛、身熱等證。太陽陽腑也，傷寒陰邪也，陰盛傷人之陽也。溫爲陽邪，此論中亦言傷風，此風從東方來，乃解凍之溫風也，最善發泄，陽盛必傷陰，故首鬱遏太陰經中之陰氣，而爲咳嗽、自汗、口渴、頭痛、身熱、尺熱等證。太陰陰臟也，溫熱陽邪也，陽盛傷人之陰也。陰陽兩大法門之辨，可了然於心目間矣。

夫大明生於東，月生於西，舉凡萬物，莫不由此少陽、少陰之氣以爲生成，故萬物皆可名之曰東西。人乃萬物之統領也，得東西之氣最全，乃與天地東西之氣相應。其病也，亦不能不與天地東西之氣相應。東西者，陰陽之道路也。由東而往，爲木、爲風、爲濕、爲火、爲熱，濕土居中，與火交而成暑，火也者，南也。由西而往，爲金、爲燥、爲水、爲寒，水也者，北也。水火者，陰陽之徵兆也；南北者，陰陽之極致也。天地運行此陰陽以化生萬物，故曰天之無恩而大恩生。天地運行之陰陽和平，人生之陰陽亦和平，安有所謂病也哉！天地與人之陰陽，一有所偏，即爲病也。偏之淺者病淺，偏之深者病深；偏於火者病溫、病熱，偏於水者病清、病寒。此水火兩大法門之辨，醫者不可不知。燭[2]其爲水之病也，而溫之、熱之；燭其爲火之病也，而涼之、寒之，各救其偏，以抵於平和而已。非如鑒[3]之空，一塵不染，如衡之平，毫無倚着，不能暗合道妙，豈可各立門戶，專主於寒熱溫涼一家之論而已哉！瑭因辨寒病之原於水，溫病之原於火也，而并及之。

【注釋】

[1] 觱（bì，音畢）發：指寒冷的風。

[2] 燭：照亮。此指辨明。

[3] 鑒：鏡子。

【釋義】

本節主要論述溫病發病部位及受邪途徑。溫病的病因是溫邪，溫邪侵犯人體多從口鼻而入，鼻爲肺竅，肺亦外合皮毛，因此溫病初起多見邪襲肺衛證，即吳鞠通所說"凡病溫者，始於上焦，在手太陰"。應當強調的是，風溫、溫毒、秋燥、冬溫之類溫病初起即見肺衛表證，但尚有許多溫病並非起於上焦，更不在手太陰肺。因此，溫病始於上焦只是較爲常見的一種溫病起病形式，而非所有的溫病皆是如此。

【辨治思維與要領】

從三焦辨治溫病。溫病在病理演變中以臟腑功能失調和臟腑實質損害爲主，具有階段性的特點，臟腑歸屬於三焦不同部位，所以，吳鞠通創立三焦辨證理論反映溫病的發生、發展及傳變規律，判斷溫病的預後，能基本反映溫病全過程的病機演變規律。

溫病初發病位、證候類型因病邪而異。風邪具有升散、疏泄的特性，人身肺位最高，風熱侵犯人體，肺經首當其衝，正如葉天士所謂"肺位最高，邪必先傷"。肺主氣其合皮毛，肺受邪襲，衛表亦爲邪郁。故風熱病邪致病初起，出現發熱，微惡風寒，頭痛，少汗，咳嗽，口微渴，苔薄白，舌邊尖紅，脈浮數等肺衛表證，治療多用辛涼輕劑，代表方如銀翹散。暑爲火熱之邪，其性酷烈，侵入人體後，傳變極速，往往不拘表裏，不以漸次，初起即入陽明氣分而無明顯的衛分過程，以壯熱、大汗、口渴、脈洪大等爲主要表現。葉天士謂"夏暑發自陽明"，即指出了暑熱病邪的這一致病特點。故治療宜辛寒清氣，代表方如白虎湯。濕熱之邪致病，病位以脾胃爲主。脾爲濕土之臟，胃爲水穀之海，濕土之氣，同類相召，同氣相求，好犯脾胃,致使脾胃升降失常。正如薛生白所说:"湿热之邪从表伤者十之一二,由口鼻入者十之八九。阳明为水谷之海,太阴为湿土之脏,故多阳明、太阴受病。"临床常见脘痞、腹胀、恶心、便溏、苔腻等症状。由于湿性黏滞,化热较缓,传变亦慢,病邪在中焦逗留的时间较长,故其病机中心在中焦脾胃。治疗宜芳香辛散,代表方如藿朴夏苓汤。燥热病邪从口鼻而入,先犯于肺。因燥为秋令主气,肺属燥金,同气相求,燥热病邪易先侵犯肺经。初起以发热,微恶风寒,咳嗽少痰,鼻干咽燥等肺卫见症为主。治宜疏表润燥,代表方如桑杏汤。

【原文】

治外感如將(兵貴神速,機圓法活,去邪務盡,善後務細,蓋早平一日,則人少受一日之害);治内傷如相(坐鎮從容,神機默運,無功可言,無德可見,而人登壽域)。治上焦如羽(非輕不舉);治中焦如衡(非平不安);治下焦如權(非重不沉)。(雜說)

【释义】

本节论述外感、内伤的治法及温病三焦治则。

治疗外感病如同将军领军作战一样,用兵贵在神速,用药贵在及时,作战要机动灵活,治病要随证变法,用药精专,主动彻底地祛除一切外来病邪,预护正气,善后治疗也务必细致周到,因为病邪早一日祛除,患者便可少受一日病邪的伤害。而治疗内伤杂病就如同宰相治理国家一样,要从容镇定,善于运筹帷幄,不可急于求成,虽然短期内看不到明显的功德,但能使人们安居乐业,健康长寿。

根据三焦所属脏腑生理、病理特点,吴鞠通以"羽""衡""权"三字总结出三焦温病的治疗原则。"治上焦如羽(非轻不举)",其中"羽"意为轻,即邪在上焦肺卫,病位较浅,病情较轻,治疗上焦病证所用药物宜选轻清宣透方药为主,不能用过于苦寒沉降之品,以免药过病所。同时,用药剂量也宜轻,煎药时间也宜较短,均体现了"轻"的特点。"治中焦如衡(非平不安)"的"衡"指秤杆,意为平,即治疗中焦病证,必须平定邪势之盛,使机体阴阳归于平衡。此外,对于湿热之邪在中焦者,应根据湿与热之孰轻孰重而予清热化湿之法,不能单治一边,也体现了"平"的特点。"治下焦如权(非重不沉)"的"权",指秤砣,意为重,即治疗下焦病证,所用药物以重镇滋腻厚味之品为主,使之直入下焦滋补肾阴,或用介类重镇之品以平息肝风,这些都体现了"重"的特点。

【辨治思维与要领】

三焦治则是根据温病初、中、末不同阶段,结合上焦、中焦、下焦所属脏腑的生理和病理特点而厘定的治疗原则。所以,"上焦""中焦""下焦"既有病理阶段的含义,也有病位的含义,但主要反映的是病变所在脏腑部位。

"羽"即轻,指药的性味轻,多用花、叶、草等辛散、芳香的药物,但也不能仅仅局限于此,实际上也包含归经于上焦脏腑的药物;"衡"即平,意指治疗用药的目的要达到脾胃升降之平,从而使三焦气机升降出入调畅,邪自里外达;"权"即重,除了意指味厚腻浊填精补血,质重潜阳息风外,还有煎煮时间要久煎,以免碍胃生浊,郁闭气机。

二、上焦篇

(一)温热病

【原文】

太陰風溫、溫熱、溫疫、冬溫,初起惡風寒者,桂枝湯主之;但熱不惡寒而渴者,辛涼平

劑銀翹散主之。溫毒、暑溫、濕溫、溫瘧，不在此例。（上焦篇4）

　　按仲景《傷寒論》原文，太陽病（謂如太陽證，即上文頭痛、身熱、惡風、自汗也），但惡熱不惡寒而渴者，名曰溫病，桂枝湯主之。蓋溫病忌汗，最喜解肌。桂枝本爲解肌，且桂枝芳香化濁，芍藥收陰斂液，甘草敗毒和中，薑、棗調和營衛，溫病初起，原可用之。此處卻變易前法，惡風寒者主以桂枝，不惡風寒主以辛涼者，非敢擅違古訓也。仲景所云不惡風寒者，非全不惡風寒也，其先亦惡風寒，迨既熱之後，乃不惡風寒耳，古文簡質，且對太陽中風熱時亦惡風寒言之，故不暇詳耳。蓋寒水之病，冬氣也，非辛溫春夏之氣不足以解之，雖曰溫病，既惡風寒，明是溫自內發，風寒從外搏，成內熱外寒之證，故仍舊用桂枝辛溫解肌法，俾得微汗，而寒熱之邪皆解矣。溫熱之邪，春夏氣也，不惡風寒，則不兼寒風可知，此非辛涼秋金之氣不足以解之，桂枝辛溫，以之治溫，是以火濟火也，故改從《內經》"風淫於內，治以辛涼，佐以苦甘"法。

　　桂枝湯方

　　桂枝六錢　芍藥（炒）三錢　炙甘草二錢　生薑三片　大棗（去核）二枚

　　煎法服法，必如《傷寒論》原文而後可，不然，不惟失桂枝湯之妙，反生他變，病必不除。

　　辛涼平劑銀翹散方

　　連翹一兩　銀花一兩　苦桔梗六錢　薄荷六錢　竹葉四錢　生甘草五錢　芥穗四錢淡豆豉五錢　牛蒡子六錢

　　上杵爲散，每服六錢，鮮葦根湯煎，香氣大出，即取服，勿過煮。肺藥取輕清，過煎則味厚而入中焦矣。病重者，約二時[1]一服，日三服，夜一服；輕者三時一服，日二服，夜一服；病不解者，作再服。蓋肺位最高，藥過重則過病所，少用又有病重藥輕之患，故從普濟消毒飲時時輕揚法。今人亦間有用辛涼法者，多不見效，蓋病大藥輕之故，一不見效，隨改弦易轍，轉去轉遠，即不更張，緩緩延至數日後，必成中下焦證矣。胸膈悶者，加藿香三錢，鬱金三錢，護膻中；渴甚者，加花粉；項腫咽痛者，加馬勃、元參；衄者，去芥穗、豆豉，加白茅根三錢，側柏炭三錢，梔子炭三錢；咳者，加杏仁利肺氣；二三日病猶在肺，熱漸入裏，加細生地、麥冬保津液；再不解，或小便短者，加知母、黃芩、梔子之苦寒，與麥、地之甘寒，合化陰氣，而治熱淫所勝。

　　[方論]按溫病忌汗，汗之不惟不解，反生他患。蓋病在手經，徒傷足太陽無益；病自口鼻吸受而生，徒發其表亦無益也。且汗爲心液，心陽受傷，必有神明內亂、譫語癲狂、內閉外脫之變。再，誤汗雖曰傷陽，汗乃五液之一，未始不傷陰也。《傷寒論》曰："尺脉微者爲裏虛，禁汗。"其義可見。其曰傷陽者，特舉其傷之重者而言之耳。溫病最善傷陰，用藥又複傷陰，豈非爲賊立幟乎？此古來用傷寒法治溫病之大錯也……本方謹遵《內經》"風淫於內，治以辛涼，佐以苦甘；熱淫於內，治以鹹寒，佐以甘苦"之訓（王安道《溯洄集》[2]亦有溫暑當用辛涼不當用辛溫之論，謂仲景之書，爲即病之傷寒而設，并未嘗爲不即病之溫暑而設。張鳳逵[3]集治暑方，亦有暑病首用辛涼，繼用甘寒，再用酸泄酸斂，不必用下之論。皆先得我心者）。又宗喻嘉言芳香逐穢之說，用東垣清心涼膈散[4]，辛涼苦甘。病初起，且去入裏之黃芩，勿犯中焦；加銀花辛涼、芥穗芳香，散熱解毒；牛蒡子辛平潤肺，解熱散結，除風利咽。皆手太陰藥也。合而論之，經謂"冬不藏精，春必病溫"，又謂"藏於精者，春不病溫"，又謂"病溫虛甚死"，可見病溫者，精氣先虛。此方之妙，預護其虛，純然清肅上焦，不犯中下，無開門揖盜[5]之弊，有輕以去實之能，用之得法，自然奏效。此葉氏立法，所以迥出諸家也。

【注释】

[1] 时：时辰，古代将一日分为十二个时辰，每一时辰即今之两个小时。

[2]《溯洄集》：指王履（字安道）的《医经溯洄集》。

[3] 张凤逵：名鹤腾，著《伤暑全书》。

[4] 清心凉膈散：查李东垣著作中未有此方。

[5] 开门揖盗：揖，作揖欢迎。指打开大门迎接盗贼，此处喻引邪深入的错误治法。

【释义】

本条主要论述太阴风温、温热、温疫、冬温等初起邪犯肺卫的治法及治忌。太阴温病是指温邪犯于手太阴肺经所引起的温病，即原文上焦篇第三条之意"太阴之为病，脉不缓不紧而动数，或两寸独大，尺肤热，头痛，微恶风寒，身热自汗，口渴，或不渴，而咳，午后热甚者，名曰温病"。风温、温热、温疫、冬温等4种温热类温病易出现太阴温病，初起时每每表现为邪在肺卫见证。吴鞠通以"恶风寒"和"不恶寒"来区分使用辛温与辛凉之剂，此处"不恶寒"实为微恶风寒。恶风寒较明显者，是卫分郁滞，表邪偏盛，可借辛温之剂开达腠理，外散表邪，但不可过用辛温峻汗之剂，以免助热化燥。"但热不恶寒而渴"，即微恶风寒，口渴者，用银翘散辛凉以疏解之。辛凉平剂银翘散是治疗温病初起，邪在肺卫的代表方，为温病上焦证的首方，用药以辛凉为主，稍佐辛温芳香之品，为辛凉复辛温法，共成辛凉平和之剂。方中银花、连翘、竹叶轻清泄热；荆芥穗、淡豆豉、薄荷解表透邪；牛蒡子、甘草、桔梗轻宣肺气以止咳嗽；芦根生津止渴。本方以辛凉为主，而稍佐荆芥、淡豆豉等辛温之品，以增强疏表散邪之力，用于风热客表，表气郁闭较甚，临床见发热恶寒，无汗，咽痛者较为适宜。

吴氏对温病初起忌汗的论述颇有临床指导意义，所谓"忌汗"并非指忌用桑、菊、薄荷等辛凉解表透邪药物，而是指温病初起忌用麻黄、桂枝等辛温发汗之品，因温为阳邪，极易化热伤阴，若用辛温之药，以热治热，反张其焰而劫其阴，导致病情加重，故"汗之不惟不解，反生他患"。

条文中所说的"温毒、暑温、湿温、温疟，不在此例"，是强调这些温病多夹秽浊，初起时多属湿热病证，或邪不在肺卫，所以不可用银翘散。但其中温毒在初起时也往往可表现为邪在肺卫，此时银翘散也可酌情使用。所以上述各病"不在此例"，也不能一概而论。

【辨治思维与要领】

本证的辨证要点是发热，微恶风寒，口微渴。据方测证应还有咽喉不利，咳嗽，舌边尖红，苔薄白，脉浮数等症状。

辛凉平剂银翘散配伍有两个特点：一是辛凉之中佐以少量辛温发散透表之品，既有利于开达腠理，透邪外出，又不悖辛凉之旨。用银翘散取效的关键即在于荆芥、豆豉这两味辛温药的运用；二是疏散风热与清热解毒之品相配，具有外散风热，内清热毒之功，构成疏清兼顾，以疏为主的方剂。

【临床应用】

银翘散是温病学中治疗风热犯表的代表方。现代临床上，本方广泛用于治疗如上呼吸道感染、流行性感冒、急性扁桃体炎、疱疹性咽峡炎、流行性乙型脑炎、流行性脑脊髓膜炎、肾综合征出血热、肺炎等疾病初起邪袭肺卫阶段。如恶寒已解，可去荆芥、豆豉；若夹有湿邪而见胸膈满闷者，可加藿香、郁金等以理气化湿。值得注意的是银翘散一方的服法，取药杵为散，每服六钱，鲜苇根汤煎，香气大出，即取服。病重者约4小时一服，日三服，夜一服；病轻者6小时一服，日二服，夜一服；病不解者，作再服。可见，从药物性味、剂型、剂量、煎煮时间及服药方法，体现了吴鞠通"治上焦如羽，非轻不举"的治法原则。

【医案举例】

患儿李某，男，3岁3个月，2017年9月22日初诊。主诉：发热2天。患儿2天前出现咽痛，发热，咳嗽有痰，服"泰诺"，热未退。刻下症：体温38.6℃，咳嗽，咽痛，舌边尖红、苔薄白。诊断：风热初袭、肺卫失宣。治法：辛凉宣透。处方：桑叶6g，金银花6g，连翘12g，淡豆豉9g，荆芥穗5g，防风5g，杏仁5g，薄荷（后下）6g，牛蒡子6g，前胡6g，桔梗6g，生甘草3g，芦根12g，共2剂，水煎服。第一煎18min，第二煎12min，两次药汁相合，嘱其每次服用50～100ml，每4h服用1次。患者遵医嘱当日服药两次即退热，第二日精神恢复，咳嗽好转。嘱其再进1剂，1日分3次服用，病愈。（龙超君，白辰，刘邵阳，等. 温病卫分证辨析及临床应用 [J]. 浙江中医药大学学报，2021，45（1）：34-37.）

【原文】

太陰風溫，但咳，身不甚熱，微渴者，辛涼輕劑桑菊飲主之。（上焦篇6）

咳，熱傷肺絡也。身不甚熱，病不重也。渴而微，熱不甚也。恐病輕藥重，故另立輕劑方。

辛涼輕劑桑菊飲方

杏仁二錢　連翹一錢五分　薄荷八分　桑葉二錢五分　菊花一錢　苦梗二錢　甘草八分　葦根二錢

水二杯，煮取一杯，日二服。二、三日不解，氣粗似喘，燥在氣分者，加石膏、知母；舌絳暮熱，甚燥，邪初入營，加元參二錢、犀角一錢；在血分者，去薄荷、葦根，加麥冬、細生地、玉竹、丹皮各二錢；肺熱甚加黃芩；渴者加花粉。

[方論]此辛甘化風、辛涼微苦之方也。蓋肺爲清虛之臟，微苦則降，辛涼則平，立此方所以避辛溫也。今世僉[1]用杏蘇散通治四時咳嗽，不知杏蘇散辛溫，只宜風寒，不宜風溫，且有不分表裏之弊。此方獨取桑葉、菊花者，桑得箕星[2]之精，箕好風[3]，風氣通於肝，故桑葉善平肝風；春乃肝令而主風，木旺金衰之候，故抑其有餘。桑葉芳香有細毛，橫紋最多，故亦走肺絡而宣肺氣。菊花晚成，芳香味甘，能補金水二臟，故用之以補其不足。風溫咳嗽，雖係小病，常見誤用辛溫重劑銷鑠[4]肺液，致久嗽成勞者不一而足。聖人不忽於細，必謹於微，醫者於此等處，尤當加意也。

【注释】

[1] 僉（qiān，音签）：全，都。

[2] 箕星：为星名，即二十八宿之一，青龙七宿的末一宿。

[3] 箕好风：指箕星的出现，标志着多产生相应的和风气候。出自《洪范》："庶民惟星，星有好风，星有好雨……"

[4] 销铄：原意为熔化，此处为消耗之意。

【释义】

本条论述风热犯肺以咳为主症的证治。太阴风温病，风温初起邪袭肺卫，除了上条银翘散证外，还有主症为"但咳"的证候表现，即以咳嗽为主症，为风热犯肺，肺失清肃所致。身热不甚，口微渴，说明邪热不炽，津伤不重，病情较轻，可用桑菊饮宣肺清热止咳。方中桑叶、菊花、连翘、薄荷辛凉轻透以泄风热；桔梗、甘草、杏仁宣开肺气以止咳嗽；芦根以生津止渴。因其解表泄热力逊于"辛凉平剂"银翘散，故称为"辛凉轻剂"。

【辨治思维与要领】

本证的辨证要点是发热，微恶风寒，咳嗽，舌边尖红，脉浮数等。

银翘散与桑菊饮均为辛凉解表方剂，适用于风热侵犯肺卫之证。但银翘散中有荆芥、豆豉等辛散透表之品合于辛凉药物中，其解表之力较胜，故称为"辛凉平剂"，且银花、连翘用量较大，并配竹叶，清热作用较强；桑菊饮多为辛凉之品，力轻平和，其解表之力逊于银翘散，为"辛凉轻剂"，但方中有杏仁肃降肺气，其止咳作用较银翘散为优。所以风热病邪侵袭肺卫，偏于表热较重，以发热，微恶风寒，咽痛等为主要表现者，宜选用银翘散；偏于肺失宣降，表证较轻，以咳嗽为主症者，宜用桑菊饮。

【临床应用】

现代临床桑菊饮既是治疗外感病初起以咳嗽为主要表现的主方，也用于治疗多种性质的咳嗽病证以及麻疹、流行性乙型脑炎、肺炎、肾炎水肿等疾病。在运用桑菊饮时，若兼见热入气分而气粗似喘者，加生石膏、知母以清气分之热；如肺热甚，则加黄芩、鱼腥草等以清肺热；如热盛伤津口渴者，可加天花粉、玉竹以生津。

【医案举例】

张某，男，2岁，1959年3月10日因发热3天住某医院。住院检查摘要：血化验显示白细胞总数27 400/mm³，中性粒细胞百分比76%，淋巴细胞百分比24%，体温39.9℃，听诊两肺水泡音。诊断：腺病毒肺炎。

病程与治疗：住院后，曾用青霉素、链霉素等抗生素药物治疗。会诊时，仍高烧无汗，神昏嗜睡，咳嗽微喘，口渴，舌质红，苔微黄，脉浮数，乃风温上受，肺气郁闭，宜用辛凉轻剂，宣肺透卫，方用桑菊饮加味。处方：

桑叶一钱　菊花二钱　连翘一钱五分　杏仁一钱五分　桔梗五分　甘草五分　牛蒡子一钱五分　薄荷八分　苇根五钱　竹叶二钱　葱白三寸　共进两剂。

药后得微汗，身热略降，咳嗽有痰，舌质正红，苔薄黄，脉滑数，表闭已开，余热未彻，宜予清疏利痰之剂。处方：

苏叶一钱　前胡一钱　桔梗八分　桑皮一钱　黄芩八分　天花粉二钱　竹叶一钱五分　橘红一钱　枇杷叶二钱　再服一剂。

微汗续出而身热已退，亦不神昏嗜睡，咳嗽不显，唯大便两日未行，舌红减退，苔黄微腻，脉沉数，乃表解里未和之候，宜原方去苏叶加枳实一钱、莱菔子一钱、麦芽二钱。

服后体温正常，咳嗽已止，仍未大便，舌中心有腻苔未退，脉滑数，乃肺胃未和，拟调和肺胃，利湿消滞。处方：

冬瓜仁四钱　杏仁二钱　苡仁四钱　苇根五钱　炒枳实一钱五分　莱菔子一钱五分　麦芽二钱　焦山楂二钱　建曲二钱

服二剂而诸证悉平，食、眠、二便俱正常，停药食养痊愈出院。

原按：叶天士谓"风温上受，首先犯肺"，故以桑菊清轻辛凉之剂，宣肺以散上受之风，透卫以清在表之热。二剂即得微汗，再剂即身热已退，慎勿见其为腺病毒肺炎，初起即投以苦寒重剂，药过病所，失去清轻透达之机，反伤正阳，易使轻者重，重者危。因思吴鞠通所谓"治上焦如羽"，实为临床经验之谈。（中医研究院主编. 蒲辅周医案 [M]. 北京：人民卫生出版社，1972.）

【原文】

太陰温病，脉浮洪，舌黄，渴甚，大汗，面赤惡熱者，辛涼重劑白虎湯主之。（上焦篇 7）

脉浮洪，邪在肺經氣分也。舌黄，熱已深。渴甚，津已傷也。大汗，熱逼津液也。面赤，火炎上也。惡熱，邪欲出而未遂也。辛涼平劑焉能勝任，非虎嘯風生，金飈[1]退熱，而又能保津液不可，前賢多用之。

辛涼重劑白虎湯方

生石膏（研）一兩　知母五錢　生甘草三錢　白粳米一合

水八杯，煮取三杯，分温三服，病退，減後服，不知，再作服。

【注释】

[1] 金飈（biāo，音标）：飈，狂风。金飈，即秋天的狂风。

【释义】

本条论述邪热在肺经气分，肺胃热盛的证治。太阴温病"脉浮洪"，"舌黄"是邪入气分，里热亢盛的征象；"渴甚"是邪热炽盛，耗伤津液之症；"大汗"是里热蒸迫津液外泄而出；满面红赤，不恶寒反恶热为邪热炽盛上炎所致。以上诸症说明邪已由表入里，侵入气分，较之卫分表证，邪热亢盛，病情重，辛凉平剂银翘散已不能胜任，须用辛凉重剂之白虎汤辛寒清气，清热保津。

白虎汤为《伤寒论》名方，是阳明热证代表方。吴鞠通不仅用白虎汤清阳明气分之热，而且根据肺胃脏腑关系，将其拓展运用于治疗手太阴肺经气分之热。方中生石膏辛寒，入肺胃二经，清泄气热，达热出表；知母苦寒而性润，清热养阴，与石膏配伍，可增强清热止渴除烦之力；生甘草泻火解毒，调和诸药，配粳米可保养胃气，祛邪而不伤正，配石膏则可甘寒生津。诸药合用，具有较强的清泄气分无形邪热，透热外达之功。

【辨治思维与要领】

本证的辨证要点是"四大"症状，即大热，大汗，大渴，脉洪大。

白虎汤所治疗的病证为表里俱热的气分证，"白虎本为达热出表"，是因为石膏性寒味辛，有透热外达之功，与知母配合，共成辛凉重剂。

【临床应用】

白虎汤是治疗温病气分热盛的主方。现代临床常用本方治疗流行性乙型脑炎、流行性脑脊髓膜炎、病毒性脑炎、肾综合征出血热、钩端螺旋体病、麻疹、肺炎、小儿夏季热、中暑、风湿性关节炎、糖尿病等。临床上根据病邪兼夹、邪实正虚等，形成了许多加减变化方，如白虎加人参汤、白虎加桂枝汤、白虎加苍术汤、白虎加柴胡汤、加减玉女煎等。热毒盛者，可加银花、连翘、板蓝根、大青叶等清热解毒之品；里热化火者，可佐黄连、黄芩等以清热泻火；如津伤显著者，可加石斛、天花粉、芦根等以生津；如热盛而津气耗损，兼有背微恶寒，脉洪大而芤者，可加人参以益气生津；如见肺热壅盛而咳喘者，可加杏仁、瓜蒌皮、黄芩、鱼腥草等以清肺化痰。

【原文】

白虎本爲達熱出表，若其人脉浮弦而細者，不可與也；脉沉者，不可與也；不渴者，不可與也；汗不出者，不可與也。常須識此，勿令誤也。（上焦篇 9）

此白虎之禁也。按白虎慓悍[1]，邪重非其力不舉，用之得當，原有立竿見影之妙，若用之不當，禍不旋踵。懦者多不敢用，未免坐誤事機；孟浪[2]者，不問其脉證之若何，一概用之,甚至石膏用至斤餘之多,應手而效者固多,應手而斃者亦復不少。皆未真知確見其所以然之故,故手下無準的也。

【注释】

[1] 慓悍:慓(piāo,音飘),剽悍,指勇武凶猛。

[2] 孟浪:鲁莽。

【释义】

本条论述白虎汤运用的"四禁"。如上焦篇第七条已论述了白虎汤为治疗气分无形邪热炽盛的主方。此条"达热出表"精辟归纳了白虎汤的作用特点,揭示了白虎汤的透热外达之功。在应用白虎汤时,应严格掌握其适应证,既避免"用之不当,祸不旋踵",也不能"坐误事机"。为此,吴鞠通提出用白虎汤有"四禁"。

"脉浮弦而细者,不可与也":脉浮提示邪在肌表,脉弦提示邪在半表半里,脉细为气血不足等正气亏虚之象。

"脉沉者,不可与也":脉沉而有力,是有形实邪的阳明腑实证;沉而无力,多为肝肾亏虚之象,其中既有肾阳衰微而浮阳上越的真寒假热,也可见于温热病后期肝肾阴伤的虚热,皆不能用白虎汤。

"不渴者,不可与也":口不渴为邪热不重,津伤不甚,或湿邪内阻。

"汗不出者,不可与也":汗不出,为卫表郁闭,腠理开阖失调,或热势未盛,或津液大伤,作汗无源,皆不可用白虎汤。

但在临床上也不必完全拘泥于此"四禁",大凡掌握表证未解者当慎用,里热未盛,或病非阳明邪热浮盛,或属阳明腑实,或属里虚证者,多在禁用之例。

【辨治思维与要领】

白虎汤"四禁"要辨证理解,才能灵活运用白虎汤。如有因邪热内郁不能达表或表气郁闭者,可适当佐以宣泄内热或宣发表郁之品,如《通俗伤寒论》的新加白虎汤,即是在白虎汤方中加入薄荷、荷叶、竹叶等;兼夹阳明腑实者,则有《通俗伤寒论》中与通腑泄热之品大黄、芒硝合用的白虎承气汤;兼夹湿邪者,有佐以燥湿运脾之品苍术的白虎加苍术汤;兼夹气阴亏虚,有脉大而芤的白虎加人参汤等等。

【临床应用】

现代临床无论外感或内伤疾病,只要符合以肺胃热炽病机为主的阶段,均可用此方加减运用。

【原文】

太陰温病,血從上溢者,犀角地黄湯合銀翹散主之。有中焦病者,以中焦法治之。若吐粉紅血水者,死不治;血從上溢,脉七、八至以上,面反黑者,死不治;可用清絡育陰法。(上焦篇11)

血從上溢,温邪逼迫血液上走清道[1],循清竅而出,故以銀翹散敗温毒,以犀角地黄清血分之伏熱,而救水即所以救金也。至粉紅水非血非液,實血與液交迫而出。有燎原之勢,化源速絶。血從上溢,而脉至七、八至,面反黑,火極而似水,反兼勝己之化[2]也,亦燎原之勢莫制,下焦津液虧極,不能上濟君火,君火反與温熱之邪合德,肺金其何以堪,故皆主死。化源絶,乃温病第一死法也。仲子[3]曰:敢問死?孔子曰:未知生,焉知死。瑭以爲醫者不知死,焉能救生?細按温病死狀百端,大綱不越五條。在上焦有二:一曰肺之化源絶者死;

二曰心神内阎,内闭外脱者死。在中焦亦有二:一曰陽明太實,土克水者死;二曰脾鬱發黄,黄極則諸竅爲阴,穢濁塞竅者死。在下焦則無非熱邪深入,消鑠津液,涸盡而死也。

犀角地黄湯方(見下焦篇)

銀翹散(方見前)

已用過表藥者,去豆豉、芥穗、薄荷。

【注释】

[1] 清道:此处指头面口鼻诸窍。

[2] 胜己之化:上言"火极似水",即水胜火,火过亢盛,反有似水的表现。

[3] 仲子:即仲由,孔子的学生之一,春秋时鲁国人。

【释义】

本条主要论述太阴温病血分证的证治。太阴温病,血从上溢,是指血从人体的上窍而出。此处的上窍即指口、鼻等,血从上溢,主要指口鼻出血,是由于邪热深入血分,血热亢盛,迫血妄行,伤及肺络,使血液上循清道所致,表现为咳血、咯血、鼻衄等症,当用犀角地黄汤配合银翘散治疗。治疗时一方面用银翘散清透肺经热毒,另一方面用犀角地黄汤清解深伏血分邪热。两方合用,共具清热解毒,凉血散血,兼和肺络的作用,同时通过清热就可以达到保存阴液,救护肺脏的目的。正如吴氏所说"救水即所以救金"。若出现吐粉红色血水,或血从上溢,脉七八至以上,面反黑这两种情况,属于危重症。吴氏提出"可用清络育阴法",即凉血安络,甘寒养阴的法则。

【辨治思维与要领】

本证的辨证要点是身灼热,上窍出血。据方测证,当有躁扰不安,或神昏谵狂,斑疹,舌质绛等血分证症状。

犀角地黄汤由犀角(已禁用,以水牛角代)、生地、芍药、丹皮组成,其配伍要点一是凉血与活血化瘀并用,二是养阴生津充脉化瘀。如此则热清血宁以防耗血动血,凉血活血以绝冰伏留瘀。正如叶天士所谓:"入血就恐耗血动血,直须凉血散血。"

【临床应用】

犀角地黄汤是治疗血分证的代表方,临床运用颇广,涉及外感和内、外、妇、儿、五官各科,多用于肾综合征出血热、麻疹、流行性乙型脑炎、重症肝炎、白血病、脑血管疾病、银屑病等疾病,属瘀热证候者。若吐血,可加侧柏叶、白茅根、三七、大黄粉;衄血,加白茅根、黄芩、焦栀子;若热毒较甚,症见昏狂,斑色紫黑者,可加水蛭、大黄等以活血祛瘀解毒;若气血两燔,出血同时伴壮热,烦渴,苔黄,脉洪者,当加石膏、知母、黄连、黄芩、栀子等清解气分热毒;如热盛阴伤,出血不止者,加紫草、玄参、三七、西洋参等以清热益阴,凉血止血。

【医案举例】

患者,男,76岁,于2007年6月2日入院。脑梗死病史8年,痴呆,长期卧床,曾多次肺部感染,经抗感染治疗后好转。半月前因误吸等原因再次出现咳嗽、痰多、气喘、发热,体温最高39.6℃,常规抗感染治疗无效,多次痰培养示:铜绿假单胞菌。按药敏试验予以亚胺培南/西司他丁注射液治疗,仍高热不退,出现寒战,痰培养、血培养出现真菌,对两性霉素敏感,病情极其危重。诊断为全身炎症反应综合征(SIRS)。因两性霉素反应大,患者家属拒绝运用,要求试用中药治疗。查:患者面红,舌红而干、有瘀斑,少苔,脉细数。辨证为热入营血,热盛阴伤。停用亚胺培南/西司他丁注射液,予以犀角地黄汤加减。处方:水牛角(先煎）30g，生地黄 20g，赤芍 15g，牡丹皮 15g，全瓜蒌 15g，浙贝母 20g，甘草 10g，麦冬 10g。水煎鼻饲，每日 1 剂，每次 200ml，每日 2 次。2 天后热退，后调整用药，加以西洋参 15g 等益气养阴治疗，1 周后病情好转，痰培养、血培养阴性。（李建杰. 犀角地黄汤临床应用体会 [J]. 中国中医药信息杂志，2012，19（9）：89-90.）

【原文】

太陰溫病，寸脉大，舌絳而乾，法當渴，今反不渴者，熱在營中也，清營湯去黃連主之。（上焦篇 15）

渴乃溫之本病，今反不渴，滋人疑惑；而舌絳且乾，兩寸脉大，的係溫病。蓋邪熱入營蒸騰，營氣上升，故不渴，不可疑不渴非溫病也。故以清營湯清營分之熱，去黃連者，不欲其深入也。

清營湯（見暑溫門中）

【释义】

本条论述手太阴温病营分证治。吴氏谓"凡病温者，始于上焦，在手太阴"。两手寸脉为上焦心肺之脉，现"寸脉大"，乃上焦心肺热重之脉象。"绛"即深红色，"干"即津液少。舌绛而干，则知病位虽在上焦，但病邪已深入营分。邪热深入营分，蒸腾营阴上升而滋润于口咽，故反不渴，或口干而不欲饮水。病邪深入营分，治疗当以清营泄热为主，方用清营汤。清营汤见《温病条辨》暑温门，由犀角（已禁用，以水牛角代）、生地、玄参、麦冬、丹参、黄连、银花、竹叶、连翘组成。此处吴氏特别提出，"清营汤去黄连主之"，一是根据"舌绛而干"，营阴耗伤较重，而黄连味苦性燥，易耗伤营阴；二是黄连苦寒有燥湿之功，入心经，清肝胃之火，适宜温病夹湿证，作用主要在中焦脾胃，本条病在上焦手太阴，故去黄连，为了"不欲其深入也"。

【辨治思维与要领】

热入营分证的辨证要点是身热夜甚，心烦躁扰，舌红绛。据方测证，应还会有口干反不欲饮，或有斑疹，脉细数等证候表现。

清营汤具有清营养阴的作用，是否去黄连，主要视营阴的耗损程度，如营阴大伤，舌绛而干燥者，则黄连多去，否则，黄连可用。

口渴是温病的常见症状之一，其原因不外热盛伤阴或津液不布所致。在临床上主要通过对口渴程度、喜饮与否、渴喜热饮或渴喜冷饮等情况的观察，再结合其他症状进行辨察，帮助判断热势盛衰、津伤程度以及津液不能正常敷布的原因。口微渴，多见于温病初起邪在卫分阶段。温邪伤津则口渴，但邪在卫分，热势不高，伤津不甚，故口渴不甚。口渴喜冷饮，为气分热盛津伤的表现。若伴见壮热，不恶寒反恶热，大汗出，面赤，脉洪大者，为邪入气分，里热蒸迫，津伤较重的阳明热炽征象。口干反不甚渴饮，常伴见身热夜甚，心烦时有谵语，舌绛，脉细数等症，为热入营分，营阴蒸腾，上潮于口的征象。口渴不欲饮，多为湿郁不化，脾气不升，津不上承所致。如薛生白所说："热则液不升而口渴，湿则饮内留而不引饮。"主要见于湿热类温病湿重于热阶段，常伴见胸脘痞闷，苔腻等症。口苦而渴，多为邪热化火，津液受伤之征象。主要见于胆火内炽或热毒炽盛之证。常伴见心烦，尿短赤，舌红，脉弦数等症。

【临床应用】

清营汤现代临床多用于治疗病毒性脑炎、急性重症肝炎、急性视神经炎、视网膜静脉阻塞、银屑病、过敏性紫癜、白塞综合征、血小板减少性紫癜等疾病。

【原文】

太陰溫病，不可發汗，發汗而汗不出者，必發斑疹；汗出過多者，必神昏譫語。發斑者，化斑湯主之；發疹者，銀翹散去豆豉，加細生地、丹皮、大青葉，倍元參主之。禁升麻、柴胡、當歸、防風、羌活、白芷、葛根、三春柳。神昏譫語者，清宮湯主之，牛黃丸、紫雪丹、局方至寶丹亦主之。（上焦篇16）

溫病忌汗者，病由口鼻而入，邪不在足太陽之表，故不得傷太陽經也。時醫不知而誤發之，若其人熱甚血燥，不能蒸汗，溫邪鬱於肌表血分，故必發斑疹也。若其表疏，一發而汗出不止，汗爲心液，誤汗亡陽，心陽傷而神明亂，中無所主，故神昏。心液傷而心血虛，心以陰爲體，心陰不能濟陽，則心陽獨亢，心主言，故譫語不休也。且手經逆傳，世罕知之。手太陰病不解，本有必傳手厥陰心包之理，況又傷其氣血乎！

【释义】

本条论述温病忌汗之理及误汗后的变证。"温病忌汗"是指温病初起的治疗不能用辛温发汗法，因为辛温之法能助热势，损伤阴液，作汗无源，汗不得出，邪热则进一步内逼血分，发于肌肤则为斑疹；如卫表疏松，再误用辛温发汗，致汗出不止，必然损伤心阴、心阳，邪热可乘虚而入，逆传心包，神明失主。所以"温病禁汗"关键在于禁用麻黄汤、桂枝汤之类辛温发汗之剂。

对误汗后所造成的变证，吴氏提出：发斑者，可用化斑汤凉血解毒化斑；发疹者，银翘散去豆豉，加细生地、丹皮、大青叶，倍元参方以清营凉血，解毒透疹，但禁用升麻、柴胡、当归、防风、羌活、白芷、葛根、三春柳等辛散之品；对邪入心包表现为神昏谵语者，可用清宫汤，同时配合安宫牛黄丸、紫雪丹、局方至宝丹等以清心开窍。

【辨治思维与要领】

温病与狭义伤寒虽然同属外感热病，但因证脉治完全不同，临床必须严格鉴别。温病初起，治宜辛凉清透以疏风散热；伤寒初起，治宜辛温发汗以祛风散寒。因此，温病初起，不可用辛温发汗之法。

化斑汤的辨证要点是身热烦渴，肌肤发斑。以方测证当有心烦躁扰，甚则谵语，舌绛，苔黄燥，脉数大有力等气血两燔症状；银翘散去豆豉，加细生地、丹皮、大青叶，倍元参方的辨证要点是身热，肌肤发疹。以方测证当有咽喉不利，咳嗽，舌红苔薄白，脉浮数等肺经气分郁热的症状；清宫汤的辨证要点是身热，神昏谵语。据方测证当有肢厥、舌蹇、舌鲜绛等症状表现。

【临床应用】

化斑汤用于以气分邪热炽盛为主的气血两燔证，临床可根据气血偏盛进行加减，如热毒炽盛，可加黄连、黄芩、银花、连翘等清热解毒之品。斑色紫黑者，可重用生地、赤芍，加紫草、丹参、红花等凉血化瘀解毒。现代临床常用本方治疗温病气血两燔证外，还用于治疗过敏性紫癜、成人斯蒂尔病等疾病。

银翘散去豆豉加细生地、丹皮、大青叶倍元参方用于温病初期肺经气分邪热，波及营络。若无表郁见证，可去荆芥；皮疹透发不畅者，则可加入蝉蜕、浮萍等透疹外出。现代临床常用本方治疗急性扁桃体炎、猩红热、流行性脑脊髓膜炎、急性肾小球肾炎、局灶性肾小球肾炎、银屑病、过敏性紫癜等疾病。

清宫汤用于温病热入心包证，其清心豁痰开窍力较弱，若见舌苔浊腻者，可去莲心、麦冬，加入芳香透泄，宣化湿浊之银花、赤豆皮、石菖蒲、竹沥以清心豁痰，芳香开窍。现代临床还用于治疗病毒性脑炎、失眠、复发性口腔溃疡、病毒性肝炎、脑血管意外、心律失常等疾病。

【医案举例】

患者，女，35岁，反复发热伴皮疹发作7年余。患者2012年因反复发热（体温39～40℃），全身皮疹入当地医院，行常规退热治疗病情无改善，后高热伴急性肝脏衰竭行激素冲击治疗，症状缓解后出院。同年于北京确诊为成人斯蒂尔病，并长期口服激素维持治疗，最高达每日40mg，每次撤减激素至20mg病情即反复发作，出现高热、周身皮疹，先后于多家医院住院治疗乏效。后经人介绍来门诊就诊。现激素醋酸泼尼松片减至15mg/d，夜间发热明显，温度在38.6～40℃之间，伴全身深红色皮疹随热而出，瘙痒难耐，需口服尼美舒利分散片0.1g方可退热，咽痛，口干口渴，食欲不佳，入睡困难，大便干结不下，3～4日一行，小便黄，舌质红绛、苔黄厚腻，脉滑数。白细胞计数16.0×10^9/L，血清铁蛋白1 141.0μg/L。中医诊断：热痹。处方用药以化斑汤加减：生石膏50g，知母20g，生甘草10g，玄参10g，水牛角40g，白粳米20g，芦根10g，牡丹皮10g，大青叶10g，酒大黄10g，决明子30g，鸡内金10g，神曲10g。3剂水煎服，每日1剂，分早晚饭后温服。

2诊：热势减轻，不服退热药的情况下温度可降至38℃以下，皮疹面积明显消退，咽痛、口渴症状有缓解。白细胞计数12.5×10^9/L。加羚羊角1g，滑石40g，3剂，水煎服。

3诊：高热症状好转，虽偶有低热，但可自行消退，皮疹几乎消失。病情基本稳定，连续口服3个月汤药后，激素已全部撤减完毕，白细胞计数8.9×10^9/L，血清铁蛋白95.0ng/ml。转为水丸每次3g，日3次口服，继续巩固治疗。随诊半年，现病情无发作，已恢复正常生活。（朴勇洙，任慧，李倜，等. 国医大师卢芳运用化斑汤治疗成人斯蒂尔病 [J]. 吉林中医药，2021，41（5）：591-593.）

【原文】

邪入心包，舌謇肢厥，牛黄丸主之，紫雪丹亦主之。（上焦篇17）

厥者，盡也。陰陽極造其偏，皆能致厥。傷寒之厥，足厥陰病也。溫熱之厥，手厥陰病也。舌捲囊縮，雖同係厥陰現證，要之，舌屬手，囊屬足也。蓋舌爲心竅，包絡代心用事，腎囊前後，皆肝經所過，斷不可以陰陽二厥混而爲一。若陶節庵所云"冷過肘膝，便爲陰寒"，恣用大熱。再熱厥之中亦有三等：有邪在絡居多，而陽明證少者，則從芳香，本條所云是也；有邪搏陽明，陽明太實，上沖心包，神迷肢厥，甚至通體皆厥，當從下法，本論載入中焦篇；有日久邪殺陰虧而厥者，則從育陰潛陽法，本論載入下焦篇。

【释义】

本条论述邪入心包证治及厥证的相关治法。心包代心用事，故代心受邪。邪入心包，实为邪入手少阴心。邪入心包，机窍闭阻，则神昏谵语；热夹痰瘀阻于心窍，脉络不利，则舌体运转不灵活；邪热闭阻于内，气血运行郁滞，阴阳气不相顺接，则四肢厥冷，故急用安宫牛黄丸、至宝丹、紫雪丹清心化痰开窍。

吴氏指出热厥可分3类，按三焦辨治：上焦病见热厥以邪在心包络居多，当以芳香开窍为法，可用安宫牛黄丸或紫雪丹或至宝丹。而中焦则因阳明太实，上冲心包，当急下存阴，可用承气汤。下焦热厥，多阴虚风动，当育阴潜阳，可用三甲复脉汤或大定风珠。吴氏对热厥论述具体、完善，在临床上颇具指导意义。

【辨治思维与要领】

热入心包证的辨证要点是神昏谵语，舌謇，肢厥。据方测证当有身热、舌绛等症状表现。《伤寒论》第 337 条谓"凡厥者，阴阳气不相顺接，便为厥"。张仲景把厥解释为"手足逆冷"。吴氏认为"厥者，尽也，阴阳极造其偏皆能致厥"，即把厥证分为寒厥和热厥两大类，必须注意鉴别。

【临床应用】

安宫牛黄丸、紫雪丹、至宝丹三方皆有清热解毒，透络开窍，苏醒神志之功，属凉开之剂，是治疗温病神昏之要药，俗称为"三宝"。三方药物组成不同，功效各有差异。安宫牛黄丸药性最凉，长于清热兼能解毒，主要用于高热神昏之症；紫雪丹药性偏凉，长于息风止痉，泄热通便，多用于高热惊厥之症；至宝丹则长于芳香辟秽，多用于窍闭谵语之症。现代临床多用于各种中枢神经系统感染所致高热、神昏的疾病。也用于治疗如高血压脑病、脑血管意外的昏迷、肺性脑病、子痫、脑外伤等非感染性疾病。

【医案举例】

程某，男，19 岁，农民。因乏力、纳差 9 天，身目黄染 4 天，于 1987 年 11 月 11 日入院。刻下症：头昏乏力，纳差厌油，胸闷腹胀，尿黄便结。查：急性重病容，肝脾未扪及，剑突下轻压痛，舌淡、苔薄黄，脉弦。肝功能检查：总胆红素 230μmol/L，丙氨酸氨基转移酶＞200U/L，白／球蛋白比值 3.38/4.44，乙肝表面抗原阳性。证属热重于湿。茵陈蒿汤加味：赤芍 80g，茵陈、金钱草各 30g，板蓝根 20g，茯苓、生地各 15g，大黄 12g，郁金、泽兰各 10g。11 月 13 日患者极度疲乏，呈嗜睡貌，肝上界右锁骨中线第 6 肋，下界第 9 肋，考虑为急性重症肝炎。李师认为此乃湿热困极，心窍有欲蒙之势。急投安宫牛黄丸，日二丸，前方加石菖蒲 10g 继服，并辅以输液支持疗法。11 月 15 日病见起色，精神明显好转，纳食增进，溲黄变浅。11 月 19 日查肝功能，总胆红素 55μmol/L，丙氨酸氨基转移酶 125U/L，余均正常。11 月 25 日患者总胆红素略有回升，为 75μmol/L，诉偶有腹痛，肠鸣矢气。查：舌淡苔白腻，脉滑。此为湿盛热衰，更方茵陈四苓汤加味：茵陈、丹参各 30g，茯苓、泽泻、虎杖各 15g，猪苓、泽兰、苍术各 10g。12 月 16 日肝功能全部正常，乙肝表面抗原转阴。患者精神清爽，诸症如失，病愈出院，随访至今未见复发。（李赛美. 李培荫治疗病毒性肝炎经验举隅 [J]. 新中医，1990，22（4）：7-9.）

（二）暑热病

【原文】

手太陰暑溫，如上條證，但汗不出者，新加香薷飲主之。（上焦篇 24）

證如上條，指形似傷寒，右脈洪大，左手反小，面赤口渴而言。但以汗不能自出，表實爲異，故用香薷飲 [1] 發暑邪之表也。按香薷辛溫芳香，能由肺之經而達其絡。鮮扁豆花，凡花皆散，取其芳香而散，且保肺液，以花易豆者，惡其呆滯也，夏日所生之物，多能解暑，惟扁豆花爲最，如無花時，用鮮扁豆皮，若再無此，用生扁豆皮。厚朴苦溫，能瀉實滿。厚朴，皮也，雖走中焦，究竟肺主皮毛，以皮從皮，不爲治上犯中。若黃連、甘草，純然裏藥，暑病初起，且不必用，恐引邪深入，故易以連翹、銀花，取其辛涼達肺經之表，純從外走，不必走中也。

溫病最忌辛溫，暑病不忌者，以暑必兼濕，濕爲陰邪，非溫不解，故此方香薷、厚朴用辛溫，而餘則佐以辛涼云，下文濕溫論中，不惟不忌辛溫，且用辛熱也。

新加香薷飲方（辛温復辛涼法）

香薷二錢　銀花三錢　鮮扁豆花三錢　厚朴二錢　連翹二錢

水五杯，煮取二杯。先服一杯，得汗止後服；不汗再服；服盡不汗，再作服。

【注釋】

［1］香薷饮：又名香薷散、三物香薷饮。方出《太平惠民和剂局方》，由扁豆、厚朴、香薷组成。

【釋義】

本条论述新加香薷饮证治。本条是承接上焦篇22条"形似伤寒，……汗大出者……白虎汤主之"而来。与"汗大出"相比，本证的特点是"汗不出"，说明本证在表有寒邪外束，在内有暑湿内蕴，故治疗当疏表散寒，涤暑化湿，方用新加香薷饮。本方由香薷饮加银花、连翘而成，方中香薷辛温以解在表之寒，芳香可透在表之暑湿，故李时珍称："香薷乃夏月解表之药，如冬月之用麻黄。"湿阻中焦而难散，故用厚朴燥湿和中，扁豆花清解中焦暑湿，银花、连翘清热涤暑。吴鞠通称此法为辛温复辛凉法。药仅五味，却合散寒、化湿、清暑于一方。

【辨治思维与要领】

本证的辨证要领是发热恶寒，无汗，面赤口渴。据方测证，当有头身困重，肢体倦怠，胸闷脘痞，苔白薄腻，脉浮濡数等症状表现。

【临床应用】

新加香薷饮方辛温配伍辛凉，重在解表寒，清暑湿，适用于寒邪外束而暑湿内郁之证。现代临床主要用于夏季感冒、登革热、流行性乙型脑炎等疾病。若暑热较甚，可加西瓜翠衣、大青叶等，以加强清解暑热之力；若尿黄赤短少，可加用芦根、滑石等，以导暑湿从小便而解；若表寒甚而见恶寒明显，脉象浮紧者，可加荆芥、蔓荆子疏风散寒。服药后汗出，恶寒消失，香薷即应停用，以免其发散太过而耗伤正气。

【医案举例】

患儿，8岁，因发热伴头痛3天，2016年7月22日就诊于吉林大学第一医院儿科急诊。入院查体：项强（++），脑膜刺激征（+）。以"脑膜炎"收入院；入院时发热，持续不退，服用退烧药布洛芬、对乙酰氨基酚不效，体温在38.5～39.5℃之间，头痛、呕吐，呕吐物为胃内容物及涎沫，面色萎黄，形体瘦弱，精神疲惫，不欲饮食，乏力思卧，小便尚可，大便时秘，舌红苔中根部略白腻，舌尖有毛刺，脉弦数。入院查血常规基本正常，脑脊液常规：蛋白0.48g/L；白细胞$136×10^6$/L，单核细胞0.44，多核细胞0.56；衣原体抗体（+）。诊为：病毒性脑炎。入院予：甘露醇135ml，3次/d静脉滴注以降颅压；脑苷肌肽、磷酸肌酸钠静脉滴注以营养神经；阿奇霉素、单磷酸阿糖腺苷静脉滴注抗感染；予热毒宁静脉滴注以清热解毒及其他对症支持治疗。经治2天，患儿仍高热不退，体温波动在38.5～39.8℃之间，院内所有西药退烧药均不能使体温降至正常。患儿一般情况越来越差，几不进食，昏昏欲睡，无奈求助于恩师薛伯寿老先生。

薛老诊后考虑时值盛夏，暑热夹湿为患，治以辛凉宣透，清热祛暑，佐以解毒凉血，以新加香薷饮、升降散、连苏饮、六一散合犀角地黄汤化裁，方药组成：金银花15g，连翘10g，香薷6g，厚朴6g，扁豆花8g，蝉蜕5g，僵蚕8g，大黄5g，姜黄6g，生地黄15g，赤芍8g，牡丹皮8g，黄连5g，苏叶5g，羚羊角粉0.9g（冲服），玄参10g，白茅根15g，六一散8g（包煎）。水煎，分3次服。片仔癀3g，分4天口服，2次/d。

服药当晚，患儿遍身汗出、身凉、脉静，体温降至正常，6h 后再次升至 39.0℃，再予上药水煎服，体温恢复正常，头痛缓解，项强（+），呼吸和缓，面色红润，精神转佳，未呕吐，略有恶心，能少量进食，大便 1 次，色量质正常。复查血常规正常。甘露醇静脉滴注改为 2 次 /d。服药 3 剂尽，未再发热，头痛消失，纳食增加，因患儿拒绝服汤药，故停服。继续营养支持对症治疗 12 天。查项强（-），复查脑脊液基本正常，一般情况好转出院。（田宇丹，薛燕星. 薛伯寿治疗小儿病毒性脑炎 [J]. 长春中医药大学学报，2018，34（6）：1103-1105.）

【原文】

手太陰暑溫，或已經發汗，或未發汗，而汗不止，煩渴而喘，脈洪大有力者，白虎湯主之；脈洪大而芤者，白虎加人參湯主之；身重者，濕也，白虎加蒼术湯主之；汗多脈散大，喘喝欲脫者，生脈散主之。（上焦篇26）

此條與上文少异者，只已經發汗一句。

白虎加蒼术湯方

即於白虎湯内加蒼术三錢。

汗多而脈散大，其爲陽氣發泄太甚，内虚不可留戀可知。生脈散酸甘化陰，守陰所以留陽，陽留，汗自止也。以人參爲君，所以補肺中元氣也。

生脈散方（酸甘化陰法）

人參三錢　麥冬（不去心）二錢　五味子一錢

水三杯，煮取八分二杯，分二次服，渣再煎服。脈不斂，再作服，以脈斂爲度。

【释义】

本条论述暑温病气分阶段由实致虚的发展规律及证治。本条虽冠以"手太阴暑温"，但病位已不局限于肺，叶天士云"夏暑发自阳明"，故白虎汤、白虎加人参汤主治皆为肺胃热盛。无论是否应用过汗法，只要表现为大汗出，烦渴而喘，脉洪大者，即为暑热炽盛，治用白虎汤以清热保津；若兼有身重，则为阳明热盛兼有太阴脾湿，可用白虎加苍术汤，以清热燥湿；若见脉洪大而芤者，为暑热伤气，可用白虎加人参汤，以清热养阴益气；若见汗出不止，脉象散大，呼吸急促如喘，则为气阴两伤，津气欲脱，当用生脉散，以益气养阴固脱。

【辨治思维与要领】

本条充分揭示了暑温病气分阶段由实致虚的发展规律及证治。暑温初起暑伤气分，阳明热盛者，治以辛寒清气，涤暑泄热；若暑伤津气，治宜甘寒之剂以清热生津；若津气大伤，当以甘酸之品以益气敛津，酸苦之品以泄热生津。张凤逵所说："暑病首用辛凉，继用甘寒，再用酸泄酸敛。"即概括了暑温气分阶段的基本治疗大法。

白虎加苍术汤的辨证要点是身热烦渴，身重，脉洪大。据方测证应还有脘痞等湿阻的证候表现。本方由白虎汤加苍术而成。以白虎汤清阳明胃热，苍术燥太阴脾湿。清暑祛湿同施，才能分解暑热与湿邪，体现了徒清热则湿不退，而湿祛则热易清的治疗思想。

生脉散主治证候属津气欲脱的危重证候，以汗多不止，喘喝欲脱，脉散大为临床特征，治疗应急予益气敛津固脱之法。方中人参补益元气，麦冬、五味子酸甘化阴，守阴留阳，使元气得固。元气固则汗不外泄，阴液内守则阳留而不外脱，此即"酸敛"之意。可见本方功在补气敛阴，并非治暑之剂，仅适用于津气欲脱的纯虚无邪病证。若暑热仍盛者，应与清热涤暑剂合用，不宜单投本方。正如徐灵胎所说："此伤暑之后，存其津液之方也。……用此方者，须详审其邪之有无，不可徇俗而视为治暑之剂也。"

【临床应用】

白虎加苍术汤适用于暑热盛于阳明，兼有湿困太阴之证。现代临床多用于治疗脑炎、肠伤寒、感染性高热、变应性亚急性败血症等疾病。若阳明里热较著，可酌加竹叶、银花等以清透暑邪；若热盛化火，可酌加黄芩、黄连、栀子以清热解毒；若中焦湿邪较盛，可加藿香、佩兰、滑石、大豆卷、通草等以芳化渗利；肢体酸楚较甚者，可加桑枝、汉防己等以化湿通络。若中焦暑湿俱盛而呈现湿热并重者，则宜用辛开苦降之法，药用厚朴、半夏、黄连、黄芩等。

生脉散所治证候，汗出愈多则津气愈耗，正气愈伤则汗泄愈甚。此与阳气外亡而汗出肢冷，面色苍白，脉微细欲绝者有所不同，但病势亦属危重。若病情进一步发展，亦可出现阳气外亡之危候。生脉散现代临床运用颇广，包括病毒性心肌炎、心律失常、心肌梗死、心力衰竭及休克等心血管疾病。若津气欲脱，邪热未尽，见高热者，可加入银花、连翘、石膏、知母等清暑泄热；若兼见阳气外脱之四肢厥冷，面色苍白，脉微细欲绝等症，则应加入附子、干姜等回阳救逆，或选用参附龙牡汤以回阳固脱；由于本证病势危急，临床可选用生脉注射液、参附注射液等现代制剂静脉注射给药。

【医案举例】

王某，男，32岁，会计。患者于1979年2月起，先后三次出现畏冷，高热（体温40.2℃），伴有咽痛，全身关节痛，腹部皮疹。经江苏省某医院诊断为"变应性亚急性败血症"，用激素等治疗而愈。此次因劳累过度，旧病又发，于1986年2月5日入院治疗。

入院时，症见畏冷，高热烦渴、汗出热不退，伴有咽喉及关节疼痛，小便色黄，舌质边红、苔黄腻，脉滑数。体检：体温39.4℃，颌下淋巴结如黄豆大，咽红，两肺呼吸音粗糙，胸透（−）。肝在右肋下1cm，脾肿大1.5cm，关节无红肿。实验室检查：白细胞总数15.7×10^9/L，中性细胞90%，淋巴细胞10%，红细胞沉降率107mm/h，抗"O"550IU，血、骨髓培养未见异常，肥达反应（−）。西医诊断（亚急性败血症）。中医诊为"温病""热痹"，拟苍术白虎汤出入为治。处方：生石膏30g，肥知母、生苍术、大豆卷各10g，虎杖、土茯苓等各15g，羌活8g，苡仁15g，六一散12g，凌霄花、银花各15g，甘草3g。1日2剂，水煎服。

服4剂药后，体温降至37.8℃，周身关节疼痛减轻。原方再进2剂，体温正常，诸症基本消除。复查白细胞总数8.0×10^9/L，中性细胞68%，淋巴细胞32%，红细胞沉降率30mm/h。继服原方巩固，15天后痊愈出院，迄今未见复发。（韩树人，游祖生. 白虎加苍术汤为主治愈变应性亚败血症二例 [J]. 江苏中医，1988（5）：5-6.）

【原文】

脉虚夜寐不安，烦渴舌赤，时有谵语，目常开不闭，或喜闭不开，暑入手厥阴也。手厥阴暑温，清营汤主之。舌白滑者，不可与也。（上焦篇30）

夜寐不安，心神虚而阳不得入于阴也。烦渴舌赤，心用恣而心体亏也。时有谵语，神明欲乱也。目常开不闭，目为火户，火性急，常欲开以泄其火，且阳不下交于阴也；或喜闭不喜开者，阴为亢阳所损，阴损则恶见阳光也。故以清营汤急清营中之热，而保离[1]中之虚也。若舌白滑，不惟热重，湿亦重矣。湿重忌柔润药，当于湿温例中求之，故曰不可与清营汤也。

清营汤方（咸寒苦甘法）

犀角三钱　生地五钱　元参三钱　竹叶心一钱　麦冬三钱　丹参二钱　黄连一钱五分
银花三钱　连翘（连心用）二钱

水八杯，煮取三杯，日三服。

【注释】

[1]离：八卦之一，象征火，这里代表心。

【释义】

本条论述暑温病营分证治。心为火脏，心包代心受邪，暑为火热之邪，夏气通于心。故暑热外感，同类相从，易深入手厥阴心包，扰及心神，出现神志异常症状，如夜寐不安，时有谵语。这里的"舌赤""口渴"要与上焦篇第15条互相参看。舌赤即舌红绛，为暑入心营的标志。"口渴"当表现为热蒸营阴，上潮于口的口干不甚渴饮。目常开不闭，为暑热内盛，火热上冲于目所致；喜闭不开，因暑热耗伤阴液，阴伤则怕见阳光。清营汤是治疗营分证的代表方，文中提出如舌白滑者不可用清营汤，是因其兼有湿重而不能用清营、滋阴药之故。但舌赤苔白滑者如出现神志异常，往往以神志昏蒙为特点，当先考虑湿热酿痰蒙蔽心包之证，须结合其他临床表现综合判断。

【辨治思维与要领】

本证的辨证要领是身热夜甚，心烦，时有谵语，舌红绛。其他还有斑点隐隐，咽燥口干而反不甚渴饮，脉细数等症状。

本证的"舌赤"是指舌绛，绛是深红色，多从红舌发展而来，其临床意义与红舌基本相同，只是所反映的病变更为深重。舌绛无苔，干燥无津，为邪热入营，营阴耗伤之征象。

清营汤有清营泄热和养阴的作用。方中犀角（已禁用，以水牛角代）清心凉营泄热；黄连清心热并解毒；生地、玄参、麦冬清热滋阴；银花、连翘、竹叶轻清透热，宣通气机，与清营药配合，促使营热外达，透出气分而解；丹参活血，清除脉络瘀热。本方的配伍体现了叶天士"入营犹可透热转气"的治疗法则。

【临床应用】

清营汤在《温病条辨》中有用黄连和不用黄连之别。若兼有恶寒，无汗，身痛等表证者，可加豆豉、薄荷、牛蒡子等宣透表邪；若黄苔退尽，舌转深绛，斑疹透发，为热毒由营渐转入血，当去银花、连翘、竹叶等气药；若见神昏谵语，舌謇肢厥者，可加用安宫牛黄丸或紫雪丹，也可用清开灵注射液或醒脑静注射液等静脉滴注。

清营汤临床常用于外感热病之流行性乙型脑炎、流行性脑脊髓膜炎、败血症等，以及其他热性病具有营分证特点者。杂病中以清营汤治疗烧伤、糖尿病、风湿免疫病、中风、痉厥、癫痫、高血压眩晕、心烦失眠诸症。有报道用清营汤治疗病毒性心肌炎、慢性肾衰竭、原发性血小板减少性紫癜、银屑病、药物性皮炎、接触性皮炎、尿毒症、久用激素而不效的部分免疫性疾病等取得较好疗效。

【医案举例】

蒋某，男，8岁，南京人。患流行性乙型脑炎8日，病邪由气分侵入营分，高热稽留，体温40℃，口渴不饮，神昏谵语，烦躁不宁，四肢抽搐，角弓反张，脉弦细，舌绛苔黄而中心剥脱。在营之热未衰而阴液已伤，治宜以清营息风为主，佐以养阴生津。方拟清营汤加减，药用犀角（已禁用，以水牛角代）0.5g，黄连5g，山栀5g，麦冬20g，元参20g，生地20g，钩藤15g，僵蚕10g，大青叶15g，银花20g，紫雪丹2分（两次服）。服药2剂，高热稍有下降，体温39℃，神志似有清醒，但风未平息，抽搐依然，治疗仍用原方加羚羊角1g（分两次服）。再服2剂，热势衰退，神渐清醒，抽搐已停，舌苔完全剥落，舌变红绛。在营之热已衰，已伤之阴未复,治宜生津增液,药后热势退尽,阴液渐复,病愈出院。(方药中,许家松. 温病条辨讲解 [M]. 北京:人民卫生出版社,2007.)

【原文】

小兒暑溫,身熱,卒然痙厥,名曰暑癇,清營湯主之,亦可少與紫雪丹。(上焦篇 33)

小兒之陰,更虛於大人,況暑月乎! 一得暑溫,不移時有過衛入營者,蓋小兒之臟腑薄也。血絡受火邪逼迫,火極而內風生,俗名急驚,混與發散消導,死不旋踵。惟以清營湯清營分之熱而保津液,使液充陽和,自然汗出而解,**斷斷不可發汗也。**可少與紫雪者,清包絡之熱而開內竅也。

【释义】

本条论述小儿暑痫的证治。"痫"是以一时性的突然昏倒,口吐涎沫、痉挛,醒后一如常人为特征的疾病。吴氏所谓的暑痫应是暑风,又名急惊风,多见于小儿,由暑热入侵心营,热盛引动肝风所致的高热,角弓反张,神迷等惊厥症状,与内伤杂病的癫痫不同。小儿"稚阴稚阳",五脏柔弱,病则有"易寒易热,易虚易实"的特点。若感受暑热之邪,极易深入厥阴,热闭心包,引动肝风,出现身热,神昏,发痉等症。治疗可用清营汤清泄营热,并用紫雪丹清心开窍,息风止痉。

【辨治思维与要领】

本证以身热,痉厥为辨证要点,据方测证当有舌红绛、脉弦细数等症状表现。

小儿暑痫不仅见于营分阶段,亦可见于卫分、气分和血分,治疗时应根据病情立法选方。

【临床应用】

本证实为营热动风,在清营汤清营泄热的基础上,可加入钩藤、丹皮、羚羊角等凉肝息风之品;若神昏明显者,可与紫雪丹同用。

【原文】

大人暑癇,亦同上法。熱初入營,肝風內動,手足瘈瘲[1]**,可於清營湯中,加鉤藤,丹皮、羚羊角。**(上焦篇 34)

清營湯、紫雪丹(方法并見前)

【注释】

[1] 瘈瘲:(chìzòng,音赤纵),手足痉挛之意。

【释义】

本条论述成人暑痫的证治。此条须与上条合看。无论小儿、大人暑痫,皆为暑热之邪深入营分,内闭心包,引动肝风所致,从而出现身热,手足抽搐等热盛动风表现。本条在用药方面提出可在清营汤中加入钩藤、丹皮、羚羊角等,以增强凉肝息风的作用。这一用法也可用于小儿暑痫的治疗。

【辨治思维与要领】

本证既可见于暑温的病变过程中,亦可因猝中暑热之邪而突然发生。若病初即见痉厥,称之为"暑风"。

【临床应用】

本方在临床运用时,应结合具体证情灵活加减。若阳明邪热亢盛者,加石膏、知母等辛寒之品以清泄气分邪热;若兼有腑实燥结者,可加大黄、芒硝、全瓜蒌等以通腑泄热;若热毒炽盛者,加板蓝根、大青叶等以清热解毒;若心营热盛者,可加水牛角、玄参、丹皮等清营泄热；若抽搐频繁，难以控制者，加全蝎、蜈蚣、地龙、僵蚕等以加强息风定痉之力，或加用羚羊角粉口服；若兼邪陷心包者，可加紫雪丹、至宝丹等以豁痰开窍，息风止痉；痰涎壅盛者，可加胆南星、天竺黄、竹沥等清化痰热。

（三）湿热病

【原文】

頭痛惡寒，身重疼痛，舌白不渴，脉弦細而濡，面色淡黄，胸悶不飢，午後身熱，狀若陰虛，病難速已，名曰濕溫，汗之則神昏耳聾，甚則目瞑[1]不欲言，下之則洞泄，潤之則病深不解，長夏深秋冬日同法，三仁湯主之。（上焦篇43）

頭痛惡寒，身重疼痛，有似傷寒，脉弦濡，則非傷寒矣。舌白不渴，面色淡黄，則非傷暑之偏於火者矣。胸悶不飢，濕閉清陽道路也。午後身熱，狀若陰虛者，濕爲陰邪，陰邪自旺於陰分，故與陰虛同一午後身熱也。濕爲陰邪，自長夏而來，其來有漸，且其性氤氳[2]黏膩，非若寒邪之一汗即解，溫熱之一凉即退，故難速已。世醫不知其爲濕溫，見其頭痛惡寒身重疼痛也，以爲傷寒而汗之，汗傷心陽，濕隨辛溫發表之藥蒸騰上逆，內蒙心竅則神昏，上蒙清竅則耳聾目瞑不言。見其中滿不飢，以爲停滯而大下之，誤下傷陰，而重抑脾陽之升，脾氣轉陷，濕邪乘勢內漬，故洞泄[3]。見其午後身熱，以爲陰虛而用柔藥潤之，濕爲膠滯陰邪，再加柔潤陰藥，二陰相合，同氣相求，遂有錮結而不可解之勢。惟以三仁湯輕開上焦肺氣，蓋肺主一身之氣，氣化則濕亦化也。濕氣彌漫，本無形質，以重濁滋味之藥治之，愈治愈壞。伏暑濕溫，吾鄉俗名秋呆子，悉以陶氏《六書》[4]法治之，不知從何處學來，醫者呆，反名病呆，不亦誣乎！再按：濕溫較諸溫，病勢雖緩而實重，上焦最少，病勢不甚顯張，中焦病最多，詳見中焦篇，以濕爲陰邪故也。當於中焦求之。

三仁湯方

杏仁五錢　飛滑石六錢　白通草二錢　白蔻仁二錢　竹葉二錢　厚朴二錢　生薏仁六錢　半夏五錢

甘瀾水八碗，煮取三碗，每服一碗，日三服。

【注释】

[1] 目瞑：《说文解字》谓"瞑，翕目也"。闭目。

[2] 氤氳：烟云弥漫的样子。

[3] 洞泄：腹泻，直泄无度。《说文解字》：洞，疾流也。一说指食物下咽后未及消化而旋即泻出。

[4] 陶氏《六书》：指陶华的《伤寒六书》。包括《伤寒琐言》《伤寒家秘的本》《伤寒杀车槌法》《伤寒一提金》《伤寒截江网》《伤寒明理续论》。

【释义】

本条论述湿温初起的证治及治疗禁忌。湿温病多发于夏秋之交，起病较缓，传变较慢，病情缠绵难愈。湿温初起，既有湿郁卫表的表证，又有湿郁气分，脾湿不运的里证，为卫气同病，内外合邪，湿重于热之候。湿遏卫阳，腠理开合失司，故恶寒少汗；湿邪在表，卫气不得宣泄而发热，但热处湿中，热为湿遏，故身热不扬，午后热甚；湿性重着，蒙蔽清阳，故头重如裹；湿邪客于肌腠，故身重肢倦；湿阻中焦，气机升降不畅，故胸闷脘痞；面色淡黄，口不渴，苔白腻，脉濡缓等，均为湿邪偏盛的征象。

吴氏提出湿温初起治疗的"三禁"：一为禁汗。湿温初起有头痛恶寒、身重疼痛之症，不可误认为是伤寒表证而用辛温发汗之法。若汗之则耗伤心阳，湿浊随辛温发汗之药蒸腾上蒙心窍，闭塞头面清窍，出现神昏、耳聋、目瞑不言等症状。二为禁下。湿温初起若见胸闷脘痞，中满不饥，不可误认为是积滞内停而投下法。下后易伤脾阳，中阳受损，致脾气下陷，脾运失职则洞泄，甚则完谷不化。三为禁润。湿温初起若见午后身热误以为阴虚潮热，而投滋润之剂，可致湿邪痼结难解，病情更加缠绵难愈。

因此，吴氏认为治疗湿邪侵犯人体，既不能像感受寒邪在表者通过发汗即解，也不能像治疗温热之邪运用寒凉药可得清泄，须用三仁汤芳香宣气化湿。因肺主一身之气，肺气得开，气机得宣，则湿邪可化。

【辨治思维与要领】

本证的辨证要点是恶寒发热，身重疼痛，胸闷不饥，舌白不渴，为湿热阻遏，卫气同病之象。

三仁汤方中杏仁宣开上焦肺气；白蔻仁、厚朴、半夏芳香化浊，燥湿理气；生薏苡仁、滑石、通草淡渗利湿；合用竹叶以轻清宣透郁热。如吴鞠通所说："惟以三仁汤轻开上焦肺气，盖肺主一身之气，气化则湿亦化也。"三仁汤用甘澜水煎煮，提示某些特定方药溶媒可对疗效产生影响。

本条所提出的"湿温三禁"是针对湿温病初起时较易误诊的三种情况而言，不是湿温病整个治疗过程中的治禁。"湿温三禁"不能绝对看待，如在湿温初起，虽不能用辛温发汗法，但所宜用的芳香宣透之法也属"汗法"，在用药后往往也有汗出而邪解的效果。再如湿温发展到一定阶段，也可形成阳明里实，此时攻下治法自然理当必用。如湿温后期，化热化燥后而耗伤阴液，滋阴法也当运用。

【临床应用】

对湿温初起湿遏卫气证的治疗宜用开上、运中、渗下之法，但因病邪偏于上中焦，用药主以芳香化湿之品以宣化湿邪，常用藿香、佩兰、大豆黄卷、白豆蔻、荷叶等，同时配伍宣展肺气之品，如杏仁、淡豆豉等。至于茯苓、滑石、通草、苡仁等淡渗之品，也每配伍使用，既可通过利小便导湿外出，又有助于使湿热从小便外泄。三仁汤临床常用于治疗慢性浅表性胃炎、慢性萎缩性胃炎、反流性食管炎、功能性消化不良、功能性便秘、肠易激综合征等消化系统疾病属湿热郁闭，中焦不利者。亦常用于治疗糖尿病、高脂血症、复发性口腔溃疡、类风湿性关节炎急性发作期、慢性咳嗽、慢性肾病、荨麻疹、功能性低热等由湿热所致者。

（四）秋燥

【原文】

燥傷肺胃陰分，或熱或咳者，沙參麥冬湯主之。（上焦篇56）

此條較上二條，則病深一層矣，故以甘寒救其津液。

沙參麥冬湯（甘寒法）

沙參三錢　玉竹二錢　生甘草一錢　冬桑葉一錢五分　麥冬三錢　生扁豆一錢五分
花粉一錢五分

水五杯，煮取二杯，日再服。久熱久咳者，加地骨皮三錢。

【释义】

本条论述秋燥肺胃阴伤的证治。燥热病邪迁延，伤及肺胃阴液，表现出热、咳症状，本证发热多为低热或手足心热；咳多为干咳，痰少黏稠难咳或无痰，临床尚可见口干、舌光红少苔或无苔或有裂纹、脉细数等症。可用甘寒濡润之沙参麦冬汤滋养肺胃阴液，清解余邪。方中沙参、麦冬、玉竹、花粉甘寒生津，润养肺胃；生扁豆、甘草扶助胃气；桑叶轻清宣透以散余邪。诸药相配，共奏清养肺胃之功。

【辨治思维与要领】

前人针对秋燥初、中、末三期的不同阶段，提出了"上燥治气，中燥增液，下燥治血"的治疗大法。初期邪在肺卫，肺气宣肃失司，治宜辛凉宣肺透邪，润以甘寒养肺阴，肺气得宣，则肺可布津，燥可自解，"治气"即为"治肺"。病至中期，燥热已炽，津伤尤甚，以胃肠津液耗伤为主，治宜"增液"，以甘寒之品，补养胃阴，滋润肠液，清养并施。"下燥治血"是指病至后期，由于燥热久羁，往往易伤肝肾真阴，治宜用甘寒、酸寒、咸寒之品滋养肝肾阴液，此处"治血"之意并非滋补阴血。

治疗秋燥最忌苦燥伤阴。治燥不同于治火，温病化火后常用苦寒清热泻火之品，但燥证"惟喜柔润，最忌苦燥"。因此，治火之法可用苦寒，治燥则必用甘寒。火郁发之，燥胜润之；火邪炎上可直折，燥伤津液则必用濡养。病程中即使出现燥热化火的现象亦须慎用苦寒性燥之药。这对于燥证的治疗颇具临床指导意义。

【临床应用】

沙参麦冬汤临床用于治疗急性咳嗽、慢性咳嗽、慢性咽炎、支气管肺炎、支原体肺炎、支气管哮喘等呼吸系统疾病证属肺阴不足者，亦可用于治疗功能性便秘、慢性萎缩性胃炎、慢性浅表性胃炎等消化系统疾病证属胃阴耗伤者。近年来亦有运用于治疗晚期非小细胞肺癌、鼻咽癌放射性口咽炎的临床报道。肺经热邪尚盛者，加知母、地骨皮等；胃阴伤明显者，加石斛、芦根；咳重者，加杏仁、贝母、枇杷叶等；纳呆者，加谷麦芽、神曲等；如兼肠燥便秘者，可加鲜生地、鲜何首乌、鲜石斛、火麻仁等以润肠通便。肺胃阴伤还可配合饮食疗法，如进食雪梨汁、荸荠汁、石斛茶等，常有较好效果。同时应注意避免过早进食油腻和辛辣食物。

【原文】

燥氣化火，清竅[1]不利者，翹荷湯主之。（上焦篇57）

清竅不利，如耳鳴目赤，齦脹咽痛之類。翹荷湯者，亦清上焦氣分之燥熱也。

翹荷湯（辛涼法）

薄荷一錢五分　　連翹一錢五分　　生甘草一錢　　黑梔皮一錢五分　　桔梗二錢　　綠豆皮二錢

水二杯，煮取一杯，頓服之。日服二劑，甚者日三。

[加減法]耳鳴者，加羚羊角、苦丁茶；目赤者，加鮮菊葉、苦丁茶、夏枯草；咽痛者，加牛蒡子、黃芩。

【注释】

[1] 清窍：指眼、耳、鼻、口等头面诸窍。

【释义】

本条论述燥干清窍的证治。燥热郁而化火，上炎头面诸窍，可见耳鸣目赤，龈肿咽痛等症。可予翹荷汤辛凉清宣上焦燥热之火，方中连翘、黑栀皮、绿豆皮清解燥火，薄荷辛凉清利头目，桔梗、甘草利咽而消龈肿。诸药合用，使上焦气分燥热得解，则诸窍自宁。

【辨治思维与要领】

本证为燥热化火，虽有火邪上炎的临床表现，但不可纯用苦寒清泻之法。

本方用药多取质轻之品，如栀子皮、绿豆皮、连翘壳等轻浮而具升散之性，且药味少、药量轻，不用过辛、过寒与滋润药。充分体现了吴鞠通"治上焦如羽，非轻不举"的治疗原则。

【临床应用】

翘荷汤可用于治疗急性咽炎、急性扁桃体炎、急性结膜炎、复发性口腔溃疡、小儿高热、早期干燥综合征、慢性胆囊炎、支气管扩张等属燥干清窍者。临床运用时可加桑叶、蝉蜕增强宣泄透热功效，耳鸣重者可加羚羊角、苦丁茶清热利窍，目赤甚者可加菊花、桑叶、夏枯草清热明目，咽痛重者加牛蒡子、白僵蚕、黄芩清热利咽。

三、中焦篇

（一）温热病

【原文】

面目俱赤，語聲重濁，呼吸俱粗，大便閉，小便澀，舌苔老黃，甚則黑有芒刺，但惡熱，不惡寒，日晡益甚者，傳至中焦，陽明溫病也。脉浮洪躁甚者，白虎湯主之；脉沉數有力，甚則脉體反小而實者，大承氣湯主之。暑溫、濕溫、溫瘧，不在此例。（中焦篇1）

陽明之脉榮於面，《傷寒論》謂陽明病面緣緣正赤[1]，火盛必克金，故目白睛亦赤也。語聲重濁，金受火刑而音不清也。呼吸俱粗，謂鼻息來去俱粗，其粗也平等，方是實證；若來粗去不粗，去粗來不粗，或竟不粗，則非陽明實證，當細辨之，粗則喘之漸也。大便閉，陽明實也。小便澀，火腑不通，而陰氣不化也。口燥渴，火爍津也。舌苔老黃，肺受胃濁，氣不化津也（按《靈樞》論諸臟溫病，獨肺溫病有舌苔之明文，餘則無有。可見舌苔乃胃中濁氣，熏蒸肺臟，肺氣不化而然）。甚則黑者，黑，水色也，火極而似水也，又水勝火，大凡五行之極盛，必兼勝己之形。芒刺，苔久不化，熱極而起堅硬之刺也；倘刺軟者，非實證也。不惡寒，但惡熱者，傳至中焦，已無肺證，陽明者，兩陽合明也，溫邪之熱，與陽明之熱相搏，故但惡熱也。或用白虎，或用承氣者，證同而脉異也。浮洪躁甚，邪氣近表，脉浮者不可下，凡逐邪者，隨其所在，就近而逐之，脉浮則出表爲順，故以白虎之金飈以退煩熱。若沉小有力，病純在裏，則非下奪不可矣，故主以大承氣。按吳又可《溫疫論》中云：舌苔邊白但見中微黃者，即加大黃，甚不可從。雖云傷寒重在誤下，溫病重在誤汗，即誤下不似傷寒之逆之甚，究竟承氣非可輕嘗之品，故云舌苔老黃，甚則黑有芒刺，脉體沉實，的係燥結痞滿，方可用之。

或問：子言溫病以手經主治，力闢用足經藥之非，今亦云陽明證者何？陽明特非足經乎？曰：陽明如市[2]，胃爲十二經之海，土者萬物之所歸也，諸病未有不過此者。前人云傷寒傳足不傳手，誤也，一人不能分爲兩截。總之傷寒由毛竅而谿[3]，谿，肉之分理之小者；由谿而谷[4]，谷，肉之分理之大者；由谷而孫絡[5]，孫絡，絡之至細者；由孫絡而大絡，由大絡而經，此經即太陽經也。始太陽，終厥陰，傷寒以足經爲主，未始不關手經也。溫病由口鼻而入，鼻氣通於肺，口氣通於胃。肺病逆傳則爲心包，上焦病不治，則傳中焦，胃與脾也，中焦病不治，即傳下焦，肝與腎也。始上焦，終下焦，溫病以手經爲主，未始不關足經也。但初受之時，斷不可以辛溫發其陽耳。蓋傷寒傷人身之陽，故喜辛溫甘溫苦熱，以救其陽，溫病傷人身之陰，故喜辛涼甘寒甘鹹，以救其陰。彼此對勘，自可瞭然於心目中矣。

白虎湯（方見上焦篇）

大承氣湯方

大黃六錢　芒硝三錢　厚朴三錢　枳實三錢

水八杯，先煮枳、朴，後納大黄、芒硝，煮取三杯。先服一杯，約二時許，得利止後服，不知，再服一杯，再不知，再服。

[方論]此苦辛通降鹹以入陰法。承氣者，承胃氣也。蓋胃之爲腑，體陽而用陰，若在無病時，本係自然下降，今爲邪氣蟠踞於中，阻其下降之氣，胃雖自欲下降而不能，非藥力助之不可，故承氣湯通胃結，救胃陰，仍係承胃腑本來下降之氣，非有一毫私智穿鑿於其間也，故湯名承氣。學者若真能透徹此義，則施用承氣，自無弊竇 [6]。大黄蕩滌熱結，芒硝入陰軟堅，枳實開幽門之不通，厚朴瀉中宮之實滿（厚朴分量不似《傷寒論》中重用者，治溫與治寒不同，畏其燥也）。曰大承氣者，合四藥而觀之，可謂無堅不破，無微不入，故曰大也。非真正實熱蔽痼 [7]，氣血俱結者，不可用也。若去入陰之芒硝，則云小矣；去枳、朴之攻氣結，加甘草以和中，則云調胃矣。

【注释】

[1] 面缘缘正赤：缘缘，持续不断之意。正赤，大红色。即满面持续发红。出自《伤寒论·辨太阳病脉证并治》："设面色缘缘正赤者，阳气怫郁在表。"

[2] 陽明如市：出自《素问·刺禁论》"肝生于左，肺藏于右，心部于表，肾治于里，脾为之使，胃为之市"。

[3] 豁：同"溪"，指机体肌肉之间的细小缝隙。

[4] 谷：指机体肌肉之间的较大缝隙。

[5] 孙络：人体络脉中最细的部分。

[6] 弊窦：指不良后果。

[7] 蔽痼：指邪气长久内伏，郁结不去。

【释义】

本条论述中焦阳明温病证治大纲。温邪从口鼻而入，首先侵犯上焦手太阴肺，若手太阴肺经病邪没能外解，可发生两种传变：一为肺经之邪可以直接内陷手厥阴心包，即所谓"肺病逆传，则为心包"；一为肺经之邪由上焦而传至中焦阳明，即所谓"上焦病不治，则传中焦"。故中焦阳明病证的形成，多由上焦肺经之邪传变而来，其病位在胃与大肠。温热之邪传入中焦阳明，邪正交争剧烈，呈里热亢盛之势。其主要临床表现为面目俱赤，语声重浊，呼吸俱粗，大便闭结，小便短赤不畅，舌苔老黄，甚则黑有芒刺，但恶热，不恶寒，日晡益甚。阳明温病又有经证与腑证之别，吴氏主要依据脉象进行辨别：脉浮洪而躁急者，为无形邪热亢盛，充斥表里内外所致，属阳明经证；脉沉而有力，为有形邪热与燥屎结于肠腑，属阳明腑证。对于阳明温病的治疗，吴鞠通提出了"凡逐邪者，随其所在，就近而逐之"的治疗原则。阳明经证的治疗当用白虎汤辛寒清透里热；而阳明腑证的治疗则当以大承气汤通腑泄热为要。由于攻下法易耗阴伤正，故吴氏强调："承气非可轻尝之品，故云舌苔老黄，甚则黑有芒刺，脉体沉实，的系燥结痞满，方可用之。"实际上，临床治疗热结肠腑，并非一定要等到舌苔老黄，甚则黑有芒刺，痞满燥实俱全才用下法，切勿错过攻下时机。

【辨治思维与要领】

关于温病三焦传变的规律，吴氏在本条中强调温病一般多起始于上焦肺，逆传则入于心包。上焦病不解，则传入中焦脾胃；中焦病不解，灼耗真阴，则传入下焦肝肾，所以说："始上焦，终下焦"。吴氏对温病三焦传变规律的阐述，是对温病病理演变本质的揭示，由此创立三焦辨证，是对叶天士卫气营血辨证论治体系的补充，标志着温病学理论体系的完善。

"凡逐邪者,随其所在,就近而逐之"的治疗思想,并不仅仅适用于中焦阳明温病,而是指导温病治疗的重要法则。温病是由于外感温邪而引起的,因此祛除温邪是治疗的关键,吴又可说:"大凡客邪贵乎早逐,乘人气血未乱,肌肉未消,津液未耗,病人不至危殆,投剂不至掣肘,愈后亦易平复,欲为万全之策者,不过知邪之所在,早拔去病根为要耳。"可见,温病的治疗"祛邪为第一要务",早祛其邪,可减少外感温邪对机体的损害,减少并发症的发生,阻止病变的进一步发展。如何及时祛邪外出?就是要根据邪气侵犯人体不同的部位,采用最有效的手段,将其就近排出体外。邪在表的时候,不能用攻下的方法,因为它离表近,所以要用解表散邪的方法、发汗的方法,使表邪能够祛除。如果邪在肠道,应该用攻下的方法来治疗,使邪随大便而出;如果湿阻下焦,则要使用利尿的方法,也就是说一定要根据邪的具体部位来选择不同的、最有效的、最能够及时祛邪外出的方法来治疗。

【临床应用】

现代临床常用大承气汤加减治疗肠梗阻、急性胰腺炎、肠粘连,胆道系统感染,病毒性肝炎,肾综合征出血热少尿期,心脑血管疾病如脑梗、脑出血,重症肺部感染等疾病属阳明腑实者。大承气汤为苦寒攻下之要方,能使里结之燥热从大便而解,但对于阴液亏损或元气不足之证,应用时必须配合滋阴益气之品,以防苦寒更伤气阴。若热炽阴伤较甚者,可加知母、竹叶、天花粉、玄参、芦根等以清热生津;若小便赤色有血者,可加白茅根、小蓟等凉血止血;若服本方后大便已通而热不退,或退而未尽,口燥咽干,舌苔干黄或金黄色,脉沉实有力,此为邪热复聚,可以本方去芒硝,加丹皮、知母以撤其热。若邪热已去,仅是阴液亏虚而肠燥便秘者,只需用增液汤以润肠通便,不可再用硝、黄,以防克伐伤正。

古人有承气八禁之说,即出现表不解、心下满、面赤色、平素食少或病中反能食、呕多、脉迟、津液内竭、小便少等症状时,禁用承气汤。临证可供参考。

【原文】

陽明溫病,無上焦證,數日不大便,當下之,若其人陰素虛,不可行承氣者,增液湯主之。服增液湯已,周十二時[1]觀之,若大便不下者,合調胃承氣湯微和之。(中焦篇11)

此方所以代吳又可承氣養榮湯[2]法也。妙在寓瀉於補,以補藥之體,作瀉藥之用,既可攻實,又可防虛。余治體虛之溫病,與前醫誤傷津液,不大便,半虛半實之證,專以此法救之,無不應手而效。

增液湯方(鹹寒苦甘法)

元參一兩　麥冬(連心)八錢　細生地八錢

水八杯,煮取三杯,口乾則與飲,令盡,不便,再作服。

[方論]溫病之不大便,不出熱結液乾二者之外。其偏於陽邪熾甚,熱結之實證,則從承氣法矣;其偏於陰虧液涸之半虛半實證,則不可混施承氣,故以此法代之。獨取元參爲君者,元參味苦鹹微寒,壯水制火,通二便,啟腎水上潮於天,其能治液乾,固不待言,本經稱其主治腹中寒熱積聚,其并能解熱結可知。麥冬主治心腹結氣,傷中傷飽,胃絡脈絕,羸瘦短氣,亦係能補能潤能通之品,故以爲之佐。生地亦主寒熱積聚,逐血痹,用細者,取其補而不膩,兼能走絡也。三者合用,作增水行舟[3]之計,故湯名增液,但非重用不爲功。

本論於陽明下證,峙立三法:熱結液乾之大實證,則用大承氣;偏於熱結而液不乾者,旁流是也,則用調胃承氣;偏於液乾多而熱結少者,則用增液,所以迴護其虛,務存津液之心法也。

按吴又可纯恃承氣以爲攻病之具，用之得當則效，用之不當，其弊有三：一則邪在心包、陽明兩處，不先開心包，徒攻陽明，下後仍然昏惑譫語，亦將如之何哉？吾知其必不救矣。二則體虧液涸之人，下後作戰汗，或隨戰汗而脫，或不蒸汗徒戰而脫。三者下後雖能戰汗，以陰氣大傷，轉成上嗽下泄，夜熱早涼之怯證，補陽不可，救陰不可，有延至數月而死者，有延至歲餘而死者，其死均也。在又可當日，溫疫盛行之際，非尋常溫病可比，又初創溫病治法，自有矯枉過正不暇詳審之處，斷不可概施於今日也。本論分別可與不可與、可補不可補之處，以俟明眼裁定，而又爲此按語於後，奉商[4]天下之欲救是證者。至若張氏[5]、喻氏[6]，有以甘溫辛熱立法者，濕溫有可用之處，然須兼以苦泄淡滲。蓋治外邪，宜通不宜守也，若風溫、溫熱、溫疫、溫毒，斷不可從。

【注释】

[1] 周十二时：指满十二个时辰，即一昼夜。

[2] 承气养荣汤：出自《温疫论•解后宜养阴忌投参术》，由知母、当归、芍药、生地、大黄、枳实、厚朴组成。

[3] 增水行舟：用水涨则船行通畅的现象，比喻通过滋阴润肠以达到通下目的的治法。

[4] 奉商：商量。

[5] 张氏：指明代医家张景岳。

[6] 喻氏：指明末清初医家喻嘉言。

【释义】

本条论述温病液干便秘的证治。温病病程中出现数日不大便，没有上焦证表现，属于阳明温病，应使用攻下法治疗。若患者素体阴液亏损，液干而致便秘，则不能盲目使用苦寒攻下之品，当改用甘寒生津、增水行舟的治法，方选增液汤。增液汤由元参、麦冬、细生地三味甘寒养阴药物组成，方中以元参为君药，苦咸而性微寒，滋阴制火，通调二便，可使肾中之水上输而濡养全身；麦冬滋润通腑为佐药；生地滋阴生津，滋而不腻。三药配伍，有增水行舟之效。用增液汤经过一昼夜后，仍未大便者，此为液亏与热结并存，当用调胃承气汤以增液滋阴，攻下腑实。

吴氏归纳了阳明温病运用攻下治疗的 3 种常见方法：热结肠腑，阴液耗伤，腑气不通的大实证，当用大承气汤急下存阴；热结肠腑，热结旁流，泻下稀水而无粪质，其气臭秽异常，阴液耗伤不明显者，应用调胃承气汤攻下阳明腑实；偏于阴液亏耗而热结不甚者，则当用增液汤增水行舟。

吴氏还提出了误用承气汤的 3 个弊端：①如果病邪不仅炽盛于阳明，而且已传入心包，神昏谵语者，治疗若不先清心开窍，而一味徒攻阳明，病必不治。②素体阴虚或感受温邪后阴液耗损严重者，若一味攻下，下后可因战汗而致元气外脱。③也可因下后气阴大伤，而出现上见咳嗽，下有泄泻，夜热早凉的虚损病证，此时既不能补阳，又不可救阴，治疗甚为棘手。

【辨治思维与要领】

本证的辨证要点为大便秘结，口干唇燥，无明显腹痛，舌红少苔，脉细数。

热病出现大便不通，除邪热内结外，尚有因阴液不足，胃肠失于濡润所致。不可一味攻下，需加用甘寒生津润肠之品，且增液润肠时需要重用甘寒咸寒的药物，"非重用不为功"。增液汤的作用特点"妙在寓泻于补，以补药之体，作泻药之用，既可攻实，又可防虚"。

【临床应用】

现代临床常用本方治疗便秘、干燥综合征、糖尿病、慢性咽炎等。在运用时若肺胃肠津亏可加北沙参、石斛、玉竹等；液干便秘，加生首乌、柏子仁、郁李仁等；肝肾阴虚，加熟地、女贞子、旱莲草等。

【医案举例】

余某，女，82 岁，于 1992 年 4 月 3 日诊。便秘 4 年余，大便 5～6 天一行，排便困难，便时长达 1 小时，大便干结如羊粪，量少，并伴肛门疼痛，有时带少量鲜血。有时伴腹胀纳差，头痛头昏，入睡困难，或手足心发热，口干，夜间起床饮水。舌质淡红，苔薄黄，脉细数。

麦冬、生地各 20g，玄参 16g，生首乌 15g，射干 9g。每日 1 剂，加水 500ml，煎至 240ml，分早、中、晚三次服完，饭后服用。

7 天后，其女儿来诉，患者便秘、手足心发热好转。仍以上方加天冬 25g，白芍 15g。连服 7 天后，大便 1～2 日一行，饮食睡眠改善，足心发热等症消失。随访 14 月，一直尚好。（陈明，郭秀丽. 温病名方验案说评 [M]. 北京：学苑出版社，2001.）

【原文】

陽明溫病，下後汗出，當復其陰，益胃湯主之。（中焦篇 12）

溫熱本傷陰之病，下後邪解汗出，汗亦津液之化，陰液受傷，不待言矣，故云當復其陰。此陰指胃陰而言，蓋十二經皆稟氣於胃，胃陰復而氣降得食，則十二經之陰皆可復矣。欲復其陰，非甘涼不可。湯名益胃者，胃體陽而用陰，取益胃用之義也。下後急議復陰者，恐將來液虧燥起，而成乾咳身熱之怯證[1] 也。

益胃湯方（甘涼法）

沙參三錢　麥冬五錢　冰糖一錢　細生地五錢　玉竹（炒香）一錢五分

水五杯，煮取二杯，分二次服，渣，再煮一杯服。

【注释】

[1] 怯证：一般指虚劳证，此处指以虚损为主的病证。

【释义】

本条论述阳明温病攻下后汗出伤阴的证治。温热病最易耗伤阴液，阳明温病在使用攻下法后，随着大便的通下，里热去，则表里自和，可见汗出，而大量汗出会加重原有阴液的损伤，故治疗"当复其阴"。胃为水谷之海，人体十二经脉皆禀气于胃，胃阴恢复，则胃气和降，患者能正常饮食，全身的阴液就可以恢复。方用益胃汤益胃养阴。方中沙参、麦冬、冰糖清养胃阴，细生地黄、玉竹生津养液。

【辨治思维与要领】

胃阴耗伤证尚可见于内科脾胃病中，多与饮食不节、情志不畅、久病误治等因素相关。基本病机为阴液不足，胃失濡润、和降，以胃脘嘈杂、有饥饿感但不思饮食，饮食减少，或胃中隐隐灼痛，胃胀不舒，口咽干燥，大便干结，小便短少，形体消瘦为主要特征。主要反映在受纳、腐熟功能障碍及胃失和降两方面。

本证中医治疗以养阴益胃为主要原则。在病理转化的过程中，常因胃阴不足，胃热偏盛而灼伤肺肾之阴，尤其是肺阴，故在临证之时，往往不是单纯的滋养胃阴，还要配合滋补肺阴，如选用玉竹、沙参、天冬等药物。另外，酸性的药物与甘味药配合使用，酸甘化阴，更能促进阴津的早日恢复，所以常配伍乌梅、五味子、白芍、木瓜等药，以取得更好的疗效。

对于本方的应用范围,并不一定只限于下后汗出之证,温病后期肺胃阴伤者,都可酌情使用。

【临床应用】

益胃汤与沙参麦冬汤两方药物组成相近,功用近似,均可用于温热病中肺胃阴伤证,然沙参麦冬汤偏重于养肺阴,并有轻宣之力,而本方偏重于养胃阴。现代临床常用本方治疗慢性萎缩性胃炎、功能性消化不良等。若口唇干燥,津亏较严重者,可加用石斛、天花粉;若不思饮食,饮食减少较为严重者,可加用麦芽、扁豆、山药;若呃逆,干呕,恶心明显者,可加用刀豆、柿蒂、竹茹;若大便干结较为严重者,可加用杏仁、火麻仁、蜂蜜;若兼有气滞者,可加用绿梅花、佛手花、玫瑰花等。

【原文】

陽明溫病,下之不通,其證有五:應下失下[1],正虛不能運藥[2],不運藥者死,新加黃龍湯主之。喘促不寧,痰涎壅滯,右寸實大,肺氣不降者,宣白承氣湯主之。左尺牢堅[3],小便赤痛,時煩渴甚,導赤承氣湯主之。邪閉心包,神昏舌短,內竅[4]不通,飲不解渴者,牛黃承氣湯主之。津液不足,無水舟停者,間服增液,再不下者,增液承氣湯主之。(中焦篇17)

經謂下不通者死,蓋下而至於不通,其爲危險可知,不忍因其危險難治而遂棄之。兹按溫病中下之不通者共有五因:其因正虛不運藥者,正氣既虛,邪氣復實,勉擬黃龍法,以人參補正,以大黃逐邪,以冬、地增液,邪退正存一綫,即可以大隊補陰而生,此邪正合治法也。其因肺氣不降,而裏證又實者,必喘促寸實,則以杏仁、石膏宣肺氣之痹,以大黃逐腸胃之結,此臟腑合治法也。其因火腑不通,左尺必現牢堅之脉(左尺,小腸脉也,俗候於左寸者非,細考《內經》自知),小腸熱盛,下注膀胱,小便必涓滴赤且痛也,則以導赤去淡通之陽藥,加連、柏之苦通火腑,大黃、芒硝承胃氣而通大腸,此二腸同治法也。其因邪閉心包,內竅不通者,前第五條已有先與牛黃丸,再與承氣之法,此條係已下而不通,舌短神昏,閉已甚矣,飲不解渴,消亦甚矣,較前條僅僅譫語,則更急而又急,立刻有閉脫之虞,陽明大實不通,有消亡腎液之虞,其勢不可少緩須臾,則以牛黃丸開手少陰之閉,以承氣急瀉陽明,救足少陰之消,此兩少陰合治法也。再此條亦係三焦俱急,當與前第九條用承氣、陷胸合法者參看。其因陽明太熱,津液枯燥,水不足以行舟,而結糞不下者,非增液不可。服增液兩劑,法當自下,其或臟燥太甚之人,竟有不下者,則以增液合調胃承氣湯,緩緩與服,約二時服半杯沃之,此一腑中氣血合治法也。

新加黃龍湯(苦甘鹹法)

細生地五錢　生甘草二錢　人參一錢五分(另煎)　生大黃三錢　芒硝一錢　元參五錢麥冬(連心)五錢　當歸一錢五分　海參(洗)二條　薑汁六匙

水八杯,煮取三杯。先用一杯,沖參汁五分、薑汁二匙,頓服之,如腹中有響聲,或轉矢氣者,爲欲便也;候一二時不便,再如前法服一杯;候二十四刻[5],不便,再服第三杯;如服一杯,即得便,止後服,酌服益胃湯一劑(益胃湯方見前),餘參或可加入。

[方論]此處方於無可處之地,勉盡人力,不肯稍有遺憾之法也。舊方用大承氣加參、地、當歸,須知正氣久耗,而大便不下者,陰陽俱憊,尤重陰液消亡,不得再用枳、朴傷氣而耗液,故改用調胃承氣,取甘草之緩急,合人參補正,微點薑汁,宣通胃氣,代枳、朴之用,合人參最宜胃氣,加麥、地、元參,保津液之難保,而又去血結之積聚。薑汁爲宣氣分之用,當歸爲宣血中氣分之用。再加海參者,海參鹹能化堅,甘能補正,按海參之液,數倍於其身,其能

補液可知，且蠕動之物，能走絡中血分，病久者必入絡，故以之爲使也。

宣白承氣湯方（苦辛淡法）

生石膏五錢　生大黄三錢　杏仁粉二錢　栝蔞皮一錢五分

水五杯，煮取二杯，先服一杯，不知再服。

導赤承氣湯

赤芍三錢　細生地五錢　生大黄三錢　黄連二錢　黄柏二錢　芒硝一錢

水五杯，煮取二杯，先服一杯，不下再服。

牛黄承氣湯

即用前安宮牛黄丸二丸，化開，調生大黄末三錢，先服一半，不知再服。

增液承氣湯

即於增液湯內，加大黄三錢，芒硝一錢五分。

水八杯，煮取三杯，先服一杯，不知再服。

【注释】

[1] 应下失下：应该用攻下法治疗而没能及时应用。

[2] 正虚不能运药：正气严重亏虚，影响药物的吸收和运化，药物作用不能发挥。

[3] 左尺牢坚：左手尺部的脉象实大弦长而硬。

[4] 内窍：指某些内脏与外相通的孔窍。这里是指心窍气机闭塞。

[5] 二十四刻：一小时为四刻，二十四刻为六小时。

【释义】

本条论述阳明腑实兼证的治疗。吴氏认为："下而至于不通，其为危险可知。"邪结阳明，用攻下法导邪外出，是治疗热病的关键点，然而在临床实践中，并不是使用了攻下剂，大便就一定能顺利排出，吴氏概括为"阳明温病，下之不通，其证有五"，应考虑有兼证存在。

一是腑实兼有气液两虚，除见有身热、腹满、便秘之阳明腑实证外，同时出现口干咽燥、倦怠少气、苔黄或焦黑、脉沉弱或沉涩等一派腑实兼气液亏损之证，当采用扶正攻下法，用新加黄龙汤补益气阴，攻下腑实。方中人参益气扶正；麦冬、生地黄、玄参、当归、海参滋养阴液，和营润燥；大黄、芒硝泄热通腑；姜汁宣通胃气；甘草调和诸药。此称"邪正合治法"。

二是腑实兼有痰热阻肺，出现气急喘促，坐卧不安，痰涎壅阻不畅，脉象右寸实大，可用宣白承气汤，一面宣肺气之痹，一面逐胃肠之结。方中生石膏清肺胃之热；杏仁、瓜蒌皮宣降肺气，化痰定喘；大黄攻下腑实。此称"脏腑合治法"。

三是腑实兼有小肠热盛，脉象左尺牢坚，并伴有尿色红赤，尿时涩痛，时常感到心烦口渴，则用导赤承气汤通大肠之秘，泄小肠之热。方中生地黄、赤芍清心凉血滋阴；黄连、黄柏清泄小肠；大黄、芒硝攻下大肠热结。此称为"二肠同治法"。

四是腑实兼有窍闭，出现神志昏迷，舌短缩，口渴而饮水不能解渴，则用牛黄承气汤清心开窍，通腑泻热。本方用安宫牛黄丸清心开窍，加生大黄末攻下腑实。因本证既有热闭手少阴心经，又因为阳明腑实导致肾中的阴液逐渐耗竭，病情极重，故清心开窍与通腑泄热并举，开手少阴之闭，救足少阴之液，故称为"两少阴合治法"。

五是由于阴液亏损，"无水舟停"出现便秘，当给予增液汤"增水行舟"，滋阴通便。服两剂后大便仍不下者，乃因兼夹腑实，可用增液承气汤滋阴攻下，此为一腑中"气血合治法"。

【辨治思维与要领】

本条的 5 张承气汤加减方，后世称为"五加减承气汤"，是吴鞠通对张仲景三承气汤在温病治疗中的灵活运用和创新发展，扩大了承气汤在外感热病中的治疗范围，提高了临床疗效，体现了温病学对《伤寒论》的继承与发扬。

宣白承气汤的辨证要点为潮热便秘，痰涎壅盛，喘促不宁，苔黄腻或黄滑，脉右寸实大。宣白承气汤体现的肺肠合治法，为肺部感染性疾病治疗提供了有益的思路。

增液承气汤的辨证要点为身热，腹满便秘，口干唇裂，舌苔焦燥，脉沉细。

导赤承气汤的辨证要点为身热，腹满便秘，或伴见小便涓滴不畅，溺时疼痛，尿色红赤，时烦渴甚，舌红脉数。

牛黄承气汤的辨证要点为身热，神昏，舌謇，肢厥，便秘，腹部按之硬痛，舌绛，苔黄燥，脉数沉实。

新加黄龙汤的辨证要点为身热，腹满便秘，伴见口干咽燥，倦怠少气，撮空摸床，肢体震颤，目不了了，苔干黄或焦黑，脉沉弱或沉细。

【临床应用】

邪热壅肺证也见发热，咳喘，与宣白承气汤证相似，但其属无形邪热壅肺，以肺失宣肃为主，而本证见痰涎壅盛，潮热便秘，属有形之邪阻于肺肠。现代临床宣白承气汤多用于肺部感染、慢性阻塞性肺疾病急性加重期等。如痰涎壅盛，可酌加竹沥、贝母、半夏、天竺黄等；如喘促较甚者，可加葶苈子；如腹胀甚，可加枳实、厚朴等。

导赤承气汤用于小肠热盛，腑有热结证之证。现代临床多用于泌尿系感染疾病。若小便赤色有血者，可加白茅根、小蓟等凉血止血。

牛黄承气汤证所见的身热，神昏，肢厥等症，在一般的阳明腑实证亦能出现，但单纯的阳明腑实证不致舌謇而言语不利，神昏程度亦较轻。现代临床牛黄承气汤多用于神经系统疾病、尿毒症晚期伴有神志异常等疾病。如燥结津伤甚者，可加入芒硝、玄参等以软坚生津；如心包见证严重而燥结不甚者，可先予清心开窍而后再行攻下。

增液承气汤用于阴液亏虚，腑有热结证之证。现代临床多用于各类便秘、肠梗阻等疾病。

新加黄龙汤用于阳明温病当下失下致正虚不能运药之证，具有滋阴益气、散结泄热的功效。大黄为苦寒攻下之要药，能使里结之燥热从大便而解，但对于阴液亏损或元气不足之证，应用时必须配合滋阴益气之品，以防苦寒更伤气阴。现代临床多应用于便秘、粘连性肠梗阻等兼有气阴亏虚症状者。

【医案举例】

（1）庞某，女，80 岁，1935 年 5 月 10 日就诊。素嗜鸦片烟已 30 余载，经常便秘，大便 7～8 日一行。自 4 月 28 日感受风温邪气，身热咳嗽，咽红肿痛，经中西医治疗 10 天未见好转。目前身热未退，体温 38.3℃，两脉细弦小滑，按之细数，头晕心烦，身热腹满，口干唇焦，咽干微痛，舌苔黄厚干燥，焦黑有裂痕，精神萎靡，一身乏力。老人阴分素亏，久吸鸦片，虚火更甚，津液早亏，病温将及半月，阴液更伤。老人正气不足，热结阴伤，燥屎内结。必须急攻其邪以祛其热，扶其气分防止虚脱，仿新加黄龙汤以攻补兼施。

鲜生地 60g，生甘草 10g，元参 25g，麦门冬 15g，赤白芍各 25g，当归 10g，生大黄末 12g 和元明粉 1.5g 共研细末，冲服人参 25g（另煎兑入）。一剂。

俟腹中有动静，或转矢气者，为欲便也，在便前另将已煎好之人参煎液、西洋参粉 4.5g

调匀分服,再去厕所,以防虚脱。

服汤药后约 2 小时,腹中痛,意欲大便,即先服人参汤送西洋参 45g,再去排便,数分钟后,大便畅解甚多,病人微觉气短,又服人参汤少许,即复入睡。(赵绍琴,胡定邦,刘景源.温病纵横 [M].北京:人民卫生出版社,2006.)

(2)朱某,男,54 岁,慢性支气管炎病史 10 余年,以往多于冬春发作,近 3 年则几乎常年咳嗽,气急,不能坚持正常工作,故两年前已病退在家。发作时屡用青霉素等抗生素,后因过敏停用,一周前因受凉痼疾加重,经肌内注射庆大霉素及服定喘汤无效。现症见:神清,表情痛苦,端坐体位,肋间隙增宽,叩诊过清音,两肺布满痰鸣音。胸片示:慢性支气管炎合并感染、肺气肿。中医诊见:发热,喘促气粗,痰黄稠难咳,口渴,大便干结,舌红苔黄,脉滑数。证属痰热阻肺,腑气不通。予清热宣肺,泄热攻下。用宣白承气汤:生石膏 30g 先下,瓜蒌皮 15g,杏仁 9g,生大黄 10g 后下,水煎服,日 2 包,分 4 次服。药后热退,咳嗽、气急减轻,痰黄转稀,大便软。药既见效,原方续进 3 包,日 1 包。复诊:气急消失,但有咳嗽、口干。病情好转,原方去大黄、石膏合沙参麦冬汤调理 5 天,咳嗽及临床诸症消失,血化验正常,痊愈出院。(疗金龙.宣白承气汤在肺部急症中的应用 [J].江西中医药,1988(5):13.)

(3)祁某,女,34 岁,工人。1983 年 6 月 25 日初诊。尿频且急,溺时疼痛,尿色红赤,身热口渴,腹部胀满,大便干结 5 日未行,苔黄燥,脉弦数,左尺牢坚。尿液检查:红细胞(3+),白细胞(3+),中段尿细菌培养:副大肠杆菌 $>10^5$/ml。此阳明腑实,小肠热盛之候也。法当通阳明之结,泄小肠之热,仿导赤承气汤意。细生地 15g,京赤芍 12g,黄连 6g,黄柏 9g,生大黄 9g 后下,芒硝 10g 冲,石韦 12g,凤尾草、白花蛇舌草各 30g。服上方 2 剂,腑通、溲畅、痛解,后以养阴清利剂,调治半月,尿常规正常。尿培养两次均无菌生长。(周宁.《温病条辨》"五承气汤"运用辨析 [J].江苏中医杂志,1987(8):5.)

(4)黄某某,男,54 岁,农民。1993 年 4 月 12 日初诊。患者于 5 年前曾发胆石症。本月 3 日进食鸡蛋后又突发右胁胀痛,伴轻度恶寒发热,恶心,呕吐食物残渣。次日白睛黄染。经当地卫生院诊治,痛未缓解。检查:反应迟钝,右侧球结膜下出血,右上腹压痛,墨菲征阳性,两下肢皮肤注射部位紫癜数处。血肌酐 442μmol/L,尿素氮 17.83mmol/L,血白细胞 $36×10^9$/L,中性粒细胞 0.90,血小板 $18×10^9$/L,尿红细胞 3+。B 超提示:肝内外胆管多发结石伴扩张,胆囊积液。经抗休克、抗感染等综合治疗 3 天,无明显改善,24 小时尿量少于 500ml,病情危重。在家属强烈要求下于 9 日出院。出院诊断为化脓性胆管炎、急性胆囊炎、急性肾衰竭并发弥散性血管内凝血。返家次日,全身出现块状紫斑。经当地医生静脉滴注治疗,11 日神识昏糊,家属拟料理后事。12 日见其呼吸尚存,遂邀我等出诊。至病家,患者神昏,呼之不应,压眶尚能皱眉,全身皮肤灰黯而黄,散在拇指大褐色斑块约 20 个,两眼闭合,瞳仁等圆,白睛黄染并见褐色出血斑,不饮、不食、无尿已 1 日余,大便不行已 3 日,牙关不紧,撬开见舌短,苔灰黑焦黄欠有润津,脉细无力。试以开水喂服,尚能微微下咽,尚可挽救于万一。以牛黄承气汤合新加黄龙汤加减:西洋参(另煎)、芒硝(冲)、郁金、炒黄芩、焦山栀、生地、麦冬、玄参、丹参各 10g,生大黄 30g,茵陈 15g,牛黄清心丸(研冲)1 粒。煎后急置凉水中隔水待温,少量多次频频喂服。嘱其家属:如见少量尿液,则是佳兆。病家喂药达旦。13 日凌晨裤湿,并排出臭秽大便甚多,神识亦见好转,乃于上午 9 时抬送至我院。知其急性肾衰竭已好转,原方去牛黄清心丸,加枳壳、金钱草,测尿量增至每日约 1 000ml,考虑全身情况好转后,宜手术治疗。4 月 30 日再次休克,又经抗休克包括输血等处理好转,至 5 月 10 日又见休克。考虑胆管梗阻未除,则感染性休克终难控制,遂切除胆囊,切开胆总管取石,以后又经输血、抗感染、应用止血剂等西医一系列处理,共住院 78 天痊愈出院。至今能参加农事劳动。(刘普希,陈学常,陈学英. 牛黄承气汤合加减黄龙汤治疗急性尿毒症 [J]. 浙江中医杂志,1998(2):54)

【原文】

陽明溫病,舌黃燥,肉色絳,不渴者,邪在血分,清營湯主之。若滑者,不可與也,當於濕溫中求之。(中焦篇 20)

溫病傳裏,理當渴甚,今反不渴者,以邪氣深入血分,格陰於外,上潮於口,故反不渴也。曾過氣分,故苔黃而燥。邪居血分,故舌之肉色絳也。若舌苔白滑、灰滑、淡黃而滑,不渴者,乃濕氣蒸騰之象,不得用清營柔以濟柔也。

清營湯方(見上焦篇)

【释义】

本条论述阳明温病邪入营血的证治。阳明温病,热邪入营血分后舌色转红绛,不渴者,为热邪深入营分,蒸腾营阴,"格阴于外,上潮于口"所致,用清营汤清营泄热、滋养营阴。营为血中之气,故每以血赅营。因此吴氏在本节中所谓的邪在血分,实际包括了营分在内,而且尤其侧重在营分。

在温病过程中,邪热传里,口反不渴,除见于热入营血外,湿温病过程中也可见到,此为湿邪蕴阻气分所致,与热在营血的病机完全不同,故其舌质并不红绛而舌苔必现滑腻。至于苔色表现,吴氏自注说:或白滑或灰滑,抑或淡黄而滑。不同的苔色,主要取决于湿与热的孰轻孰重。湿蕴气分,清营汤等清凉柔润之品自不宜用,当按湿温病辨证施治。

【辨治思维与要领】

一般而言,热邪传里,病在阳明气分,舌苔多黄而干燥,口必大渴引饮,是胃热灼津的表现。若热邪入里后舌呈红绛之色,口渴反而不甚或竟不渴者,为热邪深入营血所致。

绛舌所反映的病理有虚实之分,标志着病情较为深重。色鲜绛者多主实证,属营热炽盛,营阴耗伤,见于病之极期;色绛而光亮,或虽绛而干枯不荣主虚证,为胃阴衰亡或肾阴耗竭,见于病之后期。

【临床应用】

临床使用清营汤时,若热盛可加板蓝根、大青叶、石膏等;若津伤较甚可去黄连;若神昏谵语严重者,可与安宫牛黄丸、紫雪丹合用。

【原文】

斑疹,用升提則衄,或厥,或嗆咳,或昏痙,用壅補則瞀亂 [1]。(中焦篇 23)

此治斑疹之禁也。斑疹之邪在血絡,只喜輕宣涼解。若用柴胡、升麻辛溫之品,直升少陽,使熱血上循清道則衄;過升則下竭,下竭者必上厥 [2];肺爲華蓋,受熱毒之熏蒸則嗆咳;心位正陽,受升提之摧迫則昏痙。至若壅補,使邪無出路,絡道比經道最細,諸瘡痛癢,皆屬於心,既不得外出,其勢必返而歸之於心,不瞀亂得乎?

【注释】

[1] 瞀乱:神志昏乱。瞀,昏也。

[2] 厥:此处指因误治而猝然昏迷不醒。

【释义】

本条论述温病斑疹的治疗禁忌。吴鞠通指出斑疹治疗主要禁忌升提、壅补二法。所谓升提，是指用辛温之剂发散透疹之法。这一治法主要是针对风疹、麻疹表气郁闭较甚者而设，但通常对这类疾病的治疗应以辛凉宣透为主，而非滥用辛温升提，更不能用于斑疹等营血有热之证。至于壅补，对一般斑疹治疗并无使用的必要，因斑疹本是热入营血之象，治疗当以清解为主，若误用壅补易致心中闷乱、头目昏眩等症。

【辨治思维与要领】

斑疹皆为邪热波及营血之征象。如章虚谷所说："热闭营中，故多成斑疹。"斑为阳明热炽，内迫营血，血从肌肉外渍所致，其病位主要在胃；疹为邪热郁肺，内窜营分，血从肌肤血络而出所致，其病位主要在肺。故陆子贤说："斑为阳明热毒，疹为太阴风热。"可见斑与疹的形成，在病位上有肺、胃之异，在病机上有浅、深之别。

斑疹切忌壅补，但不能绝对化。若温病发斑疹时，正气大虚而出现斑疹内陷之逆证，体温骤降，斑疹突然隐没，治疗当用补气以托斑疹之法，不属禁忌之法。

【临床应用】

疹多为肺经气分热邪外窜肌肤，波及营络所致，治当宣肺泄热，凉营透疹，可用银翘散去豆豉，加细生地、丹皮、大青叶，倍玄参方。斑多因营热损伤血络，溢于肌肤所致，治当清气凉血，解毒化斑，方用化斑汤。若临床出现夹斑带疹的情况，应按斑的方法治疗。

【原文】

斑疹陽明證悉具，外出不快，內壅特甚者，調胃承氣湯微和之，得通則已，不可令大泄，大泄則內陷。（中焦篇24）

此斑疹下法，微有不同也。斑疹雖宜宣泄，但不可太過，令其內陷。斑疹雖忌升提，亦畏內陷，方用調胃承氣者，避枳、朴之溫燥，取芒硝之入陰，甘草敗毒緩中也。

調胃承氣湯（方見前）

【释义】

本条论述温病斑疹下法。温病出现斑疹同时伴有阳明腑实证，表现为腑气壅滞，大便不通，里实壅盛，斑疹蔽伏不透，宜通下腑实。可用调胃承气汤微微攻下，迫至内壅一通，邪热得以外泄，则斑疹也每可透发。

【辨治思维与要领】

斑疹治疗常法为清透，如出现透发不畅，可由内热壅盛，热出不畅导致，此时撤热于下，借阳明为排邪通路，邪热外泄则表里交通，邪气外达，即里通则表自和之义。

吴氏提出对温病斑疹运用攻下之法应注意以下两点：一是掌握使用攻下的指征，既有阳明证，又有"外出不快，内壅特甚"；二是攻下当适可而止，不能过剂，以免发生内陷之变。运用调胃承气汤只是提示下法宜适度，不可拘泥。

【原文】

陽明溫病，無汗，實證未劇，不可下。小便不利者，甘苦合化[1]，冬地三黃湯主之。（中焦篇29）

大凡小便不通，有責之膀胱不開者，有責之上游結熱者，有責之肺氣不化者。溫熱之小便不通，無膀胱不開證，皆上游（指小腸而言）熱結，與肺氣不化而然也。小腸火腑，故以三黃苦藥通之；熱結則液乾，故以甘寒潤之；金受火刑，化氣維艱，故倍用麥冬以化之。

冬地三黄湯方（甘苦合化陰氣法）

麥冬八錢　黃連一錢　葦根汁半酒杯（沖）　元參四錢　黃柏一錢　銀花露半酒杯（沖）　細生地四錢　黃芩一錢　生甘草三錢

水八杯，煮取三杯，分三次服，以小便得利爲度。

【注释】

[1] 甘苦合化：指甘寒生津与苦寒清热药合用，以苦寒清热，甘寒养阴，清热而不伤阴的治疗方法。

【释义】

本条论述阳明病热盛阴伤而致小便不利的证治。吴鞠通认为阳明温病出现小便不利多因热盛阴伤所致，故治疗当以甘苦合化之法，即甘寒与苦寒药配合，一以养阴，一以清热。本条所论述因热结阴伤而致小便不利的证治，叙证虽简，但治法独具一格。阳明温病症见无汗，非热邪蕴伏不透，即阴津耗损无源作汗。"实证未剧"，说明邪虽在里，但尚无明显的腑实征象，所以治不可下。所述小便不利，乃是本病的主症，系热结火腑阴液干涸所致，但临床必有其他征象可据。因于热结液干的小便不利，治非一般渗利之品所宜，故采用冬地三黄汤。方用黄连、黄芩、黄柏三黄苦寒清泄郁热；生地、麦冬、玄参甘寒生津养液；花露、苇根汁甘凉滋润，清肺养液；甘草配生地等养阴药以滋阴生津，共奏甘苦合化，养阴清热之效。本方以甘寒与苦寒之品相合，一以生化阴气，一以清泄邪热。热结得解，阴液得复，则小便自可通利。

【辨治思维与要领】

本条所论养阴清热法的运用，并不限于温病小便不利者，对热盛阴伤者均可酌用本法。

热病出现小便不利的病因多样：有膀胱气化不利者，有热盛阴伤者，有肺气不宣者，当仔细辨察，不能一见小便不利，就断为下焦气化不利而用利水药。

【临床应用】

现代临床可用本方治疗肾综合征出血热、急性肾衰竭、继发性肺部真菌感染以及各类皮肤疾病属热盛阴伤者。如见神昏谵语者，加水牛角、连翘、竹叶卷心以清心泄热，可加用醒脑静注射液或清开灵注射液静脉滴注；热盛动风而痉厥者，加羚羊角、钩藤、菊花以凉肝息风；阴液亏耗严重者，可加用生脉注射液静脉滴注。

【医案举例】

黄某，男，29岁，患者1年来臀部反复出现小硬结节，基底潮红疼痛，渐即破溃，有脓性分泌物，不久消退，但隔几天后又复发，如此不断反复，缠绵难愈。曾用多种抗生素治疗，但未能彻底控制，现臀部有多个拇指大的疖肿，红肿热痛，口渴思饮，大便秘结，舌红苔黄燥，脉弦数，重按细小。证属湿热久蕴，化火成毒兼里热阴亏，故热毒留结不去，反复发作。治拟清热燥湿、泻火解毒、凉血活血。药用：黄连6g、黄芩10g、黄柏10g、生地15g、玄参10g、麦冬10g、银花10g、连翘10g、赤芍10g、蒲公英10g、甘草6g，上方连服16剂，疖肿全部消退，随访半年未见复发。（王红梅，曾琳. 冬地三黄汤临床运用及研究进展[J]. 贵阳中医学院学报，2010，32（1）：80-82.）

【原文】

温病小便不利者，淡渗不可與也，忌五苓、八正輩。（中焦篇30）

此用淡渗之禁也。熱病有餘於火，不足於水，惟以滋水瀉火爲急務，豈可再以淡渗動陽而爍津乎？奈何吳又可於小便條下，特立豬苓湯，乃去仲景原方之阿膠，反加木通、車前，滲而又滲乎？其治小便血分之桃仁湯中，仍用滑石，不識何解！

【释义】

本条论述温病淡渗之禁。吴鞠通强调，温病小便不利者为"用淡渗之禁也。热病有余于火，不足于水，惟以滋水泻火为急务，岂可再以淡渗动阳而烁津乎"。因为温病见小便不利，其最常见的原因是热盛耗伤阴液而致，应以养阴清热为大法，通过滋阴以益小便之源，清热而去其因。对这类病证，不可见小便不利而滥用淡渗利尿之剂，如五苓散、八正散等分利方剂皆在所禁。如误用淡渗之法，会进一步耗伤阴液。

【辨治思维与要领】

温病小便不利首宜辨清其病机是湿阻还是阴伤。对温热病热结阴伤之小便不利的治疗，禁用淡渗法，忌五苓、八正散之类，也不可纯用苦寒，避免化燥伤阴。

【原文】

温病燥熱，欲解燥者，先滋其乾，不可純用苦寒也，服之反燥甚。（中焦篇31）

此用苦寒之禁也。温病有餘於火，不用淡滲猶易明，并苦寒亦設禁條，則未易明也。舉世皆以苦能降火，寒能瀉熱，坦然用之而無疑，不知苦先入心，其化以燥，服之不應，愈化愈燥。宋人以目爲火戶，設立三黃湯，久服竟至於瞽，非化燥之明徵乎？吾見温病而恣用苦寒，津液乾涸不救者甚多，蓋化氣[1]比本氣[2]更烈。故前條冬地三黃湯，甘寒十之八九，苦寒僅十之一二耳。至茵陳蒿湯之純苦，止有一用，或者再用，亦無屢用之理。吳又可屢詆用黃連之非，而又恣用大黃，惜乎其未通甘寒一法也。

【注释】

[1] 化气：此指滥用药物引起的病变。

[2] 本气：此指病邪导致的病变。

【释义】

本条论述温病苦寒之禁。所谓苦寒之禁是指温病过程中出现燥热时，不可单用苦寒以冀解除燥热，而应投用甘寒之品"先滋其干"。但应当看到，甘寒之品虽能润燥泄热，但其清热之力毕竟较弱，如邪热较甚时可适当配合苦寒之品以泄邪热，即所谓"甘苦合化"。

【辨治思维与要领】

温病过程中出现燥热，不仅因为邪热内盛，还往往与阴液耗伤有关，苦寒药虽有清热作用，但苦燥伤阴液明显，故不能单独运用。文中列举的冬地三黄汤，以甘寒养阴之生地、玄参、麦冬、芦根汁、银花露为主，配合少量苦寒的黄芩、黄连、黄柏以泻火，即体现了"先滋其干，不可纯用苦寒"的治疗思想。然而，冬地三黄汤虽是以甘寒之品为主，但不能认为本方可用于所有的热盛阴伤证，在临床上还应根据热盛与阴伤之侧重而确定清热与养阴之孰重孰轻，不能拘定一方。

（二）湿热病

【原文】

陽明温病，乾嘔口苦而渴，尚未可下者，黃連黃芩湯主之。不渴而舌滑者屬濕温。（中焦篇19）

温熱，燥病也，其嘔由于邪熱夾穢，擾亂中宮而然，故以黃連、黃芩徹其熱，以芳香蒸變化其濁也。

黄连黄芩汤方（苦寒微辛法）

黄连二钱　黄芩二钱　郁金一钱五分　香豆豉二钱

水五杯，煮取二杯，分二次服。

【释义】

本条论述阳明温病干呕证治。阳明温病，只见干呕而未吐出饮食物，是由于阳明胃热郁结夹有秽浊，扰乱中焦气机升降之故。如口苦而渴，为热重湿轻之象，可用黄连黄芩汤辛开苦降，方中以黄连、黄芩苦寒直折，清泻气分实热为君；郁金辛苦寒，疏通少阳、清透郁热、宣展气机为臣；豆豉宣发郁热、透邪达表，为佐。四药配伍，共奏清泻热邪、宣展气机、透热外达之功。若不渴而苔滑，当按湿温病治疗。

【辨治思维与要领】

黄连黄芩汤针对阳明温病，干呕、口苦而渴、尚未可下者的治疗，体现吴氏在湿温病的治疗中，苦寒与辛香之剂配伍，以苦寒清热祛湿，辛香畅气化湿，终达气机宣通、湿开热透邪解的目的。

由于临床上邪热内盛而致胃气上逆干呕者并非少见，似不能一见干呕皆认定为夹杂秽浊之气，尚须结合全身症状综合分析。如胆经郁热较甚致干呕、口苦者，也可用本方清宣胆腑郁热。

【临床应用】

有临床报道应用本方加减治疗急性感染性腹泻等疾病。若伴见头痛恶寒，无汗或少汗者，加葛根、蝉蜕、薄荷等以透达表邪；若伴寒热往来，胸胁胀闷，心烦者，加柴胡、栀子等以疏胆清热；若胆热炽盛，口苦、呕吐甚者，加龙胆草、黄连、竹茹、代赭石等以清胆降逆止呕；伴阴伤者，可酌加玄参、白芍、甘草等养阴清热。

【医案举例】

陈某某，男，55岁。2004年9月5日初诊。患者素有胃痛，有朋友介绍一种药酒谓治胃痛有效，遂信其言，取药一料，泡酒服之。因治病心切，服量太过，药酒烧灼导致食管与胃损伤，出现咽喉、食管、胃中灼热疼痛，食欲尚可，但胃痛，烧灼难忍，自服摩罗丹，并请一中医治疗无效。诊时脉沉滑弦数，舌红赤，苔厚，染苔。据脉舌辨为火郁胃痛，用黄连黄芩汤合枳实栀子豉汤化裁，处方：黄连6g，黄芩10g，栀子10g，淡豆豉10g，枳实10g，郁金10g，白芍12g，麦冬12g，生甘草3g。5剂。2004年9月18日二诊：因服药诸症减轻，患者又自行取4剂煎服。诊时胃痛止，咽喉、食管、胃中灼热消失。唯胸闷，口苦，咽干，眼睛有热感。脉右滑略数，舌赤偏干，苔黄。从舌赤辨属清营汤证，用黄连黄芩汤合清营汤化裁，处方：生地黄15g，牡丹皮10g，麦冬15g，玄参10g，连翘10g，黄连6g，黄芩10g，栀子10g，淡豆豉6g，郁金6g。6剂。诸症痊愈。（张文选．温病方证与杂病辨治[M]．北京：中国医药科技出版社，2017．）

【原文】

暑温蔓延三焦，舌滑微黄，邪在气分者，三石汤主之；邪气久留，舌绛苔少，热搏血分者，加味清宫汤主之；神识不清，热闭内窍者，先与紫雪丹，再与清宫汤。（中焦篇41）

蔓延三焦，则邪不在一经一脏矣，故以急清三焦为主。然虽云三焦，以手太阴一经为要领。盖肺主一身之气，气化则暑湿俱化，且肺脏受生于阳明，肺之脏象属金色白，阳明之气运亦属金色白，故肺经之药多兼走阳明，阳明之药多兼走肺也。再肺经通调水道，下达膀胱，肺痹開則膀胱亦開，是雖以肺爲要領，而胃與膀胱皆在治中，則三焦俱備矣。是邪在氣分而主以三石湯之奧義也。若邪氣久羈，必歸血絡，心主血脉，故以加味清宮湯主之。内竅欲閉，則熱邪盛矣，紫雪丹開内竅而清熱最速者也。

三石湯方

飛滑石三錢　生石膏五錢　寒水石三錢　杏仁三錢　竹茹（炒）二錢　銀花三錢（花露更妙）　金汁[1]一酒杯（沖）　白通草二錢

水五杯，煮成二杯，分二次温服。

[方論]此微苦辛寒兼芳香法也。蓋肺病治法，微苦則降，過苦反過病所，辛凉所以清熱，芳香所以敗毒而化濁也。按三石，紫雪丹中之君藥，取其得庚金之氣，清熱退暑利竅，兼走肺胃者也；杏仁、通草爲宣氣分之用，且通草直達膀胱，杏仁直達大腸；竹茹以竹之脉絡，而通人之脉絡；金汁、銀花，敗暑中之熱毒。

加味清宮湯方

即於前清宮湯内加知母三錢、銀花二錢，竹瀝五茶匙衝入。

【注釋】

[1]金汁：即糞清，又名黄龍湯。取健康人的糞便封于缸内，埋入地下，隔1～3年取其上層的清汁即是。但目前臨床上已不用。

【释义】

本条论述暑湿弥漫三焦证治。暑温蔓延三焦，是指暑湿之邪并不局限于某一脏腑，而是上中下三焦俱病。暑湿内盛，蒸腾于外，则身热不退；暑湿蒸腾，上蒙清窍，则面赤耳聋；暑热上犯于肺，肺气不利，肺络受损，则见胸闷，咳痰带血；暑湿困阻中焦，脾胃升降失司，则脘腹痞闷，恶心呕吐，不甚渴饮；湿热蕴结下焦，肠道分清泌浊失司，则见小便短赤，下利稀水；舌红赤、苔黄滑，乃暑湿之邪郁蒸气分之征。可用三石汤清热利湿，宣通三焦。方中杏仁开上焦肺气；竹茹、石膏清泄中焦邪热；滑石、寒水石、通草清利下焦湿热；银花、金汁涤暑解毒。

舌绛苔少，则为暑湿化热，热入营分之证，可用加味清宫汤治疗；若以神昏为主，则用清宫汤配合紫雪丹之类以清心凉营开窍。

【辨治思维与要领】

本证病位涉及上、中、下三焦，除有中焦暑湿蕴阻见症外，还有暑湿郁滞上焦与下焦的见症，故与暑湿困阻中焦之证有别。

本证耳聋与少阳证耳聋应鉴别。叶天士强调："湿乃重浊之邪，热为熏蒸之气，热处湿中，蒸淫之气上迫清窍，耳为失聪，不与少阳耳聋同例。"提示少阳耳聋乃胆热上冲所致，必伴有寒热往来，口苦咽干，脉弦等症；而本证因暑湿郁蒸而致耳聋，必伴有胸闷脘痞，呕恶，苔腻等症。

本证下利稀水还应与热结旁流之纯利稀水相鉴别。热结旁流为燥屎内结，肠道分泌稀水从燥屎旁而下，必兼有腹胀满硬痛，苔焦老起刺等症；本证为湿热蕴结下焦，肠道分清泌浊失司所致，必兼有胸闷脘痞，呕恶，苔腻等症。

【临床应用】

现代临床应用本方加减可治疗泌尿系结石、湿疹、普通型手足口病、痛风、恙虫病、小儿重型腹泻等疾病，属暑湿弥漫三焦者。若暑湿偏于上焦者，主用杏仁、荷叶、大豆卷、淡豆豉等；偏重于中焦者，主用石膏、竹叶、竹茹、苍术、半夏、厚朴等；偏重于下焦者，主用滑石、寒水石、猪苓、茯苓、泽泻、通草等。此外，若心胸烦闷较甚者，可加栀子皮、竹叶心以清心泄热；痰多带血者，可加川贝、竹沥、白茅根以化痰凉血止血；小便色赤、热痛明显者，可加车前草、薏苡仁等以加强清利暑湿之力。

【医案举例】

患儿王某，男，8岁。2003年6月30日就诊。患儿从3岁起手足心热，夏季尤甚，每每需用冰敷方能入睡，且平素大便干，汗多。患儿已经过多家诊治，效不显。分析此患儿素体属热，于夏季则内外之热邪充斥三焦，故出现此症。用三石汤加减清热退暑利窍，兼清肺胃大肠。药用：石膏30g，滑石30g，寒水石30g，金银花15g，香薷6g，黄连5g，灯心草6g，杏仁6g，白薇15g，地骨皮15g，青黛（另包）12g。予6剂，日1剂煎服。2003年7月6日再诊，诉手足心热减轻，但仍需用冰敷方能入睡，大便软，汗减。上方去香薷、灯心草、白薇、地骨皮，加水牛角15g，生地12g，鳖甲10g。予8剂，日1剂煎服。2003年7月14日三诊患儿上述症状基本消失。上方减生地为6g，继服5剂。（孙香娟，张玲，佘姝娅.常克主任中医师运用三石汤经验评析[J].中医药学刊，2004，22（10）：1792.）

【原文】

吸受穢濕，三焦分布，熱蒸頭脹，身痛嘔逆，小便不通，神識昏迷，舌白，渴不多飲，先宜芳香通神利竅，安宮牛黃丸；繼用淡滲分消濁濕，茯苓皮湯。（中焦篇56）

按此證表裏經絡臟腑三焦，俱爲濕熱所困，最畏內閉外脫。故急以牛黃丸宣竅清熱而護神明；但牛黃丸不能利濕分消，故繼以茯苓皮湯。

安宮牛黃丸（方法見前）

茯苓皮湯（淡滲兼微辛微涼法）

茯苓皮五錢　生薏仁五錢　猪苓三錢　大腹皮三錢　白通草三錢　淡竹葉二錢

水八杯，煮取三杯，分三次服

【释义】

本条论述湿热弥漫三焦的证治。湿热之邪弥漫三焦，在上可见心包清窍失灵之热蒸头胀，神识昏迷；在中可见气机升降失司之呕恶，渴不多饮，舌白；在下可见湿热下注，膀胱气化不利之小便不通。因小便不利与神昏并见，故吴氏认为应先开窍醒神，再用茯苓皮汤淡渗利尿。本条神昏与小便不利皆为湿邪闭阻机窍所致，因此开窍与利尿亦可同时进行。

【辨治思维与要领】

本证病机是湿阻膀胱，邪无出路，致湿热上蒙心包。因所致神迷、小便不通均属危急之症，故临床上需利湿与开窍并施，且根据湿与热轻重程度选择药物，湿重可选苏合香丸芳化开窍醒神志，热象重者可选安宫牛黄丸清心开窍。

本条所述舌白，渴不多饮，说明湿浊较盛，开窍药不可过用寒凉，当依据临床具体情形而定，不可拘泥于安宫牛黄丸。

【临床应用】

现代临床常应用茯苓皮汤加减治疗湿热下注型尿路感染、前列腺炎、阴道炎、肾病综合征等疾病。茯苓皮汤清利湿热，淡渗利水通阳，却无开窍醒神之功，临床上若无苏合香丸，可于茯苓皮汤中加石菖蒲、郁金、藿香、佩兰等芳化之品。

【医案举例】

患者，男，43 岁，2018 年 7 月 10 日就诊：患者诉 3 月前体检发现尿蛋白（+++），偶有腰部酸困，乏力，尿中大量泡沫，于某医院就诊。行肾穿刺后诊断为肾病综合征（膜性肾病）、低蛋白血症，给予对症治疗，建议激素冲击治疗，患者拒绝。出院后于当地诊所口服中药汤剂治疗，半月后上述症状改善不明显。10 天前因工作劳累后出现明显腰酸困、乏力，双下肢凹陷性水肿（++），尿中大量泡沫，头昏，汗多油腻，口中黏腻、口苦，食纳可，睡眠调，大便溏。舌质黯红，苔黄厚略腻，脉沉滑。7 月 6 日复查尿常规：尿蛋白（++），隐血（+）。诊断：水肿，证属湿热郁阻下焦，治宜渗湿泄热，方选茯苓皮汤加减，处方：茯苓皮 10g、生薏苡仁 30g、猪苓 12g、通草 10g、淡竹叶 10g、大腹皮 6g、泽泻 10g、法半夏 6g、陈皮 12g、滑石 20g（包煎）、厚朴 10g、石菖蒲 15g、郁金 10g、炒白术 10g、白蔻仁 15g、生甘草 6g。7 剂，水煎服，每日 1 剂，早晚分服，嘱患者注意休息，预防感冒，清淡饮食。2018 年 7 月 17 日二诊：患者诉服药后双下肢水肿明显减轻，晨起略明显，无腰酸困、乏力，尿中泡沫较前减少，仍有口苦，无口中黏腻，食纳可，睡眠调，大便不成形。舌质红，苔白腻，脉滑数。继用上方去大腹皮，加茵陈 12g、黄芩 10g、车前子 10g（包煎），7 剂，用法同前，嘱患者注意休息，预防感冒，清淡饮食。7 月 24 日三诊：患者诉服药后双下肢水肿消失，无口苦，尿中泡沫较前明显减少，大便正常。继用上方，7 剂，用法同前，嘱患者注意休息，预防感冒，清淡饮食。三诊 2 月后随访，双下肢水肿消退，复查尿常规正常，建议患者定期复查尿常规、肾功能，注意休息，预防感冒。（茹春阳，牛阳，杜燕. 浅析温病祛湿三方在脾胃湿热证中的运用 [J]. 宁夏医科大学学报，2020，42（3）：316-320.）

【原文】

三焦濕鬱，升降失司，脘連腹脹，大便不爽，一加減正氣散主之。（中焦篇58）

再按此條與上第五十六條同爲三焦受邪，彼以分消開竅爲急務，此以升降中焦爲定法，各因見證之不同也。

一加減正氣散方

藿香梗二錢 厚朴二錢 杏仁二錢 茯苓皮二錢 廣皮一錢 神曲一錢五分 麥芽一錢五分 綿茵陳二錢 大腹皮一錢

水五杯，煮二杯，再服。

[方論]正氣散本苦辛溫兼甘法，今加減之，乃苦辛微寒法也。去原方之紫蘇、白芷，無須發表也。去甘、桔，此證以中焦爲扼要，不必提上焦也。祇以藿香化濁，厚朴、廣皮、茯苓、大腹瀉濕滿，加杏仁利肺與大腸之氣，神曲、麥芽升降脾胃之氣，茵陳宣濕鬱而動生發之氣，藿香但用梗，取其走中不走外也。茯苓但用皮，以諸皮皆涼，瀉濕熱獨勝也。

【释义】

本条论述湿阻胃肠的证治。本条冠以"三焦湿郁"，但以"脘连腹胀，大便不爽"为主症，病变中心实偏于胃肠。其病机为"升降失司"，即湿邪中阻影响了脾胃的升降功能，故以脘腹胀满，大便溏而不爽为主要临床表现。治以一加减正气散疏化中焦湿浊，升降脾胃之气。本方为藿香正气散加减而成，吴氏指出："去原方之紫苏、白芷，无须发表也。去甘、桔，此证以中焦为扼要，不必提上焦也。只以藿香化浊，厚朴、广皮、茯苓、大腹泻湿满，加杏仁利肺与大肠之气，神曲、麦芽升降脾胃之气，茵陈宣湿郁而动生发之气，藿香但用梗，取其走中不走外也。茯苓但用皮，以诸皮皆凉，泻湿热独胜也。"

【辨治思维与要领】

本条为湿热郁遏三焦，而致升降失常之证。本条虽然病证为三焦均受湿热侵犯，但病变中心却在中焦，为脾胃升降功能失常，中焦气机阻滞，症见脘痞、腹胀满、大便不爽等。虽为中焦气滞，但吴氏却未施降气通泄之药，而以杏仁开上，以麦芽、神曲、茵陈之类，以升代降，为临床用药提供思路。

吴氏在《温病条辨》中创五加减正气散，各有异同。一加减正气散针对湿郁中焦明显，以脘腹胀，大便不爽为主症。二加减正气散治疗湿郁中焦，兼湿滞经络，脘闷、便溏、身痛，加用了木防己、薏苡仁、大豆黄卷等宣通经络湿邪之品。三加减正气散适用于湿郁化热而阻滞气机之证，可见身热、胸闷，小便短赤，舌苔黄腻等症，正气散中加滑石以清湿中之热。四加减正气散适用于湿困脾阳之证，加用草果温阳燥湿。五加减正气散则治疗湿伤脾阳而泄泻之证。

【临床应用】

一加减正气散临床可通过化裁应用于慢性胃炎、消化性溃疡、高脂血症、急性黄疸性肝炎等消化系统及代谢性疾病，以恢复脾胃升降功能为主旨，茵陈、麦芽、神曲的搭配可疏肝、和脾、消滞。

【医案举例】

潘某，女，46岁，2010年2月21日初诊。反复便秘已5年余，平时大多数情况5～7天大便1次，且需服用黄连上清丸等药方能解出，所排大便先硬后细软，有时呈渣滓样，多不成形，且有解不尽感，经常腹胀。直肠镜检查未发现明显器质性病理改变。现诊见：大便已1周未解，有便意欲大便不得解，腹胀，脘腹不痛，口黏稍干，无烦热，食欲尚可，因腹胀控制饮食，小便正常，经带无异，舌质淡，苔白腻、微黄，脉沉细。诊断为湿秘，治从祛湿、下气、通滞，予一加减正气散化裁治疗。处方：藿香、厚朴、陈皮、苦杏仁、神曲、麦芽、枳实、薤白各10g，茯苓、茵陈、莱菔子各15g，大腹皮6g，生大黄（后下）3g。水煎服，每天1剂。1周后复诊，患者诉腹胀明显减轻，服药至第2天即排出少量大便，先头部分偏硬，但后部分细软，其后几天已能每天排便1次，唯量较少，便质软，基本成形。继用上方加减治疗，经治1月后，大便恢复正常，无明显不适。随访半年，便秘未再复发。（郭建生，陈士伟. 一加减正气散治疗湿郁便秘浅谈 [J]. 新中医，2011，43（3）：150-151.）

【原文】

脉缓身痛，舌淡黄而滑，渴不多饮，或竟不渴，汗出热解，繼而復熱。內不能運水穀之濕，外復感時令之濕，發表攻裹，兩不可施，誤認傷寒，必轉壞證。徒清熱則濕不退，徒祛濕則熱愈熾，黃芩滑石湯主之。（中焦篇63）

脉緩身痛，有似中風，但不浮，舌滑不渴飲，則非中風矣。若係中風，汗出則身痛解而熱不作矣；今繼而復熱者，乃濕熱相蒸之汗，濕屬陰邪，其氣留連，不能因汗而退，故繼而復熱。內不能運水穀之濕，脾胃困於濕也；外復受時令之濕，經絡亦困於濕矣。倘以傷寒發表攻裹之法施之，發表則誅伐無過之表，陽傷而成痙，攻裹則脾胃之陽傷，而成洞泄寒中，故必轉壞證也。濕熱兩傷，不可偏治，故以黃芩、滑石、茯苓皮清濕中之熱，蔻仁、豬苓宣濕邪之正，再加腹皮、通草，共成宣氣利小便之功，氣化則濕化，小便利則火腑通而熱自清矣。

黃芩滑石湯方（苦辛寒法）

黃芩三錢　滑石三錢　茯苓皮三錢　大腹皮二錢　白蔻仁一錢　通草一錢　豬苓三錢

水六杯，煮取二杯，渣再煮一杯，分温三服。

【释义】

本条论述湿热蕴阻中焦，外滞经络的证治。

湿热蕴阻中焦，外滞经络，而见"脉缓身痛，舌淡黄而滑，渴不多饮，或竟不渴，汗出热解，继而复热"，治疗原则当清热化湿，不可用一般的解表攻里之法，也不可单用清热或单用祛湿。湿热蕴结之证，治当湿热两清，既不可专事清热，亦不可纯予化湿。即所谓"湿热两伤，不可偏治"。否则"徒清热则湿不退，徒祛湿则热愈炽"。治疗当清热化湿，方用黄芩滑石汤。但本方清热之力较弱，主要适用于湿重于热者，对于湿已化火，邪热较盛者，则注意加减或另选他方。

对于湿热病的发病，吴氏提出了"内不能运水谷之湿，外复受时令之湿"的观点。湿热病邪虽然是湿热病发病的主因，但发病与否，尚与患者的脾胃功能密切相关。薛生白指出："太阴内伤，湿饮停聚，客邪再至，内外相引，故病湿热。此皆先有内伤，再感客邪……或有先因于湿，再因饥劳而病者，亦属内伤挟湿，标本同病。"若素禀脾胃虚弱，或饮食失慎，恣食生冷，则脾胃更易受损，运化失司导致内湿停聚。此时，若感受外界湿热病邪，则外来之湿与脾胃内湿相合而引发湿温，故叶天士也强调："外邪入里，里湿为合。"可见吴氏的观点与叶天士、薛生白等温病大家的观点不谋而合，皆概括了湿温病内外合邪而发病的特点。

本条证见脉缓身痛，似伤寒太阳中风，但见舌苔淡黄而滑，口渴而不多饮，显非风邪伤卫，而为湿中蕴热外着经络的表现。其舌苔黄滑，渴不多饮，乃湿中蕴热之象。与一般表里同病不同，所以治疗"发表攻里两不可施"。切不可误认为伤寒表证而妄予辛温发表，更不可见有湿热在里而妄投攻下，否则便会导致严重后果。

【辨治思维与要领】

本条虽为湿热蕴阻中焦证治，但黄芩滑石汤并不局限于宣畅中焦气机，因三焦功能密切相关，中焦气机调畅，下焦方可气化得力。本方还体现了"治湿不利小便，非其治也"的特点，猪苓、通草等配伍利小便排水湿，进而达到宣畅气机、通阳化气的功效，值得临床借鉴参考。

【临床应用】

黄芩滑石汤临床上可加减应用于治疗慢性胃病、下焦湿热型儿童遗尿、婴幼儿病毒性肠炎等疾病，证属湿热蕴结中焦者。

【医案举例】

患者，男，59 岁。2019 年 3 月 7 日初诊。近 2 个月来，胃脘满闷，引左侧季肋部不适，自觉气从左腹往上顶，口黏腻、心烦异常，对任何事情均无兴趣。舌质红，舌苔黄、偏厚而腻，脉弦。辨为湿热郁蕴所致的黄芩滑石汤证。处方：黄芩 10g，白蔻仁 10g，滑石 10g，茯苓 15g，猪苓 10g，大腹皮 10g，厚朴 10g，半夏 10g，黄连 6g。服药 7 剂后脘腹胀、心烦诸症顿消，心情舒畅。（李岩，白光. 温病祛湿三法在慢性胃病治疗中的应用 [J]. 中国中西医结合消化杂志，2021，29（10）：741-744.）

四、下焦篇

【原文】

風溫、溫熱、溫疫、溫毒、冬溫，邪在陽明久羈[1]，或已下，或未下，身熱面赤，口乾舌燥，

甚则齿黑唇裂，脉沉實者，仍可下之；脉虚大，手足心熱甚於手足背者，加减復脉湯主之。（下焦篇1）

　　温邪久羈中焦，陽明陽土^[2]，未有不克少陰癸水者，或已下而陰傷，或未下而陰竭。若實證居多，正氣未至潰敗，脉來沉實有力，尚可假手於一下，即《傷寒論》中急下以存津液之謂。若中無結糞，邪熱少而虚熱多，其人脉必虚，手足心主裹，其熱必甚於手足背之主表也。若再下其熱，是竭其津而速之死也。故以復脉湯復其津液，陰復則陽留，庶可不至於死也。去參、桂、薑、棗之補陽，加白芍收三陰之陰，故云加减復脉湯。在仲景當日，治傷於寒者之結代，自有取於參、桂、薑、棗，復脉中之陽；今治傷於温者之陽亢陰竭，不得再補其陽也。用古法而不拘用古方，醫者之化裁也。

【注释】

　　[1] 羈（jī，音机）：停留。

　　[2] 阳明阳土：此处指阳明胃热炽盛。

【释义】

　　本条论述温病后期耗伤真阴的证治。吴氏强调"温邪久羈中焦，阳明阳土，未有不克少阴癸水者"。阳明热盛日久，若脉沉实，并见身热面赤，口干舌燥，甚则齿黑唇裂，仍属阳明腑实之证，治疗仍当用攻下之法；若脉虚大，手足心热甚于手足背，乃温病后期，邪入下焦，耗伤真阴所致，属肾阴大伤之证，当用加减复脉汤以滋养肾阴。

　　加减复脉汤是从仲景炙甘草汤化裁而来，方由炙甘草汤去甘温之人参、桂枝、生姜、大枣，加白芍而组成。方中白芍、地黄、阿胶、麦冬滋养肝肾阴液，炙甘草、麻仁扶正润燥，全方共奏滋阴退热，养液润燥之功，是治疗温病肝肾阴虚证的代表方。其中生地、麦冬与白芍的配伍，酸甘化阴，以增滋阴之力，又有酸收敛阳之效。

【辨治思维与要领】

　　本证还可出现耳聋，临床上应与热郁少阳之耳聋多加辨别。少阳耳聋乃风热随经上扰，清窍不利所致，多突然发作，耳鸣声如钟，迅即听觉失聪，甚至完全丧失，伴有耳部胀闷不适，口苦咽干，头目胀晕等症；本证耳聋为肾精亏耗，耳窍失养所致，耳聋逐渐加重，一般无胀闷之感，伴有一系列真阴亏虚见证。

【临床应用】

　　现代临床常用本方治疗心悸、中风、顽固性失眠、月经病、甲状腺功能亢进、手足心出汗等病。临床运用时，若因误汗耗伤心气，以致汗自出，心无所主，震震悸动者，宜去麻仁加生牡蛎、生龙骨，名救逆汤以滋阴敛汗，摄阳固脱；若下之不当，损伤脾阳而见大便溏者，去麻仁加生牡蛎，名一甲复脉汤以滋阴固摄；若虚风将起而见手指蠕动者，加生牡蛎、生鳖甲，名二甲复脉汤以防痉厥；若虚衰之极而见脉虚大欲散者，加人参以补益元气，增加固脱之力。本方针对真阴虚损而设，若邪热尚盛者不得与之，以防滋腻恋邪难解。

【医案举例】

　　闫某，男，12岁。

　　病史摘要：患温热病，日久失治。症见：午后潮热如焚，睡则呓语呢喃，面色枯白，身体羸瘦，饮食不进，哭而无泪。病已至此，其父母认为无望、束手待毙。其亲戚有周君者，与先生友好，力请诊治。切其脉来细数而任按，舌红形如石榴花。视其两目之神不败，口虽干而齿不枯。童子元阴未离，病虽危而犹可活。

中医辨证：温邪下伤真阴，且营分邪热较盛。

治法：滋阴增液，佐以清泄营热。

处方：加减复脉汤化裁。

生地 30g　麦冬 18g　生甘草 6g　丹皮 6g　玄参 18g　广犀角 6g（已禁用，以水牛角代）竹叶 6g

嘱药煎 2 次，分 4 次服之，每 4 小时服 1 次。服 1 剂后，竟酣然熟睡而呓语停止，午后潮热有所减轻。又服 2 剂，则鼻有涕，眼有泪，此乃津液复生，阳热之邪渐退之兆。于上方中再加玉竹 14g，龟板 24g，阿胶（烊化）10g。又服 3 剂，大见好转，身热已退，欲食米粥，大便由秘变易。治疗仍主甘寒滋阴增液之法，坚持不懈，计用生地至 6 斤，玄参、麦冬至 4 斤以上，治疗约有 1 月，其病方愈。周身皮屑脱落盈掬，顶发已秃，家人扶之下床，两腿振振欲擗地，站立不稳。温病伤阴之证，临床虽不鲜见，如此例之重者，确属罕见。（陈明，刘燕华，李芳.刘渡舟临证验案精选 [M]. 北京：学苑出版社，1996.）

【原文】

少陰溫病，真陰欲竭，壯火復熾，心中煩，不得臥者，黃連阿膠湯主之。（下焦篇 11）

按前復脈法爲邪少虛多之治。其有陰既虧而實邪正盛，甘草即不合拍。心中煩，陽邪挾心陽獨亢於上，心體之陰，無容留之地，故煩雜無奈；不得臥，陽亢不入於陰，陰虛不受陽納，雖欲臥得乎！此證陰陽各自爲道，不相交互，去死不遠，故以黃芩從黃連，外瀉壯火而内堅真陰；以芍藥從阿膠，内護真陰而外扞亢陽。名黃連阿膠湯者，取一剛以禦外侮，一柔以護内主之義也。其交關變化、神明不測之妙，全在一雞子黃。前人訓雞子黃，僉謂雞爲巽[1]木，得心之母氣，色赤入心，虛則補母而已，理雖至當，殆未盡其妙。蓋雞子黃有地球之象，爲血肉有情，生生不已，乃奠安中焦之聖品，有甘草之功能，而靈於甘草；其正中有孔，故能上通心氣，下達腎氣，居中以達兩頭，有蓮子之妙用；其性和平，能使亢者不爭，弱者得振；其氣焦臭，故上補心；其味甘鹹，故下補腎；再釋家[2]有地水風火之喻，此證大風一起，蕩然無餘，雞子黃鎮定中焦，通徹上下，合阿膠能預熄内風之震動也。然不知人身陰陽相抱之義，必未能識仲景用雞子黃之妙，謹將人身陰陽生死寤寐圖形，開列於後，以便學者入道有階也。

黃連阿膠湯方（苦甘鹹寒法）

黃連四錢　黃芩一錢　阿膠三錢　白芍一錢　雞子黃二枚

水八杯，先煮三物，取三杯，去滓，内膠烊盡，再内雞子黃，攪令相得，日三服。

【注释】

[1] 巽（xùn，音迅）：八卦之一，代表风。

[2] 释家：释为释迦牟尼（佛教创始人）的简称。释家，泛指从事佛教的和尚。

【释义】

本条论述温病后期肾阴虚，心火旺的证治。温病后期，肾阴亏于下，不能上济心火，心火亢于上，不能下温肾水，水火失济，火愈亢而阴愈伤，阴愈亏而火愈炽，形成心肾不交，阴虚火炽证。阴虚火炽则身热不甚，心火炎于上则心烦不得卧，肾水亏于下则口燥咽干，舌苔薄黑而干；舌红苔黄、脉细数也是阴虚火炽之征。方用黄连阿胶汤清心火，滋肾水。本方即《伤寒论》黄连阿胶汤，只是在药量上作了相应的调整。方中黄连、黄芩苦寒泄心火而坚真阴；阿胶、白芍甘酸咸寒滋真阴而抑心火；鸡子黄为血肉有情之品，下能补肾而益阴，上能宁心而安神,有安中焦、补精血、通心肾之功。诸药刚柔相济,可使肾阴渐复,心火渐清,水火相济,阴能纳阳则诸症自除。

【辨治思维与要领】

温病后期肾阴虚、心火旺证的辨证要点为心中烦、不得卧,口燥咽干,舌红苔黄或薄黑而干,脉细数。

【临床应用】

现代临床常用本方治疗血管性头痛、梦遗、早泄、阳痿、甲状腺功能亢进、室性早搏、齿衄、支气管扩张、咯血、便血、妇人月经过多、复发性口腔溃疡、顽固性失声、眼球出血等。若肝肾阴液亏耗较重,可加生地、玄参、首乌、黄精等;心火较盛者,可加莲子心、竹叶等。

【医案举例】

李某,男,49岁,编辑。

病史摘要:患失眠已两年,西医按神经衰弱治疗,曾服多种镇静安眠药物,收效不显。自诉:入夜则心烦神乱,辗转反侧,不能成寐。烦甚时必须立即跑到空旷无人之地大声喊叫,方觉舒畅。询问其病由,素喜深夜工作,疲劳至极时,为提神醒脑起见,常喝浓厚咖啡习惯成自然,入夜则精神兴奋不能成寐,昼则头目昏沉,萎靡不振。视其舌光红无苔,舌尖宛如草莓之状红艳,格外醒目,切其脉弦细而数。

中医辨证:阴虚火炽。

治法:下滋肾水,上清心火,令其坎离交济,心肾交通。

方药:黄连阿胶汤。

黄连 12g　黄芩 6g　阿胶(烊化)10g　白芍 12g　鸡子黄 2 枚

此方服至 3 剂,便能安然入睡,心神烦乱不发,续服 3 剂,不寐之疾,从此而愈。(高新彦,韩丽萍,任艳芸. 古今名医医案赏析 [M]. 北京:人民军医出版社,2004.)

【原文】

夜熱早涼,熱退無汗,熱自陰來者,青蒿鱉甲湯主之。(下焦篇 12)

夜行陰分而熱,日行陽分而涼,邪氣深伏陰分可知;熱退無汗,邪不出表而仍歸陰分,更可知矣,故曰熱自陰分而來,非上中焦之陽熱也。邪氣深伏陰分,混處氣血之中,不能純用養陰,又非壯火,更不得任用苦燥。故以鱉甲蠕動之物,入肝經至陰之分,既能養陰,又能入絡搜邪;以青蒿芳香透絡,從少陽領邪外出;細生地清陰絡之熱;丹皮瀉血中之伏火;知母者,知病之母也,佐鱉甲、青蒿而成搜剔之功焉。再此方有先入後出之妙,青蒿不能直入陰分,有鱉甲領之入也;鱉甲不能獨出陽分,有青蒿領之出也。

青蒿鱉甲湯方(辛涼合甘寒法)

青蒿二錢　鱉甲五錢　細生地四錢　知母二錢　丹皮三錢

水五杯,煮取二杯,日再服。

【释义】

本节论述温病后期邪伏阴分的证治。人体卫气昼行于阳而夜行于阴,入夜卫气行于阴分,与留伏阴分之余邪相搏,故夜热;晨起卫气行于阳分,不与余邪相争,故早凉;留伏之余邪未能随卫气外出,故热虽退而身无汗;邪留阴分,病不在胃肠,故能进食;余热久留,营阴耗损不能充养肌肤,则形体消瘦;余热留滞阴分,耗伤阴液,则舌红少苔,脉沉细略数。治疗宜滋阴清热,搜邪透络,方用青蒿鳖甲汤。方中鳖甲咸寒滋阴,入络搜邪;青蒿芳香,透络清热；两药相配，搜剔阴分邪热，使之透达于外。如吴鞠通所说："此方有先入后出之妙，青蒿不能直入阴分，有鳖甲领之入也；鳖甲不能独出阳分，有青蒿领之出也。"生地滋阴养液，丹皮凉血、散血中余热，知母清热生津润燥，并清气分邪热，合而用之使阴分伏热得以透解。

【辨治思维与要领】

本证与真阴亏损证、阴虚火炽证均属温热类温病后期重证，但三者病机不同，证治有别。真阴亏损证为肾阴亏损，虚热内生，属虚多邪少证，以低热，咽燥，齿黑，舌干绛、脉虚细或结代为主症；阴虚火炽证则阴伤与邪火均甚，属虚实夹杂证，以身热，心烦不寐，舌红、脉细数为主症；本证为肾阴亏损，余邪留伏阴分，亦属邪少虚多之候，以夜热早凉，热退无汗，舌红少苔为主症。临床治疗时应注意区别，吴鞠通强调："壮火尚盛者，不得用定风珠、复脉；邪少虚多者，不得用黄连阿胶汤；阴虚欲痉者，不得用青蒿鳖甲汤。"

【临床应用】

青蒿鳖甲汤具有较好的透解阴分邪热的作用，可用于各种感染性疾病后期长期低热不退或其他多种不明原因的长期发热，以及某些功能性发热等病，还可用于治疗慢性肾盂肾炎、肾结核等属阴虚内热，低热不退者。若兼肺阴虚者，可加沙参、麦冬、川贝母等滋养肺阴；若兼胃阴虚者，可加玉竹、石斛、山药等滋养胃阴，还可进食雪梨汁、荸荠汁、石斛茶等；若虚热明显，呈五心烦热者，可加地骨皮、白薇、胡黄连等清退虚热。

【医案举例】

许某某，男，46岁。1997年4月16日初诊。近1个月来，自觉每天下午周身发热，清晨午前身凉无热，发热时体温37.5℃左右，发热原因不明。平时口渴，尿黄，面生痤疮。舌红，苔焦，少津。从阴津不足，少阳之热伏于阴分论治，处方：青蒿4g，鳖甲15g（先煎），丹皮10g，知母8g，地骨皮10g，石斛30g，柴胡10g，黄芩3g。7剂。1997年4月23日二诊：服药后下午仅觉身有微热，体温正常。舌黑而干。继续用上方化裁：青蒿4g，鳖甲15g（先煎），丹皮10g，知母8g，生地15g，石斛30g，地骨皮15g，柴胡10g，黄芩3g。7剂。1997年4月30日三诊：已不发热，面部痤疮也有减轻，改用凉血滋阴解毒法治疗痤疮。（张文选. 温病方证与杂病辨治 [M]. 北京：中国医药科技出版社，2017.）

【原文】

热邪深入下焦，脉沉数，舌乾齿黑，手指但覺蠕動，急防痉厥，二甲復脉湯主之。（下焦篇13）

此示人痉厥之渐也。温病七、八日以後，**热深不解，口中津液乾涸，但覺手指掣動，即當防其痉厥，不必俟其已厥而後治也。**故以復脉育陰，加入介屬潛陽，使陰陽交紐[1]，庶厥可不作也。

二甲復脉湯方（鹹寒甘潤法）

即於加減復脉湯內，加生牡蠣五錢、生鱉甲八錢。

【注释】

[1] 阴阳交纽：纽，纽结之意。阴阳交纽指阴阳相互依存，相互交结，阳生阴长的正常生理状态。

【释义】

本条论述温病后期阴亏欲作痉厥的证治。温病后期，邪入下焦，肾阴耗损，津液不能上承,则见舌干齿黑;虚热内生,则脉沉数;肾水不足无以涵养肝木,致筋脉失养,则见手指蠕动,此为痉厥之先兆表现。治疗用二甲复脉汤,方中加减复脉汤滋养肾阴,加入牡蛎、鳖甲以育阴潜阳息风,防止痉厥的发生。

【辨治思维与要领】

二甲复脉汤的辨证要点为脉沉数,舌干齿黑,手指蠕动。

【临床应用】

二甲复脉汤用治温病后期阴亏欲作痉厥。现代临床将本方用于治疗抽搐、心脏病、男科病等。

【原文】

下焦温病,熱深厥甚,脉细促,心中憺憺大動[1],甚則心中痛者,三甲復脉湯主之。(下焦篇14)

前二甲復脉,防痙厥之漸;即痙厥已作,亦可以二甲復脉止厥。兹又加龜板三甲者,以心中大動,甚則痛而然也。心中動者,火以水爲體,肝風鴟張[2],立刻有吸盡西江之勢,腎水本虚,不能濟肝而後發痙,既痙而水難猝補,心之本體欲失,故憺憺然而大動也。甚則痛者,"陰維爲病主心痛",此證熱久傷陰,八脉麗於肝腎,肝腎虚而累及陰維故心痛,非如寒氣客於心胸之心痛可用温通。故以鎮腎氣、補任脉、通陰維之龜板止心痛,合入肝搜邪之二甲,相濟成功也。

三甲復脉湯方(同二甲湯法)

即於二甲復脉湯內,加生龜板一兩。

【注释】

[1] 心中憺(dàn,音旦)憺大动:语出《素问·至真要大论》。形容心跳剧烈,心神不安。如古人云:"若游鱼失水而腾跃。"

[2] 肝风鸱(chī,音吃)张:鸱,古书上指鹞鹰。肝风鸱张,形容肝风鼓动之剧烈。

【释义】

本条论述温病后期虚风内动的证治。本条证候是从上条所述之证发展而来。上条为动风先兆仅见手指蠕动,而本条吴氏自注为"痉厥已作"。且"脉细促,心中憺憺大动,甚则心中痛",说明温病后期肾阴大伤,不仅不能滋养筋脉,亦不能滋养心神,较二甲复脉汤之肝肾真阴虚损的虚风渐动为重。其病变涉及肾、肝、心三脏,故治疗用三甲复脉汤,本方系加减复脉汤加生牡蛎、生鳖甲、生龟板而成,在滋阴的同时,加三甲以潜阳息风。即在二甲复脉汤基础上加龟板以"镇肾气,通阴维",交通心肾。

【辨治思维与要领】

温病后期肝肾阴虚,水不涵木,虚风内动证的辨证要点为手指蠕动或瘛疭,舌干绛而痿,脉虚。

本证与热盛动风证虽同为肝风内动,但病机有虚实之别。热盛动风证多见于病程的极期阶段,属实证,其发痉一般力量较强,幅度较大,多伴有壮热,肢厥,神昏,头胀痛,渴饮,苔燥,脉弦等实象;本证多见于病之后期阶段,属虚证,其发痉一般力量较弱,幅度较小,呈筋脉拘挛,伸缩不能自如,手足瘛疭等类似动风之症。如何秀山所说:"血虚生风者,非真风也,实因血不养筋,筋脉拘挛,伸缩不能自如,故手足瘛疭,类似风动,故名曰内虚暗风,通称肝风,温热病末期多见此证者,以热伤血液故也。"

【临床应用】

现代临床常用三甲复脉汤治疗脑膜炎后遗症、癫痫、小脑病变综合征、帕金森病、顽固性头痛、冠心病、心房纤颤、精神分裂症以及各种以眩晕、抽搐为主要表现的病证。

【医案举例】

梁某某，男，18岁，农民。1980年7月26日门诊。

病史摘要：患者诉今年5月间发热恶寒，头痛鼻塞，意识略有异常，治疗无效，后经县医院检查诊断为"病毒性脑炎"，经中医治疗，病情大有好转出院。后因手足不时震摇，来我院治疗。症见手脚震颤，但强力可以制止。唯头巅顶及后脑不断有灼热感上冲而痛，痛剧难受，睡眠欠佳，有时半夜不能入睡，胃纳尚可。二便正常，舌质红无苔，脉细弦数。

西医诊断：病毒性脑炎。

中医诊断：温病阴虚阳亢（虚风内动）证。

治法：养阴潜阳。

方药：三甲复脉汤加减。

炙甘草5g 干地黄20g 生白芍20g 麦冬20g 生牡蛎30g 生鳖甲30g 生龟板30g 女贞子15g 旱莲草15g 北沙参30g 玉竹15g 黄连3g 枳壳10g 5剂。

后因他病来求治，问及，前方连服15剂而愈。（漆济元. 名老中医漆济元医案珍藏录[M]. 南昌：江西科学技术出版社，2002.）

【原文】

热邪久羁，吸烁真阴，或因误表，或因妄攻，神倦瘛瘲，脉气虚弱，舌绛苔少，时时欲脱者，大定风珠主之。（下焦篇16）

此邪气已去八九，真阴仅存一二之治也。观脉虚、苔少可知，故以大队浓浊填阴塞隙，介属潜阳镇定。以鸡子黄一味，从足太阴，下安足三阴，上济手三阴，使上下交合，阴得安其位，斯阳可立根基，俾阴阳有眷属一家之义，庶可不致绝脱欤！

大定风珠方（酸甘咸法）

生白芍六钱 阿胶三钱 生龟板四钱 乾地黄六钱 麻仁二钱 五味子二钱 生牡蛎四钱 麦冬（连心）六钱 炙甘草四钱 鸡子黄（生）二枚 鳖甲（生）四钱

水八杯，煮取三杯，去滓，再入鸡子黄，搅令相得，分三次服。喘加人参，自汗者加龙骨、人参、小麦，悸者加茯神、人参、小麦。

【释义】

本条论述温病后期阴虚风动欲脱的证治。本条所论证候由上条进一步发展而来，为虚风内动而欲脱之候。热邪久羁不退，本已吸烁真阴，又因误用汗下之法，更劫夺肝肾阴精。因阴精亏虚不能上养心神，可见神倦肢疲；水不涵木，虚风内动则见手足瘛瘲；真阴大伤，故舌绛少苔、脉虚弱。本证为阴虚风动，时时欲脱的危重证，治用大定风珠滋阴息风。本方为三甲复脉汤加鸡子黄、五味子而成。方中加减复脉汤滋补肝肾阴液，三甲滋阴潜阳息风；加用鸡子黄为血肉有情之品，滋补心肾，以增强滋阴息风之力；五味子补阴敛阳，以防厥脱之变。为治疗肝肾阴虚，虚风内动重证的代表方。

【辨治思维与要领】

本证的辨证要点为神倦肢疲，手足瘛瘲，舌绛少苔、脉虚弱，时时欲脱。

大定风珠和三甲复脉汤均是针对温病后期，真阴损伤严重，虚风内动而设，纯虚无邪者方可使用，若邪热尚盛者不得与之，以防滋腻恋邪难解。

【临床应用】

现代临床常用本方治疗乙脑后遗症、眩晕、放疗后舌萎缩、甲亢、甲亢术后手足搐搦症、神经性震颤等属于阴虚风动者。若见肺气将绝而喘息气促者，急加人参培元固本；若见将成阴阳两脱之势，自汗不止者，加龙骨、人参、浮小麦以益气敛汗固脱；若心阴心气大伤，而兼心悸者，加人参、茯神、炒枣仁、浮小麦以益气养心安神；若低热不退，加地骨皮、白薇以退虚热。

【医案举例】

朱某某，女，18岁。1965年3月20日初诊。

春温发热月余，初起寒热咳嗽，家属以为外感小恙，未能及时治疗，延误数日，继则高热不退起伏于38.5～40℃之间，咳嗽气急，引胸作痛，咳痰欠爽，心烦不能安寐，甚则入夜谵语。至某医院查治，胸透：左下肺大片浓密阴影，血检：白细胞总数$21.0×10^9$/L，中性粒细胞93%，淋巴粒细胞7%，诊断为"重症肺炎"。经西药输液及大量抗生素、激素，中药迭进辛凉解表如桑、菊、银、翘之类，清化解毒如青、知、芩、连之属，养阴退热如生地、玄参、沙参、麦冬之品等治疗，热势得挫，咳嗽气急、心烦谵语渐平，胸透复查肺部炎症大部吸收，血象亦趋正常。但低热不清，体温波动在37.3～38℃之间。两日来恙情突变，特来本院邀诊。刻下诊：发热有汗不退（体温37.8℃），面赤唇燥，间或心烦，头晕不能起坐，精神委顿，神志朦胧，肢厥汗出，时而抽动，舌干绛苔少中裂，脉细微欲绝，时有欲脱之象。一派温邪久羁，肝肾真阴耗竭，虚风内动，阴阳离决之危象，急取吴氏大定风珠法。

处方：生白芍18g　生地18g　大麦冬18g　五味子6g　生龟板（先煎）15g　生鳖甲（先煎）15g　生龙骨（先煎）15g　生牡蛎（先煎）15g　麻仁10g　阿胶9g　小麦1撮　鸡子黄2枚（冲）　3剂。

复诊：药后低热渐清，精神转佳，四肢抽动平，唯脘闷纳呆，心烦少寐，舌光红中有裂稍有津，脉细数转缓。此乃真阴有回复之象，虚风有下潜之机，浮阳内敛之兆，而脾运无权，神未宁舍也。药既奏效，宗原法更进一筹。

处方：生白芍15g　生地15g　大麦冬15g　五味子6g　生龙骨（先煎）24g　生牡蛎（先煎）24g　石斛10g　扁豆10g　炙内金10g　生麦芽10g　酸枣仁6g　5剂。

服药后纳谷香，心烦宁，寝寐安。再以原法共服药30剂，诸恙渐瘥。（钟嘉熙. 温病学：案例版[M]. 北京：科学出版社，2007.）

【原文】

壮火尚盛者，不得用定风珠、复脉。邪少虚多者，不得用黄连阿胶汤。阴虚欲痉者，不得用青蒿鳖甲汤。（下焦篇17）

此诸方之禁也。前数方虽皆爲存阴退热而设，其中有以補阴之品，爲退热之用者；有一面補阴，一面搜邪者；有一面填阴，一面護阳者。各宜心領神會，不可混也。

【释义】

本条论述下焦病治禁。"诸方"指治疗下焦温病的主要方剂，如加减复脉汤、大小定风珠、黄连阿胶汤、青蒿鳖甲汤等，都具有滋养肾阴的作用，但各有适应病证，临床应注意区别运用。如大定风珠、加减复脉汤属填补真阴之剂，对壮火尚盛者禁用；黄连阿胶汤属滋水清心之剂，故对邪少虚多者禁用；青蒿鳖甲汤属滋阴透邪之剂，故对肾阴大虚而虚风内动者禁用。

【辨治思维与要领】

吴鞠通《温病条辨》不仅确立了各种温病病证的治疗大法，而且根据温病的病机特点，提出了各种治疗禁忌，其内容涉及广泛、深入，如温病发汗之禁、温病斑疹之禁、温病淡渗之禁、温病苦寒之禁、白虎汤运用的"四禁"、下焦病治禁等。这些治禁对于指导临床实践，掌握温病治疗大法有很重要的指导价值。

【原文】

暑邪深入少陰消渴者，連梅湯主之；入厥陰麻痹者，連梅湯主之；心熱煩躁神迷甚者，先與紫雪丹，再與連梅湯。（下焦篇36）

腎主五液而惡燥，暑先入心，助心火獨亢於上，腎液不供，故消渴也。再心與腎均爲少陰，主火，暑爲火邪，以火從火，二火相搏，水難爲濟，不消渴得乎！以黃連瀉壯火，使不爍津，以烏梅之酸以生津，合黃連酸苦爲陰；以色黑沉降之阿膠救腎水，麥冬、生地合烏梅酸甘化陰，庶消渴可止也。肝主筋而受液於腎，熱邪傷陰，筋經無所秉受，故麻痹也。再包絡與肝均爲厥陰，主風木，暑先入心，包絡代受，風火相搏，不麻痹得乎！以黃連瀉克水之火，以烏梅得木氣之先，補肝之正，阿膠增液而息肝風，冬、地補水以柔木，庶麻痹可止也。心熱煩燥神迷甚，先與紫雪丹者，開暑邪之出路，俾梅、連有入路也。

連梅湯方（酸甘化陰酸苦泄熱法）

雲連二錢　烏梅（去核）三錢　麥冬（連心）三錢　生地三錢　阿膠二錢

水五杯，煮取二杯，分二次服。脉虚大而芤者，加人參。

【释义】

本条论述暑邪深入少阴、厥阴的证治。暑为火邪，心为火脏，暑入少阴，肾液为之消灼，水不制火，故消渴不已；肝主筋，赖肾水涵养，如肾液虚，筋失所养，则肢体麻痹。临床上还可伴见身热，烦躁，苔黑干燥，舌质红绛，脉细数或弦数等症状。暑邪深入厥阴、少阴，可用连梅汤滋阴清热。本方由《伤寒论》黄连阿胶汤去黄芩、芍药、鸡子黄加乌梅、生地、麦冬而成。方中黄连清心火，阿胶、生地滋肾液，麦冬甘寒滋阴，乌梅配黄连有酸苦泄热之效，乌梅配生地、麦冬则有酸甘化阴之功，诸药合用，清心火，滋肾水，"泻南补北"，可使心火清而肾水复，充分体现了暑温后期"终用酸泄酸敛"的治疗原则。

【辨治思维与要领】

本证的辨证要点为心热烦躁，消渴不已，肢体麻痹，舌红绛，苔薄黄或薄黑而干，脉细数。

本证与春温后期阴虚火炽证相似，同为水亏火旺，水火失济，但彼证以心烦不寐之心神症状为主，本证则以心烦，消渴不已之津伤症状为著。

【临床应用】

连梅汤在现代临床常用于治疗外感急性热病后期或中期、慢性萎缩性胃炎、泄泻、心烦失眠、小儿真菌性肠炎等病。若因气阴不足，脉虚大而芤者，应加人参以益气养阴；若口干渴饮者，加石斛、天花粉、玉竹以生津养液；心烦不寐者，加远志、酸枣仁等宁心安神；心火旺，加莲子心以清心火；头晕目眩者，加天麻、白芍、何首乌以息风定眩；大便干结者，重用生地、麦冬，并加入玄参以"增水行舟"；低热不退者，可加白薇、地骨皮等清虚热，或用青蒿鳖甲汤加减以滋阴透热。

小　　结

本节精选《温病条辨》重要条文 42 条,分为四个部分。温病大纲及三焦治则部分,论述温病的概念及范围,温病发病部位及受邪途径,根据三焦所属脏腑生理、病理特点,确定了三焦温病的治疗原则。上焦篇、中焦篇和下焦篇部分分别论述了温热、湿热类温病常见证候的辨证论治方法,包括银翘散、桑菊饮、白虎汤、白虎加人参汤、犀角地黄汤、清营汤、化斑汤、银翘散去豆豉加细生地丹皮大青叶倍元参方、清宫汤、安宫牛黄丸、至宝丹、紫雪丹、新加香薷饮、白虎加苍术汤、生脉散、三仁汤、沙参麦冬汤、翘荷汤、大承气汤、增液汤、益胃汤、新加黄龙汤、宣白承气汤、导赤承气汤、牛黄承气汤、增液承气汤、冬地三黄汤、黄连黄芩汤、三石汤、加味清宫汤、茯苓皮汤、一加减正气散、黄芩滑石汤、加减复脉汤、黄连阿胶汤、青蒿鳖甲汤、二甲复脉汤、三甲复脉汤、大定风珠、连梅汤等 40 个主要证候类型及治法方药。同时《温病条辨》中也对温病发汗之禁、温病斑疹之禁、温病淡渗之禁、温病苦寒之禁、白虎汤运用的"四禁"、下焦病治禁等温病的治禁进行了明确的阐述。从而全面反映了吴鞠通温病学术思想以及对温病学理论体系形成的突出贡献,对于指导中医的临床治疗具有重要意义。

【复习思考题】

1．如何理解温病三焦治则?
2．上焦温病如何辨治?
3．中焦温病如何辨治?
4．下焦温病如何辨治?
5．如何理解温病治禁?
6．银翘散如何体现"治上焦如羽"的治疗原则? 运用要点是什么?
7．为什么说桑菊饮是辛凉轻剂,临床如何运用?
8．白虎汤的适应证有何特点? 如何理解白虎汤四禁?
9．温病最忌辛温,为何"暑病不忌"?
10．临床如何运用五加减承气汤?

第四节　温病学辨治体系概要

卫气营血辨证和三焦辨证是温病学理论体系的核心内容,既是分析温病发生发展病机演变规律的理论基础,又是指导临床辨证论治的依据。温邪侵袭人体后,主要导致卫气营血和三焦所属脏腑的功能失调和实质损害,从而产生复杂多样的临床表现。以卫气营血辨证及三焦辨证理论为指导,对这些临床表现进行分析,就可以归纳证候类型,明辨病变部位,分析病机变化,掌握传变规律,判断病势轻重,为确立治法提供依据。由于其内容散在于各温病学家著作之中,为了便于学习和掌握,特归纳总结如下:

一、卫气营血辨治体系

卫气营血辨证理论为清代温病学家叶天士所创立。叶天士将《内经》及前人有关营卫气血生理与病理等方面论述加以引申发挥,结合自己的临床实践,对温病发生发展规律进行总结,将卫气营血的概念用于温病病机演变规律、病程发展阶段的分析,对温病的病理变化及证候类型进行高度的概括,从而创立了卫气营血辨证理论体系,用以指导温病的辨证论治,对温病学说的发展产生了巨大影响。后世对叶氏卫气营血辨证理论进一步阐释补充,使得卫气营血辨证纲领的内容更加丰富完善。

（一）卫分证辨治

卫分证是温邪初袭人体肌表,导致卫气功能失调而产生的一类证候类型。

1. 主要证候　卫分证的主要证候是发热,微恶风寒,头痛,无汗或少汗,或咳嗽,口微渴,舌边尖红,舌苔薄白,脉浮数等。其中以发热,微恶寒,口微渴为辨证要点。

确定温邪在卫分的主要依据是发热与恶寒并见,且发热重,恶寒轻。判断病证寒热属性的重要症状之一是口渴,若见口渴则提示所感之邪为温邪。因此一般将发热,微恶风寒,口微渴作为卫分证的辨证要点。

2. 病机分析　温病初起,一般邪先犯于肺卫,卫与肺气相通,卫分首当其冲,故病变部位以表为主。卫气与邪气抗争,阳郁不得泄越,故出现发热;卫受邪郁,肌肤失于温养,故见恶寒。邪留肌表,卫气郁阻,腠理开合失司,则无汗或少汗。阳热上扰清空,经气不利故头痛。卫气郁阻,肺气失宣则咳嗽。温为阳邪,易伤津,病在初起,故见口微渴。舌边尖红,苔薄白,脉浮数为表热之征。卫分证的病理特点概括为邪郁卫表,肺卫失和。

3. 卫分证的临床类型与特征　不同性质的温邪侵犯卫分,其病理有所不同,症状也各具特征,但都具有卫分证的共同特点。如风热病邪犯于卫分,病位主要在肺卫,为风热外袭,肺卫失宣所致,以发热,微恶风寒,咳嗽,口渴等为其证候特征。燥热病邪犯于卫分,病位亦主要在肺卫,为燥热伤肺,津液被耗所致,故以咳嗽少痰,或无痰,咽干鼻燥为证候特征。临床上单纯的湿热卫分证较少见,多为湿热阻遏卫气,脾胃气机失调,以恶寒,身热不扬,头身重着,苔白腻为证候特征。

4. 卫分证的转归　邪在卫分属温病的初起阶段,为病变之最浅层,一般病情较轻,及时恰当的治疗,邪从表解,疾病得愈。若感邪较重,或治疗不及时,病邪多内传气分,使病情进一步加重;如感邪极重,或患者正气极虚,或失治误治,温邪可由卫分直接传入营分甚至血分,而出现重险证候。

5. 卫分证的治疗　卫分证的治疗原则是"在卫汗之可也",即通过疏泄卫表,透邪外出以解除温病表证的治法。由于引起温病卫表证的病邪性质有风热、暑湿兼表寒、湿热、燥热的不同,具体治疗方药又有所不同:风热病邪犯于卫分者,治当疏风泄热,代表方剂如银翘散、桑菊饮等;湿热病邪侵于卫表者,治当宣表化湿,代表方剂如藿朴夏苓汤;燥热病邪犯于卫分者,治当疏表润燥,代表方剂如桑杏汤。

（二）气分证辨治

气分证是指温邪入里,导致人体气的功能失常所产生的一类证候类型。

凡温邪不在卫分,又未传入营（血）分,包括半表半里证,皆属气分证范围,涉及的病变部位主要有肺、胃、脾、肠、胆、膜原、胸膈等。

1. 主要证候　气分证的临床表现有多种不同类型,其中以热盛阳明较为典型,主要临床表现为壮热,不恶寒,汗多,渴喜饮凉,尿赤,舌质红,苔黄,脉数有力等。其中以但发热,不恶寒,口渴,苔黄为辨证要点。

2. 病机分析 气分证的形成主要有以下途径：一是卫分的温邪传入气分；二是温邪直接犯于气分，例如暑热病邪可以直犯阳明，湿热病邪则直犯于脾胃等；三是气分伏热外发，如伏邪温病初起邪伏于气分；四是营分邪热转出气分等。

病邪进入气分，直接影响人体气的正常功能，正气奋起抗邪，邪正剧争，热炽津伤，是气分证的主要病机变化。而邪正剧争的同时必然会影响有关脏腑器官的气机和功能活动，从而出现相应的气分证表现。以病邪侵犯阳明为例，正邪抗争，里热蒸迫于外，则见全身壮热，温邪在里不在表，故发热而不恶寒。里热亢盛，迫津外泄，津液耗伤，则见多汗，渴喜凉饮，尿赤；舌苔黄燥，脉洪大而有力为气分热炽之象。其病理特点概括为邪正剧争，热炽阴伤。

3. 气分证的临床类型与特征 不同性质的病邪引起的气分证，其病理和临床表现有所不同。湿热病邪所引起的气分证，病理特点为湿热交蒸，郁阻气机，其共有的证候特征为发热，脘腹痞满，苔腻。而随湿热偏盛程度的不同，临床表现亦有不同：湿偏盛者，热为湿遏，多表现为身热不扬，白腻苔；湿热并重或热偏盛者，湿热胶着，表现为身热较盛而不为汗衰，黄腻苔或黄浊苔。一般将发热，脘腹痞满，苔腻作为气分湿热证的基本特征。

此外，由于邪在气分，涉及的病变部位多，故临床类型较多。除上述较为常见的热盛阳明证外，还有热郁各脏腑的不同类型，如热壅于肺，可见身热喘咳；热扰胸膈，可见身热心烦不眠；热结肠腑，可见日晡潮热，腹胀便秘；热郁胆腑，可见身热口苦，干呕心烦等。温热性质的病邪所引起的气分证，一般都有发热，不恶寒，口渴，苔黄的共同特征，临床抓住共同特征再结合所犯脏腑特异性的表现，即可作出气分证不同类型的诊断。

4. 气分证的转归 气分证多为温病中期或极期阶段，此时邪气虽盛，但正气不衰，抗邪力强，如治疗及时得法，可使邪祛病愈；否则，正不敌邪，温邪可由气分进一步深入营血分，病情趋于严重。此外，还可以出现气分的病邪渐衰而人体津气耗伤的正虚邪少病候，需经一段时间调理，正气得复而病渐向愈。

5. 气分证的治疗 气分证的治疗原则为"到气才可清气"。温热病邪引起的气分证，治当清热保津，止渴除烦，使气分无形邪热或从外泄或从里解。热盛阳明者，治当辛寒清气，代表方剂如白虎汤；热壅于肺者，治当清热宣肺，代表方如麻杏石甘汤；热扰胸膈者，治当轻清宣气，代表方剂如栀子豉汤加瓜蒌、杏仁、芦根等；热结肠腑者，治当通腑泄热，代表方剂如调胃承气汤、大承气汤；热郁胆腑者，治以苦寒清热，宣郁透邪，代表方剂如黄芩汤加豆豉、玄参方。湿热性质的病邪所引起的气分证，治以清热化湿。湿温初起，湿中蕴热，郁遏表里气机，湿重于热之证，治以宣气化湿，代表方剂如三仁汤；湿渐化热，湿热俱盛者，治以燥湿泄热，代表方剂如王氏连朴饮；热重于湿者，治当清热为主，兼以化湿，代表方如白虎加苍术汤。

（三）营分证辨治

营分证是温邪犯于营分，导致以营热阴伤，扰神窜络为主要病理变化的一类证候类型。温邪深入营分，多以人体脏器组织的实质损害为主，而相关的功能失调更为严重。

1. 主要证候 营分证的主要证候是身热夜甚，口干不甚渴饮，心烦不寐，时有谵语，斑点隐隐，舌质红绛，脉细数等。其中以身热夜甚，心烦谵语，或斑点隐隐，舌质红绛为辨证要点。

营分证具有以下特征：发热类型为身热夜甚，不同于卫分证的发热与微恶风寒并见，也不同于气分证的但恶热不恶寒；营分证一般都可见到程度不等的神志异常，轻则心烦不寐，重则时有谵语；或营热窜络，而出现斑点隐隐；舌质红绛是判断温邪传入营分的重要标志，正如叶天士说："其热传营，舌色必绛。"

2. 病机分析 营分证形成的主要途径：一是气分的邪热不得清泄，或气分湿热病邪化燥化火，传入营分；二是肺卫之邪乘虚内陷营分；三是内伏于营分的伏邪外发；四是温邪不经卫气分而直接深入营分，如暑邪直犯心营等。

营分邪热亢盛，劫伤营阴，故出现身热夜甚；营热蒸腾营阴上潮于口，则口干而不甚渴饮；营气通于心，营分受热，心神被扰，故见神志异常，严重者，热邪闭阻心包，还可出现神昏谵语；营分受热，窜于肌肤血络，则出现斑点隐隐。舌质红绛，脉细数为营热阴伤之征。营分证的病理特点概括为营热阴伤，扰神窜络。

3. 营分证的临床类型与特征 营分证的临床类型以热灼营阴和热闭心包为主，二者的主要区别在于邪热侵入心包的程度，只有营热阴伤而神志变化轻微的为营热证，神志变化严重的为热闭心包证。

此外，湿热病邪（或暑湿病邪）化燥入营时，其病机变化基本同于营分证，但往往兼有余湿阻滞气分，临床除见有身热夜甚，不同程度的神志异常，舌红绛等营分热炽的症状外，还可见到脘痞、苔腻等湿阻的症状，实际属于气营同病。

4. 营分证的转归 营分证一般多为温病的极期或后期阶段，病变较气分证为深，较血分证为浅，因此有外透气分和深入血分的不同转归。营分邪热转出气分，表现为原有的营分证表现消失，出现一派气分证表现；营分邪热进一步深入血分，则出现诸如斑疹大量透发、多部位出血等动血症状。这两种不同的转归，主要取决于营热阴伤的程度及治疗是否得当。此外，还可以因营热亢盛，严重影响脏腑功能，继而导致实质损害，如内陷手足厥阴出现神昏谵语、动风等症状，进一步发展可引起正气外脱的危重后果。

5. 营分证的治疗 营分证的治疗重在清营泄热，本法是在清解营分邪热剂中伍以轻清透泄之品，使营分邪热外透气分而解。此法叶天士称之为"透热转气"，代表方剂如清营汤。

（四）血分证辨治

血分证是邪热深入血分，引起以血热亢盛、动血耗血为主要病理变化的一类证候类型。温邪深入血分，脏器组织的实质损害更为严重，病情较为危重。

1. 主要证候 血分证的主要证候是身热灼手，躁扰不安，甚或神昏谵狂，吐血、衄血、便血、尿血，斑疹密布，舌质深绛。其中以斑疹密布、出血及舌质深绛为辨证要点。

血分证与营分证的主要区别：一是血分证有明显的"动血"症状，即表现为急性多部位、多窍道（腔道）出血，斑疹大量透发，而营分证只表现为营热窜络而引起的斑点隐隐；二是血分证的舌象多表现为舌色深绛，而营分证多表现为红绛。因此急性多部位、多窍道（腔道）出血、斑疹密布及舌质深绛等是血分证的辨证要点。

2. 病机分析 血分证形成的主要途径：一是营分邪热未及时透转气分，营热羁留，进而传入血分；二是卫分或气分的邪热未解，越期传入血分；三是血分的伏邪自里而发，起病即见血分证。

血分证的病机关键是血热，由此而引起一系列的病理变化：血分热毒炽盛，灼伤血络，经血沸腾，离经妄行，故出现呕血、咯血、鼻衄、便血、尿血等急性多部位、多窍道（腔道）的出血，如血溢于肌肤则出现斑疹或肌衄等；血分热毒炽盛故出现身热灼手，舌质深绛；血热炽盛，耗血伤阴，煎熬血液，加之离经之血，都会造成瘀血，瘀血与邪热相搏而形成热瘀互结，瘀热互结则进一步加重出血，并扰乱心神，故见躁扰不安，神昏谵语等。血分证的病理特点概括为动血耗血，瘀热内阻。

3. 血分证的临床类型与特征 血分证常见的临床类型有热盛迫血、气血两燔、血热动风等，它们都具有急性多部位、多窍道（腔道）出血、斑疹密布及舌质深绛的特点，其中气血两燔证还兼有气分证的特征，血热动风证还兼有肝风内动、神昏痉厥等。

4. 血分证的转归 血分证病变阶段已属极期或后期，对脏腑和经络造成更为严重的损害。血分证病情虽然危重凶险，但有的经过积极恰当的救治，邪热渐衰，正气渐复，病情可望获得缓解。若血分热毒极盛，正气大衰，正不敌邪，可因血脉瘀阻脏气衰竭，或急性失血、气随血脱而死亡。

5. 血分证的治疗 血分证的治疗原则是"入血就恐耗血动血，直须凉血散血"。本法用清热凉血和活血化瘀散血之品，以清散血分瘀热，代表方剂如犀角地黄汤。

卫气营血各阶段的病理、证候及辨治要点见表4-4-1。

表4-4-1 卫气营血辨治表

证型	病理	证候	辨证要点	治法	代表方	备注
卫	邪郁卫表 肺卫失和	发热，微恶风寒，头痛，无汗或少汗，或咳嗽，口微渴，舌苔薄白，舌边尖红，脉浮数	发热，微恶寒，口微渴	疏泄卫表，透邪外出	银翘散、桑菊饮	
气	邪正剧争 热炽津伤	壮热，不恶寒，反恶热，汗多，渴喜饮凉，尿赤，舌质红，苔黄，脉数有力	但发热不恶寒，口渴，苔黄	清热保津，止渴除烦	白虎汤	气分证的病变范围较大，此以热盛阳明为代表
营	热灼营阴 扰神窜络	身热夜甚，口干反不甚渴饮，心烦不寐，时有谵语，斑点隐隐，舌质红绛，脉细数	身热夜甚，心烦谵语，或斑点隐隐，舌红绛	清营泄热，透热转气	清营汤	
血	动血耗血 瘀热内阻	身热灼手，躁扰不安，甚或神昏谵狂，吐血、衄血、便血、尿血，斑疹密布，舌质深绛	急性多部位、多窍道出血，斑疹密布，舌深绛	清热凉血，活血散血	犀角地黄汤	

卫气营血证候病机反映了病变的浅深、病情的轻重。具体而言，卫分证病位最浅，邪在表，持续时间也短，病情最轻；气分证病邪已入里，病位深一层，病情较卫分证为重，此时正盛邪实，邪正剧争，若治疗及时，每可祛邪外出，使疾病好转痊愈；营分证和血分证，病位深，不仅营血耗伤，而且心神受到影响，病情较危重。一般血分证的病情最为深重。

温病发生后，病情往往处于不断变化的状态，这种动态变化就是传变。卫气营血证候的传变一般具有由表入里，由浅入深，由轻到重，由实至虚的一般规律。由于温病的演变受多种因素影响，是一个邪正不断消长、动态变化的过程，故临床传变有多种形式，并非一成不变。

（1）自表入里依次传变：即温邪从卫分开始向里传变，循卫气营血层次依次逐渐深入，即叶天士所说"大凡看法，卫之后方言气，营之后方言血"的演变顺序。这种传变类型多见于新感温病。

（2）由里达外：即温邪自血而营，由营转气的演变过程。这种传变方式多见于伏邪温病，其病机发展特点是伏热自里向外透达，病情逐渐减轻，虽然在发病时病情较重，但因邪有外达之机，预后较好。需注意的是温邪在自里达外的过程中，反复性大，也有可能再逆向内陷，病情较重。此外，营分邪热经过正确治疗透转气分，也是由里达外的一种形式。

（3）不分表里渐次：即温邪不循卫气营血表里层次的顺序传变，出现越期或重叠，如卫分证不经气分阶段而直入营分或血分；又如卫分证未罢，气分证已见的卫气同病；或者气分邪热尚盛而营血分热邪已炽的气营（血）两燔，甚至可出现卫气营血俱病的复杂病证。

此外，尚有一种情况是不传。所谓不传，是指邪在卫分或气分，经治疗后邪气不再内传而病愈。总之，温病的传变虽有卫气营血的传变规律，但并不是固定不变的。在传变过程中卫气营血的界限也不都是截然可分的，因此并非所有的温病均有卫气营血四个层次的传变形式。

二、三焦辨治体系

三焦辨证系统理论为清代医家吴鞠通所建立。其理论亦源于《内经》，《内经》中有关于脏腑三焦、部位三焦、气化三焦等的论述。温病学的三焦辨证源于《内经》对三焦部位的划分，如《灵枢·营卫生会》指出"上焦出于胃上口，并咽以上，贯膈而布胸中"，"中焦亦并胃中，出上焦之后"，"下焦者，别回肠，注于膀胱而渗入焉"。即将胸腹腔分为上、中、下三部，胃上口至胸膈为上焦，胃中脘位处中焦，回肠、膀胱居于下焦。吴鞠通在《内经》三焦学说的基础上，参考前人有关三焦理论对热性病辨证的论述，结合自己临床辨治温病的实践体会，给三焦赋予新的病理概念，形成了三焦辨证理论，作为温病的辨证纲领，并在此基础上提出了不同阶段的治则。在其所著的《温病条辨》中，分列上焦篇、中焦篇、下焦篇，系统论述了三焦所属脏腑的病机及其相互传变的规律，总结出了相应的治疗方药。至此，三焦辨证理论臻于完善。

（一）上焦病证辨治

上焦病证包括手太阴肺与手厥阴心包的病变，常见证候类型有：

1. 邪犯肺卫证　"温邪上受，首先犯肺"，肺合皮毛主卫，所以温邪犯肺之初常出现邪犯肺卫证。温邪初侵于肺卫，正气抗邪，卫阳亢奋，故发热；温邪犯肺，肺失清肃，故咳嗽；肺气不宣，卫气不布，肌肤失于温煦，故微恶风寒；温邪属阳邪，易伤津液，故口渴。其主要病理特点为卫受邪郁，肺气失宣。主要证候为发热，微恶风寒，咳嗽，头痛，口微渴，舌边尖红赤，舌苔薄白欠润，脉浮数等。其中以发热，微恶风寒，咳嗽为辨证要点。治当辛凉解表，宣肺泄热；代表方为银翘散、桑菊饮。银翘散与桑菊饮均为辛凉解表方剂，适用于风热侵犯肺卫之证。但银翘散中有荆芥、豆豉等辛散透表之品合于辛凉药物中，其解表之力较胜，故称为"辛凉平剂"，且银花、连翘用量较大，并配竹叶，清热作用较强；桑菊饮多为辛凉之品，力轻平和，其解表之力逊于银翘散，为"辛凉轻剂"，但方中有杏仁肃降肺气，其止咳作用较银翘散为优。所以风热病邪侵袭肺卫，偏于表热较重，以发热，微恶风寒，咽痛等为主要表现者，宜选用银翘散；偏于肺失宣降，表证较轻，以咳嗽为主症者，宜用桑菊饮。银翘散、桑菊饮两方均采用轻清宣透之品清宣肺卫之邪，充分体现了"治上焦如羽，非轻不举"的上焦病治疗原则。

2. 肺热壅盛证　如肺卫之邪不解，由表入里，可造成肺热壅盛证。由于肺经气分邪热壅盛,故身热,不恶寒而汗出;热盛伤津,则口渴;邪热壅肺,肺气郁闭,故咳喘气促;苔黄、脉数是里热偏盛之征象。其主要病理特点为邪热壅肺,肺气闭阻。主要证候为身热,汗出,咳喘气促,口渴,苔黄,脉数等。其中以身热,咳喘,苔黄为辨证要点。治当清热宣肺,代表方如麻杏石甘汤、千金苇茎汤。麻杏石甘汤与苇茎汤都可用于风温邪热壅肺证。但前者宣肺作用较强,用于咳喘较甚者为宜;后者以清泄肺热和化痰排脓为主,适用于肺热甚并有化痈倾向,而肺气郁闭不甚者。

3. 湿热阻肺证　湿热性质的病邪(如湿热病邪、暑湿病邪等)犯肺,可出现湿热阻肺证,多为病程初起。由于湿邪郁于卫表,困遏卫阳,故表现为恶寒;湿热互结,热为湿遏则身热不扬;湿热阻肺,宣降失司,故见胸闷、咳嗽、咽痛等;舌苔白腻,脉濡缓等为湿邪偏盛之征象。其主要病理特点为湿热阻肺,肺失肃降。主要证候为恶寒,身热不扬,胸闷,咳嗽,咽痛,苔白腻,脉濡缓等。其中以身热不扬,胸闷,咳嗽,苔白腻为辨证要点。治当轻宣肺气,化痰利窍,代表方如千金苇茎汤加杏仁、滑石方。

以上是邪犯上焦肺的主要证型。此外,还有邪热犯肺的重证,可导致化源欲绝。化源欲绝是指肺不主气,生气之源衰竭的病理变化。临床表现为喘促鼻扇,汗出如涌,脉搏散乱,甚则咳唾粉红血水,面色反黑,烦躁欲绝等。此为肺受邪乘,生气之源告困,清气难入,浊气难出,组织失养,脏腑衰竭的危象。

4. 热陷心包证　在温病中,肺卫之邪热逆传心包、气分之邪热渐传心营、营血分邪热犯于心包、外邪径入心包,多种途径都可出现热陷心包证。心主神明,心包代心受邪,为心神出入之所,热陷包络,炼液成痰,闭阻心窍,故见神昏谵语,甚或昏愦不语;邪热内闭心窍,气血周行受阻,心阳不能布达四肢,故出现肢厥,一般冷不过肘膝;热邪内陷,窍机不利,则见舌体强直;邪乘心包,营血受病,故见灼热,舌质红绛。其主要病理特点为邪热内陷,机窍阻闭。主要证候为身灼热,神昏,肢厥,舌謇,舌绛等。其中以神昏,肢厥,舌绛为辨证要点。治当清心开窍,代表方如清宫汤送服安宫牛黄丸、紫雪丹、至宝丹。安宫牛黄丸、至宝丹、紫雪丹三方皆有清热解毒,透络开窍,苏醒神志之功,属凉开之剂,是传统治疗温病神昏之要药,俗称"三宝"。三方药物组成不同,功效各有差异。安宫牛黄丸药性最凉,长于清热兼能解毒,主要用于高热神昏之症;紫雪丹药性偏凉,长于息风止痉,泄热通便,多用于高热惊厥之症;至宝丹则长于芳香辟秽,多用于窍闭谵语之症。本证病情严重,现代临床上常用清开灵注射液或醒脑静注射液静脉滴注给药,两者均是以安宫牛黄丸为基础研制的新剂型,使用较为方便,奏效亦快。

热陷心包还常夹痰兼瘀,正如何秀山说:"非痰迷心窍,即瘀塞心孔。"《温热论》中所说的:"平素心虚有痰,外热一陷,里络就闭。"即指痰热内闭心包之证,症见神昏,喉间痰鸣,舌绛苔垢等。其夹瘀者,多系邪热与瘀血互结,瘀热闭塞心窍所致,症见神昏谵语或神志如狂,唇黑甲青,舌质紫晦等。治当凉血化瘀,开窍通络,代表方如犀地清络饮。

另外,热陷心包还可引起内闭外脱的病变,即由邪热内闭心包发展到正气外脱。心包邪热亢盛,津液耗竭,不能与阳气维系,或邪热闭阻,消耗心气,均能导致阴阳离决而出现脱证,病情重险。治当清心开窍,益气固脱,代表方如安宫牛黄丸合生脉散加味。

5. 湿蒙心包证　湿热性质温病中,气分湿热酿蒸痰浊,蒙蔽心包络导致湿蒙心包证的出现。由于痰湿蒙蔽心包络,心神困扰,故出现神志昏蒙,间有谵语;气分湿热蕴蒸,故见身热;舌苔垢腻为邪在气分,湿热上泛之征。其主要病理特点为湿热酿痰,蒙蔽心包。主要证候为身热,神识昏蒙,似清似昧或时清时昧,间有谵语,舌苔垢腻,脉濡滑数等,又称为湿热酿痰蒙蔽心包证。其中以神志时清时昧,舌苔垢腻为辨证要点。治当清热化湿,豁痰开窍,代表方如菖蒲郁金汤合苏合香丸或至宝丹。临床运用时,可根据痰湿、痰热的偏重,配合使用芳香开窍的成药。若痰热较重,邪热炽盛者,可加服至宝丹,以清心化痰开窍;若湿浊偏盛而热势不著者,可送服苏合香丸以化湿辟秽,芳香开窍。

　　上焦证主要包括肺和心包的病变,都有温热、湿热的不同类型。一般而言,肺的病变多见于温病初期阶段。如邪犯肺卫证、湿热阻肺证,若正气抗邪有力,邪不向里传,病可望从表而解。如感邪较重而正气虚者,温邪由表入里,也可引起气分肺热壅盛证。值得注意的是在上焦肺的病变中,如出现肺气大伤,严重者可导致化源欲绝而危及患者生命。心包的病变不仅有热陷与湿蒙的不同,而且有病在营分与气分的区别,多见于温病的中期或极期阶段。邪热内陷心包,病属营分,神志症状重,若患者心阴心气素虚,病情发展较快,严重者甚至可因内闭外脱而死亡。湿蒙心包主要见于湿热性质的温病,神志症状较轻,病属气分。

　　总之,上焦温病的转归与感邪轻重、正虚程度有关,病情有轻、有重。重者如吴鞠通指出的温病死证"在上焦有二:一曰肺之化源绝者死,二曰心神内闭,内闭外脱者死"。

(二)中焦病证辨治

　　中焦病证所包括的脏腑主要是胃、脾、肠等,温邪传入中焦一般属温病的中期或极期。常见的证候类型有:

　　1. 阳明热炽证　温病邪热传入阳明胃,出现"无形热盛"的证候,又称胃热亢盛证。足阳明胃为多气多血之经,邪热入胃,正气奋起抗邪,邪正剧争,"散漫浮热",外蒸肌肉,内蒸脏腑,故见壮热,大汗出;邪热扰心则心烦;邪热上蒸,则见面红赤;邪热耗伤阴液则口渴而多饮,特别喜冷饮;脉洪大而数是邪热盛于内外的征象。其主要病理特点为胃经热炽津伤。主要证候为壮热,大汗出,心烦,面赤,口渴引饮,脉洪大而数等。其中以壮热,汗多,渴饮,苔黄燥,脉洪大为辨证要点。治当清泄暑热,代表方如白虎汤、白虎加人参汤。

　　2. 阳明邪结证　温病邪热传入阳明大肠,与糟粕相结,出现有形热结的证候,又称阳明腑实证。由于邪热与糟粕搏结肠腑,正邪交争,而阳明经气旺于申时,故发热日晡益甚;胃肠邪热扰及心神,故时有谵语;肠道热结津伤,传导失职,则大便秘结不通;或热迫津液从燥结旁流,而表现为下利稀水,其气臭秽;肠道有形热结阻滞气机,故腹部硬满而疼痛;舌苔老黄而干燥,甚则可见黑燥之苔,脉沉实有力为肠腑热结之征。其主要病理特点为肠道热结,传导失司。主要证候为日晡潮热,或有谵语,大便秘结,或热结旁流,腹部硬满疼痛,舌苔黄黑而燥,脉沉实有力等。其中以潮热,便秘,苔黄黑而燥,脉沉实有力为辨证要点。治当通腑泄热,攻下腑实,代表方如调胃承气汤、大承气汤。若兼痰热壅肺者,治当宣肺化痰,泄热攻下,代表方如宣白承气汤;热入心包兼阳明腑实者,治当清心开窍,攻下腑实,代表方如牛黄承气汤;若阳明腑实,阴液亏虚者,治宜攻下腑实,滋阴增液,方用增液承气汤;若阳明腑实,气阴两虚者,治宜攻下腑实,补益气阴,方用新加黄龙汤;若热结肠腑,小肠热盛者,治宜攻下肠腑热结,清泄小肠邪热,方用导赤承气汤。还有因邪热损伤肠络,血溢肠间,而致肠腑蓄血者,症见身热夜甚,神志如狂,大便色黑等,属邪热与瘀血相结肠腑。如吴又可说:"尽因失下,邪热久羁,无由以泄,血为热搏,留于经络,败为紫血,溢于肠胃。"治当泄热通结,活血逐瘀,代表方如桃仁承气汤。

　　3. 湿热积滞搏结肠腑证　肠腑湿热与糟粕积滞相搏出现的证候。肠腑湿热熏蒸则身热,烦躁;湿热阻滞气机则胸脘痞满;湿热与积滞搏结肠道,气机受阻,传导失司,故见腹痛,大便溏垢如败酱,便溏不爽;舌赤,苔黄腻或黄浊,脉滑数为湿热内盛之象。其主要病理特点为湿热积滞搏结肠腑。主要证候为身热,烦躁,胸脘痞满,腹痛,大便溏垢如败酱,便下不爽,舌赤,苔黄腻或黄浊,脉滑数等。其中以身热,腹痛,大便溏垢,苔黄腻或黄浊为辨证要点。治当导滞通下,清暑化湿,代表方如枳实导滞汤。本证为暑湿夹滞之证,非阳明腑实,故不宜用三承气汤苦寒峻下或咸寒软坚。若误投承气峻下速下,不仅暑湿难以清化,且徒伤正气。又因本证为暑湿夹滞胶结肠道,非一次攻下所能奏效,每须连续攻下,故使用攻下之剂宜轻、宜缓,即所谓"轻法频下"。临床运用轻下之剂往往至热退苔净,便硬成形,湿热积滞尽去方止。正如叶天士《温热论》所云:"惟伤寒邪热在里,劫烁津液,下之宜猛;此多湿邪内搏,下之宜轻。伤寒大便溏为邪已尽,不可再下;湿温病大便溏为邪未尽,必大便硬,慎不可再攻也,以粪燥为无湿矣。"

4. 湿热中阻证　湿热性质的病邪困阻于中焦脾胃而出现的证候。湿热困阻中焦,阻滞气机,故胸脘痞满;脾胃失和,浊气上逆,故泛恶欲呕,甚或呕吐;中焦湿热互结,升清降浊功能失常,气机受阻,则脘腹痛满。湿重热轻者,热为湿所遏,故身热不扬;舌苔白腻,或白苔满布,或白多黄少,均系湿邪偏盛的征象。湿热并重或热重湿轻,湿热相蒸,故见高热持续,汗出而热势不衰;湿热扰神,可见烦躁不安;舌苔黄腻或黄浊,为湿热互结的征象。其主要病理特点为湿热困阻脾胃,升降失司。主要证候为身热不扬,或高热持续不为汗衰,或烦躁,胸脘痞满,泛恶欲呕,舌苔白腻,或白厚,或黄腻等。湿热中阻证因湿热之偏盛不同而有不同的表现,其中以身热,脘痞,呕恶,苔腻为辨证要点。湿重热轻者,治当芳香化浊,燥湿化浊,方用雷氏芳香化浊法、三仁汤;湿热并重者,治当辛开苦降,清热燥湿,方用王氏连朴饮;热重湿轻者,治当清泄阳明胃热,兼化太阴脾湿,方用白虎加苍术汤。

温病中焦证一般发生于疾病的中期和极期。主要涉及脾、胃、肠等脏腑,病证性质不仅有温热和湿热之分,还有有形和无形之别。如阳明热炽证属无形热盛,阳明邪结诸证属于有形热结,包括热与糟粕搏结、湿热与积滞互结。中焦证病机总的特点是病邪虽盛,正气亦未大伤,邪正相争剧烈。此阶段,只要治疗得当,一般可祛邪外出而解。但若邪热过盛或腑实严重,每可导致津液或正气大伤,甚则引起真阴耗竭殆尽,或湿热秽浊阻塞机窍,均属危重病证。吴鞠通《温病条辨》论及中焦温病死证有二:"一曰阳明太实,土克水者死;二曰脾郁发黄,黄极则诸窍为闭,秽浊塞窍者死。"另外,湿热久在中焦,若素体阳气不足也可渐从湿化,甚或从寒化,形成湿盛阳微或寒湿之证。

（三）下焦病证辨治

下焦病证指的是肝肾的病变,属温病的后期阶段。常见的病证类型有:

1. 肾精耗损证　邪热深入下焦,耗伤肾精,形体脏腑失于滋养而出现的证候表现,又称真阴耗伤证。肾精耗损证主要是形神机窍失养和虚热内生的病理表现。由于肾精耗损,不能濡养形神机窍,故出现神惫委顿,消瘦无力,口燥咽干、耳聋、脉虚等症;肾精耗损,水不制火,虚热内生,循经外发,故见低热持续,手足心热甚于手足背等;舌绛不鲜干枯而萎为肾阴不足之征。其主要病理特点为邪热久羁,耗损肾阴。主要证候为低热,神惫委顿,消瘦无力,口燥咽干,耳聋,手足心热甚于手足背,舌绛不鲜干枯而萎,脉虚。其中以手足心热甚于手足背,口干咽燥,舌绛不鲜干枯而萎,脉虚为辨证要点。治当滋补肝肾真阴,方用加减复脉汤。

肾精耗损，多由中焦病变发展而来，特别是阳明邪热不去，阴液耗伤过甚，更易引起本证，多见于温病后期。正如吴鞠通说："温邪久羁中焦，阳明阳土未有不克少阴癸水者，或已下而阴伤，或未下而阴竭。"如肾阴耗伤严重，可导致阴竭阳脱，危及生命。

2. 虚风内动证 由肾精虚损，肝风内生而产生的证候类型，又称为阴虚风动证。虚风内动是在肾精虚损的病理基础上发展而形成的，故有肾精虚损，形神失养，虚热内生的基本表现，如神倦肢厥，耳聋，五心烦热等；肾水受劫，水不涵木，筋脉失于濡润，故见手指蠕动，甚或瘛疭；肾水枯竭，不能上济心火，心神不能内舍，患者感心中空虚而剧烈跳动，即所谓憺憺大动；舌干绛而萎，脉虚弱为肝肾阴虚之征。虚风内动的形成与肾精耗损有着因果关系，故主要病理特点为水不涵木，虚风内动。主要证候为神倦肢厥，耳聋，五心烦热，心中憺憺大动，手指蠕动，甚或瘛疭，舌干绛而萎，脉虚弱等。其中以手指蠕动，或瘛疭，舌干绛而萎，脉虚为辨证要点。治当滋阴养血，潜阳息风，方用三甲复脉汤、大定风珠。三甲复脉汤和大定风珠是针对真阴损伤严重，虚风内动而设，纯虚无邪者方可使用，若邪热尚盛者不得与之，以防滋腻恋邪难解。正如吴鞠通所说："壮火尚盛者，不得用定风珠、复脉。"若见肺气将绝而喘息气促者，急加人参培元固本；若见将成阴阳两脱之势，自汗不止者，加龙骨、人参、浮小麦以益气敛汗固脱；若心阴心气大伤，而兼心悸者，加人参、茯神、炒枣仁、浮小麦以益气养心安神。

总之，温病下焦证一般发生于疾病的后期，主要包括肝、肾二脏的病变，是根据温病病程发展阶段的一般规律而确定的，病机关键在于肾阴耗损，多为邪少虚多之候。此阶段病情虽已缓解，但因阴精已大衰，病情仍然较重。若正气渐复，驱除余邪可逐渐痊愈。但若阴精耗尽，阳气失于依附，则可因阴竭阳脱而导致死亡。

三焦病机与证候的传变，一般可按"始上焦，终下焦"的规律，即从上焦开始，依次传至中焦，再传至下焦。但是由于人体是一个有机的整体，上焦、中焦、下焦的病变往往不是截然划分的，故在温病传变过程中，有时又会出现上焦证未罢又见中焦证者，或中焦证未解又有下焦证的相互交错、相互重叠的现象。

三焦辨证各证型的病理、证候及辨治要点见表4-4-2。

三焦所属脏腑的病理变化和证候表现，也大体反映了温病发展过程中的不同阶段和病情浅深轻重。一般说来，上焦手太阴肺的病变多为温病的初期阶段，病情较轻浅；中焦阳明胃的病变多为病程的中期或极期阶段，病情较重；下焦足少阴肾及足厥阴肝的病变多为病程的后期阶段，病情严重。但是这只是针对某些病发于表的新感温病（如风温等）而言，并不是所有温病都是按照上述规律发展的。如同是新感温病，暑温初起病变即在中焦阳明胃，甚至直犯厥阴（心包、肝）；又如湿热之邪所致的湿温，初起病位多以中焦脾胃为主；热自内发的伏邪温病往往病发于中焦甚或下焦。可见，三焦病程阶段，常因感邪性质、体质类型、发病类型的差异而有所不同。正如王孟英所说："夫温热究三焦者，非谓病必上焦始，而渐及于中下也。伏气自内而发，则病起于下者有之，胃为藏垢纳污之所，湿温疫毒，病起于中者有之，暑邪挟湿者，亦犯中焦。又暑属火，而心为火脏，同气相求，邪极易犯，虽始上焦，亦不能必其在手太阴一经也。"因此，关于三焦的界定，从脏腑而言其位置是固定的，但作为病程的划分则是相对的。

在温病的传变中，还有顺传与逆传之分：顺传是指温病初起，病邪始犯于上焦手太阴肺卫，进而传至中焦阳明胃腑的发展过程。王孟英说"自肺之胃腑，病机欲出而下行，故曰

表4-4-2 三焦辨治表

证型		病理	证候	辨证要点	治法	代表方	备注
上焦	温邪犯肺	卫受邪郁肺气失宣	发热，微恶风寒，咳嗽，头痛，口微渴，舌边尖红赤，舌苔薄白大渴，脉浮数	发热，微恶风寒，咳嗽	辛凉解表，宣肺泄热	银翘散，桑菊饮	
		邪热壅肺肺气闭郁	身热，汗出，咳喘气促，口渴，苔黄，脉数	身热，咳喘，苔黄	清热宣肺	麻杏石甘汤、千金苇茎汤	
		湿热阻肺肺失清肃	恶寒，身热不扬，胸闷，咳嗽，苔白腻，脉濡缓	身热不扬，胸闷，咳嗽，苔白腻	轻宣肺气，化痰利窍	千金苇茎汤加杏仁、滑石方	
	邪犯心包	邪热内陷机窍阻闭	身热，神昏，肢厥，舌謇，谵语，苔腻	神昏，肢厥，舌謇，舌绛	清心开窍	清宫汤送服安宫牛黄丸、紫雪丹、至宝丹	
		湿热酿痰蒙蔽心包	身热，神识似清似昧或时清时昧，或有谵语，苔腻	神识昏蒙，舌绛，苔腻	清热化湿，豁痰开窍	菖蒲郁金汤合苏合香丸或至宝丹	
中焦	阳明热炽	胃经热炽津伤	壮热，大汗，心烦，面赤，口渴引饮，舌黄燥，脉洪大而数	壮热，汗多，渴饮，苔黄燥，脉洪大	清泄暑热	白虎汤、白虎加人参汤	
	阳明热结	肠道热结传导失司	日晡潮热，神昏谵语，大便秘结或热结旁流，腹部硬满疼痛，舌苔黄而燥	潮热，便秘，苔黄黑燥，脉沉实有力	通腑泄热，攻下腑实	调胃承气汤、大承气汤	
	邪结肠腑	湿热积滞搏结肠腑	身热，烦躁，胸闷搭满，腹痛，大便溏垢如败酱，便下不爽，舌苔黄腻或黄浊，脉滑数	身热，腹痛，大便溏垢，舌黄腻或黄浊	导滞通下，清暑化湿	枳实导滞汤	
	湿热中阻	湿热困阻脾胃，升降失司	身热不扬，或高热持续不为汗衰，胸脘痞满，泛恶欲呕，舌苔白腻或黄腻	身热，脘痞，呕恶，苔腻	芳香化浊，燥湿化浊	雷氏芳香化浊法、三仁汤	有湿热轻重区别：湿热并重者，治当辛开苦降，清热燥湿，方用王氏连朴饮；热重湿轻者，治当清泄阳明胃热，兼化太阴脾湿，方用白虎加苍术汤
下焦	肾精耗损	邪热久羁耗损肾阴	低热，神倦委顿，消瘦无力，口干咽燥，耳聋，手足心热甚于手足背，舌绛不鲜干枯而萎，脉虚	手足心热甚于手足背，口干咽燥，舌绛枯萎，脉虚	滋补肝肾真阴	加减复脉汤	
	虚风内动	水不涵木虚风内动	神倦肢厥，心中憺憺大动，手指蠕动或瘛疭，舌干绛而萎，脉虚弱	手指蠕动或瘛疭，舌干绛而萎，脉虚	滋阴养血，潜阳息风	三甲复脉汤、大定风珠	

顺"。顺传的特点是病情渐进性发展,正气逐邪外出,病情较稳定,预后较好。逆传则是指肺卫之邪内陷心包的病机演变,又称为逆传心包。临床表现主要为初病有恶寒发热等肺卫见证,甚或寒战高热,旋即发生神昏肢厥。逆传的特点是病情突变,来势凶猛,病情重笃险恶,预后较差。

此外,薛生白在《湿热病篇》中详论的湿热在三焦的辨证方法,一般称之为"水湿三焦辨证"。水湿三焦辨证以"气化三焦"为立论基础,揭示湿热病邪侵袭人体后,具有通行水道作用的六腑之一——三焦的功能改变及实质损害,根据病变主要部位分为上焦湿热证、中焦湿热证、下焦湿热证,突出湿热为患的致病特点和辨治规律,主要用于指导湿热病的辨证论治。与本章所论吴鞠通之三焦辨证理论有别,应注意区分。

小　结

卫气营血辨证理论与三焦辨证理论,共同构成了温病辨证理论体系的核心,它们既是独立的辨证体系,又相辅相成;既有联系,又有区别,是不可分割的一个整体。由于温病的病变部位,一般不超越卫气营血辨证所揭示的病变层次和范围,所以临床多先以卫气营血辨证确定病变浅深层次及其发展趋势,再用三焦辨证确定病变的具体脏腑部位。如根据发热,口渴,苔黄先确定病变层次在气分,然后再根据特异证候确定脏腑定位。也可以根据情况先确定脏腑部位,然后再区分卫气营血层次,如温病临床中见有咳嗽,可先确定病变部位在肺,然后根据有无表证及舌象,辨证是属于气分证还是属卫分证;若肺热盛极入血伤及肺络,引起咯血者,则又属血分证范围。因此,上中下三焦不能没有卫气营血的分辨,卫气营血也不能离开上中下三焦的脏腑定位。临床只有将二者有机结合,灵活运用,才能全面准确地指导温病的辨证论治。

总之,卫气营血辨证与三焦辨证,经纬相依,相辅而行,形成了较完整的温病辨证论治体系。只有把二者有机地结合起来,才能辨析清楚病变层次及部位,病证类型及性质,病势轻重及转归,准确全面地认识病机,为确定治法和选择方药提供可靠的依据。

【复习思考题】

1. 试述卫气营血证候的病理特点、临床表现及辨证要点和治疗原则。
2. 试述上焦证有哪些证候类型,其病理特点及辨证要点和治疗方法是什么?
3. 试述中焦证有哪些证候类型,其病理特点及辨证要点和治疗方法是什么?
4. 试述下焦证有哪些证候类型,其病理特点及辨证要点和治疗方法是什么?
5. 卫气营血辨证与三焦辨证有何区别?临床如何相辅应用?

第五章 临床经典辨治法的特点、关系及应用

《伤寒论》和《金匮要略》分别创建了六经辨证施治和脏腑经络辨证施治的理论体系。叶天士、薛生白、吴鞠通针对温热病建立了卫气营血、三焦辨证施治的理论体系。在理解这些辨证施治理论体系时，有些概念上的差异，不可不知。以《伤寒论》为例，六经是指手足太阳、阳明、少阳、太阴、少阴、厥阴经脉及其所属的脏腑，是生理性的概念。六经病是人体感受外邪后，疾病发展不同阶段的六大类病证，是病理性概念。六经辨证是以六经作为纲领，对外感病不同阶段出现的病变进行综合分析，判断疾病证候的部位、性质以及邪正消长趋向等的一种诊断方法。六经辨证施治则是在六经辨证的基础上，针对证候等进一步提出相应的治则治法及其方药的疾病诊治方法。值得说明的是，六经辨证在不少场合，既指六经病的证候辨证，也包括六经病的证候治疗。为简洁起见，本教材将六经辨证施治方法简称为六经辨治。以此类推，《金匮要略》脏腑经络辨证施治方法简称为脏腑经络辨治法，温病学中的卫气营血、三焦辨证施治方法，简称为卫气营血辨治法、三焦辨治法。

中医临床经典辨治法是指伤寒论、金匮要略、温病学辨证论治方法的总称。这些辨治法可分为中医外感热病辨治法和中医内伤杂病辨治法。中医外感热病辨治法包括六经辨治法、卫气营血辨治法、三焦辨治法。中医内伤杂病辨治法包括脏腑经络辨治法等。这些辨治法都是遵循中医基本理论，针对不同时代疾病的特点而发展起来的。因而，它们之间既关系密切，又各具特点，并且有不同的适用范围。搞清这些辨治法的特点及其相互关系，并且加以融会贯通，对于更好地指导临床实践具有重要意义。

第一节 临床经典辨治法的特点

六经辨治法、脏腑经络辨治法、卫气营血与三焦辨治法虽然建立于不同时代，针对不同类型的疾病，但都是面对临床疾病诊治的难题，在中医理论指导下，建立起来的辨证论治方法，因而有其共同特点。

一、基于临床，源于《内经》

中医临床经典辨治法都是为了解决临床不同疾病的诊治难题，根据临床实际，并且在《内经》理论启发下而建立的辨证论治方法。

六经辨治法是东汉末年，仲景面对伤寒流行，"感往昔之沦丧，伤横夭之莫救，乃勤求古训，博采众方"而建立的。其理论源于《内经》。《内经》有多处针对"三阴三阳"内涵的论述，分别描述四季、运气、经络、五脏等自然现象或人体生理特点。但对六经辨治法影响最为直

接的，还是《素问·热论》。在《素问·热论》中，其六经主要指经络，比如足太阳膀胱经的主要循行部位为头项腰背，故太阳病的主要症状是头项痛、腰脊强；阳明经侠鼻、络于目，故阳明病的症状有目痛、鼻干等。故《素问·热论》的六经，也可以认为是经络辨证在外感热病中的运用。仲景结合临床实际，进一步将脏腑、气血津液、表里寒热虚实等理论相融合，形成了现今的六经辨证施治方法，即六经辨治法。

卫气营血辨治法是叶天士面对伤寒六经辨治法不能适应当时温热病诊治的情况下，大胆创新而建立的一种辨证论治方法。卫气营血理论主要出自《灵枢·营卫生会》《灵枢·营气》等篇。营卫二气，循行于一身之表，营气可奉心化赤而为血，卫气由宗气、元气等蒸腾气化而形成。故在生理上，卫与气、营与血密切相关，营行脉中、卫行脉外，卫气护卫于一身之表，营气则化生血液，营养全身。这为叶天士认识温病传变规律，卫之后方言气、营之后方言血的传变次第以及形成卫气营血辨治法奠定了基础。

三焦辨治法是薛生白、吴鞠通针对温病，尤其是温病中的湿热病而创立的。三焦，在《内经》中含义有二，一为脏腑之三焦，指六腑中通调水道者；一为部位之三焦，主要是对脏腑生理功能，结合其解剖位置所作的概括。上焦主宣发津液、中焦主运化水谷、下焦主通利排泄，其核心是津液的代谢及其气化。其中，部位之三焦是温病三焦辨治法理论的主要来源。由于湿温病主要影响人体之津液代谢与气机之升降，故薛生白、吴鞠通建立三焦辨治法来认识湿热病不同发病阶段的特点及其变化规律。

脏腑经络辨治法是张仲景针对伤寒之外的另一类疾病——因战乱不断、民不聊生等发生的内伤杂病而创立的。脏腑经络理论在《内经》中极其丰富，其中《素问·六节藏象论》对五脏、五神、五体及其与自然界的联系进行了系统的阐述，为张仲景《金匮要略》建立脏腑经络辨治法用于内伤杂病的诊治奠定了基础。如《金匮要略》在虚劳病中即以肾气丸治疗虚劳伤精之病；在肺痿病中即以甘草干姜汤益气培土生金；在血痹中以黄芪桂枝五物汤益气健脾、养营除痹。再如中风病的在络在经、入腑入脏以及五脏水、五脏风寒、五脏死脉等，都反映了《内经》脏腑经络理论对《金匮要略》脏腑经络辨治法的深刻影响。

二、病证结合，辨证论治

病证结合、辨证论治，是中医临床经典辨治法的共同特点，也是临床诊治疾病的基本模式。无论六经辨治、卫气营血辨治、三焦辨治，还是脏腑经络辨治，均采用这一模式。由于病是反映了疾病发生发展的全过程，而证候则是对疾病发生发展过程中某一阶段病理的概括，故辨病有助于把握疾病全过程，增强预见性；而辨证施治针对疾病不同阶段的证候，针对性更强。

如《伤寒论》六经辨治，首辨太阳病、阳明病、少阳病、太阴病、少阴病、厥阴病等六病（以及六病的合并病），次辨证候，如太阳病需辨太阳中风、太阳伤寒、表郁轻证，阳明病需辨阳明热证、阳明实证，太阴病均辨太阴本病、太阴兼表等证候，再施以相应的治法、方药，开中医临床病证结合、辨证论治之先河。

卫气营血与三焦辨治，均在明辨温病不同类型病证如风温、冬温、春温、秋燥、湿温等病的基础上，再进一步辨析其所属之层次及病位，如风温可见邪袭肺卫、肺热炽盛、痰热结胸、邪入阳明、热入心包等，春温可见气分郁热、卫气同病、热灼营分等，从而进一步采取相应治疗方法，也体现了辨病与辨证相结合的诊治特点。

脏腑经络辨治，不同疾病的证候临床有不同的表现特点，即使是相类似的疾病，证候也有区别。如同为肺系病证，肺痿病性偏虚，有虚寒肺痿与虚热肺痿之别；肺痈病性偏实，主要为邪实壅滞、邪热蕴肺、血腐脓溃等证候，应用的治法方药各不相同，都反映了辨病与辨证相结合、辨证施治的特点。

三、体现八纲辨证内容

八纲辨证是辨证的总纲，是对疾病病位、病性等病理总的概括，清代医家程国彭在《医学心悟》中明确指出"病有总要，寒热虚实表里阴阳八字而已"。八纲理论它源于《内经》，完善于明清之际，中医临床经典四种辨治法都充分体现了八纲辨证的基本内容。

1. 六经辨治中的八纲 阴阳是辨识疾病与证候的总纲。六经病中的太阳、阳明、少阳统称为三阳病；太阴、少阴、厥阴统称为三阴病。三阳病表现为正气盛、抗病力强、邪气实，病情一般呈亢奋状态，因而三阳病多属热证、实证，概括为阳证。三阴病表现为正气衰、抗病力弱、病邪未除，病情一般呈虚衰状态，因而三阴病多虚证、寒证，概括为阴证。表里是分析病位深浅的纲领。就六经表里而言，一般而论太阳属表、其余各经病变均属里。但表里又是相时的，如从三阳病三阴病而言，三阳病属表，三阴病属里；从三阳病而言，太阳属表，少阳属半表半里，阳明属里。另外，在诊治疾病过程中可以根据病位的表里判断病势的发展趋向，确定治则与方药。如太阳表证宜解表发汗，阳明里证宜清泄里热或攻下里实。寒热两纲辨别疾病性质、虚实两纲辨别邪正盛衰，在临床辨证施治中极为重要。六经辨治中对脉浮紧，恶寒，身痛，无汗而喘的表寒实证，用麻黄汤辛温发汗，宣肺平喘；对脉沉实，潮热，腹胀便秘的阳明里热实证，用大承气汤峻下热结，荡涤热实；对脉微细，但欲寐，四肢厥逆的少阴里虚寒证，用四逆汤温肾回阳。这些均体现了六经辨治对八纲的综合应用。

2. 卫气营血辨治中的八纲 卫气营血辨治将温病从表入里分为四个阶段，这本身就是八纲中表里辨证的一种体现。其中卫与气，卫属表，气属里，如"温邪上受，首先犯肺……肺主气，其合毛皮，故云在表"，卫分证是温病传变之表浅阶段，故其治疗"在表初用辛凉轻剂"，而气分证则是卫分证入里化热而成，故治疗上"到气才可清气"。营与血，营偏表，血偏里，"营分受热……斑点隐隐……急急透斑为要"，营分证以透热转气为要，仍有透邪外出之机会；若入血分，则只可凉血散血，在血分层面清泄。故早期的辛凉解表、中期的清解气热、清营凉血，都体现热证当用清法。

温病感受热邪，热邪易于伤阴耗气，故温病后期也会出现阴虚内热以及气阴两虚，因而卫气营血辨治法与寒热虚实四纲关系密切。譬如早期辛凉解表的桑菊饮，中期清解气分之热的白虎汤、清营泄热的清营汤，针对的是实热证。后期有滋养肺胃的沙参麦冬汤、增液润肠的增液汤、滋补真阴的加减复脉汤，针对的是虚热证。另外，温病中也有因患者正气素虚而邪气太盛，或汗出太过，导致阳气暴脱的，用参附汤回阳固脱，则属于虚寒证。

3. 三焦辨治中的八纲 三焦辨证论述温病从口鼻而入，至上而下传变的三个阶段，上焦属表为起病之始，下焦属里为病传之终，中焦属表里阴阳交界，为病传变化较多的阶段。由于上焦偏表，故"治上焦如羽，非轻不举"；下焦偏里，故"治下焦如权，非重不沉"；中焦居于表里交界，故"治中焦如衡，非平不安"。

三焦辨治主要适用于温热病从口鼻而入，至上而下病传以及湿温病两类。前者不论病在上焦、中焦、下焦，病性皆以热证为主；后者由于湿邪的存在，病传中焦时，若湿重于热，可致湿从寒化，伤及中阳，以寒证为主，如《温病条辨·中焦篇》谓："湿之入中焦，有寒湿，有热湿……其中伤也，有伤脾阳，有伤脾阴，有伤胃阳，有伤胃阴……伤脾胃之阳者十常八九，伤脾胃之阴者十居一二。"足见三焦辨治应用了八纲的内容。

4. 脏腑经络辨治中的八纲　在《金匮要略·脏腑经络先后病脉证》篇中，有"经络受邪，入脏腑"之说，故经络先病为表，脏腑后病属里。同时，本篇还有"阳病十八……头痛、项、腰、脊、臂、脚掣痛"，"阴病十八……咳、上气、喘、哕、咽、肠鸣、胀满、心痛、拘急"，以阴阳进行病证的归类。而"血气入脏即死，入腑即愈……病在外者可治，入里者即死"，则以表里作为推断疾病预后的依据。

以腹满、呕吐、下利为例，《金匮要略》对疾病的辨治尤其重视寒热虚实。如对于腹满，有"腹满时减，复如故，此为寒，当与温药"，指的是中焦虚寒需温中散寒；亦有"舌黄未下者，下之黄自去"，言肠腑实热需苦寒清泄。对于胃肠实热呕吐用大黄甘草汤治之，胃中虚寒呕吐用半夏干姜散治之；肠腑湿热用清热燥湿白头翁汤治之，脾肾虚寒用温阳散寒四逆汤治之等。余如肺痿，有虚寒肺痿用甘草干姜汤治之，虚热肺痿用麦门冬汤治之。充分体现了《金匮要略》脏腑经络辨治中的八纲辨证。

四、着眼于传变阶段的外感热病辨治法

六经辨治、卫气营血及三焦辨治，针对的是外感热病，故主要着眼于疾病发展过程中从表入里、由上至下等传变的不同阶段。

一方面，六经辨治、卫气营血与三焦辨治，体现了外感热病传变过程中所处的病位阶段。如六经中，太阳病为病位在表，阳明病为病传入里，少阳病为病在半表半里，此为"传经"；当然，还有一经病中之表里病传，谓之"经传"，如阳明病有白虎汤证入里传变为里证实证之大承气汤证，少阳病有偏表、偏中风的柴胡桂枝汤证入里传变为偏于本病的小柴胡汤证，也体现了表里病传的基本规律。卫气营血与三焦辨证中，上焦肺卫证为表，其既可顺传中焦气分证，又可逆传上焦心包营分，皆为表里病传的不同形式；若湿浊困阻，则可著于三焦膜原，发为半表半里之证。

另一方面，上述三种辨治法，又分别体现了疾病不同的表里传变类型。如六经辨治与卫气营血辨治，主要描述疾病从浅入深的传变路径。六经辨治中，太阳病之肌表可入里化热、传变至阳明胃腑，亦可正邪交争于半表半里，传变少阳之三焦，此为由浅入深。卫气营血辨治中，卫分证可化热入里传至气分，营分可迫血耗血传至血分，此亦为由浅入深。在治疗中需注意里邪出表，如卫气营血辨治有"入营尤可透热转气"。而三焦辨治主要描述疾病从上传下的传变路径。如上焦病传中焦，中焦热盛伤津动血可传变至下焦血分，皆属从上至下之病传。此时在治疗中需注意分消走泄，如上焦之邪需从上窍表窍而散，下焦之邪多从前后二阴而泄。

五、着眼于病变部位的内伤杂病辨治法

与外感热病感受外邪发病不一，内伤杂病多由七情内伤、饮食劳逸等引起。因而内伤杂病的发病不像外感热病那样发病急、传变快。尽管内伤杂病的发生有时也会与外感相关，但总体而言内伤病的发病相对比较缓慢，疾病的变化也没有外感热病那样急骤。人体以脏腑为核心，依靠经络连接四肢百骸、五官九窍，使人体形成有机的整体，同时通过气血津液

维持人体正常的生命活动。内伤杂病的发生多直接影响脏腑经络功能，从而出现诸多脏腑相关的临床症状，因此诊治杂病明确脏腑的病位极为重要。《金匮要略·脏腑经络先后病脉证》篇中"经络受邪入脏腑"，讲的是由经络传至脏腑的发病途径；"夫诸病在脏欲攻之，当随其所得而攻之"，讲的是病在脏腑的治疗方法；"入脏即死，入腑即愈"，说明脏腑病变的不同预后。在《金匮要略》具体病证诊治中充分体现了以脏腑经络为核心的辨治法。例如中风病以络经腑脏分为轻重不同的四个阶段，心阳不足的胸痹用瓜蒌薤白白酒汤，咳而上气的肺胀用射干麻黄汤，中焦脾胃虚弱的虚劳用小建中汤，气血郁滞的肝着用旋覆花汤，胃强脾弱大便硬的脾约用麻子仁丸，寒湿着于腰部的可用肾着汤，肾气不足的消渴、虚劳用肾气丸。湿热下注，先血后便的近血，用赤小豆当归散；脾阳不足，先便后血的远血，用黄土汤。肠痈初起用大黄牡丹汤，肠痈脓成用薏苡附子败酱散。"见肝之病，知肝传脾，当先实脾"则是根据五脏之间的关系，采取措施，来防止五脏病变传变的治未病方法。

可见，《金匮要略》的脏腑经络辨治法着眼于脏腑经络，更方便辨别脏腑经络病变所在，因而更适合于内伤杂病的诊疗。

第二节　临床经典辨治法相互关系

六经辨治法、脏腑经络辨治法、卫气营血与三焦辨治法是不同时代，针对不同疾病创立的诊治方法，这些诊治方法既各具特点，又相互联系。

一、外感热病辨治法之间的关系

1. 六经辨治法是卫气营血与三焦辨治法的基础　《伤寒论》六经辨治法是张仲景根据临床实际，结合《素问·热论》构建的以六经传变为核心的外感热病诊治方法。六经辨治法的形成标志着中医临床医学的诞生，开创了外感热病诊治的新时代。一般认为，《伤寒论》六经辨治法主要是针对以风寒邪气伤人所致"伤寒"类疾病的方法。在《伤寒论》中，仲景根据风寒邪气由浅入深的传变，以及人体阳气由盛转衰的过程，构建了六经辨治体系。在治疗上，强调伤寒初起，治宜麻黄汤、桂枝汤辛温解表；随着疾病逐渐化热入里，治以白虎汤、承气汤清解或攻下里热；到了后期，三阴病阳气受损，则治以理中丸、四逆汤温阳救逆。

然而，随着疾病谱、自然社会环境的变化，宋元时期医家已经逐渐发现，《伤寒论》及六经辨治并不能指导所有外感热病的治疗，尤其是外感温热类疾病。金元医家张元素就感慨，"运气不齐，古今异轨，古方今病不相能也"。由于外感温热病是以温热邪气损伤人体阴液为主，初起多为邪热郁表，后期则多见肝肾真阴耗伤，六经辨证体系已经难以准确揭示温热类疾病发生与传变的全过程；同时，《伤寒论》方药以辛温为主，虽然有麻杏石甘汤、白虎汤、承气汤等清热攻下方，但并不完全适合温热病，因此，宋代就有不少医家指出，不能以《伤寒论》方通治一切外感热病，如韩祗和强调，对于温热类疾病，应"别立方药而不从仲景方"。明代吴又可针对疫病提出了"异气"致病的观点，清代叶天士、薛生白、吴鞠通、王孟英创立了卫气营血与三焦辨治法，开创了温病学诊治的崭新局面。但是，应该看到，卫气营血与三焦辨治法的创立，是以六经辨治法为基础的，它们的创立离不开六经传变模式的示范，离不开六经辨治理法方药为一体的启迪。

2. 卫气营血与三焦辨治是对六经辨治的发展　由于六经辨治难以概括温热类及湿热

类外感病的发病与传变，宋以来的诸多医家不断探索新的辨证体系与治疗方药，并在清初，形成了卫气营血辨治与三焦辨治体系。

卫气营血辨治多用于揭示外感温热病的传变规律。温热邪气侵袭人体，多从口鼻而入，初起热郁肺卫，治疗上强调辛凉宣透之法。邪热深入气分，邪盛正不虚，正邪剧争而见壮热、汗出、大便干燥等症，则治以清气之法。气分热邪不解，渐次深入营血，则可见发疹、发斑、动血、动风之变，此时又当清营泄热，凉血养阴。故叶天士说，温热病"辨营卫气血虽与伤寒同，若论治法则与伤寒大异也"。强调卫气营血辨治与六经辨治虽然都说明病邪由浅入深、正气由盛转衰的过程，但是由于感邪不同，治疗迥异。

三焦辨治是以上中下三焦病位来概括温病传变与诊治的辨治体系。由于湿热类邪气致病与传变的特殊性，"湿热之邪，不自表而入，故无表里可分，而未尝无三焦可辨"，故薛生白在湿热病辨证中引入三焦的病位概念，指出湿热病在传变上，可见上中下三焦的不同证候。其后，吴鞠通也在卫气营血辨证的基础上，进一步按照脏腑病位与病程，引入三焦概念，补充了卫气营血辨治对脏腑病位定位不明的缺陷，如其指出"凡病温者，始于上焦，在手太阴"，"肺病逆传则为心包，上焦病不治，则传中焦，胃与脾也；中焦病不治，即传下焦，肝与肾也。始上焦，终下焦"。

无论是卫气营血辨治，还是三焦辨治，都没有完全脱离仲景六经辨治，是温病学家面对新的疾病，对六经辨治进行的补充与发展。吴鞠通在《温病条辨》中就指出，"是书虽为温病而设，实可羽翼《伤寒》"。事实上，在《伤寒论》《金匮要略》中，仲景论述某些证候时，本身也借助了卫气营血或三焦的某些理论进行阐发。如在《伤寒论》中有"阳明病，口燥，但欲漱水不欲咽者，此必衄"，其实就是指热入血分所致的衄血证。再如《金匮要略》中有"热在上焦者，因咳为肺痿；热在中焦者，则为坚；热在下焦者，则尿血，亦令淋秘不通"，讲的是三焦有热出现不同临床病证。这些论述也成为后世温病学派卫气营血辨治与三焦辨治理论的滥觞。

温病学卫气营血辨治与三焦辨治的形成，标志着中医外感热病诊治体系的逐渐完善。六经辨治以六经为纲，其实蕴含了经络、脏腑、经络脏腑的气化以及病程不同阶段的内涵，是对病位、病机、病程阶段的全面概括，这一辨治体系全面揭示了外感风寒邪气所致伤寒病，疾病由表入里、阳气由盛转衰的传变过程；卫气营血与三焦辨治，则一经一纬，卫气营血辨治揭示病程阶段与邪正盛衰，三焦辨治则反映脏腑病位与病机，二者经纬交错，系统反映了外感温热病与湿热病的辨证施治。

二、外感热病辨治法中寒温一统

随着温病学卫气营血与三焦辨治法的成熟，以及寒温学派的学术争鸣，至清代晚期，一些医家已经开始了将伤寒、温病两种学说进行汇通的探索。如俞根初与吴坤安均认为伤寒为一切外感热病之总称，在辨证体系上主张以伤寒六经辨证体系为支架，参合温病卫气营血和三焦辨证来认识和概括外感病的发生发展、演变的规律，从而形成兼取寒温的统一辨证体系。俞根初在其《通俗伤寒论》中，进一步提出"以六经钤百病，为确定之总诀；以三焦赅疫证，为变通之捷诀"，力图融合各类外感病的辨治方法。新中国成立后，关于寒温一统的探索与实践更为广泛，如章巨膺、万友生、裘沛然、张伯讷、姜建国等均主张外感热病应该在理论上实现寒温统一，他们或主张以六经辨证为核心统摄外感热病，或主张以卫气营血辨证为核心，或主张以八纲辨证为核心，其中，最具有影响力的是万友生的《寒温统一论》。

20世纪50—80年代，万友生先后发表和出版了《寒温纵横论》《寒温统一论》《热病学》等论著。他认为伤寒与温病两说，分开来各有缺陷，合起来便成完璧，因而主张伤寒和温病的辨证论治纲领可以在八纲的基础上统一起来。自此对寒温统一的理论进行了深入的总结。同时成立专门研究组进行了应用寒温统一热病理论治疗急症的临床研究，对流行性出血热、急性支气管炎、急性肺炎、急性菌痢、急性肠炎等多种传染性、感染性疾病，按照自行设计的寒温统一方案治疗，均取得满意疗效。万友生指出，不论伤寒还是温病，其发病与发生发展皆遵循病位上的由表入里（半表半里）、病性上的由热转寒（半热半寒）、病态上的由实转虚（半实半虚）等过程，故基于八纲的阴阳、表里、寒热、虚实等维度，可以将伤寒与温病的辨证方法融为一体。

具体而言，可以分为表寒、表热、里热、里寒、半表里偏热、半表里偏寒六类证候。

其中表寒证可见于太阳病，其治法为辛温解表。表寒偏实为太阳伤寒，代表方为麻黄汤类方；表寒偏虚为太阳中风，代表方为桂枝汤类方；表寒虚实夹杂为太阳表郁轻证，代表方为桂枝麻黄各半汤类方。值得注意的是，虽然病因上为"寒"，但太阳伤寒在病机上常可出现"热证"，表现为烦躁、高热、衄血等，此为卫阳郁热、津血凝滞有余所致。表热可见于卫分证，其治法为辛凉解表。表热偏实为卫分证，代表方为桑菊饮、银翘散等；表热偏虚为卫分兼阴虚证，代表方如加减葳蕤汤。

里热证可见于阳明病，其治法为清热泻火。里热实证，以清泄实热为主，偏于温热者如阳明热证，代表方如白虎汤类方；阳明腑实证，代表方如承气汤类方；营血分证，代表方如清营汤、犀角地黄汤；偏于湿热者如上焦湿热证，代表方如三仁汤、栀子豉汤类方；中焦湿热证，代表方如茵陈蒿汤；下焦湿热证，代表方如茵陈五苓散。里热虚证，以清热养阴为主，偏于上焦为肺阴虚，代表方如麦门冬汤、沙参麦冬汤；偏于中焦为胃阴虚，代表方如蜜煎、益胃汤；偏于下焦为肝肾阴虚，代表方如猪肤汤、加减复脉汤。

半表里证，从其发病机制与内涵来说，其病态皆为虚实夹杂，病性皆为寒热错杂，故其治法皆为和解表里三焦、调和寒热虚实。半表里偏热，常见于少阳病、气分证，代表方如柴胡汤类方、蒿芩清胆汤等。兼表邪为主，表现为恶风寒、身疼痛等，则合桂枝汤法解肌祛风；兼里实为主，表现为腹满、便难，则合承气汤法清泻腑实。半表里偏寒，常见于厥阴病、血分证，代表方如乌梅丸、椒梅汤、来复丹等。

与此同时，也有学者认为，在现代中医临床上，六经辨治、卫气营血辨治与三焦辨治并不是截然对立的辨治体系，根据不同的疾病以及患者的具体脉证，灵活应用合适的辨证方法即可，不需要勉强将几类辨证方法完全统一。

虽然目前尚未形成学界公认的寒温一统的辨证体系，但是这些探索与实践，丰富了中医外感病诊治体系的内容，深化了对中医外感病辨证体系内涵的认识，推动了中医外感病学的发展。

三、外感热病辨治法与内伤杂病辨治法的关系

脏腑经络辨治是根据脏腑经络的生理功能与病理变化对疾病与证候进行分析归纳，借以推断病机，判断病位、病性及邪正盛衰状况，从而确定治则治法的一种辨治方法。脏腑是人体功能活动的核心，脏腑与经络的气化功能，是人体生理病理活动的基础。因此，六经病

证、卫气营血病证与三焦病证在本质上都是脏腑经络病理变化的反映。

1. 六经辨治与脏腑经络的关系 六经辨治是以三阴三阳六经为核心的辨治体系,"六经"囊括了三阴三阳六组经络、经络相络属的脏腑以及经络脏腑的气化。因而,六经辨证的实质可以看作是将脏腑经络按照外感病六经传变的辨证框架进行的重组。

首先,六经辨证突出反映了经络的病理变化。在六经辨证中,经络相关的疾病,称之为"经病",包括经络循行部位与经络气化功能异常的相关疾病。如太阳经起于目内眦,上额交巅,入络脑,还出别下项,夹脊抵腰至足,故太阳经受邪则见头项强痛、身疼腰痛等症;阳明经起于鼻两侧凹陷处,络于目而行于面,故阳明病可见面赤、目痛、鼻干等症;少阳经起于目锐眦,上抵头角,下耳后,入耳中,并从缺盆下行胸胁,故少阳经受邪,可见耳聋、目眩、胸胁苦满等症。太阳主表,为六经之藩篱,外邪侵袭太阳经,太阳经气化功能失常,则见发热、恶寒、无汗或汗出、小便不利等症状。

其次,六经辨治法与脏腑密切相关。邪在经络,若失治误治,则往往会影响到与其相络属的脏腑,从而导致相关脏腑的疾病;同时,脏腑的相关疾病,也可能会影响经络的相关功能,从而导致经络的疾病。因而,在六经辨证体系中,每一经病,除了"经病"外,还包括了相关脏腑的"脏病"或"腑病"。如太阳病虽属表证,但邪气循经入里之时,邪入膀胱,影响气化功能,以致水蓄不行者,则成膀胱蓄水证。阳明乃胃与大肠之通称,邪热由阳明经内传入腑,与肠腑糟粕相结,则发为三承气汤证的阳明腑实证。少阳之腑包括胆与三焦,病入少阳胆腑则见胆火上炎,甚至胆热扰心犯胃,因而口苦、心烦、喜呕。脾属太阴,太阴病多脾阳不足,运化失职,寒湿内阻,故见腹满而吐、食不下、下利等症,即脏腑辨证中之脾阳虚证。少阴统心肾两脏,少阴寒化证为心肾阳虚,阴寒内盛;少阴热化证为肾阴不足,心火上炎,水火失济。肝为厥阴之脏,厥阴肝热犯胃,则见气上撞心,心中疼热;厥阴肝寒冲逆,则见干呕吐涎沫,甚至巅顶疼痛等。

2. 卫气营血辨治与脏腑经络的关系 卫气营血辨证的重点在于围绕温热邪气侵袭人体的病程,揭示温病过程中,邪气侵袭深浅与人体正气盛衰的关系,进而拟定治则治法。因而,在卫气营血辨证中,叶天士虽然淡化了脏腑经络的概念,但其实在具体内容中,依然有所体现。

叶天士《温热论》开篇指出:"温邪上受,首先犯肺,逆传心包。肺主气属卫,心主血属营。"就强调了卫气营血辨证背后的脏腑基础。肺主气,司呼吸,合皮毛,为华盖之脏,温热邪气自口鼻而入,侵袭人体,肺首当其冲,故温病卫分证病位即为肺卫或称肺经,如《温热经纬·叶香岩外感温热篇》引吴鞠通言"温邪上受,首先犯肺者,由卫分而入肺经也"。气分证的病位相对比较广泛,凡温邪不在卫分,也未深入营血者,均属于气分证,在脏腑上,包括肺、脾、胃、胆、大小肠、三焦、胸膈、膜原等。在《温热论》中,叶氏也广泛论述了气分证候脏腑的广泛性,如"气病有不传血分而邪留三焦","里结于何?在阳明胃与肠也"等,就是对气分证候涉及脏腑的举例。心主血属营,在《温热论》中,营分证与血分证所涉脏腑主要为心包,同时亦涉及脉这一奇恒之腑。温邪深入营血,煎灼营阴,使阴血受劫,邪热灼伤血络,以致血溢脉外,则见皮肤发斑,甚或吐衄便血等症;热在营血,邪热循脉扰及心神,则见不同程度神志异常,如心神不安、夜甚不寐,甚或神昏谵语、躁扰不安等。

3. 三焦辨治与脏腑经络的关系 三焦辨治是温病学家在《内经》三焦理论的基础上,借用三焦阐述温邪在病变过程中由上及下、由浅及深所引起各种病证的发展变化规律,并说明病邪所犯脏腑的病理变化及其证候特点,指导温病临床辨证论治的方法。三焦辨证本身即蕴含了脏腑辨证,在辨别脏腑病机变化、确定病变部位、病变性质和证候类型等方面,他们具有相似之处。

三焦辨证首先概括了温病不同阶段的脏腑病位及其病机变化。在卫气营血辨证中,叶氏更强调温邪侵袭人体病位的浅深,而三焦辨证则补充了具体的脏腑病位。如上焦病主要包括肺与心包,上焦肺病又包括了肺的卫分证,如银翘散证、桑菊饮证、桑杏汤证;肺的气分证,如苇茎汤证、麻杏石甘汤证等。上焦心包病则主要为营血分证候。中焦病涉及脏腑相对较多,包括脾、胃、胆、大肠、膜原等,主要以气分证居多,如无形邪热充斥阳明胃的白虎汤证,邪热与糟粕互结于阳明大肠的承气汤类证,湿热秽浊邪气困阻膜原的达原饮证等。下焦病则主要包括肝与肾,包括虚实两类,虚证如肝肾真阴亏虚的证候以及在其基础上的虚风内动之证,实证如营血分邪热炽盛,内陷厥阴,引动肝风的热盛动风证等;除此之外,下焦还包括膀胱与小肠的相关证候。

同时,三焦辨证还体现了温病病机演变的过程,反映温病病程的发展阶段。上焦手太阴肺的病变一般代表病程初期,如吴鞠通说:"凡病温者,始于上焦,在手太阴。"中焦的病变一般代表病程中期或极期;下焦病,尤其是足少阴肾、足厥阴肝的病变多为病程后期,吴鞠通所说的"始上焦,终下焦",即是指病程发展而言。

综上所述,作为不同性质外感疾病的辨治体系,六经辨治、卫气营血辨治、三焦辨治,从不同的角度反映了外感病发生与传变规律与特点,提出了相应的治则与方药。同时,这些辨治体系都蕴含着脏腑经络辨治的基本内容。外感热病的三种辨治方法,可以看作是根据不同外感病传变模式,对脏腑经络辨治的灵活运用。

第三节　临床经典辨治法的应用

六经辨治法、脏腑经络辨治法、卫气营血与三焦辨治法都是从不同角度揭示疾病发病与传变规律的辨治方法。由于不同性质的病邪侵袭人体往往有不同的传变规律,不同疾病在发病上,也往往有各自的特点,因而在临床上,需要根据疾病各自的特点,选择不同的辨治方法。同时,由于疾病的复杂性和患者个体的差异性,也需要根据临床的具体情况,综合使用多种辨治方法,进行辨证治疗。

一、六经、卫气营血、三焦辨治法主要用于外感热病

六经辨治法突出反映了风寒邪气侵袭人体,由表入里、由浅入深的传变过程,故多用于外感风寒类疾病的辨治。由于风寒邪气侵袭人体,对人体正气的损伤以阳气为主,六经辨治法从太阳到厥阴的传变规律,实质上也反映了人体阳气由盛渐衰的病理过程。

卫气营血辨治法揭示了温病邪热侵袭人体,病情由浅入深的四个阶段。三焦辨治法一方面反映了温邪侵袭人体从口鼻而入,由上焦渐传中下焦的传变规律;另一方面,由于三焦为人体水液代谢的场所,湿热邪气侵袭人体,往往阻遏三焦气机,影响水液代谢,亦表现为三焦的传变规律。在温病学辨证体系中,卫气营血辨治法侧重于邪气由表入里,病位由浅入深的传变过程;三焦辨治法侧重于脏腑病位由上焦渐至下焦,正气由盛转衰的传变过程,二者经纬交错,因而在温热病临床诊治中,常常协同应用。

六经辨治法、卫气营血与三焦辨治法均为临床辨治外感热病的方法，外感热病既指六淫邪气侵袭人体所致的外感病，也包括疫疠之邪侵犯人体所致的疫病。这三种辨治方法各具特色，其中，表现以风寒邪气侵袭人体为主的，多采用六经辨治法，尤其是对中医伤寒病的治疗；表现以温热或湿热邪气侵袭人体为主的，则多采用卫气营血与三焦辨治法，例如风温病、春温病、暑温病、湿温病等疾病。

风寒邪气侵袭人体，从皮毛而入，首犯太阳经。若以寒邪为主者，因寒主收引，使腠理郁闭、经脉挛急，而见恶寒、发热、无汗、头项强痛、关节肌肉疼痛等症状的太阳伤寒表实证，治宜麻黄汤辛温散寒、发汗解表。若太阳表邪循经入腑，影响膀胱气化功能，则可表现为口渴喜饮、小便不利的膀胱蓄水证，治宜五苓散通阳化气。若寒邪束表，卫阳之气郁而化热，表邪渐次入里化热，邪热炽盛，表现为高热、汗出、不恶寒反恶热的阳明经热证，治宜白虎汤，清泄阳明里热；若邪热进一步伤津耗液，与肠腑糟粕相结，表现为潮热、腹胀、便秘，则为阳明腑实证，治宜承气汤攻下肠腑热结。若邪气渐传半表半里之少阳，影响少阳枢机，而见往来寒热、胸胁苦满、口苦咽干等少阳证，治宜和解少阳，方用小柴胡汤。若其人平素少阴阳虚，感受风寒邪气，则为太少两感，症见发热恶寒，脉沉弱，此时治疗又当外散风寒、内温少阴，方用麻黄附子细辛汤、麻黄附子甘草汤等。

又如外感风热邪气之风温病，初起邪郁太阴肺经而表现出发热、微恶寒，头目胀痛，咽干咽痛，咳嗽、舌边尖红等卫分风热证，治宜辛凉透表，方用银翘散；邪热渐入上焦气分，肺热壅盛，影响肺气宣发肃降，则可见高热、汗出、咳嗽喘促、舌红苔薄黄等症，治宜清宣肺热，方用麻杏石甘汤；邪热逆传营分心包，则可见身灼热、神昏谵语或昏聩不语，四肢厥冷、舌謇语塞等症，治宜清心开窍，方用清宫汤送服安宫牛黄丸等"凉开三宝"。

在现代临床上，六经辨治法、卫气营血与三焦辨治法多用于包括传染病在内的各类感染性疾病的辨证治疗，例如流行性感冒、肺炎、支气管炎、急性肠炎、流行性脑脊髓膜炎、流行性乙型脑炎、登革热、猩红热、白喉、麻疹、流行性出血热、严重急性呼吸综合征、新型冠状病毒感染等。

20世纪60—70年代，我国部分地区发生了流行性出血热的疫情，多数学者认为，这一疾病与《伤寒论》所记载的"伤寒病"具有高度一致性，并指出六经辨治法可用于流行性出血热的诊治。流行性出血热的阶段性变化十分明显，先后呈现出发热期、低血压休克期、少尿期、多尿期、恢复期的规律性走向，非典型和轻型病例可以出现越期现象，重型患者则可出现发热期、休克期和少尿期之间相互重叠。流行性出血热的发热期常有前驱症状，以感冒或消化道症状为主，此时多表现为三阳病。如患者症见头痛、畏寒或寒战，继而高热，关节、肌肉疼痛，则证属太阳伤寒，治宜麻黄汤；症见发热恶寒、四肢烦疼，兼见恶心呕吐、口苦等消化道症状，则证属太阳少阳同病，治宜柴胡桂枝汤；症见往来寒热，胸胁痞满或痛连两胁呕吐不止兼烦躁者，证属少阳阳明同病，治宜大柴胡汤；症见高热、不恶寒反恶热，汗多、口渴，脉大者，证属阳明经证，治宜白虎汤。低血压休克期重点在四肢厥逆，阳气耗伤，此时多表现为少阴病，若症见手足厥逆，腹中痛，吐利不止，脉微细，收缩压<90mmHg，脉压<20mmHg，证属少阴阳虚阴盛证，治宜四逆汤类方；若症轻者，则可见手足不温，小便不利，心悸气短等，证属少阴阳虚水泛，治宜真武汤。少尿期为肾损害（障碍或衰竭）所致，见有尿毒症、出血、水电解质和酸碱平衡紊乱等，主要出现少尿或尿闭。初起，患者尿量减少，发热、口渴喜饮甚至水入则吐，证属太阳蓄水，治宜五苓散；后期皮肤出血点增多、甚或有

瘀斑,少腹急结,严重者可有出血倾向,证属瘀热互结下焦,治宜桃核承气汤、抵当汤等。多尿期及恢复期,若小便频数、倦怠、腰酸痛,证属肾阴阳两虚,治宜金匮肾气丸;若见精神萎靡、恶心欲呕、胃脘嘈杂、心烦口渴,大便干结,证属气阴亏虚,治宜竹叶石膏汤善后。

同样在二十世纪五六十年代,我国不少地区相继发生了烈性传染病——流行性乙型脑炎和流行性脑脊髓膜炎。对这两种传染病,中医临床上基本采用温病卫气营血辨治方法,均取得了较好的疗效。特别是 1954 年,石家庄市传染病医院以郭可明医生为首的中医治疗组,根据当时流行性乙型脑炎的发病特点,认为此病属中医"暑温"范畴,提出了以解毒、清热、养阴为主的治疗方法,采用白虎汤、清瘟败毒饮为主方,重用生石膏,配合使用安宫牛黄丸和至宝丹的治疗方案,共治疗 34 例乙脑患者,无一人死亡,取得了奇迹般的效果。

流行性感冒是由流行性感冒病毒等引起的呼吸道传染病,对流行性感冒的治疗,卫气营血辨治法的应用更为广泛。流行性感冒可分为单纯型、肺炎型与其他类型三类,其中以单纯型最多见。临床上患者常见急性面容,体温 39～40℃,畏寒或寒战、乏力、头晕头痛、全身酸痛等症状明显,并伴有咳嗽、流涕、鼻塞、咽痛、咽部充血红肿等呼吸道症状,少数患者可有恶心、呕吐、食欲减退、腹泻、腹痛等症状,一般多持续 2～3 日渐退。此种类型多属外邪侵袭,肺卫失宣,证候表现主要有风热犯肺、燥热犯肺及暑湿袭肺等,此时治疗当以辛凉解表为大法,方选银翘散、桑菊饮、桑杏汤等。肺炎型多发生于高龄、儿童、原有慢性疾病基础的人群,临床可出现高热不退,气急,发绀,阵咳,咯血等症状,部分患者可出现食欲不振,恶心,便秘或腹泻等消化道症状,病程可长达 3～4 周。此种证候类型均属邪入气分,热壅肺经或内传阳明所致,证候多表现为邪热壅肺,痰热阻肺,腑有热结,肺热移肠等,治疗以清法、下法为主,根据其具体证候,选择如麻杏石甘汤、苇茎汤、宣白承气汤、葛根芩连汤以及三承气汤等。其他型最少见,如脑炎型流感以中枢神经系统损害为特征,表现为谵妄、惊厥、意识障碍、脑膜刺激征等脑膜炎症状,此时则为典型的邪热内传营分,邪陷心包或引动肝风,治宜清营汤、清宫汤、羚角钩藤汤甚至安宫牛黄丸等;中毒型流感主要表现为循环功能障碍、血压下降、休克及弥散性血管内凝血等。此种类型可见热盛动风、热闭心包、热盛动血等证候。

此外,近年来发生的 H7N9 禽流感、严重急性呼吸综合征等传染病,临床上大多也采用卫气营血辨治法。

二、六经、卫气营血、三焦辨治法也可用于内伤杂病

虽然六经、卫气营血与三焦辨治法多用于外感热病的辨治,但在临床上,这些辨治法也可用于内伤杂病的辨治。就六经辨治法而言,六经辨治法虽然主要用于外感病的辨治,但是由于张仲景的"六经"是六经经络、脏腑与经络脏腑气化功能三个方面的集中体现,因而,六经辨治法能够反映出人体脏腑、经络的相关证候。后世不少医家都主张,六经辨治法亦可用于杂病的辨治。如清代俞根初明确提出"六经钤百病"的论断,清代柯韵伯也指出:"仲景之六经,为百病立法,不专为伤寒一科。"强调六经辨治法在临床的普适性。

事实上,《金匮要略》在论述某些杂病的辨治时,就部分地采取了六经辨治法。例如在论述痉病时,指出"太阳病,其证备,身体强,几几然,脉反沉迟,此为痉,栝蒌桂枝汤主之";再如论述风水病时,指出"太阳病,脉浮而紧,法当骨节疼痛,反不疼,身体反重而酸,其人不渴,汗出即愈,此为风水"。在《伤寒论》中,也有大量使用六经辨治法诊治杂病的相关论

述，例如"病人脏无他病，时发热，自汗出，而不愈者，此卫气不和也。先其时发汗则愈，宜桂枝汤主之"，就是依据太阳中风"卫强营弱"的病机，对同样属卫强营弱自汗病的治疗。尤其在变证治疗部分，诸如痞证、结胸证、奔豚病等，这些疾病，大多属于杂病范畴，也都应用六经辨治法进行治疗。

在现代临床上，六经辨治法广泛应用于多种内伤杂病的诊治，例如，太阳病的相关方药，可用于治疗过敏性鼻炎、支气管哮喘、颈椎病、面神经麻痹、荨麻疹、银屑病；阳明病的相关方药，可用于治疗热射病、糖尿病、口腔炎、牙龈炎、药疹、系统性红斑狼疮、习惯性便秘、急性腹膜炎、急性肾功能衰竭等；少阳病的相关方药，可用于治疗睡眠障碍、抑郁症、慢性胃炎、胆囊炎、慢性胰腺炎等；太阴病的相关方药，可用于治疗各类消化系统疾病，如慢性胃炎、肠易激综合征、功能性肠病、溃疡性结肠炎等；少阴病的相关方药，可用于治疗慢性心衰、病态窦房结综合征、原发性慢性肾上腺皮质功能减退症、类风湿性关节炎、睡眠障碍等；厥阴病的相关方药，可用于治疗胆道蛔虫病、急性胃肠炎、糖尿病、雷诺病、细菌性痢疾等。

头痛是常见的内科杂病，有学者用六经辨治法诊治头痛。例如太阳头痛，多见头胀痛连及后脑，或伴有表证，用羌活胜湿汤治疗；阳明头痛，以前额为主，可用白虎汤化裁；少阳头痛，以头两侧为甚，以小柴胡汤加减治疗；太阴头痛，多见头重如裹，用半夏白术天麻汤治疗；少阴头痛，伴拘急收引，治以麻黄附子细辛汤加减；厥阴头痛，痛在巅顶，伴干呕或呕吐，则以吴茱萸汤加减治疗。再以糖尿病为例，糖尿病虽为典型的内伤杂病，但是在治疗上，六经辨治法及其相关方药在糖尿病的辨治中，亦有着广泛的应用。2017 年，世界中医药学会联合会发布了《国际中医药糖尿病诊疗指南》，将糖尿病分为两类、四期，两类即脾瘅与消瘅，四期为郁、热、虚、损四阶段，共 16 个证型。这一指南综合应用了六经辨治法与脏腑辨治法，尤其广泛采用了《伤寒论》的相关方药。例如，在热证阶段，指南分为肝胃郁热、痰热互结、肺胃热盛、胃肠实热、肠道湿热、热毒炽盛六个证型，分别处以大柴胡汤、小陷胸汤、白虎汤、大黄黄连泻心汤、葛根芩连汤、三黄汤合五味消毒饮等，前五首均为《伤寒论》中的方药。在《伤寒论》中，大柴胡汤用于少阳病兼阳明腑实之证，小陷胸汤用于小结胸病、痰热互结中焦之证，白虎汤用于阳明无形邪热炽盛之证，大黄黄连泻心汤用于无形邪热壅滞心下之热痞证，葛根芩连汤用于太阳表证未解、邪陷阳明的下利之证。虚证阶段主要有热盛伤津、阴虚火旺、气阴两虚、脾虚胃滞、上热下寒五类证型，分别治以白虎加人参汤、知柏地黄丸、生脉散合增液汤、半夏泻心汤、乌梅丸等。其中，白虎加人参汤在《伤寒论》用于阳明无形邪热炽盛、气津两伤之证；半夏泻心汤用于治疗中焦寒热错杂的痞证；乌梅丸用于治疗蛔厥与久利证属厥阴病寒热错杂者。不难发现，该《指南》虽未明确提出使用六经辨治法诊治糖尿病，然而在其具体用药上，广泛使用《伤寒论》六经辨治法的相关方药，体现了六经辨治法在糖尿病辨治中的具体应用。由于糖尿病不同阶段往往存在相关的六经证候，临床上就可以根据这些证候与病机，使用六经辨治法进行辨证。在《伤寒论》中，除白虎加人参汤外，这些方药均未被用于治疗"消渴"，但由于其主治病机与现代糖尿病的病机吻合，故而被用于糖尿病的中医诊疗中。可以说该《指南》就是以六经辨治法指导现代杂病的经典范例。

同样，在内伤杂病中，不少疾病的某些阶段或某些证候也具有卫气营血或三焦证候的特点，部分内伤病甚至符合卫气营血辨治法的传变规律。因而，卫气营血与三焦辨治法亦可用于杂病的辨证论治。例如过敏性紫癜，就可使用卫气营血辨治法对其进行诊治。若皮下紫斑，兼皮肤瘙痒，或伴鼻衄，舌淡红苔薄白，脉浮数，为卫分邪热窜扰营络之卫营同病，治宜疏卫凉营，方用银翘散去豆豉加生地丹皮大青叶倍玄参汤；若皮下紫斑色赤密布成片，发热，舌红苔黄燥，脉滑数有力，为气分热盛灼伤营络，治宜清气泄热、凉血止血，方用化斑汤；若皮下紫斑色赤密布成片，伴鼻衄、齿衄、便血、尿血，舌红绛少苔或无苔，脉沉细数，为血分邪热炽盛，迫血妄行，治宜凉血止血，方用犀角地黄汤加减。

三焦辨治法与脏腑经络辨治法类似，都以脏腑病位作为辨证论治的基本病位，所不同者在于三焦辨治法侧重于"始上焦，终下焦"的传变次第，同时，在证候上，更偏于温热与湿热邪气致病的相关证候。基于此，三焦辨治法对于杂病，尤其是以热邪或湿热为主的杂病，有较好的指导价值。例如下焦温病的代表方加减复脉汤，三甲复脉汤，大定风珠等，本用于治疗温热邪气久羁下焦，耗伤肾阴，甚至肝肾阴伤，水不涵木，虚风内动之证，然而在临床上，高血压、脑卒中、梅尼埃病、卵巢早衰等亦可表现为此类证候，此时即可根据病机，采用三焦辨治法对其进行辨治。再如，除外感湿热邪气外，起居不慎、饮食不节等因素也会导致湿热内生，内生湿热邪气在发病与传变上，与外感湿热病有诸多相似之处，此时也可应用三焦辨治法进行辨治。对于湿热阻滞上焦肺卫，而见咽喉不利，咳唾不爽的慢性咽炎，常以上焦宣痹汤治疗；对于湿热阻滞中焦，证见胃脘痞满疼痛，反酸，甚至恶心呕吐的慢性胃炎，消化性溃疡等病，常以连朴饮治疗。

三、脏腑经络辨治法主要用于内伤杂病，也可用于外感病

与外感病不同，内伤杂病往往病程相对较长，不像外感病传变迅速，每一种疾病多具有各自独特的发病特点，使用六经辨治法往往难以完全适应杂病的诊断与治疗，因而仲景提出了"脏腑经络辨治法"。在《金匮要略》中，仲景以该法为基础，详细论述内科、外科、妇科多种杂病的治疗，如中风、历节、血痹、虚劳、黄疸、水气、肠痈、妇人脏躁、妇人癥瘕等。

以虚劳病为例，在《金匮要略》中，仲景将血痹病与虚劳病并举，意在提示同为气血亏虚之人，其证候亦有病在经络的血痹与病在脏腑的虚劳之不同。在虚劳病的辨治中，仲景据其主症与病位，详细论述了各类证候的治疗。以中焦气血不足，症见里急腹痛、咽干口燥、四肢酸疼者，治宜小建中汤或黄芪建中汤建中补虚、和里缓急。以肾气肾阳亏虚，症见腰痛、小便不利者，治宜八味肾气丸温补肾气。以肝血亏虚而见虚烦不寐者，治宜酸枣仁汤滋养肝血、宁心安神。以阴阳两虚，阴阳失和而见失精梦交者，治宜调和阴阳，潜阳固摄，方用桂枝加龙骨牡蛎汤。虚劳日久，瘀血内生，症见肌肤甲错、两目黯黑、肌体羸瘦者，治宜大黄䗪虫丸养血化瘀，缓中补虚。

在现代临床上，脏腑经络辨治法也是临床辨治内伤杂病的常用方法，如慢性胃炎、消化性溃疡证属中焦脾胃虚弱者，治宜小建中汤、黄芪建中汤；糖尿病肾病、肾病综合征、慢性肾衰竭、原发性慢性肾上腺皮质功能减退症等证属肾阴阳亏虚者，治宜肾气丸；痛经、异常子宫出血、子宫腺肌病证属冲任虚寒、瘀血阻滞者，治宜温经汤等。以冠心病为例，一般认为，该病属于中医"胸痹""心痛"病的范畴，在《金匮要略·胸痹心痛短气病脉证治》篇中，仲景指出了胸痹病的基本病机，并论述了其辨治规律与方药，这些方药，在现代冠心病治疗中，依然被广泛应用。在2018年中华中医药学会发布的《冠心病稳定型心绞痛中医诊疗专家共识》中，明确指出，该病的基本病机为"阳微阴弦"，在具体辨证上，将其分为心血瘀阻、

气滞血瘀、痰浊闭阻、寒凝心脉、气虚血瘀、气阴两虚、心肾阴虚、心肾阳虚八类证型，其中，在痰浊闭阻证的治疗中，该《共识》大量选用《金匮要略》的方药。若症见痰多体胖，头晕多寐，身体困重，舌苔厚腻，脉滑者，治以通阳泄浊，豁痰开结，方选瓜蒌薤白半夏汤；若气塞、气短、咳逆、小便不利，痰饮内阻者，可用茯苓杏仁甘草汤；若气塞、气短、心下痞满，气滞明显者，可用橘枳姜汤。在临床上，除上述方药之外，枳实薤白桂枝汤亦常用于冠心病证属胸阳不振、痰气交阻，以胸闷、短气为主者；乌头赤石脂丸对于冠心病心绞痛的急性发作证属阴寒痼结者，亦有良效。因而，后世将以脏腑经络为诊治疾病主要方法的《金匮要略》称为治疗杂病的专书。

虽然《金匮要略》的脏腑经络辨治法多用于内伤杂病的辨治，但无论是外感病还是内伤杂病，在发病与传变上，都不可能脱离脏腑经络。因而，脏腑经络辨治法亦可用于外感病的辨治。以湿病为例，湿病属外感疾病，以外感湿邪、流注关节为主要病因，但由于其发病与传变多与脏腑相关，因此仲景以脏腑经络辨治法进行辨治。湿病初起，寒湿犯表，症见身体烦疼，此时邪在经络，治以麻黄加术汤，解表祛湿、微发其汗；若外感风湿，湿郁肌表渐有化热之象，症见周身疼痛，午后身热者，治以麻杏苡甘汤，轻清宣化、解表祛湿；若其人素体卫气不足，外感风湿邪气，则可见周身沉重、恶风、汗出，治以防己黄芪汤，益气固表、祛风化湿；若表阳亏虚，外感风湿者，症见身体疼痛甚至难以转侧，脉浮虚而涩者，治以桂枝附子汤，温阳散寒、除湿止痛。若外感风湿，表里阳气俱虚，症见一身关节剧痛、恶寒、小便不利、短气者，治以甘草附子汤，温阳补中、散寒除湿。《金匮要略》中的不少治疗杂病的方药也常用于外感病的治疗，例如用于治疗"咳而上气"的射干麻黄汤，就常用于治外感风寒、寒饮郁肺的咳喘；治疗"肺胀"的越婢加半夏汤可用于治疗外感风寒、饮热郁肺的咳喘；用于治疗"肺痈"的苇茎汤，可用于治疗外感风热，邪热壅肺酿痰的风温气分证等。

其实，除了《金匮要略》外，在《伤寒论》《温热论》《湿热病篇》等专著中，亦有使用脏腑经络辨治法诊治外感病的论述。如在《伤寒论》中，麻杏石甘汤用于治疗外感病肺热壅盛之咳喘，小青龙汤用于治疗外感病寒饮伏肺之咳喘。在《温热论》中，叶天士对不少证候也采用脏腑经络辨治法，如"再舌苔白厚而干燥者，此胃燥气伤也"，"再论三焦不得从外解，必致成里结。里结于何？在阳明胃与肠也"。薛生白在辨治湿热痉证时，指出"湿热证，三四日即口噤，四肢牵引拘急，甚则角弓反张，此湿热侵入经络脉隧中"，在分析湿热呕吐时，强调病机为"肺胃不和，胃热移肺，肺不受邪也"。这些论述都体现了脏腑经络辨治法在外感病辨治中的应用。

四、临床经典辨治法的综合应用

六经辨治法、脏腑经络辨治法、卫气营血与三焦辨治法是针对不同疾病的发病特点而创立的辨证论治方法。对于不同类型疾病的辨治，均有各自的优势。但是由于临床某些疾病在发生、发展与传变过程中十分复杂，例如外感病的发生常常存在内伤基础，内伤病也会因外感而发生疾病加重等变化。此时，单一辨治法往往难以适应临床需要。因此，对于复杂性疾病，就需要综合使用多种辨治法，或者在疾病的不同阶段，选择不同的辨治法。

2020 年发生了新型冠状病毒感染的传染病，并很快在全球暴发流行。在连续 3 年抗击新型冠状病毒感染的过程中，中医药发挥了重要作用。中医药对新型冠状病毒感染的辨治，就是六经辨治法、脏腑经络辨治法、卫气营血与三焦辨治法的综合应用。

例如，国家卫生健康委员会发布的《新型冠状病毒肺炎诊疗方案（试行第九版）》将本病的临床治疗期分为轻型、普通型、重型、危重型和恢复期五个阶段。其中，对确诊患者治疗的通用处方为清肺排毒汤［麻黄9g、炙甘草6g、杏仁9g、生石膏15～30g（先煎）、桂枝9g、泽泻9g、猪苓9g、白术9g、茯苓15g、柴胡16g、黄芩6g、姜半夏9g、生姜9g、紫菀9g、款冬花9g、射干9g、细辛6g、山药12g、枳实6g、陈皮6g、藿香9g］。该方实为麻杏石甘汤、射干麻黄汤、小柴胡汤、五苓散合方化裁而成，其中，麻杏石甘汤是仲景治疗太阳病变证邪热壅肺的主方，五苓散是太阳病腑证太阳蓄水的主方，小柴胡汤是少阳病的主方，射干麻黄汤则是《金匮要略》治疗寒饮射肺所致咳喘病的主方。可见，该处方即是对六经辨治法与脏腑经络辨治法的综合应用。

在该诊疗方案中，对轻型寒湿郁肺证，推荐处方为寒湿疫方（生麻黄6g、生石膏15g、杏仁9g、羌活15g、葶苈子15g、贯众9g、地龙15g、徐长卿15g、藿香15g、佩兰9g、苍术15g、云苓45g、生白术30g、焦三仙各9g、厚朴15g、焦槟榔9g、煨草果9g、生姜15g）。该方由麻杏石甘汤合达原饮之意化裁而成，达原饮是温病学针对中焦温病湿热秽浊邪气郁伏膜原的主方，由于本证病机为寒湿郁肺，故只选取达原饮温燥透达膜原的核心药物草果、槟榔、厚朴，而减去知母、黄芩等清热药物，同时加入苍白术、茯苓、藿香、佩兰以增强化湿燥湿之力。所以，寒湿疫方是伤寒六经辨治法与温病三焦辨治法的合用。对普通型湿毒郁肺证，推荐处方为宣肺败毒方（麻黄6g、炒苦杏仁15g、生石膏30g、薏苡仁30g、麸炒苍术10g、广藿香15g、青蒿12g、虎杖20g、马鞭草30g、芦根30g、葶苈子15g、化橘红15g、甘草10g）。该方由麻杏甘石汤与五加减正气散加味化裁而成，以五加减正气散的主药藿香、橘红、苍术芳香理气化湿，也体现了伤寒六经辨治法与温病三焦辨治法的结合。重型气营两燔证，推荐处方为白虎汤与清营汤合方加减，恢复期的气阴两虚证推荐处方为沙参麦冬汤合竹叶石膏汤加减，均反映了伤寒六经与温病卫气营血及三焦辨治法的综合应用。

系统性红斑狼疮是一种典型的自身免疫疾病，由于该病可累及人体多脏器，因而病程长、变化多、病情复杂，中医临床诊治也需要多种辨治方法的综合使用。例如在典型的急性发作期，病人表现为高热、面部蝶形红斑，甚至兼有神志不清时，属热入营血，应该使用卫气营血辨证，治宜清营汤、犀角地黄汤化裁治疗。如病人属狼疮性肾炎出现高度水肿，尿蛋白增多，面色㿠白，舌质淡有齿痕，脉沉时，则属于少阴寒化证，可用六经辨治法，选用真武汤温阳利水治疗。又如病人在寒冷季节出现雷诺病表现，则属血痹，可采用脏腑经络辨治法，使用黄芪桂枝五物汤散寒通阳。

因此，当临床上碰见新型冠状病毒感染、系统性红斑狼疮等证情复杂、变化多端的疾病时，单一的辨治方法难以适应临床的需要，应该根据疾病的具体证候表现，综合使用六经、脏腑经络、卫气营血与三焦等多种辨治法进行辨证施治。其实，《中医临床经典》除了六经、脏腑经络、卫气营血与三焦辨治法外，还包含了八纲辨治法、气血津液辨治法等内容，临床上应该撷其所长，按需选用。如此，才能更加适应临床实际，从而切实提高临床疗效。

附录 《伤寒杂病论》度量衡换算表

表附-1 汉代计量单位换算表

重量	1 斤 = 16 两
	1 两 = 24 铢
容量	1 斛 = 10 斗
	1 斗 = 10 升
	1 升 = 10 合

表附-2 东汉与现代计量折算表

汉代		现代
重量	1 斤	250 克
	1 两	15.625 克
	1 铢	0.651 克
容量	1 斛	20 000 毫升
	1 斗	2 000 毫升
	1 升	200 毫升
	1 合	20 毫升
	1 方寸匕 · 金石药末	约 2 克
	1 方寸匕 · 草木药末	约 1 克

表附 -3 《伤寒杂病论》常用药物剂量折算表

《伤寒杂病论》药物剂量			约合
容量	半夏半升		42 克
	五味子半升		38 克
	芒硝半升		62 克
	麦冬半升		45 克
	麻仁半升		50 克
	葶苈子半升		62 克
	杏仁半升		56 克
	赤小豆一升		150 克
	吴茱萸一升		70 克
个数	大枣十二枚		30 克
	杏仁七十枚		22 克
	栀子十四枚		7 克
	瓜蒌实一枚		70 克
	乌梅三百枚		680 克
	附子	小者	<10 克
		中等者	10～20 克
		大者	20～30 克

注：以上表格主要参考
①柯雪帆，赵章忠，张玉萍，等.《伤寒论》和《金匮要略》中的药物剂量问题 [J]. 上海中医药杂志，1983（12）：36-38.
②柯雪帆. 现代中医药应用与研究大系：第 4 卷——伤寒及金匮 [M]. 上海：上海中医药大学出版社，1995.

方 剂 索 引

《伤寒论》条文索引

《温热论》条文索引

《湿热病篇》条文索引

《温病条辨》条文索引

28柏